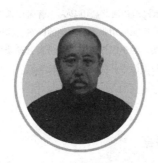

张锡纯传世名方

总主编◎钟相根　畅洪昇

主　编◎畅洪昇

中国医药科技出版社

内 容 提 要

张锡纯（1860～1933年），清末民国初河北盐山县人，著名中医学家，衷中参西第一人。本书全面收录了张锡纯首创医方，并对古今医家应用张锡纯方剂的医案及临床报道进行筛选整理，撷英取华，汇编而成。全书内容丰富，资料翔实，为中医界提供了一份极其珍贵的临床文献资料，具有很高的临床应用价值和文献参考价值，能够帮助读者开阔视野，增长学识。

图书在版编目（CIP）数据

张锡纯传世名方/畅洪昇主编 . —北京：中国医药科技出版社，2013.2
（大国医系列 . 传世名方）
ISBN 978 – 7 – 5067 – 5872 – 7

Ⅰ.①张…　Ⅱ.①畅…　Ⅲ.①方书 – 汇编 – 中国 – 民国　Ⅳ.①R289.36

中国版本图书馆 CIP 数据核字（2013）第 001161 号

美术编辑　陈君杞
版式设计　郭小平

出版　中国医药科技出版社
地址　北京市海淀区文慧园北路甲 22 号
邮编　100082
电话　发行：010 – 62227427　邮购：010 – 62236938
网址　www. cmstp. com
规格　710×1020mm ¹⁄₁₆
印张　20
字数　331 千字
版次　2013 年 2 月第 1 版
印次　2024 年 2 月第 7 次印刷
印刷　大厂回族自治县彩虹印刷有限公司
经销　全国各地新华书店
书号　ISBN 978 – 7 – 5067 – 5872 – 7
定价　39.80 元
本社图书如存在印装质量问题请与本社联系调换

丛书编委会

总 主 编 钟相根　畅洪昇

副总主编 刘　敏　张冬梅　赵岩松　段晓华
　　　　　盛庆寿

编　　委（按姓氏笔画排序）

马　越　王　玮　王伟明　王雪茜

王　瑛　石　玥　令狐永谊　司鹏飞

朱丽颖　农　慧　刘　果　闫军堂

苏毅强　李　明　肖双双　何善明

张水馨　郑子安　赵　艳　高　峰

黄　中　梁吉春

编委会

主　编　畅洪昇
副主编　赵　艳　段晓华　令狐永谊
编　委（按姓氏笔画排序）

马　越　王茂云　王晓飞
田　瑶　令狐永谊　伍　鋆
李靖靖　杨一楠　陈丽如
畅洪昇　赵　艳　段晓华
姚小芹　黄怡眉

　　中医名著浩如烟海，积淀了数以千年的精华，养育了难以计数的英才，昭示着绚丽无比的辉煌。历史证明，中医的成才之路，非经典名著滋养下的躬身实践，别无蹊径。名医撰医著，医著载医方，源远流长，浩如烟海。历代名医凭借非凡的智慧及丰富的临床实践，创制了诸多不朽的传世名方。

　　本套丛书以在方剂学方面确有创见的历代名医为主线，选择代表性名医，将其所撰医著中的医方进行了全面系统的搜集整理。每个分册分为上、中、下三篇，上篇简单介绍医家学术思想及遣药组方特色；中篇详细介绍了该医家方剂在临床各科的应用；另外，该医家还有许多名方不为世人所熟知，未见临床报道，则收入下篇被忽略的名方。每首方剂从来源、组成、用法、功用、主治、方解、方论、临床应用、临证提要等方面来论述。全书收罗广博、条分缕析，详略适中，既言于古，更验于今，既利掌握，又裨读者更好地熟悉、掌握历代名方的组方原理及临床运用规律，以适应当前临床实际的需要。

　　愿《大国医系列之传世名方》成为中医药院校在校学生和中医、中西医结合医生的良师益友；愿本套丛书成为医疗、教学、科研机构及各图书馆的永久珍藏。

编　者

2012 年 12 月

目 录

上篇　衷中参西第一人张锡纯

中篇　屡试屡效方

下篇　被忽略的名方

衷中参西第一人张锡纯

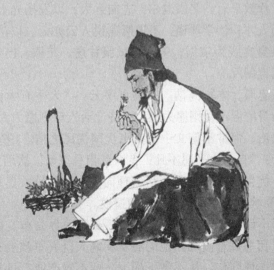

一、医家生平

张锡纯（1860～1933年），字寿甫，清末民国初河北省盐山县人，著名中医学家，中西医汇通派代表人物之一。

张锡纯出身于书香门弟，自曾祖始累代业儒，故少时即随父读书，稍长研习六经诗文，天文数术，尤邃易理，后因两赴秋闱不第而秉承遗训专攻医学。张锡纯从医后，认真研习了大量中医古籍，上自《黄帝内经》、《伤寒论》，下至历代各家之说，无所不包，同时阅览了很多西医著作。

张锡纯早年悬壶于乡里，为人诊治多有效验，遂医名鹊起。辛亥革命后，张锡纯应德州驻军统领黄某之邀，出任军医正，后随军转赴武汉。1917年（一说1918年），张锡纯被聘至奉天（辽宁沈阳），创办了近代中国第一家中医院——立达中医院，并任院长之职。直奉之战后，张锡纯返回河北沧县行医。1927年（一说1928年），张锡纯定居天津，设立中西汇通学社。张锡纯除孜孜研究医学外，还热心于医学教育事业，于1933年春在天津创办国医函授学校，培育了一批中医后继人才。及至晚年，张氏依然坚持日间诊病，夜间写作，后积劳成疾，于1933年秋病故，享年73岁。

张氏一生，治学严谨，精研中医，兼采西医，力主"汇通"，并在临床实践中做出了不少有益的尝试。他医术精湛，对于群医束手之症，每能力排众议，独任其责，疗效卓著，名震遐尔；志向远大，以发扬光大中医学为宗旨，注重培养中医药人才；治学严谨，不道听途说人云亦云，以济世活人为己任，制方遣药均以亲身实践为依据，曾亲自试服甘遂、花椒、巴豆之类峻猛有毒之品，以体验其毒副反应。

张锡纯为人忠厚，志行高洁。其书自序云："人生有大愿力而后有大建树……学医者为身家温饱计则愿力小，为济世活人计则愿力大。"张锡纯虽终生未直接参与政治，但常于诗文中流露出忧国忧民之情。1924年，他自题其书第五期卷首云："自命生平愿不凡，良医良相总空谈。坎坷无碍胸怀阔，遭际常怜国运艰。忧世心从灰后热，活人理向静中参。轩岐奥理存灵素，化作甘露洒大千。"委婉地表达了未能医国的遗恨。

张锡纯为医不计私利，凡有心得发现，必于医界公布。他刊印书籍有赠送的惯例，以至刊书每难盈利。他的朋友和病人既有军政要人，也有城乡贫民，相处中他均一视同仁，从不傲下媚上。他不置产业，日常业务仅足维持其生计。1913年，黄河泛滥，有一灾区孤儿流落至大名县，病饿垂危，张锡纯携至寓所将其救活。因不知其乡贯里居，遂收为义子，取名张俊升，成人后助其成家立业，使谋生于天津。张锡纯逝世前终于查清其为河南滑县卢姓，遂改名卢俊升，一时传为义举。

张锡纯治学虽多创论，然措词婉转，鲜直斥前人之非，与同道多友善，不好贬人贵己、大言傲人。中西医论争势若冰炭时，张氏仍本其夙志，撰文论中西医理相通，劝医界不宜作意气之争。但他对误人至死的庸医却毫不留情，当面斥之为投井下石，此虽激于义愤，亦可见其忠厚至诚。张氏处世治学始终以"志诚"为信条，故将其书屋命名为"志诚堂"。

张锡纯对患者极端负责，不避劳苦，虽至晚年，每为人合药饵必躬自监制；修订著作及复信答疑不肯假手他人。又力辟医不叩门之说，每遇疑难重症，辄辗转筹思，查考书籍，一有定见，立赴病家调治。

张锡纯勤于钻研，善于总结，著述甚多，殁后6年，天津洪水没其居，遗书荡尽，传世者仅《医学衷中参西录》一书，该书凝聚了张氏一生治学临证的经验和心得，有很高的学术价值和实用价值。《医学衷中参西录》共八期，历经增删修订，多次付梓印行。其中，前七期从1918年至1934年陆续刊行。第一期1918年出版，第二期1919年出版，第三期1924年出版，1929年将前三期合编，分上下两册出版，共八卷，即现行之前三期合编，前后共印行五版；第四期一册（五卷）1924年出版，印行四版；第五期上下两册（八卷），1928年出版，印行三版；第六期一册（五卷），1931年出版，印行两版；第七期一册（四卷），1934年出版，印行两版；第八期为张氏之孙于1957年献出的遗稿。前三期为张锡纯所编，以方为目，随方附论，论述了阴虚劳热、喘息、阳虚、心病、肺病等三十五类病证，并附录西医的有关理论和治法。第四至第七期由其子及门人编写，分为药物学讲义、医论、医案、伤寒论讲义等。第八期为张氏之孙于1957年献出的遗稿。全书逾百万言，兼采西人之说与方中义理相汇通，并有重要医论百余处，几乎无一方、一药、一法、一论不结合临床治验进行说明，重要方法所附医案多达数十例，重病、久病或专示病案者，观察记载和总结无不详细贴切，首尾完整，从辨证论治到选药制方，均贴近实际，讲求实效，涉及中西医基础和临床大部分内容，并有不少独创见解，如他提出的"大气论"、"冲为奇经之纲"、"治中风重在平肝降逆，引血下行"、"治霍乱当以解毒之药为主，以助心活血之药为佐，以调阴阳奠中土之药为使"、重视滋补脾胃之气等观点，具有重要的实用价值。他创制的镇肝熄风汤、资生汤、十全育真汤、来复汤、滋培汤、理痰汤、玉液汤、升陷汤、理冲汤、安冲汤、固冲汤、温冲汤等方剂，沿用至今。张锡纯生前，此书曾分期刊行，流传颇广，受到当时医学界的推崇与欢迎，当时《山西医学杂志》称之为"医书中第一可法之书"，《绍兴医报》称为"医家必读之书"，各省立医校多以此为教材。孙蕊榜为此书题词说："费尽心神五十秋，中西合撰几研究；瑶编字字皆珠玉，普济苍黎遍九州。"1957 至1985 年，河北省 4 次整理印行《医学衷中参西录》，总发行量近 50 万套，为近代任何一家之言的医著所不及。

总之，张锡纯能够接受西医学说，以"衷中参西"为旨，主张"师古而不泥古，参西而不背中"，认为中医之理多包括西医之理，沟通中西医原非难事，临证善于中西药物并用以取长补短，疗效卓绝，屡起沉疴危症，不愧为"中国近代医学第一人"。

二、学术主张

（一）衷中参西，融会贯通

19 世纪 60 年代，近代科学开始缓慢地、有系统地传入中国。在这种历史背景下，青年时代的张锡纯开始逐步接触到西学，开始了对西方医学的深入研究，并通过不断的实践和理论研究使他在对中西之学的认识上达到了一个很高的水平。他曾言："年过三旬始见西人医书，颇喜其讲解新异多出中医之外。后又十余年，于医学研究功深，乃知西医新异之理原多在中医包括之中，特古籍语意含浑，有赖后人阐发耳。"（《医学衷中参西录·中医之理多包括西医之理沟通中西原非难事》）

张锡纯主张衷中参西，汇通中西医学。所谓衷中参西，就是试图以中医为主体，参考西学，通过中西取长补短，以发展祖国医学。他从理论到临床，从生理到病理，从诊断到用药，进行了全面尝试。

1. 生理方面的衷中参西　在生理方面，张锡纯兼采中西医生理学，并参以己意融会贯通。如张氏将西医血循环与中医血脉学说汇通，谓西医血管有大、小循环并通过肺，进肺者为含炭气之血，出肺者为含氧气之血，认为虽此说新奇，但与中医所谓肺朝百脉之说有相近之处。又将西医之脑说与中医之心说汇通，指出："中医谓人之神明在心，西说谓人之神在脑，及观《内经》，知中西之说皆涵盖其中也。《内经·脉要精微论篇》曰：'头者精明之府。'为其中有神明，故能精明；为神明藏于其中，故名曰府，此西法神明在脑之说也。《内经·灵兰秘典论篇》曰：'心者，君主之官，神明出焉。'所谓出者，言人之神明由此而发露也，此中法神明在心之说也，盖神明之体藏于脑，神明之用发于心也。"（《医学衷中参西录》）又指出："西医之所谓水道，即中医之谓三焦。《内经》所谓'三焦者，决渎之官，水道出焉'者是也。"（《医学衷中参西录》）

2. 病理方面的衷中参西　在病理方面，张氏力图对中西医某些病证及其病理予以沟通。如张氏认为西医所谓的"脑充血"，就是《内经》之所谓厥证，亦即后世所谓之中风证，曾言："尝读《内经》至'调经论'有谓'血之与气，并走于上，则为大厥，厥则暴死，气反则生，不反则死'云云，非即西人所谓脑充血之证乎？所有异者，西人但言充血，《内经》则谓血之与气并走于上。""至《内经》所谓'气反则生，不反则死者，盖谓此证幸有转机，其气上行之极，复反而下行，脑中所充之血应亦随之下行，故其人可生；若其气上行不反，升而愈升，血亦随之充而愈充，脑中血管可至破裂，所以其人死也。"（《医学衷中参西录》）并指出秦越人治虢太子尸厥，亦脑充血证。

再如，论"脑贫血治法"时指出："脑贫血者，其脑中血液不足，与脑充血之症正相反也。其人常觉头重目眩，精神昏愦，或面黄唇白，或呼吸短气，或心中怔忡，其头与目或间有作疼之时，其脉象微弱，或至数兼迟。西人但谓脑中血少，不能荣养脑筋，以致脑失其司知觉、司运动之功能。然此证但用补血之品，必不能愈。《内经》则谓'上气不足，脑为之不满'，此二语实能发明脑贫血之原因，并已发明脑贫血之治法。"（《医学衷中参西录》）

3. 药理方面的衷中参西　在治疗用药上，张氏深深体会到中药、西药各有所长，配伍应用不宜互相抵牾，而应相济为用，以增强疗效，故指出："西医用药在局部，是重在病之标也；中医用药求原因，是重在病之本也。究之标本原宜兼顾，若遇难治之证，以西药治其标，以中药治其本，则奏效必捷，而临证亦确有把握。"（《医学衷中参西录》）

因此，他在临床上常常中西药并用，取长补短，使其更好地发挥临床疗效。如治疗温病初起，以石膏煎汤送服阿斯匹林，共奏解表清里、表里双解之功，多有奇效；再如以阿司匹林配伍玄参、沙参治肺结核发热，以避免耗损肺阴，等等。张氏将中西药理论融会并验证收效于实践，实属创举，对开创中西药理汇通具有重要贡献，启迪了现代临床研制出中西药合成的新制剂，打破了中西医界限，从而大大提高了临床的治疗效果。

总之，张氏这种中西医汇通的思想，在当时是有远见卓识的，这种勇于实践、大胆创新的精神，十分难能可贵。他的这种"衷中参西"的思想为中西医汇通提出了一条新的思路，对后人学习和研究中西医结合以及近年来中医现代化的研究都产生积极的重要影响，并将对今后中医学的发展产生积极的影响。

（二）师古不泥，敢于创新

张锡纯认为，《神农本草经》、《内经》是"医学的鼻祖"，张仲景是《神农本草经》、《内经》之功臣；王叔和、孙思邈、王焘、成无己、喻嘉言、张志聪、徐大椿、黄元御、陈念祖等人又是仲景的功臣，他们的著作是"医学正规"。对此，他极为推崇，并深究博览，独探其奥妙。正如他在自序中说："遂广求方书，远自农轩，近至国朝著述诸家，约共搜阅百余种。"（《医学衷中参西录》）他对古代医学钻研深，涉猎广，既重视"源"，又不轻视"流"，主张"师古而不泥古"，敢于创新。张锡纯说："吾人生古人之后，贵发古人所未发，不可以古人之才智囿我，实贵以古人之才智启我，然后医学有进步也。"（《医学衷中参西录》）因此，张锡纯在前人的基础上，对当时中医基本理论方面存在的关键性问题如阴阳五行说与自然科学基本原理的关系、藏象学说与解剖生理的关系、六气六淫说与微生物病因说的关系、气化说与细胞说的关系等进行了汇通探讨，其中很多观点至今仍有重要的参考价值。

1. 气机升降说 张锡纯重视气机升降作用，论述大气之下陷及肾元亏虚、肝气恣横所致冲气上逆。

（1）对大气及大气下陷证的认识 "大气"之名，出自《内经》，如《灵枢经·五色篇》谓："大气入于脏腑，不病而卒死。"《金匮要略·水气病脉证并治》称："大气一转，其气乃散。"张氏从《内经》"其大气之抟而不行者，积于胸中，命曰气海，出于肺，循喉咽，故肺呼则出吸则入"，悟得大气有鼓动肺脏而司呼吸之功。又从《内经》"故宗气积于胸中，出于喉咙，以贯心脉再行呼吸焉"，悟得宗气即大气。故而，张氏认为，大气不仅主司诸气之出入，而且统领周身血脉之运行，并谓"此气一虚，呼吸即觉不利，而且肢体疲懒，精神昏愦，脑力心思为之顿减。若其气虚而且陷或下陷过甚，人即呼吸顿停，昏然罔觉。"（《医学衷中参西录》）由此创立了著名的"大气下陷"论。

（2）对冲气上逆及其病证的认识 "冲气"出于《金匮要略》，因肾衰饮伏，导致冲脉之气逆于上，而见气从少腹上冲胸咽等症，当治以敛气平冲。张氏认为，冲脉"与任脉相连，为肾脏之辅弼"，"隶阳明胃府"，而肝脏内寄相火，非但肾虚可致冲气上冲于胃，而肝气恣横也可助冲胃之气上逆，导致胃气失和，阻塞饮食，进而化为痰涎。可见，冲气上逆与冲脉、肾、肝、胃等脏腑、经络的功能活动均密切相关，故一旦发生冲气上逆，既可见自觉有气自下上冲、堵塞咽喉等表现，又可见腹中膨闷、哕气、呃逆、两胁胀痛、头目眩晕等症。因此，张氏认为，对于冲气上逆一证的治疗，当以敛冲、镇冲为主，并佐以降胃、平肝之法。

2. 中风病机说 中风一病，历代医家多有认识。唐宋以前，多以外风立论。金元以降，逐渐转向内风说。张氏认为，《素问》中的"脉解篇"、"调经篇"、"生气通天论"三篇有关经文所述，皆为内风作祟，析其要旨，则在于"肝为将军之官，不治则易怒，因怒生热，煎耗肝血，遂致肝中所寄之相火，掀然暴发，挟气血而上冲脑部"；一旦"气上行不反，血必随之充而益充"，并认为《素问·生气通天论》所述"阳气者，大怒则形气绝，而血菀于上，使人薄厥"之文，为肝风内动，致"脑中所菀之血，激薄其脑部，以至于昏厥也"。张氏认为，中风也可由外感激发，然而必"先有中风基础，伏藏于内，后因外感而激发"，其中"外感之因风生热，内外两热相并，遂致内风暴动"。张氏认为，若结合西医学原理来看，因于肝风内动，血随气升，激薄脑部，所发中风，实为"脑充血"也，刘河间从火气论中风，即属于此类型；至于李东垣从"气虚邪凑"所论述的中风，则为"脑贫血"也。他认为，对前者的治疗当以养阴潜阳、镇肝熄风为法，故创制镇肝熄风汤；至于后者，则创制加味补血汤。同时，张氏指出，若因气虚中风偏枯而脉虚无力者，可用王清任补阳还五汤治疗。

（三）反对空谈，崇尚实验

衷中参西、师古不泥的思想使张锡纯找到了全新的治学观点和方法。张氏认为，从文献出发汇通中西医基本理论，并不足以解决当时的临床问题，强调必须要通过不断的反复试验才能使传统中医理论取得突破性创新，所以他在研究医理、药理时，除参考前人的著述外，还十分重视亲自调查、亲自试验，以取得可靠的第一手资料。他反对空谈，崇尚实验方法，尽管当时并不具备利用仪器进行实验室研究的条件，但他却能充分利用自己长期临证实践的条件，尽一切可能通过切身体会去寻求答案。其实验精神突出表现在两个方面，一是对药物的切实研究，二是临证中的细致观察以及详细可靠的病案记录。

在药物研究上，张锡纯认为学医者"第一层功夫在识药性……仆学医时，凡药皆自尝试"，所以在对药性的认识和把握上，他经常进行自我尝试，如果仍不能找到答案，则求助于他人的体会进行理解。例如，他曾为了搞清小茴香是否有毒而请教于厨师；为了辨认市售药物的真伪而不辞辛劳，咨询查访，亲自监制，务得其真而后已；为了验明药物的药性而亲尝花椒、巴豆、硫黄、甘遂、细辛等烈性药材，如自服花椒二三钱，感肺不能吸而胸闭，饮凉水数碗，移时始解；又亲尝甘遂一二钱，未觉瞑眩而惟沉下水饮及凝痰少许，始悟涤痰之力数倍于硝黄，而为治狂圣药。

张锡纯总是先验于己，而后施之于人。正是因为这种求真务实的精神，使他在对药性的把握上积累了大量的实践经验，特别是他反复尝试总结出黄肉救脱，参芪利尿，白矾化痰热，赭石通肠结，三七消疮肿，水蛭散癥瘕，硫黄治虚寒下利，蜈蚣、蝎子定风消毒等临证使用心得，充分发扬了古人学说，扩大了中药效用。他对生石膏、山萸肉、生山药的研究，可谓前无古人。因此，张锡纯临证组方用药之专，用量之重，为常人所不及。

20世纪40年代前，热性传染病是威胁人类生命的主要疾病之一，当时西医疗效不满意，中医证治虽早有伤寒、温病两说，但一般医家难以熟练运用，传统学说对石膏及有关方剂阐发不够，张锡纯则发挥了石膏的功用，简化了热病辨证论治的原则，提高了可重复性。他认为，生石膏性微寒，凉而能散，透表解肌，善清上焦及中焦实热，外感病有实热者，放胆用之直胜金丹。仅"石膏解"后所附医案即达38例，其中多系危重病症，按西医诊断可知的病种有痢疾、疟疾、重症颔下脓肿、肺炎、产褥热、产后大出血、风湿热、猩红热等，同时伴有昏迷、休克或全身衰竭者近半数。时过近一世纪，今日单用西法处理上述一些病例仍感棘手。但张锡纯当年常常得心应手，曾说："愚临证40余年，重用生石膏治愈之证当以数千计，有治一证用数斤者，有一证用至十余斤者。"（《医学衷中参西录》）20世纪50年代，石家庄组织中医运用张锡纯重用石膏的经验治疗流行性乙型脑炎，获得良好的效果，卫生部门曾作为重大科技成果向全国推广。张锡纯的很多宝贵经验和见解在近代得到了进一步的继承和发扬，例如在机械性或动力性肠梗阻的治疗中，古人有大承气等方法，但多禁忌，疗效亦不甚满意，张锡纯所创之法一为赭遂攻结汤，一为葱白熨法，前者集古方之长又有新意，后者为外治法，适用于动力性肠梗阻，在典型梗阻的临床治疗中，疗效甚好。直到近几年，中西医结合治疗肠梗阻的原则，仍不出张锡纯所用之法。

张锡纯重视实践的另外一个方面，就是认真积累医案和病历，将其作为在实践中研究医学的一种重要方法。在40多年的临床工作中，张锡纯详实严谨、认真细致地建立了自己的医案，其所记内容要言不繁、简而不漏、首尾完整、层次井然，在立案法度、记载项目上，可为医案的典范，这些医案为张锡纯日后编写医书提供了丰富的原始素材，并成为《医学衷中参西录》的一个重要组成部分。

三、临证特点与遣药制方法度

（一）精研药性，多有创新

张锡纯毕生注重实践，讲究实效，经过大量的临床实践，深入研究了多种药物的药性，在《医学衷中参西录》一书中，以大量篇幅探讨单味药的临床应用与配伍应用，独具创见，为中药学的发展做出了重要贡献。如通过研究石膏、代赭石、山药、山茱萸、赤石脂、乳香、没药、鸡内金、僵蚕、水蛭、桃仁等的药性，张氏主张上述药物皆宜生用，并反复说明生用之理，认为："石膏生用性凉，具有发表之性，退热功优，胜似金丹；若煅用服之，即同鸩毒，误人性命。代赭石生用，性重坠凉镇，能降胃止血，又能生血不伤气分；若煅用，既不能生血，又具开破之性，多用令人泄泻。山药性平，宜生用，煮之饮之，可以常服多服，益肾有神；山药不可炒用，炒用服之无效。鸡内金其性微温，能助消化，善化瘀积，必须生用，方有效验，若炒熟鸡内金而用之则无效！"（《医学衷中参西录》）

（二）善用经方，长于变通

张氏以善用经方而闻名，他常常将张仲景创制的重要方剂予以变通化裁而用于临床，获得良效，并形成了一系的化裁之法，如麻黄汤化裁法：麻黄、桂枝、杏仁、甘草、知母；大柴胡汤化裁法：柴胡、薄荷、知母、大黄；桂枝汤化裁法：即桂枝汤加生黄芪、知母、防风；白虎加参汤化裁法：生石膏、玄参、人参、山药、甘草；白头翁汤化裁法：白头翁、秦皮、地榆、鸦胆子、杭白芍、山药、甘草。由此可见，张锡纯使用经方的特点是，师古而不泥古，权衡具体证候，予以通变和创新。此外，张氏还仿经方之意，创制了许多新方，如根据大青龙汤之法拟订的犹龙汤用以治疗温病；宗白虎汤之法拟订的仙露汤用以并治伤寒与温病等。

（三）注重配伍，组方新颖

张氏注意药物配伍，组方新颖。他指出用药配伍的原则是"取真药性化合，借彼药之长以济此药之短"（《医学衷中参西录》）。因此，张锡纯经常将寒药与热药同用、补养药与开破药同用、润药与燥药同用。他熟谙药性，并对其加以阐发，用药出神入化，善用山药、黄芪、山萸肉等。对于方剂的煎服和使用方法以及药物的炮制方法，张氏亦有所发展。

张锡纯经过数十年的医疗实践，积累了丰富的诊治疾病的经验，阐释医理独特，辨证论治独到，处方遣药别具特色。如自拟治肝之方多首，其中镇肝熄风汤、升肝舒郁汤、和肝丸、培脾舒肝汤等至今仍是临床常用方剂。再如，张锡纯治瘀血证深受王清任的影响，临床推崇活血化瘀治则，但在具体运用的过程中，注重辨证治疗，谨守病机。对于实证以开破通瘀为主，气血不足不能流通者，以补虚通络治之。在活血化瘀的立法上，设立升阳活血法、益气化瘀法、理气化瘀法等；在活血化瘀的组方上，拟制活血化瘀方剂50余首，运用活血化瘀药物30余种。根据病因病机、证候特点，灵活使用方药。如认为出血诸证，应用三七；病在血分，用三棱、莪术；一切血凝气滞之证，以乳香、没药、水蛭之品最为适宜。具有代表性的活血化瘀方是活络效灵丹，全方仅由当归、丹参、乳香、没药四味药组成。张氏认为："自拟得此方，数年之间治愈心腹疼痛者，不可胜计矣。"（《医学衷中参西录》）活络效灵丹具有养血活血、祛瘀通络、缓解疼痛之功效，药味不多，配伍合理，祛邪而不伤

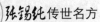

正，止痛效果尤佳，此方今天仍用于痛经、宫外孕、慢性盆腔炎、子宫肌瘤等病症。

张锡纯《医学衷中参西录》载述、拟制方剂 160 余首，用药精当，疗效明显，后世十分赞赏。张氏之方力主药少而量重，许多方剂用药少而精，用量多而重，充分体现主药单刀直入、夺关斩将之势，力挽沉病痼疾，实属常人所不及。至于处方中升降并调，一升一降，气自流通；寒热并用，扬长避短，脏腑同治；攻补兼施，补中寓攻，攻则无损，不胜枚举，体现了他制方用药的奥妙所在，至今仍为临床各科广泛应用。

此外，张氏还以"采西人之所长，以补吾人之所短"，确立了"衷中参西"的汇通原则，将中西药并用作为汇通中西医学的突破口，创制了中西药合用的方剂，如"石膏阿司匹林汤"，用石膏清里热治渴，阿司匹林解表热除周身壮热，表里双解，体现了他主张的"不妨以西药治其标，中药治其本，则见效必速"的汇通思想。

（四）喜用食疗，独具匠心

张锡纯在药膳食疗方面，也很有研究，不仅善于在方中使用石榴、芝麻、蜂蜜、龙眼肉、米醋等各种食品治疗疾病，而且创制了很多独特的食疗方剂，疗效显著。此外，张氏还丰富了药膳的剂型，如汤剂、粥剂、饼剂等。

在汤剂方面，他喜欢重用单味药，以使其效宏力专，直达病所。如薯蓣饮，仅用山药一味，达滋阴利湿、滑润收敛，补肺、肾、脾、胃之功，煎汤代茶饮，用来治疗阴虚劳热、或咳或喘、或自汗、或心中怔忡、或小便不利、大便滑泻及一切阴分专损之症。再如宁嗽定喘饮，系将生山药煎取清汤，再取甘蔗汁、酸石榴汁各适量，用鸡子黄捣烂调入而成，用于治疗热病后伤气或素虚之喘咳患者。

在汤膳方面，他还有很多经典方，如山楂煎汤，加入蔗糖七八钱服之，治女子月经到期未来。张氏认为，山楂善入血分，为化瘀血之要药。此剂还能蠲除肠中瘀滞、下痢脓血，可用于痢疾初愈者。

在粥剂方面，他多取具有"留恋肠胃之功"的方剂，如薯蓣粥，张氏曾言："山药有收涩之性，汁本稠黏，若更以之作粥，则稠黏之力更强，大有留恋肠胃之功也。"（《医学衷中参西录》）常以之治疗一些泻泄不止、病情危重、百药无效者。在此粥中加入鸡子黄，名曰薯蓣鸡子黄粥，对于久泻肠滑不固者有奇效。张氏还有一个著名的三宝粥，由生山药煮粥送服三七末、鸦胆子，对久痢不愈、气虚滑脱者颇有效验。对于脾肺阴亏、饮食懒进、虚弱劳嗽者，他采用珠玉二宝粥，即生山药、生薏苡仁、柿霜饼共煮，并指出："病人服之不但疗病，并可充饥，不但充饥，更可适口。"（《医学衷中参西录》）如他曾以此粥治疗一少年，因感冒不思饮食，且劳作过度而成劳咳，痰涎转增，后半月痊愈。

在张氏的药膳食疗方中，还有其他剂型，如饼剂也很独特。再如用来治疗肺肾两虚之咳嗽、喘逆等证的水晶桃，用味香可口的核桃肉与甘凉滑润的柿饼同蒸，随意服食，既能治病，又可充饥爽口，对小儿尤为适用。

从上述可以看出，张锡纯的药膳食疗方法和处方用药一样，辨证施治，灵活用膳，取得了显著疗效。在药膳配制方面，有一些独到的经验，时至今日也有很多值得我们学习和借鉴的地方。

总之，张锡纯治学有素，广采各家之说，善于吸收西医新知，力主中西汇通；师古不泥，勇于创新，在医学界独树一帜；热心医学教育，注重培育后继人才，堪称楷模。限于历史条件，他在中西汇通上颇多牵强附会，但他借西医手段发展中医学术的思想及富有革新的精神，仍然值得肯定。

在 20 世纪 20 年代，张锡纯与江苏陆晋笙、泰兴杨如侯、香山刘蔚楚同负盛名，被称为"名医四大家"，又与慈溪张生甫、嘉定张山雷并称"名医三张"，被时人目为一代大师，实当之无愧。

中 篇
屡试屡效方

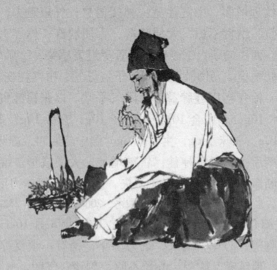

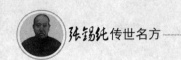

资 生 汤

【来源】《医学衷中参西录·医方治阴虚劳热方》。

【组成】生山药一两　玄参五钱　白术三钱　生鸡内金二钱，捣碎　牛蒡子三钱，炒捣

【用法】水煎服。

【功效】健脾消积，养阴清热。

【主治】劳瘵羸弱已甚，饮食减少，喘促咳嗽，身热脉虚数者。女子血枯不月。

【方解】本证因气阴两虚所致，故用生山药、白术健脾益气养阴，生鸡内金消食化积，玄参滋阴清虚热，牛蒡子清热止咳。本方的特点是气阴双补，兼具清消之功，为治疗虚劳发热的良方。

【验案精选】

1. 慢性支气管炎　患者，男，70岁，慢性支气管炎30年。以反复咳嗽，胸闷气喘30年，加重20天，于1999年10月11日入院。患者20天前出现发热，咳嗽，气喘，在家静脉点滴抗生素治疗约半月余，发热退，但胸闷气喘仍存，故住院中医治疗。体检：T36.5℃，P100次/分，R24次/分，BP16/9.3kPa（120/70mmHg）。桶状胸，双肺呼吸音减弱，双肺底可闻及干、湿性啰音。实验室检查：血常规WBC10.2×10⁹/L，N 0.82，Hb130g/L。胸片示双肺中下野内纹理增多。中医症见：神疲倦怠，气短乏力，面色灰滞，咳嗽气急，动则加重，纳食不振，大便溏薄，舌质淡红，体胖大，边有齿痕，苔白腻，脉沉细。西医诊断：①慢性支气管炎继发感染；②肺气肿。中医诊断：喘证，证属肺脾两虚。乃因肺病日久，子盗母气，中气耗伤，以致脾失健运，邪气留连不解。治疗当以健脾益气，降气平喘。以张锡纯资生汤加减：生山药30g，生白术10g，鸡内金10g，牛蒡子10g，玄参10g，炙苏子10g，姜半夏10g，茯苓10g，五味子6g，生甘草6g。服中药期间，静脉点滴小量能量安慰剂。服药5剂后，患者精神佳，胃纳增加，大便成形。继服7剂，咳喘明显减轻，后间断服用30余剂，诸症消失，能参加一般体力活动。[刘兰英，天元祥.资生汤的临床应用.现代中西药结合杂志，2000，9（24）：2522]

2. 老年性肺心病　项某，男，71岁。2005年8月16日初诊。患者反复咳嗽，气闭，胸闷，心悸，纳呆，乏力多年，稍有不慎受凉即发病。经抗感染治疗后好转，但咳嗽、胸闷、心悸不除。刻诊：气闭、气急，胸闷，心悸，懒言，纳谷不香，脉细弱，苔薄腻，舌胖边有齿痕。中医诊断：咳嗽，证属

脾肾亏虚。治宜健脾益肾。予资生汤加减。药物组成：生淮山药30g，生白术10g，生鸡内金10g，牛蒡子10g，玄参10g，丹参30g，瓜蒌皮12g，薤白10g，生黄芪30g，太子参15g，升麻5g，车前子（包煎）10g，炙甘草5g。7剂，水煎服，日1剂。分早晚2次服。二诊：精神转佳，纳谷增，咳嗽、心悸、胸闷减轻。守方继服15剂。三诊：诸症明显减轻，守方继服10剂。精神转佳，面色红润，纳食香，咳嗽、气闭、胸闷、心悸基本控制，予资生汤原方以善其后。[严樟根.资生汤新用.河北中医，2006，28（10）：766]

3. 冠心病、脑动脉硬化 谭某，男，76岁，干部。1944年8月9日初诊。患者有冠心病、脑动脉硬化病史，曾多次住院诊治。刻诊：胸闷气短、心前区不适加重2周入院，伴头晕目眩，神疲乏力，中脘痞闷，不思纳谷，大便解之不畅。脉细，苔白微腻。证属心脾两虚，胸阳不振，痰湿中阻，气机不畅。试投资生汤加味。处方：淮山药20g，玄参10g，白术15g，生鸡金10g，牛蒡子10g，瓜蒌10g，薤白6g，枳壳10g，川芎10g，广木香10g，甘草5g。服3剂胸脘痞闷减轻，食欲增加，大便通畅。继服2周，诸症好转，食欲恢复正常。[周亚平.资生汤在老年病中的应用.江苏中医，1995，6（16）：37]

4. 泄泻 陈某，男，36岁，1989年5月20日入院。患者2年来泻稀便，日行6~8次，食后脘腹不舒，稍进油腻食物，则大便次数明显增加。近半年来面黄肌瘦，神疲乏力，饮食减少。舌淡、苔薄白，脉细弱。证属脾气虚弱，清阳不升，运化失常，治以健脾益气，升阳除湿，方用资生汤加减。处方：生淮山药50g，生白术、生鸡内金各12g，葛根、薏苡仁各18g。水煎服。5剂后大便次数减少，（每日3~4次），饮食有增，再守原方化裁，连服1月，症状消失。随访半年无复发。[杨俊龙.资生汤新用.新中医，1994，（10）：54]

5. 老年性便秘 林某，女，78岁，干部。1994年8月3日初诊。便秘4~5年，大便时见干结，排便困难，一日1次，长期靠外用开塞露排便。伴见腹胀，纳呆，乏力，口干不欲饮。舌红少苔，脉细无力。证属气阴两虚，大肠传导乏力。拟健脾益气，养阴润肠。方用资生汤加味。处方：生山药30g，玄参10g，白术10g，白芍15g，生鸡内金10g，牛蒡子10g，枳壳10g，甘草5g。服3剂大便通畅，腹胀减，但停药后大便又难解。二诊时嘱患者守原方调治1月，食欲增加，腹胀除，大便正常。嘱其每日定时解大便，停服中药后以鲜山药30g，每日煮粥顿服，便秘未再作。[周亚平.资生汤在老年病中的应用.江苏中医，1995，6（16）：37]

6. 慢性肾炎 李某，女，12岁，学生。1984年7月19日初诊。2年前患肾小球性肾炎，几愈几发。此次病发后，经某县中医院治疗，浮肿基本消退，但面色黄白，营养不良，疲乏无力，家人背负就诊。精神萎靡，肌肉枯槁，形消着骨，头发黄而稀疏，两颧微赤，语声低微，两小腿微肿，不能坐立，每餐只进一二口。舌红无苔,脉沉细微。急需顾护胃气,培补真阴,用资生汤加减治之:生山药30g,白术10g,生鸡内金9g,玄参12g,西洋参9g,粉甘草6g。水煎温服,日2次,连进2剂。精神好转,颧赤退,饮食增加,脉细,党参易西洋参,大剂作散,每服6g,日三服。1年后,偶路遇其姑母,欣然相告,患儿药后病愈,早已走读上学。[司国才.张锡纯资生汤临床应用.河北中医,1994,16(4):29]

7. 消渴(1型糖尿病)　肖某,男13岁,1990年10月2日入院。症见烦渴多饮,日饮水量3000~5000ml,尿频量多,饮食增加,形体消瘦,神疲肢倦,舌边尖红、苔少,脉细数。尿糖定性(++++),空腹血糖9.8mmol/L,西医诊为糖尿病(1型),证系肺热津伤,治以清热润肺,生津止渴。资生汤加味。处方:生淮山药60g,生鸡内金15g,玄参、生白术、牛蒡子各10g,生地、葛根各18g,水煎服。5剂症状减轻,饮水量减至2000ml。守上方去牛蒡子加天花粉12g,连服2个月,诸症痊愈。复查尿糖阴性,空腹血糖4.2mmol/L。出院后随访1年无复发。[杨俊龙.资生汤新用.新中医,1994,(10):54]

8. 痿证(进行性肌营养不良)　王某,男,1988年10月6日诊。四肢肌肉萎缩无力3年。检查:四肢肌力Ⅳ级,两大腿肌肉萎缩,膝膜反射减弱,肌电图检查正常。症见神疲乏力,纳谷不香,夜寐欠安,舌红、苔薄白,脉细弱。西医诊为进行性肌营养不良,证系气血两虚,肌肉失养。治以健脾益气养血,方用资生汤加减。处方:生淮山药、生白术、怀牛膝、当归各10g,鸡内金12g。服3个月。同时配合针灸,取阳陵泉、三阴交、血海、委中、足三里等穴,行补法,留针20分钟,每日1次,共3个月。经治后,饮食倍增,步履平稳,肌力增强,四肢肌肉逐渐丰满而痊愈。[杨俊龙.资生汤新用.新中医,1994,(10):54]

9. 小儿多动综合征　刘某,男,13岁。2010年1月3日初诊。患者自幼多动,上课时注意力不集中,记忆力减退,已影响到学习,平素纳差,眠差,便燥,舌红苔少,脉细偏数。处方:生白术10g,怀山药15g,生内金8g,炒牛子7g,京玄参8g,炙远志6g,石菖蒲7g,青龙齿(先煎)10g,左牡蛎(先煎)10g,益智仁8g。14剂,水煎服。二诊:服上方后食欲明显增加,睡眠好转,大便亦调。近有轻度感冒,鼻塞,咽痒,咳嗽,舌尖红,先拟解表止咳,另初诊方续服7剂。金银花8g,连翘壳6g,炙桑皮8g,冬桑叶6g,杭菊花6g,玉桔梗5g,光杏仁6g,粉甘草5g,薄荷叶(后下)4g,炒乌梅6g。5剂,水煎服。三诊:服药后感冒已愈,已能静心学习,记忆力增强,饮食和睡眠已佳,大便亦畅,惟舌尖红仍未退,原方加清心之品,以巩固疗效。处方:生白术10g,怀山药15g,生鸡内金8g,炒牛蒡子6g,京玄参8g,炙远志

5g，石菖蒲6g，青龙齿（先煎）8g，左牡蛎（先煎）10g，宣木瓜8g，川雅连（姜汁炒）2g，紫油桂（后下）1g。7剂，水煎服。[杨萍.顾植山用资生汤治小儿多动综合征经验.中国中医药学报，2011，2（4）：1]

10. 结核性腹膜炎 赵某，女，23岁，农民。1975年7月14日初诊。因婚后夫妻不和，久郁成疾，经地、县两级医院确诊为结核性腹膜炎。刻诊，患者卧床，动转需人扶持，形消骨立，肌肤甲错，气短息微，腹部膨隆压痛。近1周呕吐绿色黏液，日约1000ml，几无食欲，靠输液维持。舌质淡苔白，脉弦细微弱。以其肝气郁结，冲气上逆，胃失和降，脾失健运，痰湿留阻，已成风消。予资生汤加减治之：生山药30g，白术12g，生鸡内金9g，半夏12g，七爪橘红9g，生代赭石细末45g，水煎徐徐温服。1剂，不呕吐绿色黏液能进薄粥半小碗。遂去橘红，减赭石为24g，半夏为9g，加太子参15g，生麦芽10g。继进2剂。药后已能进食，并能倚物而坐。因其久病阴阳气血俱损，宜缓图之。方用：生山药300g，白术180g，生鸡内金90g，玄参90g，牛蒡子90g，太子参100g，代赭石100g。为末，每服9g，日三服，兼用抗痨西药。药服一半，能下床走动，药后再诊，诸症悉除。惟月事年余不通，遂停抗痨西药，再为疏方：生山药60g，白术30g，鸡内金30g，党参30g，当归30g，丹参30g，三棱10g，莪术10g，生水蛭30g，为末，每服6g，日三服。尽剂后，月事通，病告愈，随访10年未复发。[司国才.张锡纯资生汤临床应用.河北中医，1994，16（4）：29]

11. 盗汗 张某，女，5岁，1985年9月15日初诊。患儿盗汗2年。夜间低热，入睡则全身汗出，醒来即止。扪之汗冷而黏。有时汗出过多，内衣裤皆浸湿。望诊：神倦欲眠，形瘦色苍，黑睛带绿，口干喜饮，纳差，大便干燥，舌淡红，苔薄白欠润，脉弦缓。经X光透视，肺部正常。西医认为营养不良，锌元素缺乏，但久治无效。又曾间断服用过当归六黄汤、知柏地黄汤等合潜阳镇摄药物20余剂亦乏效，家长已失去治疗信心。闻道"江尔逊高徒班"开设疑难病专科门诊，特来一试。据患儿症状、舌脉，直断为脾阴亏损，肝旺阳浮之证，拟用滋脾敛肝，潜摄浮阳方法，予张锡纯资生汤加味：生山药30g，玄参15g，白术10g，生鸡内金6g，牛蒡子6g（炒捣），白芍10g，生龙骨30g，生牡砺30g，丹皮10g，地骨皮10g，6剂。二诊：服药2剂，夜热盗汗明显减轻，服完6剂遂止。纳转佳，口不干，大便畅，舌淡红苔薄白，脉缓。处方：生山药900g，生鸡内金30g，共轧为极细丸每晨用30g，煮粥，调以白蔗糖令适口，连服1个月。半年后随访，夜热盗汗一直未复发，面容、黑睛转正常。[余国俊.盗汗二年.中国乡村医生杂志，1991，（3）：15－16]

12. 男子不育 专某，男，31岁，2000年7月25日初诊。患者结婚3年未育，身体状况尚可，无明显不适，曾做精液检查，报告：精子量不足，精子活力低于50%。予资生汤加减。药物组成：生淮山药30g，生白术10g，生鸡内金10g，玄参10g，生地黄15g，补骨脂15g，车前子（包煎）10g，韭菜子15g，陈皮9g，忍冬藤30g，紫河车粉（吞服）9g，炙甘草5g。20剂，日1剂，水煎服，分早晚2次服。二诊：化验精子量增，精子活动率＞60%，守方继服20剂。2个月后其妻怀孕，后顺利产下一女婴。[严樟根．资生汤新用．河北中医，2006，28（10）：766]

13. 虚劳经闭 一九一三年，客居大名。治一室女，劳瘵年余，月信不见，羸弱不起。询方于愚，为拟此汤。连服数剂，饮食增多。身犹发热，加生地黄五钱，五六剂后热退，渐能起床，而腿疼不能行动。又加丹参、当归各三钱，服至十剂腿愈，月信亦见。又言有白带甚剧，向忘言及。遂去丹参加生牡蛎六钱，又将白术加倍，连服十剂带证亦愈。（《医学衷中参西录》）

14. 股骨颈骨折下肢水肿 江某，女，64岁。1995年8月15初诊。患者2个月前因跌仆致股骨颈骨折，未手术治疗而行骨牵引。刻诊：双下肢肿胀甚，患肢为著，酸重不堪，凹陷，纳果，苔薄微腻，舌胖边有齿痕，脉细弱。中医辨证：患者久卧伤气，脾失健运，湿阻脉络，致湿瘀互结。治宜益气健脾，佐以活血。予资生汤加减。药物组成：生淮山药30g，生白术10g，生鸡内金10g，茯苓15g，生薏苡仁30g，丹参30g，鸡血藤30g，川牛膝30g，生黄芪30g，车前子（包煎）10g，炙甘草5g。7剂，日1剂，水煎服，分早晚2次服。二诊：肿胀减，纳增。守方继服7剂。三诊加入补肾利水之剂，诸症悉愈。[严樟根．资生汤新用．河北中医，2006，28（10）：766]

【临床应用】

1. 2型糖尿病 总有效率82.8%，对气阴两虚和脾肺两虚型较好。组方：生山药60g，生白术、生鸡内金各12g，玄参、牛蒡子各10g。脾肺气虚加黄精、黄芪；气阴两虚加麦冬、西洋参；阴虚燥热加地骨皮、生地、知母。30天为1疗程，观察2个疗程以上。能降低空腹血糖和尿糖。[杨俊龙．资生汤治疗2型糖尿病．浙江中医杂志，1994，（12）：542]

2. 小儿盗汗 治疗组总有效率为85.9%。资生汤加味：生山药30g，玄参15g，白术10g，生鸡内金6g，牛蒡子6g，白芍药10g，生龙骨30g，生牡蛎30g，丹皮10g，地骨皮10g。盗汗兼自汗者加黄芪15～20g，连用2周。[安俊梅．资生汤治疗小儿盗汗25例．中国中医药现代远程教育，2010，8（8）：101]

3. 神经性厌食症 痊愈70%。药物组成：山药30g，玄参15g，白术10g，鸡内金10g，牛蒡子10g，生地黄30g，茯苓15g，当归15g。炼蜜加工成丸，每丸1g，每次口服10丸，日3次。治疗1个月。[刘西跃，邓观卿．资生丸治疗神经性厌食症．山东中医杂志，2000，19（3）：159]

【药理研究】

降血脂、抗氧化、抗衰老 资生汤可以降低 TC、TG、LDL－C 含量，升高 HDL－C 的水平，提高血清中的 SOD 活力，降低 MDA 含量，保护红细胞膜 Na^+，K^+－ATP 酶活性。[马艳红，周小平，傅延龄，等．资生汤调节血脂、抗氧化及延缓衰老作用的实验研究．山西中医，2008，24（4）：46]

【临证提要】 本方有益气养阴、消积清热之功效，用于虚劳、经闭。现代临床使用本方治疗慢性支气管炎、哮喘、冠心病、糖尿病、腹泻、神经性厌食、肺结核咯血等。阴虚较重者可加生地，肺结核咯血可加阿胶、白及、藕节；血虚经闭加当归、丹参、水蛭；厌食加焦三仙、木香、炙甘草、乌梅肉。使用时需要注意，方中生山药、白术、鸡内金三味在本方中起关键作用，不可随意减去。若病程较长者，本方可作丸、散服。

十全育真汤

【来源】《医学衷中参西录·医方治阴虚劳热方》。

【组成】 野台参四钱　生黄芪四钱　生山药四钱　知母四钱　玄参四钱　生龙骨四钱，捣细　生牡蛎四钱，捣细　丹参二钱　三棱钱半　莪术钱半

【用法】 水煎服。

【功效】 补气养阴，活血敛汗。

【主治】 治虚劳，脉弦数细微，肌肤甲错，形体羸瘦，饮食不壮筋力，或自汗，或咳逆，或喘促，或寒热不时，或多梦纷纭，精气不固。

【方解与方论】 本证因气虚血瘀所致，故用黄芪、党参补气，山药、知母、玄参滋阴清热，三棱、莪术、丹参活血化瘀，龙骨、牡蛎敛汗安神，兼能软坚清热。本方针对虚劳血瘀发热的病机，采用两组配伍，较有特色：一是黄芪、党参配伍三棱、莪术，补气与逐瘀消积同用；二是黄芪配伍知母，温补与凉润同用，以达补气活血、补气清热之功。

张锡纯云："用黄芪以补气，而即用人参以培元气之根本。用知母以滋阴，而即用山药、玄参以壮真阴之渊源。用三棱、莪术以消瘀血，而即用丹参以化瘀血之渣滓。至龙骨、牡蛎，若取其收涩之性，能助黄芪以固元气；若取其凉润之性，能助知母以滋真阴；若取其开通之性，又能助三棱、莪术以消融瘀滞也。"

【验案精选】

1. 虚劳 弟长男媳，年二十四岁，于本年（丙寅）正月间患寒热往来，自原素畏服药，故隐忍不肯言。至四月初，家人来迓弟，言儿媳病剧。回家

视之，虽未卧床不起。而瘦弱实难堪矣。诊其脉，弦而浮数。细询病情，言每逢午后先寒后热，时而微咳无痰，日夜作泻十余次，黎明则头汗出，胸间绵绵作疼，食一下咽即胀满难堪，而诸虚百损之状，显然尽露。筹思良久，为立逍遥散方。服两剂无效。因复至沧取药，适逢张某自津来沧，遂将儿媳之病细述本末。张某曰："以弟之意，将用何方以治之？"答曰："余拟将资生汤、十全育真汤二方，汇通用之，可乎？"张某曰："得之矣。此良方也，服之必效。"弟遂师二方之义，用生怀山药八钱、生白术、净萸肉、生鸡内金、生龙骨、生牡蛎、鲜石斛各三钱，丹参四钱。连服四剂，诸症皆大轻减。又于原方加三棱、莪术各一钱，粉丹皮、地骨皮各二钱。又连服 8 剂，诸病悉退，饮食增加，今已完全成功矣。(《医学衷中参西录》)

2. 慢性乙型肝炎合并甲胎球蛋白升高 王某，男，54 岁，农民。饮食量少，四肢乏力，工作不能耐劳 4 年，未就诊医治。2004 年 10 月 24 日因车祸下肢骨折入某骨伤医院。入院诊断为：①左下肢外伤左胫腓骨开放性骨折；②慢性乙型肝炎并甲胎球蛋白升高。住院期间，外伤、骨折痊愈。慢性乙型肝炎、甲胎球蛋白升高仍如入院时状况，患者要求出院寻求中医治疗。2005 年 6 月 6 日初诊：患者饮食量少、神疲体倦、声音低怯、劳则气短、两胁不痛、面色萎黄、腹部柔软无压痛、肝脾未触及，皮肤目白睛无黄染。舌质稍暗，苔白微黄。脉弱。血化验 HBsAg（＋）、抗－HBs（－）、HBeAg（＋）、抗－HBe（－）、抗－HBc（＋），俗称大三阳阳性，HBV－DNA 9.8 × 10^3copies/ml、AFP 310IU/ml，肝区 B 超、CT 扫描、MRI 肝脏未见异常。中医辨证：脾气虚损、邪毒内伏。治宜健脾益气、解毒清热、方用：黄芪 30g、太子参 10g、白术 10g、当归 10g、山药 10g、三棱 5g、莪术 5g、鸡内金 5g、茵陈 30g、半枝莲 20g、半边莲 20g、白花蛇舌草 20g、黄芩 10g、连翘 20g。每日 1 剂，早晚温服。2005 年 7 月 5 日二诊，用药 1 个月，饮食稍增，神疲稍减。患者要求检验 AFP。AFP 270IU/ml 较前略有下降。效不更方，继用原方。2005 年 10 月 6 日三诊，患者服上方 90 剂，饮食大增，精神好转，能做一般工作。血化验检查：大三阳依旧，AFP 110IU/ml、HBV－DNA 5.95 × 10^3copies/ml。继用上药每日 1 剂。服药 3 个月复查：饮食量已趋于正常人水平，全身有力，稍重农活已不觉劳累。血化验检查：乙肝五项大三阳已转为小三阳，AFP 已在正常水平，HBV－DNA 2.0 × 10^3copies/ml。继用上药，服20 剂药，间隔 10 天再服，每 3 个月复查一次。2006 年 9 月 6 日来诊，自觉身体健康。血化验检查：乙肝五项、HBV－DNA、AFP 均在正常范围。从初诊至康复共 15 个月终痊愈。随访 2 年未复发。[秦永河.虚损证治经验浅析.中国中医药现代远程教育，2011，9（3）：122]

3. 尿浊（前列腺炎） 吴某，男，43 岁，干部。2007 年 4 月 26 日初诊。

患者自诉近半年来小便混浊或夹絮状物反复发作，摇动后如豆花状，上有浮油，多次尿常规检查有多个白细胞，西医诊断为"前列腺炎"，予以头孢曲松钠，左氧氟沙星等药治疗，并间服中药三金片或汤剂如八正散、导赤散、萆薢分清散加减等均无明显好转。平素嗜烟酒，喜食辛辣油腻之品，于病后节烟酒，求中医治疗，症见尿中絮状物多，上有浮油，劳倦或进油腻则发作或加重，腰酸痛，性欲减退，眠差，舌黯淡、边有齿印、脉沉细略数，证属脾肾两虚，阴虚血瘀，精微下泄、治以补气健脾，养阴益肾，活血化瘀，兼清热、利湿、固涩、止痛。方用十全育真汤加味。处方：党参12g，生黄芪12g，生山药12g，知母12g，玄参12g，生龙骨12g，生牡蛎12g，丹参6g，三棱5g，莪术5g，生鸡内金9g，枣皮12g，白芍12g，车前子12g，白花蛇舌草12g，5剂，水煎服，每日1剂，煎煮3次，每次150ml。5月1日复诊，诉服药后尿中絮状物减少，余症无变化，守方再服5剂，5月8日三诊，尿中絮状物明显减少，腰痛减轻，余症好转明显。加桂枝5g，再5剂，服药后尿中絮状物消失，尿常规（－），诸证均明显好转。嘱服六味地黄丸巩固疗效，随访半年未复发。[吴曦. 张锡纯十全育真汤治验3则. 江西中医药，2008，40（10）：72]

4. 尿痛　彭某，男，19岁，司机。2007年1月16日初诊。患者近1年来排尿时疼痛时作，前列腺超声检和尿常规未见异常，曾服阿奇霉素、左氧氟沙星、前列康片等药，尿痛仍时轻时重，反复发作。求中医治疗，症见尿痛，遇劳即发，喝酒或驾车时间长后尿痛明显加，腰酸痛，形体消瘦，神疲乏力，纳少，舌边有瘀点，脉虚。证属脾肾两虚，气虚血瘀。治以健脾益肾，益气化瘀。方用十全育真汤加味。处方：党参15g，生黄芪15g，生山药15g，知母12g，玄参12g，生龙骨5g，生牡蛎5g，丹参12g，三棱5g，莪术5g，车前子12g，白花蛇舌草12g，白芍15g，甘草梢6g，5剂，水煎服，每日1剂，煎煮3次，每次150ml。1月21日复诊，尿痛略减，余症改善。上方加生鸡内金9g，共进15剂，服药后排尿时无疼痛，精神佳，纳食明显增加，随访半年未复发。[吴曦. 张锡纯十全育真汤治验3则. 江西中医药，2008，40（10）：72]

5. 带下病（慢性盆腔炎）　刘某，女，27岁，售票员。2006年12月23日初诊。患者诉近2年来带下量多，下腹时有疼痛，心烦，两胁不舒，就诊于某西医院诊为"慢性盆腔炎"予以抗炎治疗当时有效，过后又发，缠绵不愈，求中医治疗。症见带下量多，清稀色白，经行有血块，小腹隐痛，腰膝酸软，面色萎黄，头晕乏力，食欲不振，舌质淡暗、边有瘀点、齿印，舌苔薄白，脉虚弱。证属脾肾两虚，精微不固。治以健脾益肾，固涩止带，兼以疏肝、化瘀、利湿。方用十全育真汤加味，处方：党参15g，生黄芪15g，生山药15g，知母12g，玄参12g，生龙骨12g，生牡蛎12g，丹参12g，三棱5g，莪术5g，柴胡9g，白芍10g，苍术10g，车前子12g，乌贼骨12g。6剂，水煎服，每日1剂，煎煮3次，每次150ml。12月30日复诊，诉服药后白带量明显减少，余症改善，上方加白术10g，金樱子10g，芡实10g，共进18剂，诸症消失，精神佳。嘱服补中益气丸巩固疗效。［吴曦．张锡纯十全育真汤治验3则．江西中医药，2008，10（40）：71］

【药理研究】

保护肾脏 十全育真胶囊能改善肾脏血流，减轻肾小球炎症反应，减少循环免疫复合物在肾小球系膜区的沉积。［朱滨弟，郝丽莉，潘敬，等．十全育真胶囊治疗慢性原发性肾小球疾病的实验研究．中医药学报，1992，（6）：45-46］

【临证提要】 本方有补益气阴，清热消瘀之功，用于虚劳。现用于多种慢性疾病虚瘀夹杂，寒热错杂者，本方对慢性肾小球疾病以蛋白尿为主的气阴两虚型病人有效，临证可加车前子、白花蛇舌草清热利湿解毒。张锡纯加减法包括："气分虚甚者，去三棱、莪术，加生鸡内金三钱；喘者，倍山药，加牛蒡子三钱；汗多者，以白术、龙骨、牡蛎、萸肉各一两煎服，不过两剂其汗即止。汗止后再服原方。"此外，虚热甚者，可加生地黄；虚劳重者，党参、黄芪宜重用，三棱、莪术宜轻用；气虚不甚而血瘀重者，宜多用三棱、莪术。血瘀轻者，可去三棱、莪术，加当归。

醴泉饮

【来源】《医学衷中参西录·医方阴虚劳热方》。

【组成】 生山药一两　生地五钱　人参四钱　玄参四钱　生赭石四钱，轧细　牛蒡子三钱，炒，捣　天冬四钱　甘草二钱

【用法】 水煎服。

【功效】 补气养阴，清肺降逆。

【主治】 虚劳发热，或喘或嗽，脉数而弱。

【方解与方论】 本证因气阴两虚所致，故用山药、生地、玄参、天冬滋阴清热，人参补气，代赭石降逆，牛蒡子清肺止咳。

张锡纯云："用汁浆最多之药，滋脏腑之阴，即以溉周身之液，若方中之山药、地黄是也。然脉之数者，固系阴虚，亦系气分虚弱，有不能支持之象，犹人之任重而体颤也。故用人参以补助气分，与玄参、天冬之凉润者并用，又能补助阴分。且虑其升补之性，与咳嗽上逆者不宜，故又佐以赭石之压力最胜者，可使人参补益之力下行直至涌泉，而上焦之逆气浮火，皆随之顺流而下；更可使下焦真元之气，得人参之峻补而顿旺，自能吸引上焦之逆气浮

火下行也。至于牛蒡子与山药并用，最善止嗽，甘草与天冬并用，最善润肺。"

【验案精选】

虚劳咳嗽 沈阳娄某，年二十二，虚劳咳嗽，其形羸弱，脉数八至，按之即无。细询之，自言曾眠热炕之上，晨起觉心中发热，从此食后即吐出，夜间咳嗽其剧，不能安寝。因二十余日寝食俱废，遂觉精神恍惚，不能支持。愚闻之，知脉象虽危，仍系新证，若久病至此，诚难挽回矣。遂投以醴泉饮，为其呕吐，将赭石改用一两，一剂吐即止，可以进食，嗽亦见愈。从前五六日未大便，至此大便亦通下。如此加减服之，三日后脉数亦见愈。然犹六至余，心中犹觉发热，遂将玄参、生地皆改用六钱，又每日于午时，用白蔗糖冲水，送服西药阿斯匹林七厘许。数日诸病皆愈，脉亦复常。(《医学衷中参西录》)

【临床应用】

慢性支气管炎 总有效率97%。组成：人参、玄参、半夏、杏仁、厚朴各12g，生地黄、牛蒡子、天门冬、生赭石、补骨脂各15g，山药50g，甘草10g。10次为1个疗程，口服2~4个疗程，配合穴位埋线、注射。[吴步炳，王宝库.穴位埋线、注射与醴泉饮加减治疗慢性支气管炎110例.现代中西医结合杂志，2009，18(7)：764-765]

【临证提要】 本方有益气养阴、清热降逆之功，用于虚劳发热咳喘。张锡纯提出本方临证时使用的注意事项，一是短气、便泻，因大气下陷所致，宜减赭石、牛蒡子；二是虚劳闭经，兼瘀血阻滞者，先用此方，继服理冲汤或理冲丸。

一味薯蓣饮

【来源】《医学衷中参西录·医方治阴虚劳热方》。

【组成】 生怀山药四两，切片

【用法】 煮汁两大碗，以之当茶，徐徐温饮之。

【功效】 补气养阴。

【主治】 劳瘵发热，或喘或嗽，或自汗，或心中怔忡，或因小便不利，致大便滑泻，及一切阴分亏损。

【方解与方论】 本证因气阴两虚所致，故用山药补脾肺之气，滋脾肾之阴。

张锡纯云："山药之性，能滋阴又能利湿，能滑润又能收涩。是以能补肺、补肾、兼补脾胃。"

【验案精选】

1. 虚劳喘汗 一妇人，产后十余日，大喘大汗，身热劳嗽。医者用黄芪、熟地、白芍等药，汗出愈多。后愚诊视，脉甚虚弱，数至七至，审证论脉，似在不治。俾其急用生山药六两，煮汁徐徐饮之，饮完添水重煮，一昼夜所饮之水，皆取于山药中。翌日又换山药六两，仍如此煮饮之。三日后诸病皆愈。（《医学衷中参西录》）

2. 腹泻 一人，年四十余，得温病十余日，外感之火已消十之八九。大便忽然滑下，喘息迫促，且有烦渴之意。其脉甚虚，两尺微按即无。亦急用生山药六两，煎汁两大碗，徐徐温饮下，以之当茶，饮完煎渣再饮，两日共享山药十八两，喘与烦渴皆愈，大便亦不滑泻。（《医学衷中参西录》）

3. 糖尿病 董某某，男，67岁，退休工人。1985年2月27日就诊。半年前发现多饮、多尿、腰酸、乏力等症。经实验室检查：空腹血糖11.8mmol/L，尿糖定性（＋＋＋＋）。曾服优降糖、降糖灵等治疗，效果不佳。其后症状加重，现小便量增多，尿如米泔，渴而引饮，少食乏力，形体消瘦，肢体浮肿。查空腹血糖20.2mmol/L，尿糖定性（＋＋＋＋），舌暗红、苔薄白、脉细数。此症由肾阴虚日久而累及脾，致使脾运失司，故证属于肾虚而脾弱。用一味薯蓣饮（120g）冲服益阴降糖散（天冬、生地、熟地、天花粉、黄芪、玄参、枸杞子各60g，五味子、知母、丹参、山楂各30g）6g，日3次，饭前服用，30日为1疗程，并结合控制饮食。2个疗程后，查空腹血糖降至6.7mmol/L，尿糖定性为阴性，舌脉正常。嘱其隔日服本方3个月，巩固疗效。1年后追访，一切正常。[李志颖. 一味薯蓣饮合自拟益阴降糖散治疗中老年肾阴虚型糖尿病. 新中医，1993，（3）：19]

【临证提要】本方有益气养阴之功，用于虚劳，包括肺虚咳喘，脾虚湿盛泄泻等。现用于糖尿病的辅助治疗。

参麦汤

【来源】《医学衷中参西录·医方治阴虚劳热方》。

【组成】人参三钱　麦冬四钱，带心　生山药六钱　清半夏二钱　牛蒡子三钱，炒，捣　苏子二钱，炒，捣　生杭芍三钱　甘草钱半

【用法】水煎服。

【功效】补气养阴，降逆止咳。

【主治】阴分亏损已久，浸至肺虚有痰，咳嗽劳喘，或兼肺有结核者。

【方解与方论】本证因气阴两虚、肺热痰阻所致，故用人参、麦冬、山药滋阴益气，清半夏、苏子降气化痰，牛蒡子清肺止咳，白芍养阴平肝，甘草清热益气。方中半夏、麦冬，润肺燥痰并用，是本方配伍特点。

张锡纯云："人参为补肺之主药，而有肺热还伤肺之虞，有麦冬以佐之，则转能退热。麦冬为润肺之要品，而有咳嗽忌用之说，有半夏以佐之，则转能止嗽。至于山药，其收涩也能助人参以补气，其黏润也，能助麦冬以滋液。虽多服久服，或有壅滞，而牛蒡子之滑利，实又可以相济。且牛蒡子能降肺气之逆，半夏能降胃气、冲气之逆，苏子与人参同用，又能降逆气之因虚而逆。平其逆气，则喘与嗽不治自愈矣。用白芍者，因肝为肺之对宫，肺金虚损，不能清肃下行以镇肝木，则肝火恒恣横而上逆，故加芍药以敛戢其火。且芍药与甘草同用，甘苦化合味近人参，即功近人参，而又为补肺之品也。"

注：本方与醴泉饮均治疗虚劳咳喘，但醴泉饮以滋阴为主，清肺理痰为辅。本方则清肺理痰与益气滋阴并重。故虚劳咳逆发热者，可用醴泉饮；虚劳咳喘痰多者，多用参麦汤。

【验案精选】

咳嗽 孙某，男，46岁，农民，漯河市舞阳县。患者咳嗽，咯痰，尤以冬季为重约5年。曾用西药治疗，用药效果不佳。前来就诊，就诊时，患者咳嗽，吐黄色黏痰，伴纳差，乏力，大便干，舌质暗，苔厚黄，脉滑数。给予加味参麦汤治疗。处方：党参30g，麦冬30g，白芍15g，茯苓15g，炙甘草6g，生山药30g，姜半夏15g，炒牛蒡子10g，炒苏子6g，桔梗10g，陈皮6g，日1剂，水煎，分3次服，服4剂后症状明显好转。嘱其饮食清淡，忌油腻，辛辣，继服15剂后诸症状基本消除，又服6剂以巩固病情，随访半年未见复发。[胡邦俊.加味参麦汤治疗急慢性气管炎.河南医药信息，1999，7（3）：54－55]

【临床应用】

急慢性气管炎 120例中显效98例，有效21例。组成：党参30g，麦冬30g，姜半夏15g，炙甘草6g，白芍15g，炒牛子10g，炒苏子6g，生山药30g。随证加减：咳嗽、咯痰较重者加桔梗10g，茯苓15g，陈皮6g；伴胸闷、气喘者加枳壳6g，杏仁10g；痰涎壅盛，喉中有哮鸣音加莱菔子10g，白芥子10g；伴心悸者，加炒枣仁30g；伴便溏者可去炒牛蒡子。[胡邦俊.加味参麦汤治疗急慢性气管炎.河南医药信息，1999，7（3）：54－55]

【临证提要】本方有益气养阴、清热化痰之功，用于虚劳咳喘痰多者。现代用于急慢性支气管炎，肺心病咳喘者。

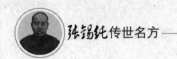

既济汤

【来源】《医学衷中参西录·医方治阴虚劳热方》。

【组成】熟地一两　萸肉去净核,一两　生山药六钱　生龙骨捣细,六钱　生牡蛎捣细,六钱　茯苓三钱　生杭芍三钱　乌附子一钱

【用法】水煎服。

【功效】补肾敛阴。

【主治】大病后阴阳不相维系。阳欲上脱,或喘逆,或自汗,或目睛上窜,或心中摇摇如悬旌;阴欲下脱,或失精,或小便不禁,或大便滑泻。一切阴阳两虚,上热下凉之证。

【方解】本证属于阴阳两虚致脱,故重用熟地、山药以峻补真阴,加附子阴中求阳,山萸肉、生龙骨、生牡蛎收敛固涩,杭芍敛阴潜阳,茯苓安神利湿,防止滋补滞腻。本方以补阴为主,助阳为佐,重用收敛以固脱,乃仲景肾气丸加收敛之品演化而成。

【验案精选】

1. 心悸　宋某,男,35岁,个体商人。患者于10日前参与赌博,持续时间达4日之久,期间大量吸烟,遂见肢体酸软乏力,汗出,气短,呼吸有橡胶臭味,恶心干呕,咽痛,不欲饮食,心中悸动不安,入睡困难。全身如有蚁行感,直立尤甚,卧时减轻。经某医院治疗1周(用药不详),诸症未见明显好转,遂于1999年10月25日来诊。刻诊:上症仍见,查皮肤松弛,汗出少温,舌体干燥、焦黑少津,舌苔少,脉细弱。据证辨属劳思太过,伤及心脾,气血亏虚,阴阳失衡,行将脱厥。治宜复其阴阳,调其升降,防止滑脱。处既济汤加味:熟地30g,萸肉30g,生山药15g,生龙骨30g,生牡蛎30g,茯苓15g,生杭芍10g,乌附子5g,桂枝12g,黄芪15g,酸枣仁15g。3剂,每日1剂,煎取200ml,分5次服用。服3剂后,已能安睡,饮食渐增,余症明显减轻。效不更方,继用上方去桂枝加远志10g,柏子仁10g,连服3剂病获痊愈。[杨付明.张锡纯既济汤临床运用体会.国医论坛,2004,19(4):12]

2. 眩晕　亿某,男,47岁,教师,2003年3月10日初诊。诉1个月前,不明原因眩晕晨起尤甚,伴全身自汗不止,心慌作呕,吵闹加剧,不能坚持正常教学。曾自购中西药物对症治疗未果。诊见患者体瘦,面容憔悴,舌淡苔少,脉细数。西医诊断为自主神经功能紊乱。中医辨属气血亏虚,元气散乱。治以收敛元气、补益气血。仿张氏既济汤加味:熟地50g,萸肉30g,生

山药20g，生龙骨25g，生牡蛎25g，茯苓15g，生杭芍10g，制附子5g，龙眼肉20g。3剂，每日1剂，煎取药汁250ml，分4次服用，以保持药力，并同时服用谷维素。服药3剂后，汗出止，精神渐佳。继用上方加生黄芪15g，当归15g，又进3剂后，病告痊愈。[杨付明. 张锡纯既济汤临床运用体会. 国医论坛，2004，19（4）：12]

【临证提要】本方有滋阴补火潜阳固脱之功，用于喘逆、心悸、便泻，以及厥脱。

来复汤

【来源】《医学衷中参西录·医方治阴虚劳热方》。

【组成】萸肉去净核，二两　生龙骨捣细，一两　生牡蛎捣细，一两　生杭芍六钱　野台参四钱　甘草二钱，蜜炙

【用法】水煎服。

【功效】补气固脱。

【主治】寒温外感诸证，大病瘥后不能自复，寒热往来，虚汗淋漓；或但热不寒，汗出而热解，须臾又热又汗，目睛上窜，势危欲脱；或喘逆，或怔忡，或气虚不足以息，诸证若见一端，即宜急服。

【方解】本证属于阳气外脱，故重用山萸肉补肝固脱，生龙牡、白芍收敛固涩，人参、甘草大补元气。

【验案精选】

1. 喘脱　叶某，男，16岁。患者体质素弱，得虚喘证。春病大发，卫松烘热，暴汗淋漓，声低息短，虚里动甚，口干唇燥，精神疲乏，脉浮而无力。证属肝肾两亏，阳气不固，致喘息暴汗，四肢厥冷，几将虚脱之势。山萸肉既可温补肝肾，平定喘息，又能滋阴益阳，敛汗固脱。故急用独味山萸肉60g，浓煎予服。稍顷，汗止喘定，肢厥回复。继以来复汤收功山萸肉60g，龙骨30g，牡蛎30g，生芍18g，潞党参12g，炙甘草6g。3剂而安。[王邦彦. 张锡纯敛脱法的临床意义浅探. 福建中医学院学报，1992，2（2）：74-75]

2. 肺心病、心力衰竭　陈某，63岁。患者得气喘病30余年，此次发病暴急，气喘抬肩，神识不清喉间痰鸣如锯，口干唇燥，舌苔紫黑，脉浮大无根。某医院诊断为肺心病，心力衰竭。辨证属肝肾两亏，而有阴耗将脱之象。急令病家速购山萸肉60g，浓煎与服，并与来复汤加味：太极参6g，山萸肉60g，龙骨30g，牡蛎30g，麦冬10g，五味子3g，白芍18g，苏子10g，炙甘草6g。次诊：是夜服药后，喘息渐平，苔黑转浅，脉亦转为沉细。继进参赭镇

气汤加味：太极参6g，代赭石15g，山萸肉15g，龙骨15g，牡蛎15g，淮山药15g，麦冬10g，五味子3g，牛蒡子10g。后并用生脉散、泻白散等以滋阴补气，化痰平喘，调治3个月，显著好转。[王邦彦. 张锡纯敛脱法的临床意义浅探. 福建中医学院学报，1992，2（2）：74－75]

3. 脑心综合征、心功不全　王某某，男，43岁，因急性出血性中风、右半身不遂，语言謇涩1天于1999年11月5日入院，有胸痹及消渴史1年，高血压史10年。查体：神清，血压26/16kPa（195/120mmHg），心率100次/分，右上下肢肌力1级，右侧中枢性面舌瘫，右巴宾斯基征（＋）。血糖12.60mmol/L。头颅CT示：左侧基底节脑出血。心电图示：Ⅰ、avL、V5 T波倒置。超声心动示：左心房、左心室增大，左室舒张功能减退。入院后病情进行性加重，出现胸闷、心前区疼痛、周身汗出如洗，舌质红无苔，脉沉弦细。查体：血压18/11kPa（135/82mmHg），心率104次/分，双下肺湿啰音。心电图示：Ⅰ、Ⅱ、avL、V3～7T波倒置。考虑为脑心综合征、心功不全。中医诊断：胸痹，气阴不足、心脉瘀阻。予生脉注射液及硝酸甘油等静脉点滴无效。急予山萸肉60g，煎服，其心痛汗出愈其半，遂予来复汤：山萸肉60g，生龙牡各30g，生白芍18g，党参15g，炙甘草6g，日1剂，服3剂后汗止，胸闷心痛除。[李长聪. 山萸肉临床应用一得. 北京中医，2000，（4）：55]

4. 产后出血过多　余曾治一妇女，分娩时出血过多，产后每晚发昏冒之证，两目上视，颜面苍白，冷汗淋漓，神志恍惚。白天则清醒如常，但觉头晕眼花，心悸气短，四肢无力，其脉细如丝，沉而无力，舌体瘦小，苔少。此属气随血脱，肝失所养，魂不守舍之证，治当益气养血，敛散固脱，潜镇安神，乃投来复汤：山萸肉60g，红参12g，生白芍18g，炙甘草10g，生龙骨30g，生牡蛎30g。1剂后，病人当晚即安然入睡，未发昏冒。次日精神转爽，面色亦略显红润。后酌减山萸肉、人参剂量，继服3剂，诸症转安。[廖云龙. 临床运用张锡纯药对浅识. 中医杂志，1998，39（10），635]

5. 脱证　李某，年五旬，偶相值，求为诊脉，言前月有病服药已愈，近觉身体清爽，未知脉象何如？诊之，其脉尺部无根，寸部摇摇有将脱之势，因其自谓病愈，若遽悚以危语，彼必不信，姑以脉象平和答之。遂秘谓其侄曰："令叔之脉甚危险，当服补敛之药，以防元气之暴脱。"其侄向彼述之，果不相信后二日，忽遣人迎愚，言其骤然眩晕不起，求为延医。既至，见其周身颤动，头上汗出，言语错乱，自言心怔忡不能支持，其脉上盛下虚之象较前益甚，急投以净萸肉两半，生龙骨、生牡蛎、野台参、生赭石各五钱，一剂即愈。继将萸肉改用一两，加生山药八钱，连服数剂，脉亦复常。（《医学衷中参西录》）

【临床应用】

1. 强心、抗休克 来复汤对大鼠离体心脏乳头肌有正性肌力作用，可以增强兔心左室功能，对动物失血性休克有明显对抗作用。[闫润红，任晋斌，王世民. 来复汤"救脱"作用的现代药理研究. 中药药理与临床，1997，13（5）：10]

2. 抗心肌缺血 来复汤可拮抗垂体后叶素所致的大鼠心肌缺血，增强小鼠耐缺氧能力。[闫润红，任晋斌，杨文珍，等. 来复汤抗心肌缺血及耐缺氧作用的实验研究. 中国中西医结合杂志，1998，（18）：13－15]

【临证提要】 本方有收敛固脱之功，用于厥脱汗、喘、怔忡、气短者。张锡纯云："救脱之药，当以萸肉为第一。"故临证之时，山萸肉常需重用。本方现代用于心阳虚脱型心衰，是治疗心脑血管、呼吸系统危重症的有效方剂。

参赭镇气汤

【来源】《医学衷中参西录·医方治喘息方》。

【组成】 野台参四钱　生赭石六钱，轧细　生芡实五钱　生山药五钱　萸肉六钱，去净核　生龙骨六钱，捣细　生牡蛎六钱，捣细　生杭芍四钱　苏子二钱，炒捣

【用法】 水煎服。

【功效】 降逆敛冲。

【主治】 阴阳两虚，喘逆迫促，有将脱之势。亦治肾虚不摄，冲气上干，致胃气不降作满闷。

【方解与方论】 本证因肾虚冲气上逆所致，故用人参补中益气，代赭石降逆平冲，生龙骨、生牡蛎潜镇收敛，芡实、淮山药健脾补肾纳气，白芍、山萸肉平肝敛阴，苏子降气平喘。

本方源于张仲景旋覆代赭石汤，张锡纯云："参、赭镇气汤中人参，借赭石下行之力，挽回将脱之元气，以镇安奠定之，亦旋覆代赭石汤之义也。"

【验案精选】

1. 喘息型支气管炎 任某，男，57岁，1984年1月19日入院。患者咳喘15年，曾3次在某医院住院，诊为喘息型支气管炎并发感染，给抗感染、平喘等药治疗而缓解。近1年来，活动或轻微体力劳动后喘咳加剧。现症咳喘时作，呼多吸少，胸闷气急，动则喘甚，咳白色稠痰量多，伴头晕汗出，神疲腰酸，面色苍白，语言低微，口淡不渴，舌质淡红，舌苔白腻，脉沉细无力。胸片检查诊为：慢性支气管炎，肺气肿。辨证为肺肾两虚，气失摄纳兼有痰湿之喘证，方用参赭镇气汤合二陈汤。处方：党参12g，生代赭石18g，

生芡实 15g，生山药 15g，山萸肉 18g，生龙骨 18g，生牡蛎 18g，生杭芍 12g，苏子 9g，陈皮 12g，法半夏 9g，茯苓 12g，生姜 3 片，服药 5 剂，咳喘明显减轻，咳痰量亦减少，舌质淡红，苔薄白，脉沉细，上方去二陈汤，加补骨脂 12g、熟地 12g、五味子 9g，连服 25 剂，咳喘等症基本消失，并能做轻微体力劳动。出院后给七味都气丸常服巩固。［梅建强，何路军. 参赭镇气汤治疗喘证. 1990, 12 (2)：15］

2. 肺气肿、肺心病 患者，男，57 岁，本县人，1990 年 5 月 12 日初诊，患者咳嗽史 25 年，夏轻冬重，每因感冒则咳嗽更甚，近 10 年来出现气喘，并呈逐年加剧之势，症见：胸闷气短，语声低怯，动则气喘，面浮无华，心悸，舌淡，苔薄白，脉沉细稍数。病属肺胀，证属肺肾两虚，纳气无权，治宜补益肺肾，纳气平喘，方用参赭镇气汤加味：党参 20g，代赭石 20g（先煎），芡实 15g，生山药 20g，萸肉 20g，生龙骨 20g（先煎），生牡蛎 20g（先煎），生白芍 12g，当归 12g，炒苏子 6g，五味子 6g，3 剂。5 月 17 日复诊：胸闷明显减轻，稍动亦不气喘，声比前明显提高，心悸已无，舌象如前，脉沉无力。病情明显好转，仍与前方 3 剂。三诊时诉病情日见好转，嘱其间日服药 1 剂，1 月后来告，病已无大碍，可以参加轻体力劳动。［杨定为. 参赭镇气汤加减治疗肺气肿、肺心病缓解期. 浙江中医药大学学报, 2010, 34 (5)：675］

3. 晚期肺癌术后 林某，干部，女，48 岁。患者因持续咳嗽半年，反复咯血痰 3 个月，伴发热，下肢浮肿，消瘦，经省医院诊断为右肺中叶肺癌（鳞状上皮癌）并肺门淋巴腺转移而行右肺全肺切除术；术后正常。但患者咳喘气急频作，伴反复发热，血沉 58mm/h，锁骨淋巴结肿大如鸡蛋，因患者要求而转中医治疗，诊时见神疲乏力，胸痛纳少，咳喘气促，动则尤甚，难于平卧，咯痰不利，偶有咳血，伴下肢浮肿，自汗，口干，舌淡红少苔，脉细数。证属气阴两虚，津亏液燥，肺失濡养，脾虚不健，运化失职，肾不纳气，气逆作喘。故治当从肺脾肾入手，配合活血化瘀抗癌药。拟张锡纯之参赭镇气汤加减：代赭石 30g，党参 15g，麦冬 10g，淮山药 20g，山茱萸 8g，苏子 5g，芡实 15g，仙鹤草 50g，莪术 6g。服药后咳喘渐平，并能下床活动。以后患者每于咳喘发作时，则以此方加减进治，总能获效。如是坚持治疗达 4 年之久，后因肺部感染，呼吸衰竭死亡。［张泽扬. 参赭镇气汤治晚期肺癌 12 例. 实用中医内科杂志, 1995, 9 (3)：47］

4. 怔忡 患者，齐某某，男，45 岁，会计，1973 年 6 月 3 日初诊。头晕心悸，已历三载，服药无效。现症：面白气短，体倦食减，自觉心中惕惕然，多梦易醒，形寒肢冷，下肢时有浮肿，眼睑振颤，舌质淡、苔白，脉虚数。尿验：无异常。诊断：怔忡症（心阳虚型）。治宜益心阳，摄镇安神。处方：人参 15g，生赭石 30g（轧碎先煎），生山药 20g，山萸肉 15g，生芡实 10g，生龙骨30g（轧细先煎），生牡砺20g（轧细先煎），白芍10g，桂枝15g，炒枣仁15g，五味子15g，炙甘草15g，水煎服，日服3次。朱砂0.15g（用汤剂冲服），每晚服1次。二诊：上方服6剂，心悸，多梦，气短，心中惕惕然，下肢浮肿均减轻。前方减朱砂，配服柏子养心丸，每次1丸，日3次，用汤剂冲服。三诊：上方共服24剂，诸症悉平，痛苦若失，精神振作。半年后随访，无复发。[王雨亭.参赭镇气汤的临床应用.吉林中医药，1983，（4）：27-28]

5. 呕吐 患者刘某，女，33岁，会计。患者7年前患妊娠恶阻，汤水难进。产后迄今，每餐必吐数口，7年未愈。经多方治疗少效，检查均未发现器质性病变，拟诊为"神经性呕吐"。病久形瘦神疲，心烦易怒，夜来少寐，腰膂酸楚，带下绵绵。舌淡红少苔，脉细弦小数。脉症合参，乃属血虚，木失濡养，肝气横逆，胃失和降，久吐而致胃阴受损，肝胃之气上逆，治当柔肝降胃，镇冲止呕，方仿张锡纯参赭镇气汤化裁。处方：太子参15g，生代赭30g（先煎），生山药15g，生龙牡各20g（先煎），山萸肉6g，芡实12g，生白芍15g，生麦芽15g，炒苏子10g，姜半夏10g，连翘10g，生甘草3g，服药5剂，呕吐减半，舌质转润。前方去连翘、山萸肉，加瓜蒌仁12g，桂枝5g，又进5剂。三诊：二投柔肝降胃、镇冲止呕之剂，呕吐十去其八，心烦易怒悉减，夜寐得安，腰酸好转，带下已止，宗原法效不更方。上方继服15剂，诸恙皆愈。[张守金.顽固性呕吐.南京中医学院学报，1994，10（1）：38]

6. 肠梗阻 李某，男，70岁，1995年3月5日初诊。咳喘史10余年。2天前出现阵发性腹痛、腹胀，呕吐数次，大便5日未解而入院。西医诊断为肠梗阻。入院后经补液及胃肠减压治疗，症状依然而转中医治疗。诊见面色白，喘促气短，疲乏，时泛呕恶。腹部膨隆、压痛，舌淡、苔微黄，脉细弱。证属肠结（气虚型），拟参赭镇气汤加减。处方：山茱萸12g，红参（另煎兑入）、白术、山药、紫苏子、生白芍、厚朴各15g，代赭石、生牡蛎、生龙骨各30g，1剂煎服。服后约3小时，腹痛肠鸣加剧，随即排大便1次，便后诸症减轻，守方再进1剂而愈。[皮扬秀.参赭镇气汤新用.新中医，1997，（4）：54]

7. 妊娠恶阻 刘某，女，25岁，1996年5月3日初诊。怀孕后频频呕吐，饮食难进。半月来多次补液治疗，并服香砂六君子汤10余剂，仍呕吐不止。症见精神萎靡，形体消瘦，眼眶下陷，呕吐咖啡色黏涎物，口干，尿少，舌红少津、苔光剥，脉细数无力。证属妊娠恶阻。此为冲气上逆，胃失和降，气阴两亏。拟参赭镇气汤加减。处方：红参（另煎兑入）、法半夏、白芍、山药各15g，代赭石、生龙骨、生牡蛎各30g，紫苏梗、麦冬各10g，五味子6g，2剂，日服1剂。药后略能进食，诸症减轻。守上方再进2剂。病者面现悦色，精神好转，饮食如常。[皮扬秀.参赭镇气汤新用.新中医，1997，（4）：54]

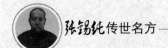

【临床应用】

1. 肺气肿、肺心病 32例中，11例临床控制，16例改善，5例无效。基本方：党参、山药15g，代赭石、丹参30g，枣皮、苏木10g，芡实18g，葶苈子、苏子12g，大黄8g，龙骨、牡蛎20g。[余惠民.参赭培气汤为主治疗肺胀.四川中医，1988，(9)：18]

2. 慢性阻塞性肺疾病呼吸衰竭 总有效率95.0%。药物组成：代赭石20g，人参8g，龙骨18g，牡蛎18g，山茱萸18g，芡实15g，山药15g，丹参15g，葶苈子15g，枳实12g，桑白皮12g，苏子10g，法半夏10g，制天南星10g。每日1剂，水煎分早晚2次服。10日为1个疗程。[刘武年，闫丽.中西医结合治疗慢性阻塞性肺疾病呼吸衰竭60例临床观察.河北中医，2008，30（3）：280]

【临证提要】本方镇气平喘，培补脾肾，治喘脱、满闷。临床应用于各种原因哮喘，包括心源性哮喘、支气管哮喘等，也可用于阻塞性肺气肿、肺心病等。本方有补虚安神作用，可用于阵发性心动过速、神经官能症。也有补虚收涩作用，可用于妇科带下不止等疾病。

敦复汤

【来源】《医学衷中参西录·医方治阳虚方》。

【组成】野台参四钱 乌附子三钱 生山药五钱 补骨脂四钱，炒捣 核桃仁三钱 萸肉四钱，去净核 茯苓钱半 生鸡内金钱半，捣细

【用法】水煎服。

【功效】补益脾肾。

【主治】下焦元气虚惫，相火衰微，致肾弱不能作强，脾弱不能健运，或腰膝酸疼，或黎明泄泻，一切虚寒诸证。

【方解与方论】本证因脾肾阳气不足所致，故用人参、茯苓健脾，附子、补骨脂、核桃仁温补肾阳，山萸肉、山药滋阴收敛，鸡内金消食导滞。

张锡纯云："以人参为君，与萸肉、茯苓并用，借其收敛下行之力，能大补肾中元气，元气既旺相火自生。又用乌附子、补骨脂之大热纯阳，直达下焦，以助相火之热力，核桃仁之温润多脂，峻补肾脏，以浓相火之基址，……又恐药性太热，于下焦真阴久而有碍，故又重用生山药，取其汁浆稠黏，能滋下焦真阴，其气味甘温，又能固下焦气化也。至于鸡内金，其健运脾胃之力，既能流通补药之滞，其收涩膀胱之力，又能逗留热药之性也。"

【验案精选】

阳痿 刘某某，男，30岁，军人，1980年10月8日初诊。诉结婚半年有

余，初始性生活正常，逐渐减弱，且易早泄。近月来阳事不举，时而滑精，兼见畏寒，腰酸腿软，小便清长，余沥不尽，纳呆便溏，嗜酒夜眠欠佳，面色白，舌质淡，苔薄白，脉细弱。脉症合参乃属命门火衰，精气不足。治宜温肾补元，益气填精。取敦复汤加减。处方：党参24g，制附子4g，补骨脂、山萸肉、核桃仁、茯苓、鸡内金、金樱子各12g，桂枝5g，白术9g，每日1剂。嘱限制饮酒。10月13日复诊：畏寒大减，阳事可举，但不坚，食欲增进，大便仍溏，照上方加芡实12g，再进5帖。10月18日3诊：形寒消失，上方去附子再进5剂，阳事复常，以右归丸调理善后，嘱其节房事，以资巩固。[杨云明. 阳痿辨证施治. 福建中医药，1992，23（4）：45－46]

【临证提要】 本方含参附汤、青蛾丸之意，故补肾温阳之力颇强，用于阳痿，泄泻。临床阳痿兼见畏寒肢冷，腿酸腿软，时有滑精，食欲不振，小便余沥，舌质淡，苔白，脉沉细者，可选用本方治疗。

定心汤

【来源】《医学衷中参西录·医方治心病方》。

【组成】 龙眼肉一两　酸枣仁五钱，炒捣　萸肉五钱，去净核　柏子仁四钱，炒捣　生龙骨四钱，捣细　生牡蛎四钱，捣细　生明乳香一钱　生明没药一钱

【用法】 水煎服。

【功效】 益气养血安神。

【主治】 心虚怔忡。

【方解与方论】 本证因心血不足、神失所养所致，故用龙眼肉、枣仁、柏子仁、山萸肉补血安神，人参补气安神，生龙骨、生牡蛎重镇安神，乳香、没药活血通络。

张锡纯云："方中用龙眼肉以补心血，枣仁、柏仁以补心气，更用龙骨入肝以安魂，牡蛎入肺以定魄。魂魄者心神之左辅右弼也，且二药与萸肉并用，大能收敛心气之耗散，并三焦之气化亦可因之团聚。……少加乳香、没药之流通气血者以调和之。"

【验案精选】

1. 心律失常 花某，男性，65岁，1996年11月1日初诊。患者诉心悸半年余，活动后加重，伴胸闷、口苦、气喘，多方治疗无效，曾诊为冠心病。诊见双下肢微肿，舌略淡苔白，脉促。心电图示窦性心动过速（135次/分），房性早搏，ST段压低。方用定心汤加味：龙眼肉30g，玉竹30g，黄芪30g，

丹参 30g，酸枣仁 15g，山萸肉 15g，柏子仁 12g，生龙骨 12g，生牡蛎 12g，乳香 3g，没药 3g，磁石 60g，附子 6g。每日 1 剂，水煎分 2 次服。11 月 9 日复诊，心电图示窦性心动过速（107 次／分），ST－T 变化。前方略加减用药月余，心率仍在 105 次／分，遂重用龙眼肉 60g，服后心率恢复至 80 次／分。[任毅．定心汤加味治疗心律失常 44 例．中国民间疗法，2001，9（7）：47]

2. β 受体反应亢进症 吕某，女，32 岁，教师，1991 年 11 月 12 日以病毒性心肌炎恢复期入院。该患者于 5 个月前出现心慌胸闷，伴头晕，心动过速，偶发早搏而在某医院检查诊断为病毒性心肌炎，给予维生素 C、能量合剂、丹参注射液静脉点滴等，曾一度恢复正常，近 1 周来因心情不舒畅，激动、劳累而诱发心慌胸闷，头晕乏力，失眠多汗，急躁易怒，时有低热，偶发早搏。经查血压 17.3/11.5kPa（130/86mmHg）；心率 123 次／分，未闻及器质性杂音。舌质淡红，舌苔薄白，脉弦细数。血沉 15mm/h，抗"O" 1：500，T_3、T_4 测定均正常。自身抗体检验：抗核抗体（－）。心电图揭示：窦性心动过速，低电压；I、V_3、V_5 T 波低平，ST 段轻度下移等于或小于0.05mV。偶发室早，心得安试验阳性，诊断为 β 受体反应亢进症。中医诊断为心悸。证属气血不足，兼有肝郁气滞。初用心得安治疗 2 天，心慌减轻但血压降至 12/8.5kPa（90/63mmHg）；头晕加重。改用定心汤（龙眼肉 30g，酸枣仁 15g，柏子仁 12g，山萸肉 15g，生龙骨 12g，生牡蛎 12g，乳香 3g，没药 3g）加当归 9g，丹参 30g，生地 9g，柴胡 9g，桔梗 9g，枳实 9g。服药 3 剂诸症大减，再服 7 剂症状消失，心电图恢复正常，又进 5 剂恢复正常。[魏玉铎，王志成，段颖．定心汤治疗 β 受体反应亢进症 84 例．河北中医，1994，16（4）：19]

【临床应用】

1. 快速型心律失常 总有效率为 88.3%。用药：龙眼肉（另炖，与中药同服）30g，太子参 30g，酸枣仁、柏子仁、山萸肉、生地黄、生龙骨、生牡蛎各 15g，生乳香、生没药各 10g，丹参、苦参各 20g，茯苓 12g，琥珀粉（分 3 次冲服）4g。如兼心阳不振、水气凌心，选加桂枝、附子、葶苈子、泽泻；心阳痹阻，选加薤白头、石菖蒲、远志；气血瘀滞明显，可加枳壳、郁金、三七。2 周为一疗程，可连续 1～3 个疗程。[刘军，高宪虹．定心汤加味治疗快速型心律失常 60 例．上海中医药杂志，2000，（2）：23－24]

2. 冠心病 心气虚证组总有效率为 96.7%。用药：黄芪 60g，人参 20g，酸枣仁 15g，龙眼肉 15g，当归 10g，柏子仁 10g，生龙骨 15g，生牡蛎 15g，麦冬 15g，丹参 10g，丹皮 10g，炙甘草 5g，治疗 30 天。[邵丹珂．益气定心汤治疗冠心病心气虚证 30 例．湖南中医药导报，2001，7（4）：158]

【临证提要】 本方有养血安神之功效，凡心气虚、心血虚所致之心悸、怔忡、胸闷、胸痛等，皆可用本方治之。现代用于各种心律失常，其中对窦性心动过速、室性早搏、阵发性室上性心动过速疗效较好。本方也可用于冠心病、风湿性心脏病、心肌炎等。临床上，可加黄芪、玉竹补气养阴活血，丹参、苦参清心安神，琥珀、磁石宁心安神。心阳不振或心肾阳虚者加桂枝、制附子等。张锡纯加减法："心因热怔忡者，酌加生地数钱，若脉沉迟无力者，其怔忡多因胸中大气下陷。"

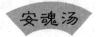

【来源】《医学衷中参西录·医方治心病方》。

【组成】 龙眼肉六钱　酸枣仁四钱，炒捣　生龙骨五钱，捣末　生牡蛎五钱，捣末　清半夏三钱　茯苓片三钱　生赭石四钱，轧细

【用法】 水煎服。

【功效】 养血安神，降逆化痰。

【主治】 心中气血虚损，兼心下停有痰饮，致惊悸不眠。

【方解】 本证因心血不足，痰饮内停所致，故用龙眼肉、酸枣仁补血安神，生龙牡重镇安神，半夏、茯苓化痰饮，代赭石潜阳降逆。

【验案精选】

1. 失眠　朱某，女，46 岁，工人，2002 年 3 月 15 日初诊。患者 1 年来入寐困难，服镇静药后稍寐即醒，时有恶梦。近 5 日来通宵难寐，服用舒乐安定每晚增到 4 片也难以入睡，欲外出行走；白天头晕脑胀，疲倦乏力，心烦易怒，口干苦；其人肥胖，舌质偏红、少苔，脉细弦。证属肝火偏旺，心神不宁。安魂汤加减：炒枣仁 12g，生龙牡各 20g（先煎），制半夏 10g，茯苓 12g，生赭石 12g，龙眼肉 12g，黄连 5g，夜交藤 20g，柏子仁 12g，当归 12g，生甘草 3g。7 剂，1 周后复诊：患者自述服 3 剂后每晚能睡 3～4 个小时，其他症状有所减轻，目前 7 剂服完已能睡 5～6 个小时，余症基本消失。仍以原方调理巩固。[蒋祖铭. 安魂汤加减治疗失眠 46 例. 江西中医药，2003，(7)：22]

2. 心神经官能症　王某，女，30 岁。2005 年 3 月 2 日初诊。因下岗后出现胸闷，心慌，心悸，失眠 2 年余前来就诊。述 2 年来经常感觉心中悸动不安，胸膺窒闷、隐痛、短气，冬春季节及阴雨天症状明显加重；且每因情怀不畅、受凉、劳累而诱发早搏及心动过速，心跳可达 110～130 次/分；夜眠或午睡时，于目合而将欲入睡之际，往往突发早搏而难以入眠。经心电图检查，心脏无器质性病变，西医拟诊为"房性早搏"、"阵发性心动过速"。长期服安定、心得安、谷维素、复合维生素 B、复方丹参片、脑心舒等，中药

曾用安神定志丸、归脾丸、天王补心丹、复脉汤等，疗效不佳。2个月前病情加重，感胸闷气短、心前区疼痛、心悸胆怯、常做恶梦，手掌心和额部多汗，舌质红苔薄白，脉细数，时有结代脉。曾多次在综合性医院心内科就诊，心脏彩超检查未见心脏瓣膜病和心肌病变，心电图显示为窦性心动过速，甲状腺功能五项正常，血常规正常，心肌酶正常，心脏听诊心率增快，西医诊断为心神经官能症。中医诊断为心悸。刻诊：症如上述，身形瘦削，面憔悴，眼眶、颧部色稍黯，舌质淡红，苔白薄腻，脉细，偶有促象。中医辨证为情志不畅，气血亏损，心失所养，阳虚胆怯、神不内守，兼心下停有痰饮。故用安魂汤合桂枝甘草汤补益心之气血阴阳、镇惊安神、消除痰饮。药用龙眼肉18g，酸枣仁、生龙骨、牡蛎各30g，桂枝、清半夏12g，茯苓、生赭石各15g，三七粉6g（冲服），水蛭3g（冲服），炙甘草6g。水煎服，1天1剂，日服3次。停服各种西药。治疗1周后，症状明显减轻，随症加减续服20余剂后症状消失，1年后随访未见复发。[程晓春，刘启亮，马彩霞. 安魂汤合桂枝甘草汤治疗心神经官能症66例. 陕西中医，2009，30（6）：663－664]

【临床应用】

失眠 总有效率91.67%。安魂汤加味：酸枣仁20g，龙眼肉18g，清半夏、茯苓各10g，生龙骨、生牡蛎、生赭石、夜交藤各30g。1个疗程15天。[李永平. 安魂汤加味治疗失眠48例. 山西中医，2009，25（7）：15]

【临证提要】 本方有养血化痰安神之功，用于心悸、不寐。今常用于失眠、心神经官能症乏力气短、心慌心悸、失眠惊惕。兼心阳虚者，可合用桂枝甘草汤。

黄芪膏

【来源】《医学衷中参西录·医方治肺病方》。

【组成】 生箭芪四钱　生石膏四钱，捣细　净蜂蜜一两　粉甘草二钱，细末　生怀山药三钱，细末　鲜茅根四钱，锉碎，如无鲜者可用干者二钱代之

【用法】 上药六味，先将黄芪、石膏、茅根，煎十余沸去渣，澄取清汁二杯，调入甘草、山药末同煎，煎时以箸搅之，勿令二末沉锅底，一沸其膏即成。再调入蜂蜜，令微似沸，分3次温服下，一日服完，如此服之，久而自愈。

【功效】 补气清肺。

【主治】 肺有劳病，薄受风寒即喘嗽，冬时益甚者。

【方解与方论】 本证因气阴不足、肺有郁热所致，方中黄芪、生淮山药、

粉甘草补气养阴、培土生金，生石膏、鲜茅根、蜂蜜清肺润肺。

张锡纯云："黄芪以补肺之阳，山药以滋肺之阴，茅根以通肺之窍，俾肺之阴阳调和，窍络贯通，其辟之力自适均也。用石膏者，因其凉而能散，其凉也能调黄芪之热，其散也能助茅根之通也。用甘草者，因其味甘，归脾益土，即以生金也。用蜂蜜者，因其甘凉滑润，为清肺润肺，利痰宁嗽之要品也。"

【临床应用】

防治儿童支气管哮喘复发　停药后 6、12 个月复发率明显降低，并能升高血清 IgG 水平，缓解高血清 IgE 状态。药物：生黄芪 20g，桔梗 10g，炙甘草 10g，生山药 15g，白茅根 10g，白扁豆 10g。药疗程 1 个月。[韩江余，崔健萍．变通黄芪膏联合西药抗小儿支气管哮喘复发作用研究．中国中西医结合杂志，2011，31（10）：1346－1348]

【临证提要】　本方具有补气清肺之功，用于慢性咳喘的预防性治疗。故张锡纯云："此乃预防之药，喘嗽未犯时，服之月余，能拔除病根。"现用于支气管哮喘的减少复发治疗，若脾胃不足者，可减生石膏，加白扁豆健脾，桔梗宣肺。

清金益气汤

【来源】《医学衷中参西录·医方治肺病方》

【组成】　生黄芪三钱　生地黄五钱　知母三钱　粉甘草三钱　玄参三钱　沙参三钱　川贝母二钱，去心　牛蒡子三钱，炒捣

【用法】　水煎服。

【功效】　补气养阴，清肺化痰。

【主治】　治怯羸少气，劳热咳嗽，肺痿失音，频吐痰涎，一切肺金虚损之病。

【方解】　本证因气阴不足，痰热蕴肺所致，故用生黄芪补气；生地黄、玄参、沙参、知母清肺生津，滋阴润燥；川贝母清热化痰；牛蒡子清肺止咳；粉甘草调和诸药、解毒。

【验案精选】

肺痈　一妇人，年四十，上焦发热，咳吐失音，所吐之痰自觉腥臭，渐渐羸瘦，其脉弦而有力。投以清火润肺之药，数剂不效。为制此汤，于大队清火润肺药中，加生黄芪一味以助元气，数剂见轻，十余剂后，病遂全愈。

（《医学衷中参西录》）

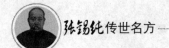

【临床应用】

急性放射性肺炎 总有效率95.24%。药用：生黄芪30，生地黄15g，知母10g，粉甘草6g，玄参15g，沙参15g，川贝母10g，牛蒡子12g。咯血者加白及15g，参三七10g；发热者加生石膏20g，淡竹叶10g；喘息者加苏子15g，杏仁10g；便秘者加生大黄（后下）6g；舌质紫暗者加当归10g，莪术10g。疗程4周。［徐行，蒋太生，王晓庆，等．清金益气汤治疗急性放射性肺炎42例临床观察．长春中医药大学学报，2010，26（6）：878－879］

【临证提要】 本方有益气阴、清痰热之功效，用于肺痿、肺痈。现用于肺炎的治疗。

清金解毒汤

【来源】《医学衷中参西录·医方治肺病方》

【组成】 生明乳香三钱 生明没药三钱 粉甘草三钱 生黄芪三钱 玄参三钱 沙参三钱 牛蒡子三钱，炒捣 贝母三钱 知母三钱 三七二钱，捣细药汁送服

【用法】 水煎服。

【功效】 补气养阴活血。

【主治】 肺脏损烂，或将成肺痈，或咳嗽吐脓血者，又兼治肺结核。

【方解】 本证因气阴不足、瘀毒阻肺所致，故用乳、没、三七化瘀止痛，生黄芪补气托毒排脓，玄参、沙参、知母清热养阴，川贝清肺化痰，牛蒡子、生甘草清热解毒。

【验案精选】

1. 肺痈 一人，年四十八，咳吐痰涎甚腥臭，夜间出汗，日形羸弱。医者言不可治，求愚诊视。脉数至六至，按之无力，投以此汤，加生龙骨六钱，又将方中知母加倍，两剂汗止，又服十剂全愈。（《医学衷中参西录》）

2. 肺脓疡 郭某某，男，23岁，今年1月因感冒发热、咳嗽投以辛温解表之剂，后咳嗽加剧，不能平卧，发热，在当地医院诊断为"支气管炎"。间歇应用青霉素、链霉素及其他抗菌药物治疗无效，而于2月28日转来本院。……初诊：患者病虽四月余，但精神未见明显消减，面色少华但尚润泽，形体仍较壮盛，明显杵状指，情绪焦虑，唇干，痰中带血，为脓状，但量不甚多，舌尖淡黄腻少津，舌边有较淡瘀血点。咳嗽发热汗出，不恶寒，体温39℃已持续数日，五心烦热，口干思饮，右胸疼痛拒按，不能平卧，饮食不振，小便短赤，语声清朗，呼吸均匀，胸腹四肢发热蒸手，脉象浮滑数，重按无力。辨证：实热壅肺，邪毒熏蒸，而为肺痈，且高热不退，胸中隐痛，咳吐脓痰，

脉象滑数，均为脓成之兆。治则：清热解毒，活血化瘀，消痈排脓。处方：白虎汤合《千金苇茎汤》重剂加味。……二诊：5月7日，服上药2剂后，虽清热解毒重剂亦未变化，再析其病状，既有壅盛之热毒，又有损伤之气阴，还有阻滞之瘀血，既痈脓已成，不使脓腔破溃，引流则脓毒不得排泄，诸症亦难于平息，该病则终无转机，而欲攻其脓腔非活血化腐之剂不能为功，又病深日久，气阴两伤，虚实夹杂，又须以益气养阴之品以扶正祛邪。拟以《医学衷中参西录》清金解毒汤合清凉华盖饮加减。生乳香三钱，生甘草五钱，天冬一两，生没药三钱，桃仁四钱，知母三钱，生三七三钱，丹参一两，桔梗五钱，生黄芪一两，玄参一两，鱼腥草二两，党参一两。三诊：5月9日，服上药2剂后，脓痰猛增……继用原方去党参加天花粉、冬瓜仁以助排脓。服药8剂后，痰量由多渐少，痰血消失，体温下降，胸痛减轻，精神转佳，饮食增进，但仍潮热盗汗，脉虚数无力。在此期间，因怀疑肺癌，曾于方中加入黄药子、半枝莲、露蜂房等以助清热解毒。5月30日咳嗽，痰量明显减少，胸痛大大减轻，体温恢复正常，饮食、睡眠均转正常，且能骑自行车上街，经胸透证实，病灶明显吸收。[李继贵. 清金解毒汤治疗肺脓疡一例. 云南中医学院学报，1978，(2)：56－57]

3. **喉痹（慢性咽炎）** 熊某，女，37岁。1980年6月3日诊。自述咽干灼痛，有异物感，常有吭、喀动作。西医诊断为"慢性肥厚性咽炎"。迭经中西医治疗罔效。近因受凉病情加剧，伴有发热（38.3℃），咳嗽，咽痒声嘶，吞咽梗阻；来余处求治。症现：形体瘦弱，面色少华，语音嘶哑，咯痰不爽，纳谷不馨，二便调，舌质淡边有齿痕，苔薄微黄欠润，脉细数。检查：咽部充血，扁桃体Ⅰ度肿大，咽侧索肥大，咽后壁满布滤泡，色淡红高凸，悬雍垂水肿并下垂。证属帘珠喉痹，为脏腑亏损，虚火上炎，热毒痰瘀蕴结于咽所致放。治宜调和气血，清热解毒，化痰散瘀。投上方5剂（生黄芪、生乳香、生没药、甘草、玄参、北沙参、牛蒡子、贝母、知母各10g），二诊：诸症减轻，扁桃体不大，咽侧索缩小，咽后壁滤泡减少，缩小，药证合拍，续时3剂，诸症悉除。[黄国庆. 清金解毒汤治疗帘珠喉痹，辽宁中医杂志，1987，(7)：38]

【临证提要】本方活血化瘀，益气养阴，托毒排脓，用于肺痈咳吐痰涎甚腥臭、咳血。张锡纯云："将成肺痈者去黄芪，加金银花三钱。"

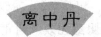

离中丹

【来源】《医学衷中参西录·医话诊余随笔》。

【组成】 生石膏二两，细末　甘草六钱，细末　朱砂末一钱半

【用法】 共和匀，每服一钱，日再服，白水送。热甚者，一次可服钱半。

【功效】 清肺解毒。

【主治】 肺病发热，咳吐脓血，兼治暴发眼疾，红肿作痛，头痛齿痛，一切上焦实热之症。

【方解】 本证因上焦实热所致，故用生石膏清泻肺热，朱砂、甘草清热解毒。

【验案精选】

肺门淋巴结核　周某某，女，4岁。诊断为肺门淋巴结核，于1976年6月1日咳嗽，午后潮热，盗汗1周，来我院就诊，经胸透检查诊断为肺门淋巴结结核，给予"离中丹"口服，每次2g，每日3次，共治疗32天胸透复查病灶已钙化，至今未复发。[徐祖德，张立霞，李文娟．"离中丹"治疗小儿肺门淋巴结结核．新中医，1983，（12）：15]

【临证提要】 本方有清肺解毒之功效，用于咳血，以及头目红肿。本方服法为3～6岁每次服2g，7～9岁服3g，10～13岁服4g，13岁以上儿童服4.5g，每日3次。张锡纯加减法："咳嗽甚者，方中加川贝五钱。咳血多者，加三七四钱。大便不实者，将石膏去一两，加滑石一两，用生山药面熬粥，送服此丹。若阴虚作喘者，亦宜山药粥送服。至于山药面熬粥自五钱可至一两。"

镇逆汤

【来源】 《医学衷中参西录·医方治呕吐方》。

【组成】 生赭石六钱，细轧　青黛二钱　清半夏三钱　生杭芍四钱　龙胆草三钱　吴茱萸一钱　生姜二钱　野台参二钱

【用法】 水煎服。

【功效】 清肝降逆。

【主治】 呕吐，因胃气上逆，胆火上冲者。

【方解】 本证因肝胃气逆所致，故用代赭石降逆止呕，青黛、胆草、生白芍清泻肝胆之热，清半夏、吴茱萸、生姜降逆止呕，党参补益中气。

【验案精选】

1. 胆汁返流性胃炎　韩某，女，42岁，1988年5月4日诊。患者上腹疼痛6年，伴有脘部撑胀，嗳气，胃脘嘈杂，时呕吐苦水。经我院X光上消化道钡造影诊为"慢性胃炎"，服药无效。到北京某军队医院胃镜检查诊为："胆汁返流性胃炎并有十二指肠球部溃疡"，带药甚多（药不详），服用1个月无效，就诊时症状如初，舌暗红有瘀斑散在，苔薄黄，脉弦，遂拟镇逆汤：

代赭石20g，青黛6g，半夏12g，白芍15g，龙胆草9g，吴茱萸6g，党参9g，生姜3片。原方服用59剂愈，到北京复查，胃镜下未见胆汁返流，十二指肠球部有溃疡愈合瘢痕，随访至今症未复发。［张连城. 镇逆汤治疗胆汁返流性胃炎近期疗效观察. 北京中医，1995，（1）：27］

2. 呃逆 齐某某，男，39岁，会计师。于1976年4月就诊。半月前因夫妻失和，情志不舒，遂而作呃。渐次加重，呃逆连声，纳呆腹胀，胸膈满闷，夜不能寐，烦惋之极。多方治疗，寸效罔闻。乃就诊于中医科。诊见：面色晦滞，精神不振，呃逆连声且亢，两肩高耸，舌红，苔黄微腻，脉来弦数，审证辨色，聆音察脉，知为抑郁恼怒，气机不利，郁而化热，肝气犯胃，痰火上逆，治宜清肝和胃降逆止呃。予加减镇逆汤：生赭石100g，黄连10g，吴茱萸5g，郁金15g，清半夏15g，旋覆花20g，生石膏40g，木香10g，龙胆草10g，服药1剂呃声大减，患家甚喜，神情大振，又进2剂，诸症悉除。［王雨亭. 加减镇逆汤治疗呃逆. 吉林中医药，1980（1）：50］

【临床应用】

1. 溃疡性幽门梗阻 总有效率86.12%。组成：青黛5g，龙胆草5g，吴萸10g，黄连姜汁炒5g，代赭石30g，白芍30g，半夏15g，姜汁炒10g，防己10g，川椒10g，葶苈子20g，大黄10g，黄芪30g，白及20g，乌贼骨30g，螺狮壳30g煅，丹参10g，水煎服。配合腹背扬刺法、水针。［毕海峰，高玉明. 扬刺法加水针和镇逆汤加味治疗溃疡性幽门梗阻. 山西临床医药，2002，（1）：58，80］

2. 反流性食管炎 总有效率94%。以镇逆汤加味：代赭石30g，青黛2g（冲服），清半夏15g，生白芍20g，龙胆草10g，吴茱萸6g，海螵蛸30g，浙贝母15g，白及20g，党参15g，生姜6g，甘草3g。加减：呃逆吐酸重者加煅瓦楞子、柿蒂；胃痛隐隐，喜温按者加高良姜、桂枝；食滞加鸡内金、焦南楂、炒麦芽、炒神曲；大便干结，舌红少津加百合、麦冬；挟瘀加丹参、蒲黄、五灵脂。4周为1个疗程。［陈来恩，彭玉生. 镇逆汤加味治疗反流性食管炎100例. 中国社区医师，2006，22（4）：40］

【临证提要】 本方清肝和胃降逆止呕，用于呕吐。现用于幽门梗阻、反流性食管炎等，胃酸多、溃疡者临床可加海螵蛸、浙贝母、白及、甘草等。幽门水肿较重可合己椒苈黄丸。

薯蓣半夏粥

【来源】《医学衷中参西录·医方治呕吐方》。

【组成】 生山药一两，轧细　清半夏一两

【用法】上二味，先将半夏用微温之水淘洗数次，不使分毫有矾味。用煮菜小锅（勿用药瓶）煎取清汤约两杯半，去渣调入山药细末，再煎两三沸，其粥即成，和白沙糖食之。若上焦有热者，以柿霜代沙糖，凉者用粥送服干姜细末半钱许。

【功效】健脾敛阴，降逆和胃。

【主治】胃气上逆，冲气上冲，以致呕吐不止，闻药气则呕吐益甚，诸药皆不能下咽者。

【方解与方论】本证因冲胃之气上逆所致，故用山药健脾养阴敛冲，半夏燥湿降逆和胃，二药相伍，则甘补通降，敛阴燥湿，有相辅相成之效。

张锡纯云："山药，在上大能补肺生津，则多用半夏，不虑其燥，在下大能补肾敛冲，则冲气得养，自安其位。"

【验案精选】

妊娠恶阻 李某某，女，26岁，东坎五中老师。1983年9月21日初诊。患者妊娠2月余，初为厌食，继之呕恶，饮食难进，进服和胃止呕、降气化痰之中药2剂后，呕吐益甚，闻药气即吐，饮食入咽则吐。遂改用西药葡萄糖、能量合剂静脉给药数天，并因呕废食。刻诊形体消瘦，精神恍惚，少气懒言，舌淡红、苔薄，脉滑带数。此为冲气上逆，胃失和降。急予张氏薯蓣半夏粥治之：清半夏、生山药各30g，如上述制法煎服。患者饮服3次后，呕哕渐止，药粥尽入，脘中觉舒；共进2剂，竟告痊愈。次年举一男。[陈超．薯蓣半夏粥治疗重症妊娠恶阻．江苏中医杂志，1987，(3)：16－17]

【临证提要】本方有敛阴和胃之功，用于呕吐、妊娠恶阻。若上焦热重，口干舌红者加芦根60g，与半夏煎汤；脾胃虚寒，呕吐清水，喜热饮者，加砂仁6g为末与山药同用。

参赭培气汤

【来源】《医学衷中参西录·医方治膈食方》。

【组成】潞党参六钱　天门冬四钱　生赭石八钱，轧细　清半夏三钱　淡苏蓉四钱　知母五钱　当归身三钱　柿霜饼五钱，服药后含化徐徐咽之

【用法】水煎服。

【功效】益气养血，润燥化痰。

【主治】噎膈反胃。

【方解与方论】本证因气阴两虚，痰瘀阻滞所致，故用人参补中益气，代赭石、清半夏降逆化痰，淡苏蓉补肾润燥，当归养血活血，天冬、知母、柿

霜养阴润燥。

张锡纯云："以大补中气为主，方中之人参是也。以降逆安冲为佐，以清痰理气为使，方中之赭石、半夏、柿霜是也。又虑人参性热、半夏性燥，故又加知母、天冬、当归、柿霜、以清热润燥、生津生血也。用苁蓉者，以其能补肾，即能敛冲，冲气不上冲，则胃气易于下降。且患此证者，多有便难之虞，苁蓉与当归、赭石并用，其润便通结之功，又甚效也。"

【验案精选】

1. 胃食管反流病 张某，男，48岁，农民，2009年4月15日来诊，主诉3年多来反复胸骨部位不适，甚者疼痛，烧心，胃中嘈杂，有时有吞咽不顺之感，经中西医治疗未见好转，2009年12月3日做胃镜提示胃食管反流病，服西沙必利、奥美拉唑可缓解症状，但不长久，此次发病已有十余天，特来就诊。舌质红，苔少，脉细数，重按无力。根据症状，舌脉及胃镜提示，西医诊断为胃食管反流病；中医诊断噎膈，属于中气不足，胃阴亏耗，胃气上逆。治疗以补中气，养胃阴，降逆气。用参赭培气汤原方：潞党参18g，天门冬12g，代赭石24g，清半夏9g，淡苁蓉12g，知母15g，当归9g，柿霜饼15g（含化），加枳实15g。5剂，早晚水煎服，4月21日复诊：用上方5剂后，胸骨后痛、烧心感减轻。效不更方，继用上方加煅瓦楞24g，5剂。4月27日再诊：诉服后上述症状基本消失。为巩固疗效，又服上方去枳实5剂，2010年3月12日随诊，患者自述服药后未见发。[翟本超.参赭培气汤临床应用.四川中医，2011，29（6）：122-123]

2. 胃瘫 熊某某，女，42岁。初诊：胃十二指肠球部溃疡术后7天出现胃瘫，呕吐，咽干口燥，腹胀，大便不通，舌红苔净，脉沉细数。此为胃气虚弱，胃阴不足。处方：党参15g，生赭石30g，旋覆花10g，法半夏6g，柿蒂20g，肉苁蓉10g，当归10g，知母10g，天冬10g，百合30g。1剂水煎，频频慢饮，略有呕吐，但进药约一半后，呕止，服完药后，嘱其徐徐含服柿霜饼，当天进一小碗米汤。次日二诊：呕吐减轻，肠鸣、腹胀，守上方加莱菔子15g，枳实10g，1剂。三诊：呕吐次数减少，但出现痰多，苔薄白，脉沉细。此时胃气已渐复，但痰浊中阻，守方加制胆星10g，改生赭石50g，1剂，服后呕止，大便通，稍有肠鸣，腹胀，用六君子汤调理善后。[戴朱敏，杨宜揭羽青.中西医结合治疗胃瘫临床观察分析.江西中医药，2004，35（12）：40-41]

3. 食管癌放疗后吞咽不顺 张某，女，82岁，农民，2010年5月4日初诊。自诉放疗3个疗程后4天来，吞咽不顺，食管干涩痛，稀流质饮食尚可通过，但疼痛，稠质饮食下咽困难，查舌质红，无苔，脉细稍数，重按无力。症脉合参，诊断为噎膈，属热邪伤阴，津亏热结。治以滋阴养血，润燥生津。用参赭培气汤，处方：潞党参18g，天门冬18g，生赭石24g，清半夏9g，淡苁蓉 12g，知母 15g，当归 9g，柿霜饼 15g（含化），沙参 18g。5 剂，每日 1 剂，早晚水煎徐徐服。5 月 9 日复诊：服上方后症状减轻。效不更方，继用上方 5 剂，服法同上。5 月 15 日再诊：吞咽不顺，干涩疼痛已消失，但仍不能顺利咽下馍食之类。为巩固疗效，继用上方 10 剂加三棱 10g，桃仁 12g。2010 年 6 月初随访，自服上药后，吞咽食物顺利，干涩感及疼痛未见出现。[翟本超. 参赭培气汤临床应用. 四川中医，2011，29（6）：122－123]

4. 胃癌呕吐 李某，女，70 岁，因近 7 天来，反复呕吐食水不进而来院就诊。自述在家输液打针治疗 7 天，无效，遂来医院诊治。门诊胃镜检查贲门胃体癌晚期，病变范围约 10cm×7cm，家属拒绝手术治疗。查面容憔悴无华，神情呆滞。频频欲吐，上腹胀满隐痛，疲乏无力小便短少，近 5 日无大便，舌晦暗苔厚腻，脉弦细无力。证属气虚血瘀，胃气上逆。治宜镇逆降冲，补气化瘀。予参赭培气汤 3 剂煎服 [党参 10g，赭石 30g，清半夏、当归、天冬、白术各 10g，鸡内金 6g，厚朴 10g，生麦芽 15g，三七 6g（研面冲服），红花、桃仁各 10g]。1 剂呕吐减轻，3 剂呕吐已止，能进一般流食，5 剂后进普食。以后间断服药半年，呕吐未再复发。生存 1 年 2 个月。[赵凤金，米建民. 中药治疗胃癌晚期呕吐的体会. 河北中医药学报，2009，24（3）：95]

【临床应用】

1. 食管癌 总有效率 96.15%。组成：生代赭石 30g（先煎），党参 15g，清半夏 15g，天花粉 15g，天冬 10g，桃仁 10g，蛰虫 10g，三七 5g。放疗全程服用（约 6 周）。本方与放疗合用，近期疗效高，1 年复发率低，放射性食管炎的程度轻，全身放疗反应小，有增效减毒的作用。[谢学军. 加减参赭培气汤结合放疗治疗食管癌 26 例. 中医研究，2009，22（7）：31－32]

2. 贲门痉挛 18 例均获显效。药用：潞党参 18g，天门冬 12g，代赭石 24g（先煎），清半夏 9g，淡从蓉 12g，知母 15g，当归身 9g，柿饼霜 15g（服药后含化徐徐咽之）。如缺柿饼霜改用柿饼代之，每次服药后细嚼慢咽 2 枚，效果亦佳。伴食管壁肥厚者加三棱、桃仁各 6g，伴食管炎症或溃疡者加野菊花 20g，黄连 3g，伴呃逆者加旋覆花 6g（包煎）。[方大年. 参赭培气汤治疗贲门痉挛 18 例体会. 中医临床与保健，1993，5（2）：12－13]

【临证提要】 本方有补气养阴，活血化痰的功效，用于噎膈、反胃。今用于胃食管反流、贲门痉挛、胃食管肿瘤呕吐，本方对消化道肿瘤有一定的治疗价值。

张锡纯加减法："服数剂无大效，当系贲门有瘀血，宜加三棱、桃仁各二钱。"此外，也可加三七、蛰虫等。已成溃疡脓未尽出者，用山甲、皂角刺、乳香、没药、天花粉、连翘诸药。

今人据此，常在临床使用时加入活血化瘀之品，增强其疗效，如段凤舞参赭培气逐瘀汤（生代赭石、太子参、麦门冬、生山药、猪苓、炒白术、蓬莪术、生黄芪、生鳖甲、夏枯草、八月札、杭白芍、白茅根、枸杞子、川厚朴、紫丹参、三七粉等），治疗原发性肝癌。

寒降汤

【来源】《医学衷中参西录·医方治吐衄方》。

【组成】生赭石六钱，轧细　清半夏三钱　蒌仁四钱，炒捣　生杭芍四钱　竹茹三钱　牛蒡子三钱，炒捣　粉甘草钱半

【用法】水煎服。

【功效】清热降逆。

【主治】吐血、衄血，脉洪滑而长，或上入鱼际。

【方解】本证因胃热气逆所致，故用代赭石、半夏降逆和胃，牛蒡子、瓜蒌、竹茹清肺胃、除痰热，白芍、甘草滋阴柔肝养胃。

【验案精选】

1. 顽固性鼻衄　宋某，男，18岁，学生。1983年6月18日初诊，患者自幼患鼻衄之证，每于春夏必发，轻时点点滴滴，重时血出如涌，持续数分钟，甚至两小时。其父用大桶凉水浇其头部，衄血方可渐止。10年来几度易医，遍服清热泻火，凉血止血之剂及西医之止血药，仅犀角即服过两余，罔效。今夏鼻衄又发，已衄2次，量且多，持续时间长。症见：鼻衄如涌，血色鲜红，头晕心烦，口干口渴，舌质红，脉洪滑而长，上入鱼际，尤以两寸为甚。此乃胃气冲逆，迫肺热亦上逆，迫血妄行之证，治宜清泻肺胃，降逆止血，寒降汤加味。处方：生赭石50g，清半夏6g，蒌仁10g，生杭芍15g，竹茹10g，甘草6g，黄芩20g，桑白皮20g，生大黄10g。水煎服，3剂。1周后患者来诊，述其鼻衄已止，助症大减，惟时有齿龈渗血，前方剂量减半，继服2剂，诸症消失，随访7年，未见复发。[张平，王惠霞. 寒降汤加味治疗顽固性鼻衄的体会. 甘肃中医，1991，3（4）：43]

2. 吐血　吴某，男，38岁，工人。1984年2月27日诊。患者素来饮食失调，嗜好烟酒辛辣之品，有胃病史数年，常觉脘腹胀痛，食后尤甚。曾经纤维胃镜检查提示：慢性浅表性胃炎。2天前于酗酒暴食后，脘痛不休，呕逆频频，经西药对症处理后症情不减，今晨突然呕吐大量鲜红色血液，量为400ml，内夹胃内宿食。就诊时见：脘腹嘈杂灼痛，干呕频频不已，心烦口苦，渴而欲饮，舌质暗红，苔黄略腻，口有秽气，脉弦滑，小溲黄赤，大便三日未行。……中医辨证属胃火冲逆，灼伤血络。方拟寒降汤加味，以清降

胃热，凉血止血。处方：生赭石30g（先煎），清半夏10g，生白芍、瓜蒌仁各15g，清竹茹、牛蒡子、制大黄、牡丹皮各10g，生甘草3g，三七粉6g（分2次冲服）。浓煎频频冷服。1剂后呕逆渐止。翌晨肠腑得通，解黑粪块十余枚，脘痛顿见缓解。药获效机，原方大黄减为5g，再服3剂。药后呕血未出现，大便色泽转黄，隐血试验（－）。[徐福棠．寒降汤治疗吐血验案二则．江苏中医药，1987，（2）：23]

3. 反流性食管炎 男，51岁，1998年3月4日初诊。进食梗阻3周，经纤维胃镜检查示食管中下段癌灶病变约5cm，距上门齿28cm，1997年10月17日做食管中下段癌根治手术。病理报告为鳞状上皮细胞癌Ⅱ级。自1998年1月患者出现上腹痞胀、嘈杂，餐后加重，上身前倾或弯腰时，有酸液反流到咽喉，胸骨后有烧灼痛，严重时夜眠不久即出现呕吐痰涎样物及食糜，灼痛剧，甚则伴有阵发性呛咳、喘憋。曾做胃镜检查：胃内容物反流，食管黏膜炎性改变，排除吻合口狭窄及肿瘤复发。西医给予奥美拉唑、西沙比利等治疗，症状改善不明显，停药时反流发作更频。又做内镜下幽门扩张术，仅缓解2天，后又服中药近1个月，病情亦未改善。刻下反流症同前，舌体淡胖，苔黄腻，脉细弦略滑。证属痰热中阻，胃热夹冲气上逆。投寒降汤加减。处方：生赭石30g，全瓜蒌30g，法半夏12g，炒牛蒡子12g，竹茹10g，生白芍15g，黄连5g，枳实12g，水煎服，日1剂。服5剂后食物反流次数减少，惟夜间睡下后仍有反流、呛咳。上方加射干10g、旋覆花10g，10剂后诸症已平。再以寒降汤原方续进10剂巩固之。[朱家熊．反流性食管炎．山东中医杂志，2001，20（2）：120]

【临床应用】

反流性食管炎 总有效率为82.6%。组成：生代赭石24g，法半夏、竹茹、牛蒡子各9g，瓜蒌仁、生白芍各12g，甘草4.5g。临证加减：痰涎多加旋覆花，反酸甚加煅瓦楞，胃寒加干姜，胃热加黄连，呕吐频作加枳实。连服10天为一疗程。[朱家熊．寒降汤治疗术后反流性食管炎23例．2000，16（1）：21]

【临证提要】 本方有清泻胃热、降逆平冲之功，用于吐衄血。现也用于返流性食管炎。临床使用时，可加牛膝、白茅根降逆凉血，以增强本方作用。若胃热盛者可加大黄，阴虚口鼻干者加生地、沙参、麦冬等，头晕、头痛者加菊花。

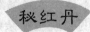

秘红丹

【来源】《医学衷中参西录·医方治吐衄方》。

【组成】川大黄一钱，细末　油肉桂一钱，细末　生赭石六钱，细末

【用法】上药三味，将大黄、肉桂末和匀，用赭石末煎汤送下。

【功效】降逆清热止血。

【主治】吐血、衄血及吐衄之证屡服他药不效者，无论因凉因热，服之皆有捷效。

【方解】本证因肝胃郁热所致，故用代赭石降逆止血，大黄清热凉血，肉桂相反相成，能防止大黄、代赭石苦寒、沉降之性遏制血行。

【验案精选】

1. 吐血（上消化道出血）　罗某，男，16 岁。于 1972 年 6 月 22 日因大量吐血住院。打篮球后躁热烦渴，随即暴饮大量冷水，约半小时后随感上腹闷痛，既而呃逆吐血，出血量约 600ml，以"上消化道出血"治疗。西医给以止血剂和支持疗法，仍不断吐血，每次 50～80ml，乃约余诊治。见患者面色无华，头晕神疲，倦怠乏力，胸脘闷痛，大便秘结，色黑，苔黄，脉弦数。投以"秘红丹"（川大黄细末 3g，油肉桂细末 3g，生代赭石末 18g）重用代赭石 20g，仅 1 剂，吐血止。随访 3 个月，未复发。[吴玉宁，李毅．"秘红丹"治血证应用举隅．四川中医，1993，12（3）：41]

2. 鼻衄　刘某某，男，15 岁，学生。初诊日期 1984 年 7 月 6 日。反复出鼻血 4 年余，每次出血多在早晨。单侧，或双侧鼻腔，出血多时有 30ml 左右，血色鲜红，经常用药棉填塞压迫止血。经检查，双侧鼻腔局部黏膜溃疡，常用鼻通软膏、呋麻滴鼻液治疗，效果不显。其人体健，性急易怒，常挖鼻腔，喜炙煿之食物。大便硬，日 1 次。舌质稍红，苔薄白，脉弦。辨证：积怒伤肝，上迫肺络。治法：降逆平肝，养阴凉血。处方：川大黄 4g，肉桂 3g，代赭石 20g，茜草 10g，侧柏叶 10g，生地黄 10g。日 1 剂，水煎服。5 天后复诊，大便已软，曾流过 2 次鼻血，色鲜红，量较少。原方加黑栀子 6g，继服 5 剂，后追访已痊愈。[邹定华．秘红丹加味的临床运用举隅．江西中医药，1992，23（1）：9]

3. 咳血　徐某某，男，50 岁，干部。初诊日期 1990 年 10 月 23 日。痰中带血 2 天，病起于外感咳嗽持续 10 余天，继后有胸闷不适。经 X 线诊断：左下肺炎变。现有胸闷气促，口苦咽干，咳嗽痰黄带血，色鲜红，出血多时有 10ml 左右。咳时胸胁隐痛，心烦易怒，大便硬，小便黄，舌质红，苔薄黄，脉弦数。辨证：木火刑金。治法：清肝润肺，凉血和络。处方：肉桂 3g，川大黄 10g，代赭石 20g，桑白皮 10g，侧柏叶 10g，南沙参 15g，桔梗 6g，黄芩 10g。5 剂，每日 1 剂，水煎凉服。服药后见效，痰中无血，色白而黏，但仍有咳时胸胁痛未除。原方加瓜蒌壳 10g，既清肝又化痰，再进 5 剂。服药后，诸症平复，但见舌质较红，仿一贯煎加减，养肝润肺，以防再发。[邹定华．秘

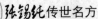

红丹加味的临床运用举隅. 江西中医药, 1992, 23 (1): 9]

4. 颅脑出血 何某某, 女, 岁。学生。间断性突发性左侧肢体麻木半年。于1992年5月21日中午放学时, 突感头痛别烈, 恶心呕吐, 左侧肢体麻木, 不能随意活动, 伴颈项强直。数分钟后, 恶心及肢体麻木症状消失, 但头痛依然。下午急送无锡市某人民医院治疗, 经CT检查提示: "右脑室积血"。入院诊断: "蛛网膜下隙出血"。给予止血及对症治疗, 症状很快控制。1992年6月10日转解放军某医院行脑血管造影, 复查CT。脑血管造影未见异常情况。CT提示"环池及二侧基底节区少量出血"。继续给予止血治疗, 住院期间症状完全消失。出院转门诊治疗。出院后不到1月, 突发性左侧肢体麻木感复作, 发作时伴口角歪斜, 初起约1周1次, 以后病情日渐加重, 发作频繁, 发展为每日1次而再去解放军某医院复诊, 脑电图显示"异常脑电图改变"。给予苯妥英钠、丙戊酸钠等抗癫痫治疗, 因服药后症情无变化, 遂来我院就诊。刻诊: 发作性左侧肢体麻木, 不能随意活动, 伴口角歪斜, 每日发1次, 持续1~3分钟, 面色白, 神疲懒言, 易感冒, 舌质淡白、苔薄, 脉细弱无力。结合脉症病史、CT报告及抗癫痫治疗无效等情况, 认为证属肝气上逆、络伤血溢。治以平肝降逆, 兼以益气止血。予秘红丹: 生大黄45g, 肉桂20g, 代赭石250g, 共研细末, 装0.5g胶囊, 每次2粒, 每日2次。另服汤剂: 党参20g, 黄芪20g, 生熟地各12g, 当归10g, 丹皮10g, 阿胶10g (洋化冲服), 仙鹤草10g, 藕节炭30g, 地榆炭10g, 白术10g, 砂仁3g后下, 陈皮5g, 5剂。复诊: 诉服药期间仅发作1次, 而且程度减轻, 惟大便日2次, 质稀。药中肯綮, 守法再进, 因患儿拒服汤药, 续服秘红丹, 改每次1粒, 1天3次, 加服三七粉0.3g, 每日3次, 共服药3月。1年后随访, 患儿肢体麻木未再复发。脸色已红润, 精神亦佳, 感冒明显减少, 早已返校上课。[杜永岩. 秘红丹治疗颅脑出血. 湖南中医杂志, 1994, 10 (4): 40]

5. 呃逆 何某某, 女, 68岁, 1988年2月10日诊。患者有呃逆病史, 每于情绪波动时发作, 近10日来, 呃逆频频, 不能自制, 左肋及背心痛, 胃脘胀满疼痛, 食后更甚, 肠鸣, 不欲食, 口不渴, 查舌质稍暗, 脉弦紧。诊断为呃逆, 为肝失疏泄, 肝气横逆犯胃, 胃气上逆所致。即投大黄3g (研末分吞), 肉桂3g, 代赭石30g (先煎), 党参、青皮各9g, 白术、炙草、厚朴各12g, 陈皮15g, 升麻、柴胡各6g。3剂, 药毕呃逆若失, 尚有左肋轻度疼痛, 脉虚弦, 后以逍遥汤加童参、升麻、陈皮而获痊愈。[谭建华. 秘红丹加味治疗呃逆. 湖北中医杂志, 1990, (4): 41]

6. 痛经 倪某某, 女, 26岁, 已婚, 1993年2月21日初诊。患者17岁初潮, 末次月经1993年1月25日, 数月来每次经行则腹痛, 服去痛片后方缓解。此次行经经期提前4天, 腹痛较前加剧, 经肌内注射山莨菪碱注射液

10mg，口服去痛片2粒后稍缓解，时约30分钟后，痛势如前。刻诊：经血量多，色紫暗，夹有血块，下腹坠痛。心烦急躁，胸闷乳胀，舌淡红、苔薄，脉弦。辨证属肝郁气滞，寒凝血瘀。治法：疏肝逐瘀，温经通滞。方取秘红丹（大黄、肉桂、代赭石等份研细为末）15g，以温热黄酒送服。服药40分钟后，腹痛缓解。继以温经散寒、活血逐瘀剂调治1周，腹痛停止。为巩固其效，连续3个月每次经前1周予温经散寒活血剂5剂。随访半年，腹痛未发。[祁宏．秘红丹临床应用举隅．山西中医，1996，(5)：28]

【临床应用】

1. 儿童鼻出血 总有效率96.7%。处方：大黄3～10g，代赭石（先煎30分钟）5～15g，肉桂3～9g，白茅根5～15g，仙鹤草5～10g，牛膝3～9g。肺热盛者加黄芩、栀子，胃热盛者加石膏、知母，肝火上炎者加柴胡、龙胆草，热盛伤阴者加玄参、生地黄、麦冬，反复发作、气血亏虚者加黄芪、阿胶。[赵恩惠．秘红丹加味治疗儿童鼻出血30例临床观察．中医儿科杂志，2011，7（4）：32-33]

2. 老年性支气管扩张咯血 总有效率91.6%。秘红丹组成：肉桂3g，生大黄、代赭石各6g，研成细末，分6包，每日3次，每次1包，服3天后，若咯血仍未止，即倍用秘红丹，3天1个疗程，一般1～3个疗程。[陆家武．秘红丹治疗老年性支气管扩张咯血36例．陕西中医，1995，16（4）：147]

3. 小儿原发性血小板减少性紫癜 7例中6例明显好转，血小板上升6±9700/mm³。[张振东．秘红丹治疗小儿原发性减少性紫癜7例．山西中医，6（5）：15]

【临证提要】 本方有清热降逆止血之功，用于各种血证有效。本方现用于胃溃疡吐血、肺结核咯血、肝硬化齿龈出血、各种原因引起的鼻衄，以及颅内出血等。一般于药后12～24小时可见止血效果。今人指出方中代赭石也可研末后与大黄、肉桂开水冲服，疗效同样可靠，且更加方便，可供临证参考。

化血丹

【来源】《医学衷中参西录·医方治吐衄方》。

【组成】 花蕊石三钱，存性　三七二钱　血余一钱，存性

【用法】 共研细，分两次，开水送服。

【功效】 化瘀止血。

【主治】 咳血，兼治吐衄，理瘀血，及二便下血。

【方解与方论】 本证属于瘀血出血，故用三七、花蕊石、血余炭等止血散瘀之品，达到止血不留瘀的目的。

张锡纯云："盖三七与花蕊石，同为止血之圣药，又同为化血之圣药，且又化瘀血而不伤新血，以治吐衄，愈后必无他患。"

【验案精选】

1. 崩漏 王某，女，38岁。2006年1月8日初诊。近2月来，经血非时而下，淋漓不净月余，血色黯红，挟有紫血块，小腹疼痛不适。平时左下腹时常疼痛，白带量多色黄，有左侧附件炎史，苔黄腻舌紫暗，脉细涩。此乃湿热内蕴，阻于胞络，冲任瘀滞，新血不得归经。治宜清利湿热，化瘀止血，方用化血丹加味。药物：红藤、败酱草各30g，大黄炭、益母草、花蕊石、血余炭各12g，当归、赤芍、元胡、香附炭各10g，三七粉6g，3剂水煎服。二诊，漏下即止，腹痛大减，苔转薄黄，脉细涩。湿热瘀滞有清化之象，效不更方，再进4剂后腹痛消失，未见阴道下血，继投乌鸡白凤丸、妇科千金片调理之。2个月后随访，左下腹疼痛偶作，经带正常。[薛静燕.化血丹加味在妇科病中治疗举隅.陕西中医，2007，28（12）：1690]

2. 月经先期 孙某，女，18岁。2006年7月18日就诊。月经先期而至，周期23~25天，有时1月二至，经量偏多，色暗夹血块，伴少腹疼痛，口干心烦，大便干艰，舌质红、边瘀点，脉虚。证属：冲任郁滞，热迫血行所至，治拟清热降火，和瘀固冲。方选清经汤合化血丹加减。药用：黄芩、黄柏、生地、丹皮各10g，赤芍、茜草炭、小蓟炭各15g，花蕊石、血余炭、蒲黄各12g，三七粉6g（另吞），5剂水煎服。药后血止，再以清热养血剂调理2月后，经期恢复正常。[薛静燕.化血丹加味在妇科病中治疗举隅.陕西中医，2007，28（12）：1690]

3. 吐血（支气管扩张） 冯某某，男，48岁，住江城东边巷，1981年4月5日诊。患者有支扩吐血史，1976年曾手术治疗。1981年4月3日因操持经营，劳思过度，致吐血盈口，历时3天，血仍未止，到县医院治疗，诊为"支扩"，曾用多种止血药，均未获效而邀张老诊治。症见面色白，两颧微红，唇干口气臭，形神羸惫，自觉心烦胸闷，伴咳嗽，咳频则血溢，舌苔薄黄，脉虚大不敛，肤热灼手体温38.2℃。此乃肺被火刑，血去阴伤，金水不相施化之故。处方：三七5g，煅花蕊石10g，血余炭3g，北沙参30g，葶苈子15g，日2剂，冰冻后服。并用米醋湿敷颈项。次日复诊始得咳止脉敛神安，血止不吐，嘱闭户屏烦，慎防复吐，继进原方6剂而痊。[张季高.化血丹治疗血证三则.新中医，1987，（6）：18]

4. 鼻衄 陈某某，男，43岁，住江城镇红卫路，1978年3月27日初诊。24日因过食煎炸食物，突然鼻血外溢，量多色鲜伴瘀红，即入县医院留医三天，血仍未止，于27日邀张老会诊。症见两颧潮红，便坚溲赤，心烦难眠，口气臭秽，舌红、苔黄唇干，脉洪大浮芤，诊为燥火烁肺，震伤阳络，至衄如涌泉。拟张锡纯《衷中参西录》化血丹加味主之。处方：三七、花蕊石（煅存性）各10g，血余炭3g，石膏（先煎）、茅根各30g。日2剂，药成后冷服。并外用米醋湿敷额项。28日二诊药后血止大半，病情稳定，再进2剂。29日三诊脉和缓，血未复来，守方去石膏续服3天，以资巩固。追访4年，未见复发。[张季高. 化血丹治疗血证三则. 新中医，1987，(6)：18]

【临床应用】

1. 支气管扩张咯血　53例咯血消失51例。药物组成：桑白皮15～20g，地骨皮10g，甘草5g，粳米5g，花蕊石15g，三七粉3g（吞服），血余炭10g。[任达然，张恩树. 泻白化血汤治疗支气管扩张咯血53例临床体会. 北京中医杂志，1985，(5)：11]

2. 上消化道出血　总有效率为89%。组成：大黄150g，花蕊石135g，三七60g，血余炭60g。药物研末过80目筛后混和，装瓶备用。用时取12g，每日3次，温水送服，重症者每日4次口服，5天为1个疗程。[赵文学. 张锡纯的化血丹加大黄治疗上消化道出血100例. 中国中西医结合急救杂志，2003，10 (6)：345]

【临证提要】本方活血止血，治疗各种出血证。今用于各种原因引起的上消化道出血，支气管扩张咯血。本方对妇科血证有效，常用于崩漏、月经过多、月经先期等。临证见气虚者可加人参，胃火重加大黄，肺火重加白茅根等。

补络补管汤

【来源】《医学衷中参西录·医方治吐衄方》。

【组成】生龙骨一两，捣细　生牡蛎一两，捣细　萸肉一两，去净核　三七二钱，研细药汁送服

【用法】水煎服。服之血犹不止者，可加赭石细末五六钱。

【功效】收涩止血。

【主治】咳血吐血，久不愈者。

【方解与方论】本证属于脉络不固出血，故用龙骨、牡蛎收敛固涩，山萸肉敛阴固脱，三七化瘀止血。

张锡纯云："龙骨、牡蛎、萸肉，性皆收涩，又兼具开通之力，故能补肺络，与胃中血管，以成止血之功，而又不至有遽止之患，致留瘀血为恙也。又佐以三七者，取其化腐生新，使损伤之处易愈，且其性善理血，原为治衄之妙品也。"

【验案精选】

1. 支气管扩张咯血 张某某，男，53岁。咳嗽咳痰，反复咯血2年，加重半月就诊。曾确诊为右下肺支气管扩张咯血。本次就诊再经X线胸片和支气管造影复查确诊。予当归补血补络补管汤加味［当归、黄芪、生龙骨、生牡蛎、鱼腥草各30g，广三七粉5g（冲服），生赭石20g，山萸肉、黄芩各10g］，前后共服药21剂，临床治愈。随访1年未复发。[王小平，张丽莉．当归补血补络补管汤治疗支气管扩张咯血23例．四川中医，2002，20（5）：37]

2. 前房出血 张某，男，46岁。1994年12月16日诊。因斗殴左眼被拳击致眼球挫伤，前房出血，经住院治疗26天，挫伤基本治愈，惟前房出血反复不止，虽叠辍止血剂（安络血、维生素K、止血敏、止血芳酸等）治疗及封目休息等处理，多则二日，少则半日，其出血虽止而必复发，如此反复不愈，伤眼终日酸痛发胀。刻诊：左眼前房内中等量积血，色深红，视糊畏光，伴烦躁易怒，便干溲赤，舌质红、苔黄褐燥，脉弦数。证属目内络伤出血，内火迫扰，反复动血。治宜弥合伤络，清降内火，兼凉血止血。以补络补管汤加味治疗，处方：龙骨30g（先煎），牡蛎30g（先煎），萸肉15g，三七粉5g（冲服），大黄15g，黄芩15g，生地15g，山栀15g，小蓟15g，大蓟15g，丹皮15g，麦冬15g，侧柏叶15g，蒲黄10g，甘草5g。每日1剂。服药期间仍封目休息。药进3剂后开封检视，见前房积血全部消散吸收，目痛微，视力增，余症均减，病大见好转。乃以原方3剂继服获愈，随访半年未复发。[魏奎元，魏丽云．补络补管汤临床新用．江苏中医，1997，18（4）：38]

3. 鼻衄 李某，女，73岁，2005年9月3日初诊。3天前晚上因家事大怒之后，自觉有热气上冲于鼻内，随之鼻窍出血。出血约20ml，自用纸行右侧鼻腔填塞，加冷敷前额及后枕部等，出血自止，以后反复发作3次，无发热恶寒，头晕痛，面红目赤，口苦、口干，大便干燥等。既往有高血压史2年。右侧鼻腔有少许渗血，取出鼻腔填塞物，在鼻内镜下检查未发现明显出血点，血压正常，血常规检查示除轻度贫血外无异常，舌质红苔黄，脉弦数。中医诊断为右侧鼻衄。辨证为肝火上逆，络伤血溢。治以清肝泻火，补络止血。方用补络补管汤合龙胆泻肝汤加减。生龙骨30g，生牡蛎30g，山茱萸30g，龙胆草10g，黄芩10g，麦芽10g，泽泻10g，三七6g（研末药汁送服）。水煎服，1日1剂。服3剂后，取出鼻腔填塞物，无出血。前方再服4剂而愈。[杨登权，张其兰．补络补管汤新汤治疗难治性鼻衄91例．实用中医药杂志，2009，25（7）：453]

4. 血小板减少出血 林某某，女，37岁，工人。1974年初发现四肢及腰部有多处青紫斑块，1年后斑块及出血点增多，以下肢为甚，齿常衄，稍有碰伤便出现皮下溢血，多次检查血小板均在$50 \times 10^9/L$以下，出血时间8～10分钟。诊断为"血小板减少性紫癜"。长期服西药及中成药归脾丸等治疗,无显著疗效,1975 年 8 月来我处求治。患者除上述症状外,伴腰酸耳鸣,神疲乏力,食少畏寒,月经量多色淡,白带清稀,脉细弱,舌质淡边有齿痕。辨证属脾肾阳虚,摄血无力,久病络脉损伤。治以补益脾肾,补络止血。方用补络补管汤加味。处方:生龙骨 30g,生牡蛎 30g,山茱萸 15g,三七粉 6g 冲服,白术 15g,菟丝子 10g,红参 6g,肉苁蓉 15g,仙灵脾 12g,仙鹤草 15g,服十余剂,紫癜大有减轻,守前方以党参代红参,随症加减共服药 50 余剂。

[郭剑华. 补络补管汤加味治疗血小板减少. 四川中医, 1985, (1): 34]

5. 急性白血病出血 郁某某,女,42 岁。确诊为急性淋巴细胞性白血病已 1 年,曾经多次化疗。症见头晕乏力,齿衄、肌衄,月经量多如崩,精神萎靡,语气低微,面色苍白,四肢不温,纳少,便溏,质淡红、苔薄白,脉细数。经予反复止血,应用皮质激素及输注血小板,出血仍不止。吴老诊之,考虑其病至后期大剂量化疗后,气血俱虚,气不摄血,实为虚证。投以当归补血汤、四君子汤、补络补管汤、四生丸。药用:黄芪 15g,当归 9g,白术 9g,茯苓 15g,枸杞子 15g,女贞子 15g,旱莲草 15g,阿胶 9g,生龙骨 30g(先入),牡蛎 30(先入),白花蛇舌草 30g,小蓟 15g。2 周后,月经净,出血止,精神好转。[陈佩, 邱仲川. 吴翰香治疗血液病出血经验. 中医杂志, 2000, 41 (8): 458 -459]

6. 漏症 吴某某,女,43 岁。于 1980 年 12 月月经来潮,延至 1981 年 6 月未净。经中西药多方治疗未效。症见:形体消瘦,少气懒言,头晕心悸,肢倦腰疼,面色晦黯,经色暗红,量时多时少,小腹隐痛坠胀,口干不饮,舌质淡红,舌苔薄黄,脉沉细滑。本证由于冲任损伤,不能约制经血,久则成漏。治以固摄冲任,祛瘀止血。用本方(生龙骨 30g、生牡蛎 30g、三七粉 6g 研细药汁送服、山茱萸 30g)加生地炭 20g,黄芪 30g,茜草炭 12g,艾叶炭 10g。服药 2 剂,半年崩漏之症豁然而止。续以十全大补汤加减调理而康复。以后随访,经来正常。 [汤治国. 补络补管汤的临床应用. 四川中医, 1985, (1): 34]

7. 红汗 姜某,男,42 岁,教师。2007 年 9 月 15 日初诊。患者 1 年前因车祸致右上肢伤残,半年后出现双腋下出汗,常致内衣当腋处染为粉红色,且不易洗净,曾服中西药治疗无效。现症见:内衣腋下部位红染,局部皮肤潮湿,面色不华,形体消瘦,头晕,心悸,失眠,神倦乏力,腰膝酸软,不思饮食,舌质淡,舌苔白,脉细。诊为红汗,辨为脉络损伤,气虚不固,血随汗溢。治以收敛止血,调补气血,固本培元。予补络补管汤加味,药用:生龙牡各 30g,山茱萸 30g,三七粉 10g(冲服),代赭石 30g,炒酸枣仁 30g,黄芪 30g,枸杞子 30g,生熟地各 15g,生谷芽 30g,甘草 6g。水煎服,一日 3

次，饭前服。服药 5 剂后，诸症明显减轻，续服 5 剂，诸症消失。继用八珍汤补益气血善后。随访，未复发。[李天志．补络补管汤新用举隅．求医问药，2011，9 (7)：179]

8. 溃疡性结肠炎 杨某，男，46 岁，农民。2008 年 1 月 1 日初诊。患者腹痛，腹泻，腹胀，大便中夹带黏液或脓血反复发作 10 年。经某医科大学附属医院检查，诊断为慢性非特异性溃疡性结肠炎。曾服中西药治疗，症状时轻时重。诊见：腹胀，腹痛，以左下腹为甚，腹泻，1 日 4～5 次，便中伴黏液及血液相混。面色萎黄，形体瘦弱，食欲不振，短期乏力，舌质淡，舌苔薄黄，脉细。证属脾胃气虚，湿热邪毒蕴结肠道，气血壅滞，血败肉腐，内溃成疡，络破血溢。治宜收敛固涩，止血生肌，行气活血，补气健脾，清热燥湿，利水止泻。予补络补管汤加味。药用生龙牡各 30g，山茱萸 30g，三七粉 10g（冲服），白及粉 30g（冲服），木香 15g，陈皮 15g，元胡 20g，党参 30g，黄芪 30g，白术 15g，茯苓 15g，鸡内金 30g（冲服），黄连 10g，白芍 30g，甘草 6g。水煎服，一日 3 次，2 日 1 剂，饭前服。服药 5 剂后，诸症明显减轻，续服 10 剂，诸症消失，继用参苓白术散调理善后。随访，未复发。[李天志．补络补管汤新用举隅．求医问药，2011，9 (7)：179]

9. 创伤性滑囊炎 曹某，男，52 岁。1994 年 3 月 6 日诊。4 月前左膝部因扭掼受撞而生积液肿胀，当地医院诊断为左膝关节创伤性髌上滑囊炎，先后给予卧床休息、反复抽液加压包扎等保守治疗，未效。后行膝部手术 1 次，术后半月即再次复发，复行保守治疗仍无好转而来诊。查：左膝关节上方髌上囊部膨隆，积液明显，按压酸痛，膝关节屈伸活动受限，浮髌试验（＋）。行积液穿刺检查，肉眼见积液呈黯红色，镜下见关节液内有大量分解之红细胞。膝关节摄片检查未见明显骨性异常。患者一般情况可，舌淡红略紫、苔薄白，脉略弦涩。综合病史检查及体征，诊断同前。辨证当属中医血证范畴。给予一次抽净积液加压包扎患处，予张氏补络补管汤原方治之，处方：龙骨 30g（先煎），牡蛎 30g（先煎），萸肉 18g，三七粉 5g（冲服）。每日 1 剂。连服 5 剂，去除膝部外缚，未见积液肿胀复生。嘱以休息调养为要，竟此告愈，至今未曾再发。[魏奎元，魏丽云．补络补管汤临床新用．江苏中医，1997，18 (4)：38]

【临床应用】

1. 支气管扩张咯血 总有效率 94.5%。补络补管汤加味：生龙骨（打，先煎）30g，生牡蛎（打，先煎）30g，广三七粉 6g（冲服）、紫菀 10g，阿胶 10g（烊化），花蕊石 10g，钟乳石 15g，生赭石（先煎）15g，丝瓜络 10g，冬瓜仁 15g。[莫江峰．补络补管汤化裁治疗支气管扩张咯血 18 例．中国煤炭工业医学杂

志，2008，11（10）：1596－1597]

2. 难治性鼻衄 总有效率96.7%。药用：生龙骨30g，生牡蛎30g，山茱萸30g，三七6g（研末药汁送服），3天为一疗程。[杨登权，张其兰. 补络补管汤新汤治疗难治性鼻衄91例. 实用中医药杂志，2009，25（7）：453]

3. 肝硬化合并上消化道出血 有效率为95%。药用：生龙骨50g，生牡蛎50g，山茱萸50g，生代赭石30g，三七末5g。[孙海潮，董海峰. 补络补管汤加赭石治疗上消化道出血. 黑龙江中医药，2000，（1）：17]

4. 难治性过敏性紫癜 10天为1个疗程，经治1~2个疗程，有效率为93.5%。处方：生龙骨30g，生牡蛎30g，山茱萸10g，三七5g（研末冲服），仙鹤草20g，紫草10g，茜草10g，赤芍10g，生甘草5g。[陶仁惠. 补络补管汤治疗难治性过敏性紫癜31例. 安徽中医临床杂志，2001，13（6）：440]

【药理研究】

促凝血 补络补管汤能缩短出血时间（BT）、凝血时间（CT）、血浆凝血酶原时间（PT），对纤维蛋白原（Fg）、血小板（PLT）无影响。能缩短兔胃黏膜出血时间。[廖爱军，董文瑞. 补络补管汤对正常小鼠凝血功能的影响. 中国医科大学学报，1999，28（6）：440]

【临证提要】 本方具有收涩、祛瘀、止血的功效，主治咳血吐血。今拓展用于崩漏、血小板减少症，以及遗精、自汗、盗汗、泄泻等证。本方为收涩治标之方，临床当根据患者虚实加减，如痰热壅肺，可加杏仁、桔梗、桑皮、生石膏等；脾气虚弱，加黄芪、党参等；肝郁化火，合龙胆泻肝汤；阴虚火旺，加知柏。

玉液汤

【来源】《医学衷中参西录·医方治消渴方》。

【组成】 生山药一两　生黄芪五钱　知母六钱　生鸡内金二钱，捣细　葛根钱半　五味子三钱　天花粉三钱

【用法】 水煎服。

【功效】 益气滋阴清热。

【主治】 消渴。

【方解与方论】 本证因气阴不足所致，故用黄芪益气，葛根升阳生津，山药、知母、天花粉滋阴清热，鸡内金健运脾胃，五味子酸敛生津。

张锡纯云："方中以黄芪为主，得葛根能升元气。而又佐以山药、知母、花粉以大滋真阴。使之阳升而阴应，自有云行雨施之妙也。用鸡内金

者，……用之以助脾胃强健，……为津液也。用五味者，取其酸收之性，大能封固肾关，不使水饮急于下趋也。"

【验案精选】

1. 糖尿病

（1）陆某，女，51 岁，1996 年 10 月 26 日初诊，素体丰腴，病消渴 2 载，始因口渴多饮，口中有甜味。在某医院检查尿糖（＋＋），空腹血糖 9.8mmol/L，餐后 2 小时血糖 13.4mmol/L，诊断为 2 型糖尿病。先后给予降糖灵、优降糖、达美康、消渴丸等药物治疗，症情有所改善，体重下降，尿糖转阴，血糖控制尚满意，但仍口咽干渴，不欲多饮，纳谷不香，倦怠乏力，面色萎黄，大便溏薄，舌质淡红苔薄白，脉细。前医叠投滋阴润燥之剂，症情无改善。余辨证认为脾阳不振。运化无权，清气不升，肺体失于濡润，而病燥渴。崇张锡纯氏升提元气止泻法，投玉液汤，重用黄芪 50g，加干姜 8g，吴茱萸 6g，苍术 10g，连服 5 剂后燥渴减轻，谷食增进，精神好转，继以原方加减调治旬日，病情稳定。［蒋茂剑．张锡纯治消渴方临床运用体会．实用中医杂志，2000，16（2）：45］

（2）王某，男，67 岁。1995 年 7 月 6 日初诊。自述患糖尿病多年，经西医降糖治疗后，空腹和餐后血糖基本恢复正常，多饮、多食症状不甚明显，现腰膝酸软，肢体困倦，大便溏泄，口干欲饮，气短乏力。实验室检查：尿糖（＋＋＋＋），望其舌红少苔，诊之脉弦细。处方：西洋参 15g，山药 30g，知母 20g，天花粉 15g，葛根 15g，五味子 15g，女贞子 20g，玉竹 20g，黄芪 30g，枸杞子 20g，泽泻 15g。6 剂，每日 1 剂，水煎服。7 月 11 日二诊：家属转述其病情好转，上述症状多有减轻，惟大便溏泄之症不去，遂于上方去玉竹，加莲子肉 15g，6 剂，每日 1 剂，水煎服，并嘱其慎饮食，忌食寒凉油腻之物。7 月 17 日三诊：家属言其诸症日益好转，明显较前有力，便溏症状减轻，尿糖减至（＋＋），但仍食少，舌淡红少苔，上方黄芪用量再加 10g，6剂，每日 1 剂，水煎服。7 月 24 日四诊：患者诸症明显好转，尿糖转阴，舌脉复常，效不更方，稍做调整，于上方去泽泻，黄芪用量再加 10g，并加焦术 10g、茯苓 20g、乌梅 10g。继服 6 剂，每日 1 剂，水煎服，以巩固疗效。嘱其慎饮食，调情志，适度锻炼。后经随访得知，服药后一切安好，并无不适。
［赵雪莹，李冀．段富津教授辨治消渴病三则．湖南中医杂志，2007，23（5）：72－73］

2. 慢性咽炎 吴某，女，36 岁，2003 年 6 月 12 日初诊。2 年多前进食过多油炸食物后即开始咽部不适，异物感，偶伴吞咽时疼痛。曾于某医院诊为"慢性咽炎"，经服中西药治疗后有所好转，但因经常连续讲话，每于上课后即感口干、咽痒、干咳、偶有少量黏痰，不影响进食。查咽部慢性充血，咽后壁淋巴滤泡增生，双侧咽侧索肿大，会厌光滑，抬举好，声门未见明显异常，食道吞钡透视及全胸片检查未发现异常，舌淡红少苔，脉细数。西医诊断为慢性咽炎，中医诊为慢喉痹，证属肺阴虚，治宜益气生津、养阴清肺，方用加味玉液汤。山药30g，生黄芪15g，知母10g，葛根15g，五味子6g，天花粉10g，僵蚕12g，乌梅10g，玄参10g，麦冬10g，法半夏10g，陈皮6g，牛蒡子10g，桔梗6g。水煎服，日1剂。服5剂后症状基本消失，仍偶有咽痒。上方去法半夏、知母，加蝉蜕6只，白蒺藜10g，继服5剂后诸症悉除，随访8个月未见复发。[林丹娜.加味玉液汤治疗慢性咽炎临床观察.实用中医药杂志，2008，24（4）：213]

3. 甲状腺功能亢进症 杨某，女，29岁，农民。患者经常头晕、心悸、气短、自汗盗汗、手颤、烦躁易急、食欲亢进，渐渐体重减轻，舌边尖红苔白，脉细数。市内医院明确诊断为甲亢病，用他巴唑、心得安及其他西药治疗1周，出现药物性皮疹，来我中医治疗。笔者辨证认为，本证属阴血不足，气虚失摄，停用西药单独用玉液汤治疗（葛根30g，生黄芪30g，生山药30g，天花粉15g，知母12g，五味子6g，生鸡内金6g），1个疗程后（10天）症状开始缓解，治疗3个疗程，症状消失，食欲正常，体重增加，又按玉液汤比例配制蜜丸，连服50天，再复查，T_3、T_4均正常。[赵文学.玉液汤治疗甲亢42例临床观察.北京中医，1999，（6）：24]

4. 胃痛（浅表性胃炎） 张某，男，48岁。有胃痛病史11年。时作时愈，时轻时重，1988年3月自觉胃痛症状加重而持久，纳谷不香，食后撑阻不适，即去某医院做上消化道钡剂造影检查，提示浅表性胃炎，经治2月，疗效不显，又经纤维胃镜检查，结论是萎缩性胃炎，服药一月余仍不见效。8月6日来我院门诊：前述纳少、隐痛、脘胀之感有增无减，且头晕少寐，胃脘烧灼如辣，口干饮冷，便秘难下，舌质光红无苔，津液全无，脉细数，证属胃阴亏耗，胃乏濡养，以致纳运失健，治宜甘寒润泽、和胃调气。方选玉液汤加生白及30g，甘草6g，生枳壳、生山楂、生扁豆、玄参各20g，麦冬12g，太子参10g。药服20剂，自觉症状稍有减轻，大便不燥。8月28日又将前方去玄参，再服20剂，药后脘痛消失，烧灼如辣感好转，舌上稍有薄液，效不更方，9月19日又取药20剂。10月11日复诊：诸症悉除，惟有脘胀不适感，饮食亦较前增加，舌红润有薄白苔，脉转为浮而有力，原方去麦冬、白芍、甘草，继服20剂后而告愈。[王乃汉.玉液汤治疗胃阴不足胃痛126例.湖北中医杂志，1990，（6）：8]

【临床应用】

1. 糖尿病 总有效率96%。药物组成：黄芪50g，山药50g，知母、鸡内金、葛根、天花粉各15g，五味子10g。头晕头痛加钩藤、白蒺藜、石决明；腰膝酸软，加枸杞、生地；足跟痛，忍冬藤、伸筋草；浮肿肢冷加附子、鹿角胶、茯苓皮；胸闷心悸，舌质瘀斑加丹参、赤芍、檀香。连服 10 ~ 15 剂。
[定明阳. 玉液汤治疗糖尿病 50 例报告. 实用中医内科杂志, 1996, 10 (4): 34]

2. 糖尿病肾病　总有效率为 87.2%。处方：山药 30g，生黄芪 30g，知母 10g，鸡内金 10g，葛根 30g，五味子 10g，天花粉 30g，生大黄（后下）6g，当归 15g。腰膝酸软明显者加何首乌 15g；舌质紫暗，或有瘀点、瘀斑明显者加桃仁 12g、红花 15g；口干、口苦，苔黄腻明显者加黄连 6g；口干唇燥、皮肤瘙痒严重者，加生地黄 15g、白鲜皮 15g；水肿明显者，加猪苓 15g、车前子（包）30g。1 个月为 1 个疗程，共观察 3 个疗程。[庞晓英，高继宁，钱雅玉. 玉液汤治疗糖尿病肾病所致慢性肾功能不全临床观察. 上海中医药杂志, 2006, 40 (9): 43 - 44]

3. 口、眼干燥和关节炎综合征　4 例全部治愈。组成：生山药 6g，黄芪 30g，知母 12g，生鸡内金 12g，葛根 5g，五味子 15g，天花粉 30g，每晚 1 剂。眼干加石斛、沙参；感染加金银花、蝉蜕；口干溃烂加麦冬、玄参；关节痛秦艽、秦艽，治疗 30 ~ 58 天。[吴善生. 玉液汤治疗口、眼干燥和关节炎综合征 4 例. 江西中医药, 1994, 25: 97]

4. 慢性咽炎　总有效率 90.4%。组成：山药 30g，黄芪 15g，知母 10g，鸡内金 6g，葛根 15g，五味子 6g，天花粉 10g，僵蚕 12g，蝉蜕 6 只，乌梅 10g，玄参 10g，麦冬 10g，法半夏 10g，陈皮 6g，射干 8g。10 日为一疗程。
[林丹娜. 加味玉液汤治疗慢性咽炎临床观察. 实用中医药杂志, 2008, 24 (4): 213]

5. 甲亢　总有效率 92.86%。组成：葛根 30g，生黄芪 30g，生山药 30g，天花粉 15g，知母 12g，五味子 6g，生鸡内金 6g。药物加减：甲状腺肿大者可加夏枯草、玄参；手颤、心律失常者加白芍、益智仁；腹泻重者加补骨脂、诃子；胸胁胀满疼痛者加柴胡、香附；烦躁失眠重者加丹皮、炒枣仁。10 天为一疗程。[赵文学. 玉液汤治疗甲亢 42 例临床观察. 北京中医, 1999, (6): 24]

6. 胃痛　126 例痊愈 87 例。药物组成：山药 30g，生黄芪 15g，知母 18g，生鸡内金 6g，葛根 5g，五味子、天花粉各 10g。加减法：胃脘疼痛较甚者加白芍、生甘草；痞胀者加山楂、生枳壳、生扁豆；嘈心善饥者加蒲公英、煅瓦楞子；嘈心而不欲食者加麦冬、太子参；脘中灼热，口干不饮，便秘难下者加麦冬、玄参。[王乃汉. 玉液汤治疗胃阴不足胃痛 126 例. 湖北中医杂志, 1990, (6): 8]

【药理研究】

降血糖、改善胰岛素抵抗　玉液汤可以降低胰岛素抵抗大鼠空腹血糖，并通过增加葡萄糖转运子 -4 的表达改善胰岛素抵抗。[付雪艳，董琳，张义伟，等. 玉液汤对胰岛素抵抗大鼠骨骼肌中葡萄糖转运子 -4mRNA 表达的影响. 时珍国医国药, 2008, 19 (4): 921 - 922]

【临证提要】 本方有益气补脾生津润燥功，用于消渴，相当于今之糖尿病。方中以黄芪、山药为主药，必须重用方有效，本方对糖尿病并发症有效，并可用于胰岛素抵抗的治疗，是一首治疗糖尿病及其并发症的名方。本方尚可用于治疗甲状腺功能亢进症、慢性咽炎、口眼干燥和关节炎综合征等。

滋膵饮

【来源】 《医学衷中参西录·医方治消渴方》。

【组成】 生箭芪五钱　生地一两　生怀山药一两　净萸肉五钱　生猪胰子三钱，切碎

【用法】 上五味，将前四味煎汤，送服猪胰子一半，至煎渣时，再送服余一半。

【功效】 滋阴益气。

【主治】 消渴。

【方解与方论】 本证因气阴不足所致，故用黄芪补气，生地滋阴，山萸肉、山药补脾固肾，猪胰子以脏补脏。

注： 本方与玉液汤均用于气阴不足糖尿病，玉液汤益气养阴清热之功较强，本方补肾固涩之功较胜。

【验案精选】

1. 消渴（1 型糖尿病） 李某，男，33 岁，1997 年 4 月 15 日初诊。形体瘦弱，病消渴 4 载，始因多饮、多食、多尿症状明显，在某医院检查尿糖（＋＋＋），空腹血糖 18.4mmol/L，餐后 2 小时血糖 21.6mmol/L，诊断为 1 型糖尿病，经用胰岛素皮下注射，剂量逐渐增大。控制血糖不满意，10 天前患者腹泻稀水样便，每日 4~5 次。肠鸣漉漉，无腹痛，精神萎靡，纳谷不香，恶心欲吐，倦怠乏力，困顿思睡，延余诊治。查空腹血糖达 21.4mmol/L，尿糖（＋＋＋＋），粪常规（－），察舌质偏红，苔花剥少津，脉细弦，病为糖尿病腹泻，辨证乃属素体气阴亏虚，脾阴不足，湿浊内生，下趋肠间，久病及肾，肾失封藏，精微外泄，故腹泻暴作，治当以益气养阴，健脾固肾为急务，病本在中焦，非草木之性所能及，投滋膵饮，重用猪胰 100g，5 剂后腹泻见止，精神好转，谷食增进，继服原方 5 剂后大便形成，纳谷已香。舌面新苔生长，尿糖（＋＋），空腹血糖降至 12.4mmol/L，后以猪胰子烘干研末装胶囊 4 粒，每日 3 次，加以小剂量胰岛素皮下注射，尿糖转阴、血糖降至正常，症情稳定。[蒋茂剑. 张锡纯治消渴方临床运用体会. 实用中医杂志，2000，16（2）：45]

2. 2型糖尿病 总有效率91.3%。组成：生黄芪、葛根各25g，生地、怀山药、猪胰子各50g（低温烘干研末冲服），山萸肉21g，地骨皮20g，天花粉、黄精各15g，川连6g。气阴两虚者加西洋参10g，沙参10g；心烦失眠者加酸枣仁10g、茯神15g；阴虚血瘀者加龟板12g，丹参15g；便秘者加大黄6g（后下）。30天为1个疗程。[黄美珍．滋膵饮加味治疗2型糖尿病46例疗效观察．四川中医，2002，20（7）：51]

【临证提要】本方具有益气养阴、补肾固涩之功，用于消渴。方中猪胰脏不宜得也可不用，本药虽含有胰岛素，但需要在零下20℃左右急冻，否则胰岛素就可能破坏，因此可用其他药物代替。如今人滋膵饮加减：生山药30g，生黄芪24g，生地18g，天花粉18g，枸杞子18g，五味子6g。此外，上消可加天花粉、乌梅、麦冬、五味子等；中消加知母、石斛；下消尿多加桑螵蛸、覆盆子等。

宣阳汤

【来源】《医学衷中参西录·医方治癃闭方》。

【组成】野台参四钱　威灵仙钱半　麦冬六钱，带心　地肤子一钱

【用法】水煎服。

【功效】补气宣通。

【主治】阳分虚损，气弱不能宣通，致小便不利。

【方解与方论】本证因气虚不化所致，故用人参、麦冬补气宣阳、养阴润肺，威灵仙、地肤子宣通渗利。

张锡纯云："以人参为君，辅以麦冬以济参之热，灵仙以行参之滞，少加地肤子为向导药，名之曰宣阳汤。"

【验案精选】

1. 慢性肾炎 冯某某，男，25岁，未婚，农民。全身浮肿2月余。经草药治疗，效果不佳。于1980年7月29日收入中医科住院。症见腰酸腿软，以左侧为甚，头晕目眩，形寒肢冷，全身浮肿，下肢为显，皮肤按之陷指，小便短赤，余沥不尽，口干燥，大便干结，舌苔淡白，脉细数无力。小便常规：蛋白（＋＋＋＋），白血球0~2，颗粒管型2~3。血非蛋白氮48.5mg/100ml。西医诊断为慢性肾炎。中医诊断为水肿病，属肾阴阳俱虚型。遂投以济阴汤3剂，继进宣阳汤3剂，轮流各服6剂，宣阳汤由野台参12g，威灵仙4.5g，麦冬18g，地肤子3g组成。济阴汤由怀熟地30g，生龟板15g，生杭芍15g，地肤子3g组成。腰痛畏冷已除，小便渐畅，其余症状减轻，尿常规正

常，按原法继续轮流各服 6 剂，诸症消失，尿常规正常，非蛋白氮 21.6mg/100ml，共治疗 1 月痊愈出院。[林少玉. 宣阳汤和济阴汤治疗肾性水肿. 四川中医，1984，(4)：54]

2. 慢性肾盂肾炎　患者义某某，女，38 岁，已婚，工人。1 年前腰痛，面部浮肿，小溲短频，经县医院诊断为"慢性肾盂肾炎"。虽经中西药治疗，仍反复发作。于 1980 年 10 月 7 日收入中医科住院治疗。症见面色白，气短懒言，头眩自汗，形寒肢冷，面部浮肿，腰酸腿软，小溲日解数十次，但每次量极少，舌苔薄白，脉细数无力。小便常规：蛋白（-），红细胞（++）。辨证为肾阴虚。遂投以济生肾气丸化裁为汤剂，治疗半月余，疗效不显。再投以济阴汤 3 剂，服完后继进宣阳汤 3 剂。面部浮肿消失，小便正常，精神好转，腰痛减轻，小便常规化验正常。守方继进，轮流各服 12 剂，痊愈出院。随访半年，未见复发。[林少玉. 宣阳汤和济阴汤治疗肾性水肿. 四川中医，1984，(4)：54]

3. 顽固性心衰　王某，男，72 岁，喘憋，不能平卧 1 月余，加重 1 周。患者 1 月前因喘憋不能平卧，双下肢高度浮肿，在个体诊所治疗 10 余天略减轻，1 周前仍端坐呼吸，双下肢浮肿逐渐加重，咳白黏痰，为进一步诊治收入院。既往糖尿病 10 余年，发现糖尿病肾病 2 年，慢性肾功能不全 1 年，房颤，痛风史。体检：贫血貌，左下肺湿啰音，心界向左扩大，心率 98 次/分，心律绝对不齐，强弱不等，腹软，肝大，肋下三指，质硬，双下肢高度浮肿，舌淡胖苔白腻，脉滑数。实验室检查：肾功能 BUN：16.2mmol/L，Cr：208μmol/L，Glu：8.6mmol/L，K：4.2mmol/L，尿蛋白（++）；血常规：WBC 6.12×10^9/L，N 0.87，Hb 8.2g/dl，PLT162×10^9/L；胸片示：左肺感染。中医诊断：喘证（心肺气虚）；水肿（气阴两虚）。西医诊断：慢性心力衰竭；冠心病，房颤；高血压病Ⅲ期；糖尿病，糖尿病肾病，慢性肾功能不全；肾性贫血；肺感染。入院第一周，予常规强心、利尿、扩血管、抗炎、对症治疗，静脉点滴硝酸甘油、呋塞米，中药参芪地黄汤和葶苈大枣泻肺汤合方治疗，每日尿量未超过 1000ml，仍端坐呼吸，浮肿同前。更改方药：维持原西药用量不变。中药改济阴汤加减：熟地 30g，生龟板 15g，生杭芍 15g，地肤子 3g，阿胶 20g，茯苓 15g，山药 30g，3 剂。喘憋好转，可平卧入睡，下肢浮肿减轻，BP140/70mmHg。尿量约 2000ml。再予宣阳汤加减：威灵仙 6g，红参 15g，麦冬 20g，地肤子 3g，茯苓 15g，桂枝 10g，3 剂，患者双下肢肿已基本消退，留有双踝骨微肿，按之凹陷不起，配合中药宣阳汤、济阴汤 3 剂，交替服用。1 周后下肢水肿已完全消退，双肺清，减利尿剂为口服，体重由 76kg 减为 66kg，巩固 1 个月后出院。门诊治疗，浮肿一直未反复。[姬怀鹏，贾国敏. 宣阳汤、济阴汤治疗顽固性心衰水肿体会. 内蒙古中医药，2010，(22)：19]

4. 前列腺增生 陈某，男，68 岁，因排尿不畅，夜尿每夜 3~4 次，尿线细 3 年，近日加重住入某医院，B 超检查两肾轻度积水，前列腺约 5.13cm×4.19cm×5cm，两侧叶增生明显，膀胱残余尿量约 780ml。尿常规白细胞（+）、红细胞（+），前列腺指检肿大如鸽卵，中央沟消失，质中，入院诊断：①急性尿潴留；②前列腺增生症。经中西药多法治疗及导尿未见明显疗效，建议手术，患者拒绝手术，急邀笔者诊治，刻诊：排尿滴沥，淋漓不畅，尿频量少，尿线细，伴大便干燥 3 日未解，下腹已有胀痛，神疲懒言，纳少，舌淡苔白脉细，证属肾阳虚损，寒结水道并气虚血瘀，三焦气化失常，仿朱师之法投"宣阳温通汤"原方［生黄芪 30g，刘寄奴、淫羊藿各 20g，麦冬、威灵仙、炒川椒目（捣碎）各 15g，地肤子、炒小茴各 6g］，水煎服，另嘱每日用芒硝 100g，滚开水冲泡 300ml 左右，掺入生半夏醋浸液（事先备好），用 8 层纱布蘸敷关元穴，干后再蘸，内外合治用药后 1 小时即见排尿增加，5 小时后大便通畅，3 剂后排尿困难消失，再投原方 5 剂以巩固疗效。停内服药继投朱师创制之"益肾蠲痹丸"配合"芒硝半夏液"外治之法，每日晚上外敷 1~2 次，3 个月后，B 超复查，前列腺增生消失。追访 3 年无复发。［邱志济，朱建平，马璇卿．朱良春用锡纯治癃闭方治疗前列腺增生症选析．辽宁中医杂志，2002，29（9）：521－522］

【临床应用】

原发性肾病综合征 总有效率为 97.4%。济阴汤：熟地 20g，白芍 15g，龟板 30g，地肤子 15g，加牛膝 15g，枸杞子 15g，女贞子 15g，菟丝子 12g，益母草 20g，土茯苓 15g，猪苓 12g，茯苓 20g，泽泻 12g。宣阳汤：党参 15g，麦冬 15g，威灵仙 12g，地肤子 15g，加巴戟天 12g，淫羊藿 15g，山茱萸 15g，山药 15g，生黄芪 30g，焦白术 15g，猪苓 12g，茯苓 20g，泽泻 12g。服法：先服加味济阴汤 3 剂，继服加味宣阳汤 3 剂，再服加味济阴汤 3 剂。9 剂为 1 疗程。服药后水肿明显减轻者减少猪苓、泽泻用量，有感染者加银花 20g，板蓝根 30g，蒲公英 20g。［靳耀生，许秋月，谢全社．"济阴汤""宣阳汤"加味治疗原发性肾病综合征．中国误诊学杂志，2001，1（12）：1817－1818］

【临证提要】本方有补气养阴宣通渗利之功，主治癃闭。现代临床常用于顽固性心衰水肿、肾病综合征等。若阳虚重者加巴戟天、淫羊藿，气虚重者加生黄芪、山药、白术。水肿较重加猪苓、泽泻、茯苓加强其利水渗湿的功效。

朱良春治疗前列腺增生症，以"宣阳汤"和"温通汤"合方组成宣阳温通汤，方中加入生黄芪、刘寄奴、淫羊藿等以增强本方补气温阳活血之力，用于肾阳虚损，寒结水道或气虚湿阻，气虚血瘀致三焦气化失常，小便不通。

白茅根汤

【来源】《医学衷中参西录·医方治癃闭方》。

【组成】白茅根一斤，掘取鲜者去净皮与节间小根细切

【用法】将茅根用水四大碗煮一沸，移其锅置炉旁，候十数分钟，视其茅根若不沉水底，再煮一沸，移其锅置炉旁，须臾视其根皆沉水底，其汤即成。去渣温服多半杯，日服五六次，夜服两三次，使药力相继，周十二时，小便自利。

【功效】清热利尿。

【主治】阳虚不能化阳，小便不利，或有湿热壅滞，以致小便不利，积成水肿。

治伤寒温病，于大便通后，阳明之盛热已消者。

【方解】本证因湿热壅滞，阳气不化所致，故用白茅根甘凉清热、通络利尿。此外，白茅根又能清郁热，故也用于外感热病后期大热已消者。

【临床应用】

1. 小儿急性肾炎 11 例 9 例治愈，2 例好转。用法：干白茅根半斤加水 500ml，用缓火煮一沸，然后移锅于炉旁，静置 10 余分钟，根沉于底时弃渣温热后内服，每日 1 剂，分 2～3 次服。本方有消肿利尿作用，能使尿蛋白、红细胞转阴，并有降压作用。[刘骏. 以白茅根为主治疗小儿急性肾炎 11 例初步疗效观察. 广东医学，1965，(3)：23－25]

2. 急性肾炎 总有效率为 97.5%。用鲜白茅根 800g（干者 500g）洗净、切碎、捣烂，加水 2000ml，煎 1～2 沸，滤去渣，取汤 1000ml，加白糖 20g 和匀。每次 10 岁以下服 150ml，10～15 岁 200ml，15 岁以上 250ml，每日 4 次。20 天为 1 疗程。[刘加宽. 白茅根汤治疗急性肾炎 40 例. 安徽中医学院院报，1994，13 (3)：17]

3. 髋关节一过性滑膜炎 35 例患儿均痊愈。治疗方法：取新鲜白茅根 150g（如为干白茅根则加量至 200g），洗净，加水 500ml，中火煮沸再用文火煮 10 分钟后倒出，待凉后取汁 450ml，分 3 次服，每日 1 剂。并配合中药熨烫。[罗佳龙. 单方白茅根汤配合自拟舒筋方熨烫治疗髋关节一过性滑膜炎. 现代中西医结合杂志，2010，19 (30)：3316]

【临证提要】本方有清热利湿通络之功效，主治癃闭。今临床运用此方加味常用于急性肾炎、肾病综合征、髋关节一过性滑膜炎等。本方一味药物力量单薄，临床往往根据病情加味。如万友生自制白茅根汤，白茅根 30～60g

为主，赤小豆、生薏苡仁各 15～30g 为佐。治疗慢性肾炎湿热水肿，尤其是湿热伤阴型水肿。此外，本方可加干芦根增强其清理利湿之功效，热毒重者可加蒲公英、大青叶；血瘀尿血者，加蒲黄、红花。

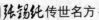

加味苓桂术甘汤

【来源】《医学衷中参西录·医方治癃闭方》。

【组成】白术三钱　桂枝尖二钱　茯苓片二钱　甘草一钱　干姜三钱　人参三钱　乌附子二钱　威灵仙一钱五分

【用法】水煎服。

【功效】健脾温阳利水。

【主治】水肿小便不利，其脉沉迟无力，自觉寒凉者。

【方解与方论】本证因寒饮凝滞所致，故用苓桂术甘汤加干姜、附子、人参、威灵仙温化寒饮通阳利尿。方中白术、茯苓健脾利水，桂枝、干姜、附子温脾肾之阳，人参、甘草补气健脾，威灵仙宣通经络。

张锡纯云："此方用苓桂术甘汤，以助上焦之阳。即用甘草协同人参、干姜，以助中焦之阳。又人参同附子，名参附汤，协同桂枝，更能助下焦之阳。三焦阳气宣通，水饮亦随之宣通，而不复停滞为患矣。至灵仙与人参并用，治气虚小便不利甚效。而其通利之性，又能运化术、草之补力，俾胀满者服之，毫无滞碍，故加之以为佐使也。"

【验案精选】

1. 喘咳　韩某，女，25岁，1986年1月29日诊。患喘咳数十年，时好时犯，冬重夏轻。近年来加重，余诊见形体消瘦，喘咳气急短气，呼多吸少，不能平卧，痰多而稀，胸胁支满，心下痞闷，时欲呕吐清水，畏寒肢冷，头眩心悸，腰膝酸痛，不欲饮食，大便稀溏，下肢微肿，舌质隐青，苔白滑，脉沉迟无力，两尺尤甚。证属脾肾阳虚、寒饮伏肺、肺失宣降。治当温阳化饮、平喘止咳。用加味苓桂术甘汤加味。茯苓15g，桂枝10g，白术15g，人参15g，干姜7.5g，炮附子5g，威灵仙10g，炒苏子15g，代赭石15g，半夏15g，陈皮10g，甘草5g，水煎温服，每日早、晚各1次。连服4剂，喘咳大减守前方去代赭石，改干姜为5g，附子3g，苏子10g，加胡桃肉15g，生白芍20g，水煎服，继用8剂，基本痊愈。嘱其常服金贵肾气丸以巩固疗效，随访3年未再复发。[云正华，张坚石，李海玲. 加味苓桂术甘汤的临床应用. 吉林中医药，1991，(5)：29]

2. 腹痛　刘某，女，56岁，1987年9月13日诊。患腹痛10余载，每年都因感寒而发作2~3次，每次发作约持续1~2周左右，需服西药对症治疗。近因食寒凉之品而发病，求余诊治。诊见：腹部冷痛，得温则减，腹中雷鸣，面色发白，手足厥逆，呕吐清涎，不欲饮食，大便稀溏，小便少，舌质隐青，苔白滑，脉沉迟、两尺弱。证属寒湿内阻、损伤中阳、气机失调。拟温阳散寒、祛湿止痛，调畅气机之法治之。用加味等桂术甘汤加味。茯苓10g，桂枝15g，白术15g，人参15g，干姜10g，炮附子7.5g，小茴香10g，乌药10g，香附15g，芍药20g，甘草5g，水煎服。服药1剂痛减，2剂痛止。为巩固疗效，改附子、干姜为5g，继服2剂痊愈，随访至今未见复发。[云正华，张坚石，李海玲．加味苓桂术甘汤的临床应用．吉林中医药，1991，(5)：29]

【临床应用】

前列腺增生　总有效率88.1%。基本方剂：茯苓、桂枝、白术、人参、干姜、附子、威灵仙、甘草、橘核、荔枝核、川牛膝、黄芪组成。若小溲灼热短赤，口干口苦，舌红苔黄脉数则去桂枝，加金钱草、黄柏、栀子；甚或小溲点滴而下，小腹胀痛，舌质暗紫或有瘀斑，脉细涩则加乌药、小茴香、王不留行。[王继升．加味苓桂术甘汤治疗前列腺增生42例．甘肃中医学院学报，1995，12（1）：22－23]

【临证提要】本方有温阳益气，祛除寒饮，温通经络的功效，用于小便不利。今临床用于治疗前列腺增生。本方有理中、四君、四逆、苓桂术甘汤合方之意，能温补脾肾之阳，故也用于阳虚寒盛之咳喘、腹痛等。张锡纯加减法："服药数剂后，小便微利，其脉沉迟如故者，用此汤送服生硫黄末四五厘。若不觉温暖，体验渐渐加多，以服后移时觉微温为度。"另外，肿胀剧者，可去甘草，恐其壅滞。

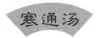

寒通汤

【来源】《医学衷中参西录·医方治癃闭方》。

【组成】滑石一两　生杭芍一两　知母八钱　黄柏八钱

【用法】水煎服。

【功效】清热利水。

【主治】下焦蕴蓄实热，膀胱肿胀，溺管闭塞，小便滴沥不通。

【方解】本证因下焦湿热所致，故用滑石清热利水，白芍滋阴清热利湿，知母、黄柏清下焦湿热。

【验案精选】

1. 尿血　贺某某，男，48岁，干部。1980年3月6日初诊。症见尿色鲜红，低热，烦躁，舌质红、苔根部黄腻，脉细数。首用八正散加味治疗，效果不佳，后请唐老会诊，嘱用寒通汤原方2剂（滑石50g，生杭芍50g，知母40g，黄柏40g），症状缓解，续用本方调治而痊愈。[范子文．寒通汤临床运用举隅．湖南中医杂志，1986，(4)：50]

2. 癃闭（急性膀胱炎）　陈某某，女，67岁。因尿频尿痛，在外院检查诊断为急性膀胱炎，予青、链霉素抗炎治疗，症状稍有好转，但停药后又复发如故。1984年10月2日诊：尿频尿痛，昼夜不得寐，精神疲倦，舌质红、苔根部黄，脉细弦而数。据此，选用寒通汤加木通10g，金钱草15g，连进3剂，尿频缓解，尿痛减轻，食纳增，精神转佳，续用本方3剂而告痊愈。[范子文．寒通汤临床运用举隅．湖南中医杂志，1986，(4)：50]

3. 血淋　梁某某，女，28岁，工人。1985年3月20日初诊：尿道口刺痛，尿频，尿色鲜红。尿常规检查：红细胞（＋＋＋），舌质红，苔黄，脉细数，用寒通汤加白茅根15g，3剂服完，小便检验正常，症状消失而告痊愈。[范子文．寒通汤临床运用举隅．湖南中医杂志，1986，(4)：50]

4. 左肾结石　盛某，男，26岁，务农，1993年10月16日初诊。患者因左腰及下腹部剧痛伴有小便涩疼，频数时有血尿，住外科治疗，化验尿中有红细胞，X线拍片检查发现左肾区（1.0mm×1.2mm）结石阴影3个，左肾区并有明显叩击痛。诊断为左肾结石。因患者不同意手术治疗，而转中医科以中药治疗。查患者面色萎黄，形体瘦长，自觉腰部胀痛，小便微黄，舌淡红，苔薄白。脉虚弦，中医辨证为湿热郁阻，脾虚兼郁。治以清热利尿，健脾行滞，处方：白芍32g，滑石32g，知母25g，黄柏25g，金钱草30g，鸡内金10g，阿胶10g，车前子15g，麦冬15g，石韦15g，萹蓄10g，瞿麦10g，琥珀5g，黄芪15g，党参10g，甘草3g。水煎服，每日1剂。上方连服9剂，自感腰部阵阵发胀，阴茎有不适感，尿频。2诊依方又进9剂，并令其大量饮水，每日上下午各饮1200ml，加大活动量。服药37剂，随排出0.6～0.8cm大小结石3块及少许泥砂状结石，其病遂愈，随访至今未见复发。[葛河明．寒通汤加味治疗尿结石．光明中医杂志，1995，(1)：25－26]

【临床应用】

前列腺增生　总有效率84.6%。以寒通汤方与活络效灵丹合方：白芍30g，滑石30g，知母24g，黄柏24g，当归15g，丹参15g，乳香15g，没药15g。[杨昌成．活络寒通汤治疗老年前列腺肥大．江西中医药，1995，26，(6)：15]

【临证提要】本方具有清利湿热之功，主治小便不利、淋证。现代临床常用于治疗尿结石、前列腺增生引起的小便滴沥不通。临床可加金钱草、琥珀、石韦、车前子等，热毒重加白花蛇舌草、银花、连翘等。用于前列腺增生瘀血较重可以合用活络效灵丹，阴虚合用济阴汤。

升麻黄芪汤

【来源】《医学衷中参西录·医方治癃闭方》。

【组成】生黄芪五钱　当归四钱　升麻二钱　柴胡二钱

【用法】水煎服。

【功效】益气升阳。

【主治】小便滴沥不通，转胞，偶因呕吐咳逆，或侧卧欠伸，可通少许。

【方解与方论】本证因气血亏虚，不能化气利水，致使小便不通。故用黄芪补气升阳，当归养血，升麻、柴胡升清阳。

张锡纯云："三焦之气化不升则不降。小便不利者，往往因气化下陷，郁于下焦，滞其升降流行之机也。故用一切利小便之药不效，而投以升提之药恒多奇效。"

【验案精选】

1. 癃闭　张某某，男，34岁。患者小便不通，小腹胀痛，经服导赤散清热利尿剂不应，五苓散化气利水方无效，用西药利尿时出时停。邀余诊之，见其面色苍白，呼吸短促，自觉胸中窒而不爽，脉象虚弱。断为上窍闭塞，下窍不通，宜用开上窍以通下窍之法治之。参照《衷中参西录》之升麻黄芪汤，用升麻6g，黄芪20g，当归12g，柴胡9g，加桔梗、九节蒲各9g，合为1剂，服后时许，以压舌板探喉作吐，霎时窍开溺出，霍然而愈。[林加梅. 急症验案二则. 1986, (5): 30]

2. 前列腺增生　李某某，男性，70岁。2008年7月8日初诊。患者无明显诱因出现排尿不畅，夜尿频多，小便排出费时费力，有滞涩感，且尿不净，尿线细，不伴腰酸腰痛，无肉眼血尿，自服抗生素无效来诊。辅助检查，腹部B超肝胆脾胰双肾无异常，前列腺增生，大小约3cm×4.9cm×5cm，化验血尿常规无异常。舌质红，苔薄白，脉沉弱。中医诊断：癃闭，证属气血亏虚，补益气血，益气升阳。药用：升麻9g，黄芪30g，知母10g，黄柏10g，肉桂1.5g，王不留行10g，海藻15g，昆布15g，琥珀3g，柴胡6g，当归12g。3剂每日1剂水煎，早晚分2次服。共服3剂后小便恢复如常。[李婷爱. 升麻黄芪汤临症治验. 光明中医, 2011, 26 (3): 570]

【临床应用】

老年性前列腺肥大急性尿潴留　12~24小时内自行排尿者4例。药用：生黄芪30g，当归、滑石各10g，升麻、柴胡8g，石菖蒲、甘草各5g，竹叶

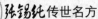

2g。[李文彪. 升麻黄芪汤治疗老年性前列腺肥大急性尿潴留 14 例小结. 江西中医药，1983，(6)：28]

【临证提要】本方主治癃闭。主因三焦气化下陷，郁滞下焦，气机升降失常，则小便不能下行而出也。现临床常用此方治疗前列腺增生。

鸡胵汤

【来源】《医学衷中参西录·医方治癃闭方》。

【组成】生鸡内金四钱，去净瓦石糟粕捣碎　白术三钱　生杭芍四钱　柴胡二钱　广陈皮二钱　生姜三钱

【用法】水煎服。

【功效】健脾疏肝。

【主治】气郁成臌胀，兼治脾胃虚而且郁，饮食不能运化。

【方解】本证因肝郁脾虚所致，故用生鸡内金、炒白术消积健脾，白芍、柴胡柔肝疏肝，陈皮、生姜理气和胃。

【验案精选】

慢性肝炎　张某，男，55 岁。于 1975 年 3 月 2 日初诊。患者 5 年前自觉身疲乏力，食欲不振。中医有的按脾虚治，有的按胃寒治，皆不效。经县医院诊为慢性肝炎。几年来共服中药 500 多剂，配合西药等罔效，病情继续发展，遂来余处就诊。患者呈慢性病容，面色黧黑，腹大如瓮，全身有散在蜘蛛痣，以手及面部稍多，食后胀满，肝肋下 10cm，质硬，舌紫暗，苔白，脉弦涩。此属肝郁血瘀，脾虚气滞。治宜舒肝健脾，活血通络。拟新制鸡胵汤一方加减。生鸡内金 12g，炒白术 10g，柴胡 10g，广陈皮 10g，白芍 12g，神曲 12g，生麦芽 10g，丹参 30g，泽兰叶 15g，山甲珠 10g，板蓝根 30g，三棱、莪术各 10g，牡蛎 30g，甘草 3g。3 月 25 日：上方连服 20 剂，患者诸症略减，腹仍胀满。上方加香橼皮 10g 理气消胀，续服 20 剂。4 月 20 日食欲稍振，胀满减，肝肋下 9cm，质稍软，舌暗苔白，脉弦涩。原方牡蛎减为 15g，山甲珠 6g，柴胡 6g，鸡内金 10g，三棱、莪术各 6g，以防攻伐太过。仿经意"衰其大半而止"而变通之。再进 20 剂。5 月 15 日肝肋下 8cm，质软，食欲增加，余症如前，右胁时有隐痛。原方去牡蛎，加片姜黄 10g 活血化淤止痛。又进 20 剂。6 月 8 日肝肋下 6.5cm，诸症均减，脉稍弱。原方加党参 10g 益气健脾。继服 20 剂。7 月 1 日：肋下 4.5cm，胁已不痛，舌质略紫暗。去山甲珠、片姜黄，加当归 15g 养血活血。又服 30 剂。8 月 5 日：肝肋下 1.5cm，原方柴胡减为 6g，陈皮 6g，恐过于疏散而伐生生之气，加鸡血藤 30g 补血活络。

隔日1剂，服30剂。10月7日复查肝功一切正常，故以异功散善后。党参100g，炒白术100g，陈皮20g，茯苓30g，炙甘草20g，共为粗末，分成60包，每日1包，水煎服。4年后随访，未复发。[肖明德，葛金霞. 葛仰山老中医经验方介绍. 辽宁中医杂志，1980，(11)：41－42]

【临证提要】本方调和肝脾、消积和胃，用于气臌。葛仰山老中医在此基础上加入板蓝根、丹参、泽兰、佛手、神曲、麦芽，组成新订鸡胵汤，用于慢性胃炎、慢性肝炎、肝脾综合征、肝硬化等。如肝大加三棱、莪术；气虚加党参；血虚加当归、鸡血藤；湿盛加佩兰；腹胀满加香橼皮；便塘减内金量，加炒白术量，再加白扁豆；肝硬化加山甲珠、牡蛎；脾大加鳖甲；胁痛加青皮、片姜黄。

理血汤

【来源】《医学衷中参西录·医方治淋浊方》。

【组成】生山药—两　生龙骨六钱，捣细　生牡蛎六钱，捣细　海螵蛸四钱，捣细　茜草二钱　生杭芍三钱　白头翁三钱　真阿胶三钱，不用炒

【用法】水煎服。

【功效】滋阴清热，凉血止痢。

【主治】血淋、溺血，大便下血证之由于热者。

【方解与方论】本证因肾虚肝旺所致，故用山药、阿胶滋补肝肾，白头翁、白芍清肝凉血，龙骨、牡蛎潜阳止血，茜草、海螵蛸凉血止血，共奏益肾泻热凉血化瘀止血，故疗效满意。

张锡纯云："山药、阿胶以补肾脏之虚，白头翁其性寒凉，其味苦而兼涩，凉血之中大有固脱之力，故以清肾脏之热，茜草、螵蛸以化其凝滞而兼能固其滑脱，龙骨、牡蛎以固其滑脱而兼能化其凝滞，芍药以利小便而兼能滋阴清热。"

【验案精选】

1. 血精（精囊炎）　耿某，男，43岁，1998年6月21日主因精液呈粉红色，伴会阴部胀痛不适20天初诊。患者于20天前2次性生活过后发现精液呈粉红色，且伴会阴部胀痛不适，有时睾丸隐痛，无尿急、尿频、尿痛，无遗精、早泄，无发热。当地医院给予氟哌酸治疗1周，疗效不理想，遂来我科诊治。查：血常规 WBC 6.2×10^9/L，NO.72，L0.26，RBC 4.8×10^{12}/L，HGB 13g/L，PLT 182×10^9/L；尿常规蛋白（＋＋）；精液呈血性；彩色B超显示精囊肿大，提示精囊炎。患者身体状况一般，舌质红，有裂纹，舌苔黄，

脉弦偏数。证属肾精亏损，邪热蕴结下焦，扰动精室，伤及血络，治宜泻热凉血、化瘀止血。方用理血汤加味：山药15g，阿胶（烊化）10g，白头翁10g，海螵蛸10g，煅龙骨20g，煅牡蛎20g，茜草10g，生白芍10g，龙胆草6g，水煎服，每日2次。服药5剂，症状缓解。继服原方，10天后症状消失，精液镜检潜血阴性，复查彩色B超，精囊大小正常，病愈。嘱其忌辛辣、节制房事，追访3个月，无复发。[赵锦令，朱静. 理血汤治血精32例. 中国中医药信息杂志，2002，9（7）：51]

2. 血淋　一人，年三十许，患血淋。溲时血块杜塞，努力始能溲出，疼楚异常。且所溲者上多浮油，胶粘结于器底，是血淋而兼膏淋也。从前延医调治，经三十五人，服药年余，分毫无效，羸已甚。后愚诊视，其脉弦细，至数略数，周身肌肤甲错，足骨凸处，其肉皮皆成旋螺高寸余，触之甚疼。盖卧床不起者，已半载矣。细询病因，谓得之忿怒之余误坠水中，时当秋夜觉凉甚，遂成斯证。知其忿怒之火，为外寒所束，郁于下焦而不散，而从前居室之间，又有失保养处也。拟投以此汤，为脉弦，遂以柏子仁（炒捣）八钱代方中山药，以其善于养肝也。疏方甫定，其父出所服之方数十纸，欲以质其同异。愚曰：无须细观，诸方与吾方同者，惟阿胶、白芍耳，阅之果然。其父问何以知之？愚曰：吾所用之方，皆苦心自经营者，故与他方不同。服三剂血淋遂愈，而膏淋亦少减。改用拙拟膏淋汤，连服二十余剂，膏淋亦愈，而小便仍然频数作疼。细询其疼之实状，谓少腹常觉疼而且坠，时有欲便之意，故有尿即不能强忍，知其又兼气淋也。又投以拙拟气淋汤，十剂全愈。周身甲错，足上旋螺尽脱。（《医学衷中参西录》）

3. 便血　一少妇，大便下血月余，屡次服药不效。愚为诊视，用理血汤，去阿胶，加龙眼肉五钱治之。而僻处药坊无白头翁，权服一剂，病稍见愈。翌日至他处药坊，按方取药服之，病遂全愈。则白头翁之功效，何其伟哉！
（《医学衷中参西录》）

【临床应用】

1. 紫癜性肾炎　总有效率95%，处方：黄芪30g，海螵蛸20g，茜草20g，赤芍20g，丹皮15g，白茅根25g，藕节20g，女贞子20g，旱莲草20g。湿热重加薏苡仁30g、黄芩6g，阴虚火旺加知母15g、生地黄15g、黄柏10g，水肿重加茯苓25g、大腹皮15g，肾虚重加山茱萸15g、山药20g，脾虚重加白术15g、党参15g。1个月为1疗程。本方能降调节免疫，低血中IL－1活性、TNF－α浓度。[张春艳，吉勤，吴净，等. 理血饮加减治疗紫癜性肾炎血尿40例疗效观察. 云南中医学院学报. 2007，30（3）：51－53]

2. 血精　14例，痊愈8例。处方：山药30g，生龙骨、藕片、旱莲草、生牡蛎15g，海螵蛸、茜草、阿胶10g，生白芍、白头翁各12g。肝热尿血加

龙胆草、莪术；腰腹窜痛加川楝子、青风藤；阴虚火旺加黄柏、知母。调理
六味地黄汤加败酱草 15～20g。[林英乔. 理血汤加味治疗血精14例介绍. 中医杂志,
1983,（8）：44]

【临证提要】 本方有补肾清热止血之功，用于血淋、溺血、大便下血、血
精等。张锡纯提出的加减法：“溺血者，加龙胆草三钱。大便下血者，去阿
胶，加龙眼肉五钱。”“若虚甚者，又当重用白术，或更以参、芪佐之。若虚
而且陷者，当兼佐以柴胡、升麻。若虚而且凉者，当兼佐以干姜、附子，减
去芍药、白头翁。”

膏淋汤

【来源】《医学衷中参西录·医方治淋浊方》。

【组成】 生山药一两　生芡实六钱　生龙骨六钱，捣细　生牡蛎六钱，捣细
大生地六钱，切片　潞党参三钱　生杭芍三钱

【用法】 水煎服。

【功效】 健脾补肾，敛阴收涩。

【主治】 膏淋。

【方解与方论】 本证因脾肾两虚、不能固涩所致，故用生地、山药、芡
实、生龙牡、白芍补肾敛阴、固涩收敛，党参补气健脾。

张锡纯云：“山药、芡实以补其虚，而兼有收摄之功。龙骨、牡蛎以固其
脱，而兼有化滞之用。地黄、芍药以清热利便。潞参以总提其气化，而斡旋
之也。”

【验案精选】

1. 膏淋（乳糜尿）　龚某，男性，56岁，乳糜尿反复发作6年，近期因
劳累，尿如米泔，尿道涩痛，神倦腰酸。舌质淡红边有齿印，苔薄黄微腻，
脉沉细滑。化验尿蛋白（＋＋），红细胞（＋＋），白细胞（0～3），乳糜试
验（＋）。诊断乳糜尿。拟加味膏淋汤：土茯苓20g，鱼腥草15g，萆薢15g，
怀山药20g，芡实20g，生地20g，生白芍15g，党参10g，生龙牡各16g，连
服15剂，诸症消失，尿检各项指标转阴，随访2年未发。[鄢金荣. 加味膏淋汤
治疗乳糜尿. 实用中医内科杂志, 1991, 5（2）：33]

2. 白浊（乳糜尿）　患者，女性，60岁，1998年5月13日初诊。患者
患白浊（乳糜尿）10年，多方治疗效果不佳，近期症状加重，伴食欲不振、
肢体倦怠，舌淡红，苔黄，脉滑。证属脾肾阳虚伴湿热郁阻，治宜健脾固肾，
利湿泻浊，方用膏淋汤加味：生地12g，金钱草30g，瞿麦30g，萆薢15g，玉

米须 15g，升麻 10g，芡实 30g，牡蛎 30g，乌贼骨 30g，薏苡仁 30g，黄芪 30g，党参 12g，白术 12g，萹蓄 30g，甘草 6g。上方每日 1 剂，水煎分 2 次服，4 剂后症状悉除。4 年后复发，再予上方 6 剂而愈。随访至今未再复发。[姜琳，衡永贞，方岱，等.脾肾阳虚伴湿热郁阻治验.中国民间疗法，2003，11（7）：10－11]

【临证提要】 本方能补益脾肾、滋阴固涩，用于膏淋。临证可加萆薢分利湿浊，若气虚较重可加黄芪、白术，湿热重者加土茯苓、萹蓄、瞿麦等。

气淋汤

【来源】《医学衷中参西录·医方治淋浊方》。

【组成】 生黄芪五钱　知母四钱　生杭芍三钱　柴胡二钱　生明乳香一钱
生明没药一钱

【用法】 水煎服。

【功效】 益气滋阴，疏肝活血。

【主治】 气淋。

【方解】 本证因气虚下陷、膀胱瘀热所致，故用黄芪补气升阳，升清降浊；配伍知母、白芍清热养阴；柴胡能助黄芪升举阳气，又可助白芍解郁疏肝；乳香、没药行气活血。全方"以升补气化之药为主，而以滋阴利便、流通气化之药佐之"。

【验案精选】

腺性膀胱炎　金某，女，40 岁。2003 年 2 月 20 日初诊。有"泌尿系感染病史"近 10 年，遇劳则发。间断治疗。2002 年 9 月经油田医院诊断为腺性膀胱炎，因惧怕手术故未作。现尿频、尿急、尿痛加重 1 周，伴腰腹坠胀，用抗菌药治疗无效。刻诊：表情痛苦，少气懒言，舌红苔根部微黄，脉细。查尿常规未见明显异常。拟黄芪 60g，知母 20g，白芍 10g，柴胡 20g，半枝莲 20g，白花蛇舌草 30g，白茅根 60g，乳香 10g，没药 10g，甘草 10g。服药 5 剂后，症状明显减轻，觉食纳欠佳，宗上方加麦芽 15g，半月后复诊。症状基本消失，感觉尚可。后以黄芪 60g，知母 20g，白芍 10g，柴胡 10g，白芥子 10g，山慈菇 10g，白茅根 30g，乳香 10g，没药 10g，制作膏剂，连服半年多。随访 2 年，虽未再作膀胱镜检，但症状消失。感觉良好。[胡绪年.运用气淋汤治疗腺性膀胱炎.中国现代临床医学，2006，4（7）：82]

【临证提要】 本方有升补气化、宣通清利的作用，主要用于气淋。症见少腹下坠作疼，小便频数，淋涩疼痛者。今临床常用于腺性膀胱炎有效，可加白芥子、山慈菇化痰散结，半枝莲、白花蛇舌草清热解毒，抑制黏膜增生之病变；阴分伏热较甚，加白茅根、生地榆、生槐角以清热解毒凉血。

劳淋汤

【来源】《医学衷中参西录·医方治淋浊方》。

【组成】生山药一两　生芡实三钱　知母三钱　真阿胶三钱，不用炒　生杭芍三钱

【用法】水煎服。

【功效】滋阴敛精。

【主治】劳淋。

【方解与方论】本证属于阴虚内热、蕴结膀胱，故用山药、芡实、阿胶滋阴补肾固涩，知母、芍药清热养阴。

张锡纯云："用滋补真阴之药为主，而少以补气之药佐之，又少加利小便之药作向导。"

【验案精选】

淋证　陈某某，女，36 岁。1985 年 4 月 20 日诊。患者每次月经干净后，出现尿频尿急，并有灼热不畅感，已 3 年余，每次经后需用抗生素、维生素 B_1、维生素 B_6 等药减缓症状。现值经前期，神疲身倦，咽干心烦。舌淡苔薄黄，脉细数。尿常规：白细胞少许，上皮细胞（＋＋），肾功能正常。证属脾肾两亏，虚热内扰，气化不利。治当健脾益肾，滋阴清热，通淋。方用加味劳淋汤：山药、白茅根各 30g，生黄芪 20g，芡实、车前草各 25g，白芍、阿胶、肥知母、猪苓各 10g，甘草 6g。服 3 剂，经水至而停药。3 天后继用前方 3 剂，诸症消失，病症未作，但有腰膝酸软。上方加杜仲 15g，淮牛膝、熟地各 25g，8 剂，嘱现服 5 剂，另 3 剂于下月经前服。一疗程告愈。随访 2 年，未复发。[倪世涛．加味劳淋汤治疗经后淋证．四川中医，1993，(6)：41]

【临证提要】本方有补肾养阴清热之功，用于劳淋，症见小便不能少忍，便后仍复欲便，常常作疼者。临证时，湿热重减芡实、黄芪，加木通、滑石、黄柏、泽泻；虚寒甚减茅根、知母，加桂枝、仙茅；血尿多加小蓟、生地、蒲黄炭；少腹胀满者加木香、香附；腰膝酸软加淮牛膝、熟地、杜仲。

砂淋丸

【来源】《医学衷中参西录·医方治淋浊方》。

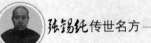
【组成】黄色生鸡内金一两，鸡鸭皆有肫皮，而鸡者色黄宜去净砂石　生黄芪八钱　知母八钱　生杭芍六钱　硼砂六钱　朴硝五钱　硝石五钱

【用法】共轧细，炼蜜为丸，桐子大，食前开水送服三钱，日两次。

【功效】消积化石通淋。

【主治】砂淋，亦名石淋。

【方解与方论】本证属于气虚湿热积滞，故用鸡内金消积，硼砂、硝石、朴硝等咸寒降泻，黄芪益气，知母、白芍敛阴清热。

张锡纯云："诸药皆消破之品，恐于元气有伤，故加黄芪以补助气分，气分壮旺，益能运化药力。犹恐黄芪性热，与淋证不宜，故又加知母、芍药以解热滋阴，而芍药之性，又善引诸药之力至膀胱也。"

【验案精选】

泌尿系结石　杨某某，女，68岁。1984年5月11日诊。年来反复发生腰腹剧痛，发则呕恶欲吐，冷汗淋漓，溲急而赤，日前某医院摄腹平片拟诊为"右侧输尿管上段结石"。刻诊：腰酸痛，气短口干，舌根部着黄腻苔，脉弦细而数。证属阴血虚乏挟有湿热。予砂淋丸（生鸡内金30g，生黄芪、知母各24g，杭白芍、蓬砂各18g，朴硝、硝石各15g），每服9g，日2次，并阿胶、女贞子各15g，甘草梢5g，水煎代茶饮服。至7月4日腹疼，兼有里急后重感，遂尿下如黄豆大结石一粒。续服上方1周后复查未见结石阴影。[陈城．砂淋丸治泌尿系结石．四川中医，1986，(5)：39]

【临床应用】

泌尿系结石　总有效率98.75%。方药组成：鸡内金20g，生黄芪30g，知母9g，生白芍15g，芒硝12g，海金沙15g，金钱草30g，当归12g，三七9g，生地黄15g，车前子12g，甘草梢12g，通草9g。尿中带血加小蓟12g；肾阴虚合六味地黄丸加减；肾阳虚合金匮肾气丸加减。外用软石散外敷。药物组成：麻黄30g，茜草30g，石膏70g，透骨草30g，祖师麻20g，穿山甲20g，花椒20g，艾叶30g。治疗5个月。[朱秀兰，李长春．砂淋丸加减内服并软石散外敷治疗泌尿系结石80例疗效观察．甘肃中医，2008，21(2)：21－22]

【临证提要】本方有消积化石、益气清热之功，用于砂淋、石淋。现用于泌尿系结石有效，特别是对老年体虚或屡施攻下峻利而难于取效者，以及结石复发者。

本方目前有三种服法，一是为丸服，临证见下焦湿热、小便不利者，可另以金钱草30~60g煎汤代茶饮服，或送服海金沙5~9g，或送服琥珀末2~6g，日2次。如出现血尿，则以阿胶15g、生甘草5g煎汤代水频服，日1剂，或加白茅根 30g，蒲公英 20g，同煎。结石较大，久未松动下移者，丹参 15g，王不留行、淮牛膝各 10g，水煎 250ml，日三服尽。疼痛剧烈，乳香、元胡各等分，共研细面，每服 5~9g，日 1~2 次。兼有肾阴虚时可同服六味地黄丸，或知柏地黄丸，每服 1 丸，日 2 次。肾气虚者，川续断 15g，杜仲 15g，牛膝 10g，煎汤服。

二是做成胶囊，各药等分制成 0.5g/粒规格的胶囊，5~10 粒/次，每日 3 次，15 天为 1 个疗程，可用 1~3 疗程。

三是煎汤服用，药用：金钱草 30g，生鸡内金 20g，赤、白芍各 15g，郁金 15g，元胡 12，滑石 15，牛膝 20，硝石（即火硝）9g，朴硝 10g，生甘草 6g，水煎日 2 服。加减：兼大便燥结口干者加大黄 10g（后下），知母 15g；气虚者加黄芪 30g，党参 15g；肾气虚者加菟丝子、鹿角霜各 20g。

秘真丸

【来源】《医学衷中参西录·医方治淋浊方》。

【组成】五倍子一两，去净虫粪　粉甘草八钱

【用法】上二味共轧细，每服一钱，竹叶煎汤送下，日再服。

【功效】敛精止淋。

【主治】淋证已愈，遗精白浊者。

【方解】本证因气化不固所致，故用五倍子收敛固涩，甘草、竹叶清心利尿通淋，清其余热。

【验案精选】

1. 白浊　曾治一人，从前患毒淋，服各种西药两月余，淋已不疼，白浊亦大见轻，然两日不服药，白浊仍然反复。愚俾用膏淋汤，送服秘真丹，两次而症。（《医学衷中参西录》）

2. 遗精　王某某，男，20 岁，未婚。患遗精，先以知柏地黄汤加固精药治之不效，后以清肝肾之火及固涩收敛等法亦不效。数月间面黄肌瘦黄，不梦亦遗，白日精自滑下，脉弱无力，一派肾气不固，精气外泄之象，服上方（五倍子 30g，茯苓 60g，研末。空腹服 6g，早晚各 1 次）1 剂后大有好转，再服 2 剂后，精气已固，肌肤充润，脉象改善。后以汤剂稍加调理而愈。[张灿玾．遗精方．临床荟萃，1989，(10)：477]

【临证提要】本方固涩兼有清热之功，用于遗精、白浊。临证湿重者，可减竹叶、甘草，加茯苓。

<h1 style="text-align:center">毒淋汤</h1>

【来源】《医学衷中参西录·医方治淋浊方》。

【组成】金银花六钱　海金沙三钱　石韦二钱　牛蒡子二钱，炒捣　甘草梢二钱　生杭芍三钱　三七二钱，捣细　鸦胆子三十粒，去皮

【用法】上药八味，先将三七末、鸦胆子仁用开水送服，再服余药所煎之汤。

【功效】解毒止淋。

【主治】花柳毒淋，疼痛异常，或兼白浊，或兼溺血。

【方解与方论】本证因热毒蕴结所致，故用鸦胆子仁化瘀解毒，金银花、牛蒡子清热解毒，三七化腐生肌止痛，海金沙、石韦利水通淋，芍药活血消肿，甘草解毒和中。

张锡纯："金银花、牛蒡子、鸦蛋子均为清热解毒之药；海金沙、石韦均为利水通淋之药，杭芍之滋阴利尿；甘草稍之解毒利尿，而且芍甘合用能缓和止痛；三七能化瘀止痛、解毒，而又善于祛腐生肌；配合鸦蛋子之清热解毒、化瘀杀菌，更加金银花解毒抗菌益强，是以能治此毒淋也。"

【验案精选】

淋病　廖某，女，33岁，未婚，1997年3月13日初诊，患者有不洁性交史。曾以尿频、尿急、尿痛、下腹不适伴黄带增多，3个月前经某院妇科检查及分泌物镜检诊断为"急性淋病"，治疗后，症状时好时差。现症：时有尿频、尿急、尿痛，阴道灼热感，白带量多，伴腰部酸痛，舌淡、苔薄黄，脉沉滑无力。尿道分泌物培养发现少量淋菌，诊为慢性淋病。治疗按中医花柳毒淋症处理，拟解毒通淋，补肾化瘀，用毒淋汤（金银花18g，石韦、牛蒡子、白芍各10g，甘草梢、三七粉各6g，鸦胆子去皮30粒）加杜仲、菟丝子、芡实10g，服药10剂后，症状明显好转。继服10剂症除，2周后并作尿道、阴道分泌物镜检、培养均未查出淋菌，追溯6个月无复发。[杜长湘，陈明雄.毒淋汤治疗慢性淋病50例.实用中医药杂志，2000，16（6）：14]

【临床应用】

慢性淋病　总有效率91%。毒淋汤加减：银花20g，海金沙15g，石韦10g，甘草梢10g，芍药12g，败酱草20g，茯苓20g，丹参15g，山豆根15g，绵茵陈12g。10天为1疗程，2~3个疗程。[吴锦发，卢泰坤.毒淋汤加减治疗慢性淋病43例.福建中医药，1993，24（4）：13-14]

【临证提要】本方解毒化瘀，通淋清热之功，用于毒淋。张锡纯加减法：

"兼受风者，可加防风二三钱。若服药数剂后，其疼瘥减，而白浊不除，或更遗精者，可去三七、鸦胆子，加生龙骨、生牡蛎各五钱。"此外，湿热瘀毒重，加萆薢、瞿麦、牛膝、琥珀、车前子、黄柏、蒲公英、败酱草、白花蛇舌草等；小腹、会阴、睾丸胀痛下坠感明显，加川楝子、元胡、荔枝核；肾虚较重，加益智仁、肉苁蓉、菟丝子等；脾虚较重者，加茯苓、莲子、芡实、苍白术、淮山等。

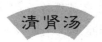

清肾汤

【来源】《医学衷中参西录·医方治淋浊方》。

【组成】知母四钱　黄柏四钱　生龙骨四钱，捣细　生牡蛎三钱，炒捣　海螵蛸三钱，捣细　茜草二钱　生杭芍四钱　生山药四钱　泽泻一钱半

【用法】水煎服。

【功效】清热涩精。

【主治】小便频数疼涩，遗精白浊，脉洪滑有力。

【方解】本证因肾虚相火妄动所致，故用知母、黄柏清肾泻火，山药、海螵蛸益肾涩精，芍药、茜草活血止血，龙骨、牡蛎敛阴止遗。

【验案精选】

1. 遗精　一人，年三十许，遗精白浊，小便时疼如刀，又甚涩数。诊其脉滑而有力，知其系实热之证。为其年少，疑兼花柳毒淋，遂投以此汤，加没药（不去油）三钱、鸦胆子（去皮）四十粒（药汁送服），数剂而愈。（《医学衷中参西录》）

2. 前列腺炎　李某，男，36岁，1988年5月20日初诊。患者早泄及房事后阴部隐痛2年，伴腰酸腿软，尿频，余沥不尽，大便时尿道口有浅黄色黏液排出，自觉神疲乏力，心烦失眠，午后潮热，时有盗汗，口干欲饮，头晕健忘，大便干燥，小便色黄，舌质红，苔薄黄，脉细数。前列腺指诊腺体胀稍硬，触痛明显，前列腺液镜检，白细胞20个/高倍视野，红细胞6个/高倍视野，尿检红、白细胞少许。诊为慢性前列腺炎，辨证为肾阴虚火旺，投以清肾汤（知母12g，黄柏12g，龙骨15g，牡蛎15g，茜草15g，白芍10g，淮山药10g，海螵蛸9g，泽泻9g）加生地20g，女贞子15g，旱莲草20g，山萸肉10g，败酱草20g，连服20剂，症状消失，前列腺指诊腺体软无触痛，尿常规及前列腺液检查均正常。[陈立群.清肾汤加味治疗慢性前列腺炎34例.吉林中医药，1994，(6)：21]

3. 血精（精囊炎）　赵某，男，38岁，工人，1992年4月6日初诊。主

诉近周来，同房时精液呈红色，血精量多，射精时疼痛，伴有腰骶坠痛，下腹部疼痛并引及会阴和两侧腹股沟，茎中涩痛。素体阴虚，常失眠，盗汗，五心烦热，腰膝酸软，面色少华，消瘦神疲，咽干溲黄，舌苔薄黄脉细数。按压下腹部及会阴部有轻度压痛，直肠指检：前列腺及其上方和周围有压痛；精液常规镜检：红细胞（＋＋），白细胞（＋）。B超检查：提示精囊略大，精囊炎症。泌尿科拟诊：精囊炎。此属肾虚火旺，相火妄动，精室被扰，损伤血络而致血精，治以滋阴固肾，清热凉血，方用清肾汤加味，知母、龙胆草、黄柏各15g，白芍、茜草、乌贼骨各12g，泽泻、山药、生龙牡、女贞子、旱莲草、土茯苓各30g，4剂，水煎服，日服1剂，每剂煎2次。嘱坐浴每日1次~2次，每次20分钟，水温42℃~43℃。同年4月10日复诊，服药后腰骶坠痛，下腹痛，茎涩痛等明显减轻，继拟原方4剂，服法、坐浴同前。4月14日三诊，服药后诸痛皆除，同房时肉眼血精消失，拟上方去龙胆草，继服5剂巩固疗效。于4月2日复查B超，精囊恢复正常，复查精液，镜检未见红、白细胞，追访半年之内无复发。[袁福茹，何永田．清肾汤加味治疗血精症34例临床观察．湖北中医杂志，1995，(6)：16]

【临证提要】本方清热止血、补肾敛阴，用于淋证、遗精。现用于精囊炎、前列腺炎等疾病，膀胱湿热证明显者加瞿麦、败酱草、蒲公英、苦参、车前子、琥珀；肾阴虚证明显者加生地、女贞子、旱莲草、山萸肉；肾阳虚证明显者加肉桂、巴戟天、淫羊藿、菟丝子；精浊阻窍不畅者加王不留行、桃仁；尿血者加阿胶、大小蓟，舌质偏暗加乳香、没药、红花；前列腺指诊变硬者加三棱、莪术、炮山甲。

化滞汤

【来源】《医学衷中参西录·医方治痢方》。

【组成】生杭芍一两　当归五钱　山楂六钱　莱菔子五钱，炒捣　甘草二钱　生姜二钱

【用法】水煎服。

【功效】活血消积。

【主治】下痢赤白，腹疼，里急后重初起者。

【方解】本证湿热积滞阻滞肠道所致，故用白芍、当归缓急活血止痛，山楂、莱菔子理气消滞通肠，甘草和中，生姜和胃。

【验案精选】

痢疾　江某，男，26岁。1987年8月18日初诊。发热恶寒，便下脓血2

天，伴腹痛、里急后重，纳差乏力，大便每日 10 余次，T39.1℃，白细胞 $16.5×10^9$/L，N：0.82，大便检查黏液（＋＋），红细胞（＋＋＋），脓球（＋＋），吞噬细胞 3～5 个。舌红、苔厚腻，脉滑数，证属热迫阳明，食滞肠道。治则：清热解表，理气化滞，方药：杭芍 30g，山楂、金银花各 20g，当归、莱菔子、白头翁各 15g，木香、甘草各 6g，柴胡 12g，槟榔 10g，3 剂，水煎服，每日 3 次。肌内注射柴胡注射液 2 支。药尽热退，各种症状明显减轻。原方去柴胡、槟榔又进 3 剂而愈，嘱口服黄连素胶囊 3 天以善其后，随访半年无复发。[曹恒. 化滞汤治疗痢疾 50 例. 陕西中医，1990，11（6）：271]

【临证提要】本证有活血消积功效，用于痢疾。张锡纯云："身形壮实者，可加大黄、朴硝各三钱下之。"若服本方后病情未愈，可用燮理汤。此外，尚可加白头翁、鸦胆子。若发热兼表证者可加柴胡、葛根；后重甚者加槟榔、秦皮；便血重加丹皮、地榆。

燮理汤

【来源】《医学衷中参西录·医方治痢方》。

【组成】生山药八钱　金银花五钱　生杭芍六钱　牛蒡子二钱，炒捣　甘草二钱　黄连钱半　肉桂一钱半，去粗皮将药煎至数十沸再入

【用法】水煎服。

【功效】清热解毒，温阳健脾。

【主治】下痢服前药未痊愈者。若下痢已数日，亦可径服此汤。又治噤口痢。

【方解与方论】本证属于肾虚热毒，故用山药补肾养阴，金银花、牛蒡子清热解毒，白芍缓急和络，并用黄连清火、肉桂温阳，二药等份并用，调理阴阳，甘草能调和诸药、和中缓急。

张锡纯云："方中黄连以治其火，肉桂以治其寒，二药等分并用，阴阳燮理于顷刻矣。用白芍者，《伤寒论》诸方，腹疼必加芍药协同甘草，亦燮理阴阳之妙品。……用山药者，滞下久则阴分必亏，山药之多液，可滋脏腑之真阴。且滞下久，则气化不固，山药之收涩，更能固下焦之气化也。又白芍善利小便，自小便以泻寒火之凝结。牛蒡能通大便，自大便以泻寒火之凝结。金银花与甘草同用，善解热毒，可预防肠中之溃烂。"

另外，本方虽名燮理汤有调和阴阳之功效，但方中用金银花、黄连、牛蒡子、白芍等寒凉之品，仍属于清火之剂。故张锡纯云："此方虽黄连、肉桂

等份并用，而肉桂之热，究不敌黄连之寒。况重用白芍，以为黄连之佐使，是此汤为燮理阴阳之剂，而实则清火之剂也。"

【验案精选】

1. 慢性阿米巴痢疾 李某，女，46 岁。1989 年 8 月 21 日诊，患者腹痛伴泄泻反复发作 2 年，查大便中阿米巴滋养体阳性，诊断为慢性阿米巴痢疾，服清热利湿，温脾涩肠药罔效。刻诊：大便溏泻，日行六七次，便中挟有血和黏液，其味腥臭，腹痛即欲泄、纳呆，头晕乏力，泛泛欲吐，舌质红，苔白厚，脉弦略数。辨证为寒火挟毒阻滞大肠，气机郁阻，传导失司。治以寒温并用，苦辛通降，调畅气机为法。方用燮理汤［生山药 24g，金银花 15g，生白芍 18g，炒牛蒡子 6g，黄连 5g，肉桂 5g，生甘草 6g，鸭胆子 5～20 粒（装入胶囊药汤送服）］加生地榆 9g，广木香 9g，元胡 9g，神曲 9g，山楂 9g，服药 5 剂，腹胀痛好转，纳食增，大便中已无血液，仍有少量黏液，日行三四次，舌质略红，苔薄腻，脉弦细，原方续进 20 余剂，病愈。随访几年未复发。［崔德斌．燮理汤治疗阿米巴痢疾 37 例．大同医专学报，1994，14（1）：93］

2. 痢疾 患者一老翁，1972 年 9 月下旬就诊。主诉：患痢疾 3 月余，经多方治疗无效，现腹痛下坠，下痢赤白相兼，日数十次。观其面色白，精神萎靡，舌淡苔白，脉缓。证属下焦寒火凝结，气阴两伤。投燮理汤加减：生山药 30g，金银花 15g，生杭芍 30g，牛蒡子 6g，甘草 10g，黄连 4.5g，肉桂 4.5g，鸭胆子 6g（去皮），生姜 3 片为引。二诊：服上药 3 剂后，下痢、腹痛大减，守方加红参 6g，继服 3 剂，服后病愈八九，后以调理脾胃，补益气血之剂收功。［姚沁．燮理汤的临床应用．中原医刊，1984，（4）：11］

3. 慢性结肠炎 郑某，男性，52 岁，以反复腹泻、腹痛半年，加剧 7 天为主诉入院。诊见大便呈糊状、黏液多，日解 4～5 次，左下腹隐隐疼痛，肠鸣，里急后重，无恶寒、发热，无口渴，纳可，小便清长，寐安，舌红苔薄白，脉滑。粪便常规示黏液（＋＋＋），粪便培养加药敏示：无致病菌生长。钡剂灌肠示：慢性结肠炎。……处方：淮山药 30g，肉桂 4.5g，川黄连 4.5g，银花 15g，白芍 15g，牛黄 6g，甘草 3g，鸦胆子 30 粒分次吞服。3 剂后症状明显减轻，大便质软，日解 1～2 次，排便前偶感腹痛。守上方加白术 12g，茯苓 15g，继服 10 帖。大便日解 1 次、成形，疼痛缓解。钡剂灌肠示：肠黏膜病变基本恢复。粪便常规示：未见黏液，治愈出院。［林松，林光启．燮理汤治疗慢性结肠炎 48 例．福建中医药，1994，（3）：11］

【临床应用】

1. 急性菌痢 治愈率 95%。组成：生山药 24g，金银花 15g，白芍 8g，牛蒡子、甘草各 6g，黄连、肉桂各 5g。赤痢加生地榆 6g，白痢加生姜 6g，血痢加鸦胆子 20 粒。伴恶寒发热头身痛者加荆芥、葛根；呕吐加藿香、竹茹、半夏；腹痛甚加木香、枳实；下痢赤多白少者加黄芩、苦参，下痢白多赤少者加厚朴、苍术。[赵鹏晖.燮理汤治疗急性菌痢 100 例.陕西中医，1987，8（7）：325]

2. 慢性结肠炎　总有效率 94%。方剂组成：山药 30g，银花 15g，白芍 15g，牛蒡子 6g，黄连、肉桂各 4.5g，甘草 3g，每日 1 剂。黏液甚者加鸦胆子 30 粒，分 2 次吞服；腹痛甚者加元胡、川楝子；呕吐加半夏；偏寒者加附子；偏热者加黄柏。[林松，林光启.燮理汤治疗慢性结肠炎 48 例.福建中医药，1994，（3）：11]

【临证提要】本方有清热解毒、和营缓急、健脾止痢之功，用于痢疾。张锡纯加减方法有："单赤痢加生地榆二钱，单白痢加生姜二钱，血痢加鸦胆子二十粒（去皮），药汁送服。"白痢加生姜温中行气，赤痢加生地榆以凉血，下痢纯血水，血分热毒炽盛，故加鸦胆子解毒。痢疾较重者，需要使用鸦胆子，今常装胶囊使用。本方若治疗疾初起者，可合化滞汤；痢疾后期者，脾气已伤，可合用三宝粥。

需要注意，燮理汤治热痢，但方中淮山药用量较重，意在扶正。张锡纯云："遇痢之挟虚与年迈者，山药恒用至一两，或至一两强。"参、芪、术之类温补，不宜于热痢，故本方不用。

解毒生化丹

【来源】《医学衷中参西录·医方治痢方》。

【组成】金银花一两　生杭芍六钱　粉甘草三钱　三七二钱，捣细　鸦胆子六十粒，去皮拣成实者

【用法】上药五味，先将三七、鸦胆子，用白沙糖化水送服。次将余药煎汤服。病重者，一日须服两剂始能见效。

【功效】清热解毒，缓急止血。

【主治】痢久郁热生毒，肠中腐烂，时时切疼，后重，所下多似烂炙，且有腐败之臭。

【方解】本证因热湿毒阻滞所致，故重用金银花清解毒热，三七末活血生肌，鸦胆子解毒止痢，生杭芍、甘草缓急止痛。

【验案精选】

痢疾　一人，年五十二，因大怒之后，中有郁热，又寝于冷屋之中，内热为外寒所束，愈郁而不散，大便下血。延医调治，医者因其得于寒凉屋中，谓系脾寒下陷，投以参、芪温补之药，又加升麻提之。服药两剂，病益增重，

腹中切疼，常常后重，所便之物，多如烂炙。更延他医，又以为下元虚寒，而投以八味地黄丸，作汤服之，病益加重。后愚诊视，其脉数而有力，两尺愈甚。确知其毒热郁于肠中，以致肠中腐烂也。为拟此方，两剂而愈。(《医学衷中参西录》)

【临床应用】

急性阿米巴痢疾 总有效率95.8%。药用：金银花20g，生杭芍15g，甘草6g，三七末3g，鸦胆子10粒（龙眼肉包）。先将三七末、鸦胆子用温开水送服，次将余药煎汤温服。每日1剂。本方治疗急性阿米巴痢疾，临床症状及体征消失快、大便镜检转阴时间短，治愈时间在5天左右。[陈勇. 解毒生化丹治疗急性阿米巴痢疾24例疗效观察. 北京中医杂志，1987，(4)：44]

【临证提要】 本方有清解热毒、活血生肌之功，用于痢疾重症。一般来讲，化滞汤主要用于痢疾初起、气血未亏者，燮理汤用于痢疾服化滞汤未愈者。解毒生化丹用于痢疾日久，肠中腐烂者，其辨证要点是下利腐败。

通变白头翁汤

【来源】《医学衷中参西录·医方治痢方》。

【组成】 生山药一两   白头翁四钱   秦皮三钱   生地榆三钱   生杭芍四钱 甘草二钱   旱三七三钱，轧细   鸦胆子六十粒，去皮拣成实者

【用法】 上药共八味，先将三七、鸦胆子用白蔗糖水送服一半，再将余煎汤服。其相去之时间，宜至点半钟。所余一半，至煎汤药渣时，仍如此服法。

【功效】 健脾清肝，凉血止血。

【主治】 热痢下重腹疼。

【方解】 本证因热毒伤及阴血所致，故用淮山药补脾益肾，白芍养血缓急，白头翁、秦皮、鸦胆子清热解毒燥湿，地榆收敛止血，三七止血散瘀。

【验案精选】

1. 痢疾 王某，奉天铁岭人，年四十许。己未孟秋，自郑州病归，先泻后痢，腹疼重坠，赤白稠黏，一日夜十余次。先入奉天东人所设医院中，东人甚畏此证，处以隔离所，医治旬日无效。遂出院归寓，求为延医。其脉弦而有力，知其下久阴虚，肝胆又蕴有实热也。投以此汤，一剂痢愈。仍变为泻，日四五次，自言腹中凉甚。愚因其疾原先泻，此时痢愈又泻，且恒以温水袋自熨其腹，疑其下焦或有伏寒，遂少投以温补之药。才服一剂，又变为痢，下坠腹疼如故，惟次数少减。知其病原无寒，不受温补。仍改用通变白头翁汤。一剂痢又愈，一日犹泻数次。继用生山药一两，龙眼、莲子各六钱，

生杭芍三钱，甘草、茯苓各二钱，又少加酒曲、麦芽、白蔻消食之品，调补旬日全愈。（《医学衷中参西录》）

2. 阿米巴痢疾 裴某，男，37 岁，干部。1969 年 10 月 18 日入院，患者腹胀痛，里急后重，下痢赤白黏冻 4 月余，反复不愈。4 个月前曾因痔疮下血，在市某医院门诊经西药治疗好转。即而腹胀痛，里急后重，下痢赤白，经粪检诊断为阿米巴痢疾而住院治疗。经西药治疗 1 个月好转出院，出院后不久，病又复发，而来我院门诊，投芍药汤、白头翁汤等配合西药治疗 3 月，效果不佳遂收入住院。症见腹痛，里急后重，下痢赤白，日 2～3 次，神疲纳差，时而痔疮出血，舌红苔腻微黄，脉弦。粪检红细胞（＋＋＋），白细胞（＋＋），脓球（＋＋），黏液（＋＋），发现阿米巴滋养体。证系病久正虚，湿热滞留。治以补脾益肾，清热解毒。拟用通变白头翁汤加味：淮山药 30g，白头翁 12g，秦皮 10g，生地榆 10g，杭芍 15g，三七 5g，鸦胆子 10g，枳壳 12g，甘草 3g，日 1 剂。服 5 剂后病症减轻，守方继服原方，病症逐步好转，服 30 剂后诸症悉除，粪检（－），继以香砂六君子汤 10 剂以善其后，于 1969 年 12 月 1 日痊愈出院，随访未见复发。[刘建材. 阿米巴痢疾治验. 湖南中医杂志，1997，13（5）：40]

3. 滴虫性肠炎 王某，男，56 岁，农民，1975 年 11 月 16 日初诊。2 月前患"痢疾"，泻下赤白夹杂，腹痛，里急后重，经本队医疗站服用中西药治疗未愈。后在华县医院确诊为"滴虫性肠炎"，服用灭滴灵等西药效果不显，遂来我院求诊。患者面色晦暗萎黄，精神萎靡，四肢困乏，食欲不振，大便稀溏，赤白夹杂，腹部压痛明显，以脐周和左下腹为甚，舌质红，苔黄腻，脉濡数。粪检：脓球（＋＋），红细胞（＋＋＋），肠滴虫（＋＋＋）。证属暑热秽浊与滴虫交阻，壅滞阳明肠腑，气机不畅，大肠传导失职，治以清利湿热，解毒杀虫，佐以扶正，方用通变白头翁汤原方（生山药 30g，白头翁、生杭芍各 12g，秦皮、生地榆各 10g，甘草 6g，三七粉 10g，鸦胆子 60 粒，去皮）3 剂。11 月 20 日二诊：大便软溏，少量脓血，腹痛下坠消失，精神转佳，舌偏红，苔白，脉象濡数。粪检：脓球 1～2，红细胞（＋），肠滴虫（＋）。继服上方 3 剂，鸦胆子改为 10 粒。11 月 25 日三诊：大便色、次、量均趋正常，惟感乏力、纳差，吞服鸦胆子后恶心，舌淡红苔薄腻，脉濡略数。粪检肠滴虫（＋）。治宜清利湿热，健脾和中。方用生山药、白扁豆各 30g，茯苓、半夏、藿香、焦三仙、苦参、竹茹各 10g，鸦胆子 30 粒，生姜 3 片。共服中药 18 剂，粪检 3 次阴性，停药。嘱其注意饮食卫生，常服大蒜。随访至今未复发。[李立民. 通变白头翁汤治疗滴虫性肠炎 18 例. 陕西中医，1989，（1）：30]

【临证提要】 本方源于《伤寒论》白头翁汤，即白头翁汤去苦寒伤中之黄连、黄柏，加生山药、生地榆、生杭芍、甘草、旱三七、鸦胆子等，具有扶正解毒止血之功，较原方作用更为全面，用于热痢下重兼有虚证者，替代白头翁汤。今常用于阿米巴痢疾和滴虫性肠炎的治疗。

三宝粥

【来源】《医学衷中参西录·医方治痢方》。

【组成】生山药一两，轧细　三七二钱，轧细　鸦胆子五十粒，去皮

【用法】上药三味，先用水四盅，调和山药末煮作粥。煮时，不住以箸搅之，一两沸即熟，约得粥一大碗。即用其粥送服三七末、鸦胆子。

【功效】健脾止血，解毒止痢。

【主治】痢久，脓血腥臭，肠中欲腐，兼下焦虚惫，气虚滑脱者。

【方解】本证因湿热内蕴，耗伤阴津所致，故用淮山药补脾肾之阴，三七化腐生肌，祛瘀止血，鸦胆子清热解毒。

【验案精选】

1. **痢疾**　女，年五十六。于季夏下痢赤白，迁延至仲冬不愈。延医十余人，服药百剂，皆无效验，亦以为无药可医矣。后求愚延医，脉象微弱，至数略数，饮食减少，头目时或眩晕，心中微觉烦热，便时下坠作疼，然不甚剧。询其平素，下焦畏凉。是以从前服药，略加温补，上即烦热，略为清理，下又腹疼泄泻也。为拟此方，一日连服两次，其病遂愈。后旬余，因登楼受凉，旧证陡然反复，日下十余次，腹疼觉剧。其脉象微弱如前，至数不数。俾仍用山药粥，送服生硫黄末三分，亦一日服两次，病愈强半。翌日又服一次，心微觉热。继又改用前方，两剂全愈。（《医学衷中参西录》）

2. **阿米巴痢疾**　方某某，男，11岁。1977年4月11日诊。1年前，患大便下血，曾用多种中西药物未能根治。现大便一日3～4次，便中带血及黏液。大便检查：阿米巴（++）。脘痛，不欲食，夜寐龂齿，舌苔微黄，舌起粟粒，脉缓。证属热邪侵犯大肠，伤及血络，脾胃虚弱之休息痢证。治宜清热解毒，凉血止血，扶脾养胃，用三宝粥加味：鸦胆子仁10粒（龙眼肉包吞），三七粉3g（冲服），淮山药25g，白芍药15g，甘草5g，党参20g，沙参13g，茜草6g，地榆10g，水煎服。上方服5剂，大便溏，2天1次，未见血及黏液，知饥思食，口渴，脉细缓。上方加乌梅6g，鹤虱10g。服3剂后，大便溏，每天1次，大便化验：未发现阿米巴。再以三宝粥合四君子汤6剂调理善后，大便成形，化验正常，遂愈。观察1年，未见复发。[陈芝高.三宝粥治阿米巴痢疾.四川中医，1987，(6)：19]

【临床应用】

阿米巴痢疾 16 例治愈 11 例，显效 2 例。方药组成：白头翁 60 ～ 90g，生山药粉 30g，鸦胆子 25 ～ 50 粒（去皮、胶囊分装），白沙糖适量。以上均为成人量，14 岁以下患者酌情减量。用法：先将白头翁煎取 80ml 药液（去渣），调和山药粉煮作粥（煮时，不住搅之，两沸即熟），约得粥一大碗，放入白沙糖适量调匀，即用其粥送服三七粉 1 ～ 2g 和鸦蛋子（空腹顿服），10 日为一疗程。[李培根. 加味三宝粥治 16 例阿米巴痢疾. 河北中医，1988，（5）：27]

【临证提要】 本方有扶正解毒活血生肌之功，用于痢疾日久正气不足、邪毒瘀滞者。张锡纯治疗痢疾日久，热毒肠腐，常以三七末、鸦胆子并用，三七末二钱，鸦胆子每服 25 ～ 50 粒，白糖水送下。

硝菔通结汤

【来源】《医学衷中参西录·医方治燥结方》。

【组成】 净朴硝四两　鲜莱菔五斤

【用法】 将莱菔切片，同朴硝和水煮之。初次煮，用莱菔片一斤，水五斤，煮至莱菔烂熟捞出。就其余汤，再入莱菔一斤。如此煮五次，约得浓汁一大碗，顿服之。若不能顿服者，先饮一半，停一点钟，再温饮一半，大便即通。

【功效】 降气通便。

【主治】 大便燥结久不通，身体兼羸弱者。

【方解与方论】 本证因体虚肠燥所致，故用芒硝软坚通便，莱菔子降气导滞。

张锡纯云："莱菔味甘，性微温，……取其汁与朴硝同用，其甘温也，可化朴硝之咸寒，其补益也，可缓朴硝之攻破。"

【验案精选】

1. 便秘 一媪，年近七旬，伤寒初得，无汗，原是麻黄汤证。因误服桂枝汤，遂成白虎汤证。上焦烦热太甚，闻药气即呕吐。但饮所煎石膏清水，亦吐。俾用鲜梨片蘸生石膏细末，嚼咽之。约用石膏两半，阳明之大热遂消，而大便旬日未通，其下焦余热，仍无出路，欲用硝黄降之，闻药气仍然呕吐。且其人素患劳嗽，身体羸弱，过用咸寒，尤其所忌。为制此方，煎汁一大碗，仍然有朴硝余味，复用莱菔一个，切成细丝，同葱油醋，和药汁调作羹。病患食之香美，并不知是药，大便得通而愈。（《医学衷中参西录》）

2. 急性肠梗阻 梁某，女性，59 岁，无锡北塘人，2011 年 2 月 25 日初诊。患糖尿病7年，血糖控制不佳，空腹血糖在10～15mmol/L之间波动，因春节期间过多摄入油腻之物，而至大便闭结，7天未行，伴腹痛腹胀，某医院诊为急性肠梗阻及2型糖尿病，历经禁食6天、输液、胃肠减压、甘油灌肠2次、番泻叶泡服等处理而未效，始终腹胀、腹痛、恶心、无排气，无奈之下由亲属登门代诉，脉苔不详。处以硝菔通结汤。取生白萝卜2500g，切块。煎药容器内放入3000ml，加入部分萝卜，中火煎煮，待萝卜熟烂后去渣、滤汤，在药液中继续加入适量剩余萝卜，如上法煎煮、取汤。待萝卜全部煎煮完毕，最后制得500ml萝卜汤液再加入芒硝100g，煎40分钟，药汁浓缩至300ml。嘱患者每2小时服用汤药1次，每次30～50ml。患者初服药汁50ml，10min后便有排气，大约1小时后排出大便6枚，硬结如羊粪，伴稀水，病症若无，遂停服。第2日自动出院。[刘西强，徐苏．肠梗阻治验2则．中国中医急症，2011，20（12）：2057]

【临床应用】

老年性便秘　治愈率90%。药用：莱菔子、芒硝、白术、芦荟。莱菔子与芒硝加水煎3次，使芒硝充分浸入莱菔子，取液再入白术煮，取液再入芦荟煎，分早晚2次服。气虚重者加党参、黄芪，阴虚重者加生地、白芍，血虚重者加当归、何首乌、白芍、生地。[吕凤英．加味硝菔通结汤治疗老年性便秘30例．吉林中医药，2001，（5）：26－27]

【临证提要】　本方有行气导滞通便之功效，用于便秘。本方毕竟以攻下为主，体虚需要酌情加减，张锡纯加减法包括："脉虚甚，不任通下者，加人参数钱，另炖同服。"今人于方中加入大量白术（100g），用于老年气虚便秘，若血虚肝肾不足也可加入何首乌。据报道，本方用于肠梗阻见效较快，最快者10分钟即有肠道排气反应，慢者3～5小时见效。如排便后腹痛明显减轻或消失，大便变稀，有大量矢气排出，腹胀明显减轻或基本消失，不可再服。长春铁路医院外科以本方加味组成粘连缓解汤，用于不完全性肠梗阻有效，组成为：川朴、炒莱菔子各9～15g，木香9g，乌药9g，桃仁、赤芍、番泻叶各9g，芒硝6g（冲服）。

赭遂攻结汤

【来源】《医学衷中参西录·医方治燥结方》。

【组成】生赭石二两，轧细　朴硝五钱　干姜二钱　甘遂一钱半，轧细药汁送服

【用法】水煎服。

【功效】攻逐降逆。

【主治】宿食结于肠间,或中脘下脘,不能下行,大便多日不通。

【方解】本证属于食积阻滞、寒热夹杂,故用甘遂、朴硝软坚攻逐,代赭石重坠降逆,干姜温中和胃。方中甘遂行水、芒硝软坚有相辅相成之效,干姜与朴硝寒热并用,可开寒热之凝滞。

【验案精选】

1. 便秘 乙卯之岁,客居广平,忽有车载病患,造寓求诊者。其人年过五旬,呻吟不止,言自觉食物结于下脘,甚是痛楚,数次延医调治,一剂中大黄用至两半不下。且凡所服之药,觉行至所结之处,即上逆吐出,饮食亦然。此时上焦甚觉烦躁,大便不通者已旬日矣。诊其脉,虽微弱,至数不数,重按有根。知犹可任攻下,因谓之曰:此病易治,特所服药中,有猛悍之品,服药时,必吾亲自监视方妥。然亦无须久淹,能住此四点钟,结处即通下矣。遂用此汤去干姜,方中赭石改用三两,朴硝改用八钱。服后须臾,腹中作响,迟两点半钟,大便通下而愈。后月余,又患结证如前,仍用前方而愈。(《医学衷中参西录》)

2. 肠梗阻 王某,女,33岁。形肥体健,务农劳作,饮食失调,一日晨起即腹胀,早饭未几即吐出。至中午腹胀加重且伴绞痛,坐卧不宁,大便不行。遂就诊于原平某医院,诊为肠梗阻,予以胃肠减压及静脉补液。病立愈,医生嘱留观2日,患者感觉康复,要求出院回家。回到家中隔一宿,晨起又觉腹胀,不矢气,至午加重。遂来就诊,以图良策。即予赭遂攻结汤[生代赭石60g,朴硝15g,干姜6g,甘遂4g(轧细药汁送服)]。服药2小时后,腹中作响,然后开始腹泻,一下午泻下十余次,腹胀顿减,夜能安卧,第三日即康复如常,后再未犯过此病。[胡明珠.赭遂攻结汤治验三则.中国乡村医药,2006,13(1):44]

【临证提要】本方有攻逐降逆之功,用于食结脘腹不通者。张锡纯加减法:"热多者,去干姜。寒多者,酌加干姜数钱。呕多者,可先用赭石一两、干姜半钱煎服,以止其呕吐。呕吐止后,再按原方煎汤,送甘遂末服之。"本方适用于单纯性肠梗阻及急、慢性阑尾炎,但攻下之力较强,对壮年体强者较为适宜,年老体弱者慎用。

通结用葱白熨法

【来源】《医学衷中参西录·医方治燥结方》。

【组成】葱白四斤,切作细丝　干米醋多备待用

【用法】将葱白丝和醋炒至极热,分作两包,乘热熨脐上。凉则互换,不

可间断。其凉者，仍可加醋少许，再炒热。然炒葱时，醋之多少，须加斟酌。以炒成布包后，不至有汤为度。熨至六点钟，其结自开。

【功效】 温通寒凝。

【主治】 便秘、小便不通及疝气。

【方解】 本证因寒凝气滞不通，故用葱白温通之性温散寒凝、宣通气滞。

【验案精选】

便秘　王某某，女，75岁。初诊日期：1991年10月4日。患者便秘30余载，近2年加重，非大剂泻剂则便不能行，半月来便秘加重，虽广服中、西通便泻下药便仍未行，至今大便已旬日未解，脘腹痞胀、躁扰不宁。观其面色白，气短似喘、手足不温、口淡不渴、食不甘味、不思纳谷，时欲呕恶但未曾吐。舌体胖大，边多深齿痕，舌质淡且有浓紫气、舌下脉络粗紫而黯，舌苔薄白，左脉细弱，右寸关浮按之无，尺沉弱。年逾古稀久经攻下，耗气伤阳，气机窒滞，气失展布津血失于输布，亦复滞涩，幸患者体素丰厚，虽经久攻而阴津尚未大伤，尚可图治。予自拟传道汤（见临床应用）加沉香3g，肉苁蓉15g，桃仁泥15g。7剂。嘱服第1次药后即以葱白熨法熨脐。建议葱白用醋炒热后即敷脐部，上复纱布并以热水袋压之，水凉即换。用药1时许始得矢气，腹觉宽松，3小时后便下甚多。患者服药21剂，大便每日1行、粪质不干，纳谷渐增、面色渐华、四肢渐温。后以归脾丸善后，共服归脾丸百余丸。观察至今便秘未作。[关大庆，王善立．自拟传道汤治疗单纯性便秘136例．光明中医杂志，1994，（1）：21－22]

【临床应用】

单纯性便秘　有效率93%。葱白熨法：大葱白切丝同干米醋共炒热，分作2包，乘热熨脐上，凉则互换，用于数日不大便，腹胀满甚或疼痛者。传道汤组成：炙黄芪15～30g，炙甘草6g，广陈皮10g，全当归10g，清阿胶10g，郁李仁10g，枳壳10g，鲜葱白15g，胡麻仁10g。治疗30天。[关大庆，王善立．自拟传道汤治疗单纯性便秘136例．光明中医杂志，1994，（1）：21－22]

【临证提要】 此法有通二便、消疝气之功效，用于便秘、小便不通、疝气初得者。寒邪盛者，可参考张锡纯加减法："加以小茴香、胡椒诸末，同炒亦佳（用胡椒末时，不宜过五钱，小茴香可多用）。"病情较重者，可采用外熨内攻之法，配合口服药物治疗。本法不宜用于阳明之实热燥结者。

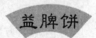

益脾饼

【来源】《医学衷中参西录·治泄泻方》。

【组成】白术四两　干姜二两　鸡内金二两　熟枣肉半斤

【用法】上药四味，白术、鸡内金皆用生者，每味各自轧细焙熟（先轧细而后焙者，为其焙之易匀也）。再将干姜轧细，共和枣肉，同捣如泥，作小饼。木炭火上炙干，空心时，当点心，细嚼咽之。

【功效】健脾消食。

【主治】脾胃湿寒，饮食减少，长作泄泻，完谷不化。

【方解】本证因脾虚食积所致，故用白术健脾燥湿，干姜能温中散寒，鸡内金消食化积，大枣补中。

【验案精选】

溃疡性结肠炎　刘某某，男，46岁，工商所职工，患溃疡性结肠炎9年以上，面色少华，身困乏力，腹痛不爽，黏液血便，时轻时重，每日约4～6次，曾在多家医院诊治，应用中西药物治疗多年，效果均较差，反复发作。查体：面色微黄、形体消瘦、舌苔白腻微黄、脉弦。乙状结肠镜检查提示：溃疡性结肠炎，大便检查排除致病菌。拟方：桃仁10g，杏仁10g，生薏苡仁各30g，黄芩10g，败酱草30g，肉桂6g，赤芍10g，白芍10g，党参15g，木香10g，鸦胆子10粒（不入煎剂，去皮完整吞服，连用7天后停用），三七粉3g（冲服），水煎服每日1剂，早晚服用，并配以益脾饼，连用7天后，大便次数明显减少，每日2～3次，血便已无（经大便潜血检查），腹痛已完全缓解，继续服用上述药物2周后，大便已成型，每日1次，面色微黄已明显改善，已无乏力感，再继服1周停药，半年后，经乙状结肠镜复查：肠黏膜已完全正常。1年后随访无复发。[于英伟，邵国辉.愈肠生化汤配益脾饼治疗溃疡性结肠炎92例临床观察.中国卫生产业，2011，8（9）：111]

【临床应用】

溃疡性结肠炎　总有效率96.7%。益脾饼（1个月量）：白术500g，陈皮200g，山药600g，大枣600g，龙眼肉600g，将白术、陈皮、山药轧细，枣肉、龙眼肉捣烂如泥，共同搅拌均匀，做薄饼，用烤箱、微波炉或炭火烤干，分为30天量，早晚空腹细嚼咽之。配合愈肠生化汤，药物：桃仁10g，杏仁10g，生薏苡仁各30g，黄芩10g，败酱草30g，乌梅10g，赤芍10g，白芍10g，党参15g，木香10g，鸦胆子10粒（不入煎剂，去皮完整吞服，连用7天后停用）、三七粉3g（冲服）。[于英伟，邵国辉.愈肠生化汤配益脾饼治疗溃疡性结肠炎92例临床观察.中国卫生产业，2011，8（9）：111]

【临证提要】益脾饼有健脾益气，开胃消食的功效，用于脾胃虚寒，运化无力食少、便溏等。本方口感好，做饼常服，病人易于接受，属于食疗方。病重者需要根据具体病情配合其他药物治疗。现临床用于慢性溃疡性结肠炎有效，方中大枣可用龙眼肉代替，虚寒不重者山药代干姜，气滞者加陈皮。

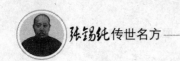

<h1 style="text-align:center">薯蓣粥</h1>

【来源】《医学衷中参西录·治泄泻方》。

【组成】生怀山药一斤，轧细过罗

【用法】上药一味，每服用药七八钱，或至一两。和凉水调入锅内，置炉上，不住以箸搅之，两三沸即成粥服之。若小儿服，或少调以白糖亦可。

【功效】健脾止泻。

【主治】阴虚劳热，或喘，或嗽，或大便滑泻，小便不利，一切羸弱虚损之证。

【方解与方论】本证因气阴不足所致，故用山药健脾养阴、收涩止泻。

张锡纯曰："小儿少阳之体，阴分未足，滑泻不止，尤易伤阴分。往往患此证者，数日即浑身发热，津短燥渴，小便不利，干呕懒食，惟嗜凉物。当此之际，欲滋其阴，而脾胃愈泥，欲健其脾，而真阴愈耗，凉润温补，皆不对证。……惟山药脾肾双补，在上能清，在下能固，利小便而止大便，真良药也。"

【验案精选】

1. 泄泻 男患，53岁，教师。1982年10月9日初诊。该患者于5个月前因饮食不当患急性肠炎。经治疗好转，但一直未愈，大便每日少则2～3次，多则5～6次，伴肠鸣、腹痛。面黄形瘦、纳差乏力、舌淡、苔白而润、脉濡细而弱。曾多次治疗，效果不著。投治于余，诊为脾气虚弱泄泻证。书方山药粥。依法服二十余日，泻止而愈。山药粥制法：干山药片2斤，轧细过筹，取其细粉40～60g，和水调入锅内，煮制成粥，待温服食。亦可据病情在山药粉内加入其他中药粉或食品，同煮成粥服之，或少调以白糖亦可。每日2～3次，温热服食。一般以7～10天为1疗程。病愈后停用或继服1个疗程，以资巩固。[阎俊杰. 薯蓣粥治疗脾肾虚弱泄泻验案2则. 实用中医内科杂志，1988，2（4）：158，156]

2. 霉菌性肠炎 患者刘某，女，9个月。初诊：患儿因母乳不足，而辅以牛奶类饮食后致腹泻已3月余。初起大便一日8、9次，后至20余次。曾用多种抗生素治疗无效，粪检查出念珠菌，诊断为霉菌性肠炎。经用制霉生素治疗，目前大便一日仍20余次，粪中带有黏液。食乳尚可，时有烦哭，口干引饮，尿少稍黄，伴有低热。查体：神志清晰，面肤萎黄，形体消瘦，体温37.9℃，心肺（－），腹部有胀气，肠鸣音较亢进，舌淡苔薄白，津干，指纹淡青达气关。大便色淡黄，质稀，量不多。治拟温阳健脾，予加味理中汤。

再配合灸法治疗，灸天枢、中脘、气海、足三里、脾俞，每日 1 次。二诊：大便次数已减至每日 14、15 次，余症同前。原方再进 2 剂。此后辗转改方多次，不外香砂理中、厚朴温中、四神等方，治疗 2 月余，症情仍然。后停止一切药物和母乳，单用张锡纯《医学衷中参西录》的薯蓣粥治疗。山药 500g 研末，每日 6 次，每次 15g，白糖少许，炖成糊状，一以代药，一以代食，4 小时服 1 次。药后 2 日，大便即减至日下 6、7 次，便稍成形。小儿精神渐振，夜眠渐安，口干亦少。续以前法连服 3 周，大便霉菌检查转阴性。随访至今，患儿身体健康。[邓启源.薯蓣粥治愈霉菌性肠炎.上海中医药杂志，1982，(7)：27]

3. 结核病　患者，男，干部，56 岁。左肺结核，胸椎结核 20 余年。经间断用抗痨药治疗，但终未能彻底治愈。1984 年仲夏，左胸壁结核，中西药治疗稍好转，后局部破溃，久不收口，继咳吐脓血样痰。经探查已形成结核窦道。诊见：身体羸瘦，面色晦暗，气短乏力，音哑声怯，头汗出，两目少神，唇爪无华，下肢浮肿，舌质淡苔白厚，脉虚大无力。证属气血两亏，虚中挟实，治宜补气血，扶正固本，兼以祛邪。先投"秦艽扶羸汤"，并嘱家属做生姜羊肉丸子以膳食。连服月余，患者体质较前恢复大半，咳痰已止，溃口变浅变小，流少许脓液。继用前法加用薯蓣粥，2 月后，溃口已收，身体基本复原，病告痊愈。[王建平.张锡纯薯蓣粥临床运用.天津中医药，1987，(3)：11]

【临证提要】薯蓣粥具有健脾养阴止泻之功，主要治疗慢性腹泻。今用于各种肠炎、以及结核病。若脾肾不足可加胡桃肉温固下焦，久服发闷者配伍助消食药。

薯蓣鸡子黄粥

【来源】《医学衷中参西录·治泄泻方》。

【组成】即前薯蓣粥，加熟鸡子黄三枚

【用法】作粥服。

【功效】健脾养阴止泻。

【主治】泄泻久，而肠滑不固者。

【方解】本证因气阴两虚、肠滑不固所致，故用山药健脾固涩，鸡子黄，《本草纲目》谓能"补阴血，治下痢"，有收涩止泻之功。

【验案精选】

久泄　一老年女性，年愈七十，形体消瘦，面色苍黄，自述泄泻 10 余年，每日大便多则无数，少则十余次。大便量少质稀，平日自觉倦怠乏力，睡眠少，纳差，小便不利，舌淡苔白，脉细弱。综合病人脉症，辨证当属脾肾两虚，在治疗上当用温补脾肾，但是考虑病人病久，曾采取了多种方式治疗，故不宜轻易下药，于是嘱其试用薯蓣鸡子黄粥治疗。方法如下：生山药100g煮粥，开锅后加入煮熟的鸡子黄两枚，搅匀食之，2次/天，代饮食。2日后病情好转，日后答复病已痊愈。[潘振亮.薯蓣鸡子黄粥治疗久泻1例.时珍国医国药，2003，14（3）：155]

【临床应用】

慢性腹泻 有效率92.3%。用法：薯蓣研磨成粉，每次20~30g，加适量开水调匀，置火上熬成糊状，鸡蛋1枚，煮熟取其蛋黄捏碎，调入粥中，每日早上空腹一次服用，之后加服多酶片2~3片，连续服用1月。[刘心毅，王皋俊.薯蓣鸡子黄粥加多酶片治疗慢性腹泻112例.现代医药卫生，2004，20（1）：51]

【临证提要】 薯蓣鸡子黄粥具有益气养阴止泻之功，用于慢性腹泻。

加味天水散

【来源】 《医学衷中参西录·治泄泻方》。

【组成】 生山药一两　滑石六钱　粉甘草三钱

【用法】 水煎服。

【功效】 健脾利湿。

【主治】 暑日泄泻不止，肌肤烧热，心中燥渴，小便不利，或兼喘促。小儿更佳。

【方解与方论】 本证因阴虚湿热所致，故用山药健脾养阴，滑石清利湿热，甘草甘缓和胃。

张锡纯曰："用天水散以清溽暑之热。而甘草分量，三倍原方，其至浓之味，与滑石之至淡者相济，又能清阴虚之热。又重用山药之大滋真阴，大固元气者，以参赞之。真阴足，则小便自利，元气固，则泄泻自止。"

【验案精选】

1. 暑泻伤阴 杨某，8个月。1986年7月18日初诊。代诉：腹泻水样便已5日，每日10余次，小便短黄，口渴欲饮，经用抗生素、输液等治疗不减。查：体温37.8℃，眼眶凹陷，皮肤干燥松弛，失去弹性，舌质红绛无津，指纹紫。大便镜检有未消化食物及脂肪球，无脓血。证属暑泻伤阴。拟养阴利尿，清热利湿之法。处方：淮山药15g，滑石粉6g，粉甘草3g，水煎服，每日1剂。经服上方2剂，腹泻等症状消失，每日2次，大便镜检正常，病情

痊愈。[陈勇. 加味天水散治疗小儿暑泻伤阴型. 云南中医杂志，1988，(3)：34]

2. 湿热泄泻伤阴 张某，女，1 岁。1981 年 11 月 24 日诊。家长代诉：患儿在 3 天前突然腹泻、腹痛兼呕吐，日泻十余次，排泄物水样，色黄味臭，高热烦躁。大便镜检：红、白细胞均少许，有脂肪粒。大便培养：无痢疾杆菌生长。诊断：中毒性消化不良。经用抗菌、止泄治疗后，腹痛腹泻未见减轻，乃转中医诊治。患儿精神不振，眼眶凹陷，哭声嘶哑，烦躁不安，唇红口干，呕吐不甚，体温 39.8℃，小便黄而量极少，肛门皮肤发红，指纹紫赤现于气关，舌红，苔黄腻，少津。诊断：湿热泄泻伤阴。治以清热利湿，养阴止泻。处方：生山药 50g，滑石 15g，甘草 6g，鲜竹茹 6g，白芍 10g，银花 10g，麦冬 6g，煎水取汁，少少与之，频频温服。服上方 1 剂后，小便明显增多，呕止，腹痛缓解，大便日泻 6 次，体温 38.2℃。守前方去竹茹，再进 2 剂后，大便基本正常，但不思饮食，精神疲乏，其余症状消失。以参苓白术散加味服 2 剂善后。[郭剑华. 小儿湿热泄泻伤阴治验. 四川中医，1984，(3)：40]

【临床应用】

小儿暑泻伤阴型 疗程最短 1 天，最长 6 天，全部治愈。方药组成：淮山药、滑石粉、粉甘草。[陈勇. 加味天水散治疗小儿暑泻伤阴型 26 例疗效观察. 天津中医，1987，(3)：42]

【临证提要】 加味天水散具有健脾滋阴利湿清热之功，用于暑湿泄泻。临证小便涩少可加车前子，大便次数多可加白芍药，烦躁不安者加鸡子黄一枚。

加味四神丸

【来源】《医学衷中参西录·治泄泻方》。

【组成】 补骨脂六两，酒炒　吴茱萸三两，盐炒　五味子四两，炒　肉豆蔻四两，面裹煨　花椒一两，微焙　生硫黄六钱　大枣八十一枚　生姜六两，切片

【用法】 先煮姜十余沸，入枣同煮，至烂熟去姜，余药为细末，枣肉为丸，桐子大。

【功效】 温里止泻。

【主治】 黎明腹疼泄泻。

【方解与方论】 本证因脾肾不足、下焦不固所致，故用补骨脂补肾温阳，肉豆蔻、吴茱萸、川椒温中散寒暖肾，五味子收敛固涩，硫黄性大热补命门真火，并能推动阳气以降浊，生姜、大枣养脾和胃。

张锡纯曰："用补骨脂以补命门，吴茱萸以补肝胆，此培火之基也。然泻者关乎下焦，实又关乎中焦，故又用肉豆蔻之辛温者，以暖补脾胃。且其味

辛而涩，协同五味之酸收者，又能固涩大肠，摄下焦气化。且姜枣同煎，而丸以枣肉，使辛甘化合，自能引下焦之阳，以达于中焦也。然此药病轻者可愈，病重者服之，间或不愈，以其补火之力犹微也。故又加花椒、硫黄之大补元阳者以助之，而后药力始能胜病也。"

【验案精选】

虚寒便秘 胡某，男，48岁。1984年6月2日诊。平素嗜食肥甘厚味，逸而少劳体胖。2年前出现便秘，初起大便2、3日1行，继则5、6日不更衣，伴脘腹胀，头晕短气，屡进承气辈、麻仁丸、多酶片等，服药得通，不药则结，渐至形体消瘦。刻诊：排便困难，临厕努挣，但粪质干结不甚，夜尿频多，手足不温，腹中隐痛，腰脊冷重，面色㿠白，舌淡苔白，脉象沉迟。证属形盛中虚，脾惫气窒，屡用苦寒攻下，气虚及阳，阴寒内结，糟粕不行。治宜益肾温阳，以补开塞。投加味四神丸一料（补骨脂180g，吴茱萸80g，炒五味子120g，肉豆蔻120g，川椒30g，精制硫黄25g，大枣80枚，生姜180g。先煮沸生姜，后入枣同煮至烂熟，去生姜及枣核，余药研为极细末，用枣肉和匀成条，手工为丸，阴干贮瓶备用。每丸重10g），每服10g，日服3次。服药后，大便二日一行，粪质正常，群恙亦减。续拟八味肾气丸3瓶善后。追访一年，未见复发。[余惠民. 加味四神丸治疗虚寒便秘. 四川中医，1989，(6)：31]

【临证提要】 加味四神丸是四神丸（《内科摘要》）的衍化方，由四神丸加生硫黄、川椒而成，具有温润固涩，也有降浊通便之功，用于命门火衰，下焦寒凝，五更泄泻或虚寒便秘。

理饮汤

【来源】《医学衷中参西录·治痰饮方》。

【组成】 白术四钱　干姜五钱　桂枝尖二钱　炙甘草二钱　茯苓片二钱　生杭芍二钱　桔红钱半　川厚朴钱半

【用法】 水煎服。

【功效】 健脾通阳行气。

【主治】 饮邪停于胃口为满闷，溢于膈上为短气，渍满肺窍为喘促，滞腻咽喉为咳吐黏涎。甚或阴霾布满上焦，心肺之阳不能畅舒，转郁而作热。或阴气逼阳外出为身热，迫阳气上浮为耳聋。

【方解与方论】 本证因心脾阳虚，痰饮内停所致，故用茯苓、白术、甘草健脾消饮，桂枝通阳利水，干姜温中运脾，助桂枝温阳化气，厚朴、陈皮理气通阳，降逆止咳。

张锡纯曰："方中用桂枝、干姜，以助心肺之阳，而宣通之。白术、茯苓、甘草，以理脾胃之湿，而淡渗之。用厚朴者……欲借温通之性，使胃中阳通气降，运水谷速于下行也。用橘红者，助白术、茯苓、甘草以利痰饮也。至白芍，若取其苦平之性，可防热药之上僭，若取其酸敛之性，可制虚火之浮游。且药之热者，宜于脾胃，恐不宜于肝胆，又取其凉润之性，善滋肝胆之阴，即预防肝胆之热也。况其善利小便，小便利而痰饮自减乎。"

【验案精选】

1. 包裹性胸腔积液 王某，女，50岁。右侧胸闷压气1年余，经胸部拍片诊为"包裹性胸腔积液"。曾多次在胸部B超定位下穿刺排液，并静滴抗生素抗感染，但效果不佳，积液不减。遂请中医治疗。余查其舌质淡，边有齿痕，舌苔白腻，脉沉细弱，胸闷，心悸气短，卧懒言，纳呆。考虑证属心肺阳虚、脾失健运、饮停胸胁。治当温阳利水、健脾益肺，遂投理饮汤：白术12g，干姜15g，桂枝6g，炙甘草6g，茯苓15g，生杭芍6g，橘红12g，川厚朴12g，生黄芪15g。水煎服，1剂/天，10剂为1疗程。服药2个疗程后病人胸闷明显减轻，饮食增加。又服10剂，胸闷基本消失，仅在活动后略感胸闷，继进10剂，诸症悉除，胸片示包裹性胸腔积液吸收。[郑强.理饮汤治愈顽固性包裹性胸腔积液1例.时珍国医国药，2001，12（2）：146]

2. 喘证 一妇人，年四十许。胸中常觉满闷发热，或旬日，或浃辰之间，必大喘一两日。医者用清火理气之药，初服稍效，久服转增剧。后愚诊视，脉沉细几不可见。病家问系何病因？愚曰：此乃心肺阳虚，不能宣通脾胃，以致多生痰饮也。人之脾胃属土，若地舆然。心肺居临其上，正当太阳部位，其阳气宣通，若日丽中天暖光下照。而胃中所纳水谷，实借其阳气宣通之力，以运化精微而生气血，传送渣滓而为二便。清升浊降，痰饮何由而生？惟心肺阳虚，不能如离照当空，脾胃即不能借其宣通之力，以运化传送，于是饮食停滞胃口，若大雨之后，阴雾连旬，遍地污淖，不能干渗，则痰饮生矣。痰饮既生，日积月累，郁满上焦则作闷，渍满肺窍则作喘，阻遏心肺阳气，不能四布则作热。医者不识病源，犹用凉药清之，勿怪其久而增剧也。遂为制此汤，服之一剂，心中热去，数剂后转觉凉甚。遂去白芍，连服二十余剂，胸次豁然，喘不再发。（《医学衷中参西录》）

3. 咳嗽 马某，女，40岁，身体较胖，但饮食少进，稍食肥甘，则觉胸口满闷，更添黎明泄泻，神疲乏力，腹胀，脉沉细，苔白腻有齿痕。胖人多湿，湿邪弥漫，阻碍阳气，故有是证。投理饮汤去白芍倍桂枝、厚朴，再加莪术15g，3剂，服后能进饮食，腹胀已减。二诊再加白蔻仁（后下）6g，5剂后，腹胀、胸闷消失，饮食多进。三诊时又加黄芪15g，服5剂后再诊诉饮食大进，精神饱满，胸闷未作，泄泻未发，余证若失。遂理饮汤原方加黄芪15g，莪术15g，5剂，以巩固疗效，嘱其注意生活调摄。[韩金虎．理饮汤临床应用体会．甘肃中医，2002，15（2）：53]

4. 慢性浅表性胃炎 惠某某，男，56岁。1988年12月7日初诊。素有胃痛病史10年有余。半月前因受寒，胃痛复发，阵发性加剧，时泛吐清水，胸膈满闷，不欲食，呃逆，反酸，曾经市某院诊治，口服附子理中丸、香砂养胃丸、珍珠胃安丸等无效而来诊。胃镜检查确诊为慢性浅表性胃炎。刻诊：舌淡体胖有齿痕，舌下脉络淡紫略长，苔薄黄多津，脉沉弦。剑突下压痛明显。证属脾胃虚寒兼有热象，治以理饮汤加味：茯苓、蒲公英、白术各15g，炙甘草、干姜、桂枝、川贝、木香各6g，麦芽12g，橘红、白芍各9g，厚朴3g。嘱其禁烟酒，勿食辛辣、生冷。服上方5剂，疼痛满闷顿减，续服10剂，诸症悉除，已如常人，嘱其再服10剂，以巩固疗效，胃镜复查基本正常。1年后随访未再复发。[李振中，丁淑琴．慢性浅表性胃炎41例．河南中医，1991，（4）：29]

5. 颤震 韩某，年四十有四，偶得奇疾。卧则常常发搐，旋发旋止，如发寒战之状，一呼吸之间即愈。即不发搐时，人偶以手抚之，又辄应手而发。自治不效，广求他医治疗皆不效。留连半载，病势浸增。后愚诊视，脉甚弦细。询其饮食甚少，知系心肺脾胃阳分虚惫，不能运化精微，以生气血。血虚不能荣筋，气虚不能充体，故发搐也。必发于卧时者，卧则气不顺也。人抚之而辄发者，气虚则畏人按也。授以理饮汤方，数剂，饮食加多，搐亦见愈。二十剂后，病不再发。（《医学衷中参西录》）

【临床应用】

1. 慢性肺心病急性发作期 有效率75.71%。药用：生黄芪60g，白术12g，干姜12g，桂枝12g，茯苓20g，白芍15g，橘红5g，厚朴9g，炙甘草6g。乏力等气虚征象明显者加人参10g；舌质瘀黯或有瘀斑等血瘀征象明显者加当归15g，地龙12g；痰浊壅盛者加半夏15g，车前子15g；水肿明显者加车前子20g，葶苈子12g；咯痰黄黏、舌红苔黄者去干姜、桂枝加黄芩20g，瓜蒌15g，芦根20g；大便质稀、次数增加者去厚朴。15天为1个疗程。[于金源，刘铭珍．孙氏理饮汤治疗肺心病急性发作期患者70例临床观察．中国中医药科技，2000，16（1）：71－72]

2. 脾胃虚寒型慢性浅表性胃炎 有效率92.68%。药用：茯苓15g，白术12g，橘红、白芍各9g，炙甘草、干姜、桂枝各6g，厚朴3g，蒲公英15g，麦芽12g。加减：反酸加川贝6g，乌贼骨9g，腹胀加木香6g，恶心欲呕加法半夏9g。1个月为1个疗程。[李振中，丁淑琴．慢性浅表性胃炎41例．河南中医，1991，（4）：29]

【临证提要】 理饮汤由《伤寒论》苓桂术甘汤加干姜、厚朴、陈皮、白芍而成，具有通阳化饮之功，用于痰饮咳喘、胀满、气短等，以及今之胸膜炎、肺心病、慢性浅表性胃炎等。痰饮为患病状较多，非局限于胸膈，故本方张锡纯也用于震颤的治疗。

临床使用本方时当抓三个要点：一是咳吐稀痰涎沫；二是舌淡苔白，三是弦迟细弱者。若气虚较重，可适当加入补气之品，张锡纯曰："服数剂后，饮虽开通，而气分若不足者，酌加生黄芪数钱。"临证可使用生黄芪30g，补气升阳有助于水饮消散。此外，寒痹不通而痛者，加瓜蒌薤白温阳化饮通痹；气阴两伤，舌淡少苔或干裂，加百合、玉竹。

理痰汤

【来源】《医学衷中参西录·治痰饮方》。

【组成】生芡实一两　清半夏四钱　黑芝麻三钱，炒捣　柏子仁二钱，炒捣
生杭芍二钱　陈皮二钱　茯苓片二钱

【用法】水煎服。

【功效】和胃化痰，补肾养血。

【主治】痰涎郁塞胸膈，满闷短气。或渍于肺中为喘促咳逆；停于心下为惊悸不寐；滞于胃口为胀满哕呃；溢于经络为肢体麻木或偏枯，留于关节、着于筋骨为俯仰不利，牵引作疼；随逆气肝火上升，为眩晕不能坐立。

【方解与方论】本证因气逆痰阻所致，方中半夏、茯苓、陈皮降胃化痰利湿，重用芡实收敛肾气，白芍滋阴和络，黑芝麻补益肝肾，柏子仁养血安神。

张锡纯曰："以半夏为君，以降冲胃之逆。即重用芡实，以收敛冲气，更以收敛肾气，而厚其闭藏之力。肾之气化治，膀胱与冲之气化，自无不治，痰之本原清矣。用芝麻、柏实者，润半夏之燥，兼能助芡实补肾也。用芍药、茯苓者，一滋阴以利小便，一淡渗以利小便也。用陈皮者，非借其化痰之力，实借其行气之力，佐半夏以降逆气，并以行芡实、芝麻、柏实之滞腻也。"

【验案精选】

1. 喘息性支气管炎　邵某，男，7个月，1986年3月8日就诊。患儿于诊前3个月中，两次作哮（喘息性支气管炎）。此次发病已12日，初用抗炎止咳剂治疗3日，咳嗽、哮吼好转，但痰壅喉间加重，历时9日不缓解，以活动及哭喊后为甚。病后乳减，多汗，夜睡不宁。查：神乏面㿠，舌苔白厚，舌质淡。肺部听诊痰鸣音满肺野；腹软，肝脾未触及，脉滑数无力。X线胸

透正常。辨为哮痰。服用理痰汤：芡实7.5g，清半夏4g，黑芝麻3g，柏子仁3g，生杭芍3g，陈皮3g，茯苓片4g，服药2天，痰壅好转，治疗4天痰显著减少，肺部湿啰音极少，经治6日，痰消症去，肺部听诊正常。临床治愈。[王烈，王东生.理痰汤治疗婴幼儿哮痰证100例.吉林中医药，1986，（6）：13]

2. 痫证　毛某尝治一少妇，患痫风。初两三月一发，浸至两三日一发。脉滑、体丰，知系痰涎为恙。亦治以此汤，加赭石三钱，数剂竟能拔除病根。后与愚觌面述之。愚喜曰：向拟此汤时，原不知能治痫风，经兄加赭石一味，即建此奇功，大为此方生色矣。（《医学衷中参西录》）

3. 内耳眩晕病　患者，男，52岁。于2005年8月21日初诊。诉有眩晕病史20余年，每年间断发作4～6次，经治疗可缓解。近半年来频频发作，诊见：形体肥胖，询之平素喜食肥甘之品，此次症见头晕，如坐舟车，视物旋转，时有头部刺痛，头重如蒙，肢体困重，胸闷不舒，恶心欲呕，腰膝酸软，失眠健忘，五心烦热，口干口苦不欲饮，大便干结，小便灼热，舌边可见瘀点，舌质红苔腻微黄，脉沉细滑数。中医诊断：眩晕。辨证为痰浊上蒙、肝肾阴虚、日久挟瘀。予理痰汤加减治疗：生芡实30g，白术30g，熟地30g，枸杞子30g，柏子仁30g，丹参30g，法半夏15g，茯苓15g，天麻15g，川芎15g，白芍12g，龟板12g，陈皮10g，炙甘草6g，生姜（自备）6g。7剂，水煎服。服上方2剂后头晕明显减轻，已能下床行走，续服5剂后痊愈，随访至今无复发。[李方敏.理痰汤治疗内耳眩晕病267例疗效观察.实用中医内科杂志，2007，21（8）：47]

【临床应用】

1. 内耳眩晕病　总有效率为98.5%。方药组成：生芡实、白术、柏子仁、熟地、枸杞子各30g，法半夏、茯苓、天麻各15g，陈皮10g，白芍、龟板各12g，炙甘草6g。1周为1个疗程，连用2～3个疗程。[李方敏.理痰汤治疗内耳眩晕病267例.山西中医，2007，23（2）：21]

2. 喘息性支气管炎　总有效率90%。基本方：芡实10g，清半夏4g，黑芝麻3g，柏子仁2g，生杭芍2g，陈皮2g，茯苓片2g，疗程8日。[王烈，王东生.理痰汤治疗婴幼儿哮痰证100例.吉林中医药，1986，（6）：13]

【临证提要】本方有降逆化痰之功效，用于咳喘、心悸、胀满、肢体麻木、眩晕等的治疗。仅用于喘息性支气管炎、内耳性眩晕。张锡纯云："若治痫风，或加朱砂，或加生铁落。"临床也可加入天麻、龟板等平肝熄风潜阳之品，若肾虚较重加熟地、枸杞子，失眠多梦者加琥珀、石菖蒲、远志。

龙蚝理痰汤

【来源】《医学衷中参西录·治痰饮方》。

【组成】清半夏四钱 生龙骨六钱，捣细 生牡蛎六钱，捣细 生赭石三钱，轧细 朴硝二钱 黑芝麻三钱，炒捣 柏子仁三钱，炒捣 生杭芍三钱 陈皮二钱 茯苓二钱

【用法】水煎服。

【功效】化痰降逆安神。

【主治】因思虑生痰，因痰生热，神志不宁。

【方解与方论】本证因痰热内扰，心神不安所致，故用龙骨、牡蛎开痰宁心，赭石、朴硝、半夏、陈皮降逆开痰，黑芝麻、柏子仁补肾养心，兼制半夏之燥，芍药平肝养阴，茯苓除湿安神。

张锡纯曰："此方即理痰汤，以龙骨、牡蛎代芡实，又加赭石、朴硝也。……龙骨、牡蛎能宁心固肾，安神清热，而二药并用，陈修园又称为治痰之神品，诚为见道之言。故方中用之以代芡实。而犹恐痰涎过盛，消之不能尽消，故又加赭石、朴硝以引之下行也。"

【验案精选】

1. 惊惧 一媪，年六十二，资禀素羸弱。偶当外感之余，忽然妄言妄见，惊惧异常，手足扰动，饥渴不敢饮食，少腹塌陷，胸膈突起。脉大于平时一倍，重按无力。知系肝肾大虚，冲气上逆，痰火上并，心神扰乱也。投以此汤，去朴硝，倍赭石，加生山药、山萸肉（去净核）、生地黄各六钱。又磨取铁锈水煎药，1剂即愈。又服1剂，以善其后。（《医学衷中参西录》）

2. 卒中后焦虑症 王某，女，62岁，因突发言语不清、右侧肢体麻木、乏力伴饮水呛咳1天，于2005年9月14日入院。既往有高血压病、冠心病病史，入院后查体：血压170/100mmHg，神志清楚，吐词含糊不清，无失语，无偏盲，口唇向左侧歪斜，伸舌右偏，咽部悬雍垂无偏斜，咽反射存在，心肺检查无异常，右侧肢体肌力0级，肌张力下降，触、痛觉减退，腱反射减退，病理征未引出。入院后头部CT发现：右侧基底节区脑梗死。入院后即予脱水减轻脑水肿、抗凝、抗血小板、护脑等治疗，配合良好的肢位摆放、肢体被动康复训练。半个月后，患者言语不清缓解，饮水反呛改善，右侧肢体肌力、肌张力及浅感觉障碍无改善，患者又逐渐出现紧张不安，易激动，全身疼痛，易哭闹，失眠，拒绝与人交谈，心悸、便秘，有时拒绝打针、服药

及康复治疗，请心理科会诊考虑卒中后焦虑症，建议抗焦虑治疗，家属拒绝阿普唑仑等西药治疗，要求服中药，遂予拟加味龙蚝理痰汤（组成见临床应用），每天1剂，水煎，分2次服，并配合心理疏导，1个月后患者焦虑症状基本缓解，能配合治疗，后经3个月药物及康复治疗，患者步行出院。[唐武，李庆，李新纯. 加味龙蚝理痰汤治疗卒中后焦虑症40例. 中医药导报，2007，13（4）：60]

【临床应用】

卒中后焦虑症　总有效率82.5%。方药组成：清半夏12g，生龙骨18g，生牡蛎18g，朴硝6g，黑芝麻9g，柏子仁9g，生杭芍9g，陈皮6g，茯苓6g，生赭石9g，怀牛膝12g，山药18g。每天1剂，水煎，分2次服，连续治疗6周。[唐武，李庆，李新纯. 加味龙蚝理痰汤治疗卒中后焦虑症40例. 中医药导报，2007，13（4）：60]

【临证提要】　本方具有开痰降逆，宁心安神之功，用于痰热惊悸、胆怯，今用于卒中后焦虑症有效。

荡痰汤

【来源】《医学衷中参西录·治癫狂方》。

【组成】　生赭石二两，轧细　　大黄一两　　朴硝六钱　　清半夏三钱　　郁金三钱

【用法】　水煎服。

【功效】　降逆清热化痰。

【主治】　癫狂失心，脉滑实。

【方解】　本证因痰火上壅所致，故用代赭石重镇降逆安神，大黄、朴硝泻火攻积，清半夏燥湿化痰，郁金解郁开窍。

【验案精选】

1. 癫狂　李某，男，32岁，农民。1987年5月8日就诊。该患因与邻居争吵而突然发病，狂乱不知，两目怒视，目瞪不瞬，奔走呼号，叫骂不休，来诊时将病人五花大绑，舌质红舌苔黄腻，脉弦滑而稍数。此属狂病，为痰火上扰所致，以荡痰汤加胆南星、枳壳。处方：生代赭石60g，大黄30g，朴硝18g，清半夏9g，郁金9g，胆星6g，枳壳15g，1剂，水煎服。药后第3天其家属来讲，病人服药后泻下较重，泻后即安静入睡，第3天晨起神智完全清醒。又嘱其服逍遥丸1周，以疏解肝气，调理情志，随访至今已7年未再复发。[金松山，马宝林，高中霞. 加味荡痰汤治疗癫狂一例. 黑龙江中医药，1993，（3）：27]

2. 痫证　鞠某，女，7岁。患儿于3月7日晨，于梦中惊醒，卒然手足

抽搐，角弓反张。急赴医院诊治，针灸后抽搐止，出现舌强不语，表情呆滞症状。并服用"琥珀抱龙丸"、"安宫牛黄丸"、"清热安宫丸"，疗效不佳。3月20日转我院求治。患儿既往有左侧偏瘫史，经针灸治疗。但左手握力差。每于夜间睡眠时咬牙，有响动或光亮时则甚。查：患儿情感淡漠、呆滞。目直不语，口涎外流，舌体僵硬不能伸，失语。四末凉而蜷曲。舌红苔黄厚，脉见弦滑。诊为"痫疯失语"。予荡痰汤加味治之。方药：代赭石20g（捣），半夏10g，郁金10g（捣），大黄10g（后下），芒硝10g（冲），僵蚕10g，天麻5g，钩藤5g，蝉蜕5g，地龙3g，1剂水煎服。3月21日其父言服药后泻下5次，为深红色稠黏物，舌稍能动。前方去硝、黄，加红花10g，赤芍7g，丹参10g，葛根5g，珍珠母20g（捣），石菖蒲10g，莲子心3g，1剂水煎服。3月22日患儿舌已能伸至唇，并能发出单字音，手足转温，效不更方，配合针灸……每日1次。4月7日，患儿配合针灸，连服15剂药后，舌体能转动，能伸出唇外，睡不咬牙，手足温，伸屈自如，口内流涎明显减少，饮食增加，诸症悉减，惟语不成句。予愈痫丸1料，减半服之。5月29日，1料药服完后，患儿精神佳，活泼爱动，语言能力恢复。继服健脾、养血、安神之剂调理之，临床痊愈。[赵明，李敬忠.失语二则.内蒙古中医药，1988，（3）：21－22]

【临证提要】荡痰汤能消顽痰、泻热毒，主治癫狂痫证，疗效确切，一般2～3剂即能取效。方中代赭石重镇降逆，导痰下行，临证时常需要重用，张锡纯曰："治此证之剧者，赭石恒有用至四两者。"

荡痰加甘遂汤

【来源】《医学衷中参西录·治癫狂方》。

【组成】生赭石二两，轧细　大黄一两　朴硝六钱　清半夏三钱　郁金三钱
甘遂末二钱

【用法】将他药煎好，甘遂末调药汤中服。凡药中有甘遂，不可连日服之，必隔两三日方可再服，不然亦多吐出。

【功效】攻逐痰涎。

【主治】癫狂失心，脉滑实，顽痰凝结之甚者。

【方解与方论】本证因顽痰凝结，故用前药难开，加甘遂攻逐痰结。

张锡纯曰："甘遂性猛烈走窜，后世本草称其以攻决为用，为下水之圣药。痰亦水也，故其行痰之力亦百倍于他药。"

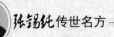

【验案精选】

癫狂 曾治一少年癫狂，医者投以大黄六两，连服两剂，大便不泻。后愚诊视，为开此方，惟甘遂改用三钱。病家谓，从前服如许大黄，未见行动，今方中止用大黄两许，岂能效乎？愚曰：但服，无虑也。服后，大便连泻七八次，降下痰涎若干，癫狂顿愈。见者以为奇异，彼盖不知甘遂三钱之力，远胜于大黄六两之力也。(《医学衷中参西录》)

【临床应用】

精神分裂症 总有效率85.5%。药用代赭石45g，清半夏15g，大黄24g，芒硝12g，甘遂3~4.5g。隔日1次，上午九时半空腹服用，10剂为1个疗程。[朱静芳．李天奇．荡痰汤为主治疗精神分裂症62例．中医杂志，1985，(4)：40]

【临证提要】 荡痰加甘遂汤能攻逐凝聚之顽痰，用于癫狂重证。张锡纯云："非其证大实不可轻投"。本方服药后1~3小时可能会出现频繁腹泻，约4~10次。4剂之后病人出现全身乏力，头昏欲寐，午餐进食减少，偶见呕吐腹痛。

调气养神汤

【来源】《医学衷中参西录·治癫狂方》。

【组成】 龙眼肉八钱　柏子仁五钱　生龙骨五钱，捣碎　生牡蛎五钱，捣碎
远志二钱，不炙　生地黄六钱　天门冬四钱　甘松二钱　生麦芽三钱　菖蒲二钱
甘草钱半　镜面朱砂三分，研细用头次煎药汤两次送服

【用法】 磨取铁锈浓水煎药。

【功效】 滋阴养血安神。

【主治】 思虑过度，伤其神明。或更因思虑过度，暗生内热，其心肝之血，消耗日甚，以致心火肝气上冲头部，扰乱神经，致神经失其所司，知觉错乱，以是为非，以非为是，而不至于疯狂过甚者。

【方解与方论】 本证因情志抑郁，思虑过度，心肝血虚，虚火上扰所致。故用龙眼肉滋补心血，柏子仁养肝安神，生地、天冬滋阴清热，龙骨、牡蛎、朱砂、铁锈平肝镇惊，远志、菖蒲开窍化痰，生麦芽、甘松舒肝理气。

张锡纯曰："龙眼肉色赤入心，且多津液，最能滋补血分，兼能保和心气之耗散，故以之为主药；柏子仁多含油质，故善养肝，兼能镇肝，又与龙骨、牡蛎之善于敛戢肝火肝气者同用，则肝火肝气自不挟心火上升，以扰乱神经也；用生地黄者，取其能泻上焦之虚热，更能助龙眼肉生血也；用天门冬者，

取其凉润之性，能清心宁神，即以开燥痰也；用远志、菖蒲者，取其能开心窍、利痰涎，且能通神明也；用朱砂、铁锈水者，以其皆能镇安神经，又能定心平肝也；用生麦芽者，诚以肝为将军之官，中寄相火，若但知敛之镇之，或激动其反应之力，故又加生麦芽，以将顺其性，盖麦芽炒用能消食，生用则善舒肝气也。至于甘松，其性在中医用之以清热、开瘀、逐痹。"

【验案精选】

1. 顽固性失眠 刘某，男，54 岁，干部，1995 年 5 月 20 日初诊。患者 1989 年 12 月开始无明显原因出现夜间失眠，心烦多梦，服佳乐定等镇静药能入睡 2～3 小时，并且药物剂量逐渐加大方能有效。症见精神萎靡不振，情绪急躁易怒，面色少华无泽，食欲欠佳，腰膝酸软无力，头晕耳鸣，脉细弱，舌质淡红，苔薄白。证属气血不足，肝肾阴亏，虚火上扰，热扰神明。治宜补心血，益肝肾，清虚热，养心神。给以调气养神汤加味。处方：龙眼肉 24g，柏子仁 24g，生龙牡各 30g，远志 10g，天冬 12g，甘松 6g，生麦芽 9g，石菖蒲 6g，甘草 5g，朱砂 0.3g（冲服），炒酸枣仁 30g，合欢皮 15g。每日 1 剂，水煎服。服 10 剂情绪稳定，睡眠改善，入睡时间 5 小时，又服 6 剂，面显红润，诸症均减轻，继服 10 剂，症状消失，随访半年未复发。[安文，陈汝成. 调气养神汤新用. 河南中医，2001，21（4）：61－62]

2. 眩晕 陈某，男性，45 岁，社员，1980 年 8 月 4 日初诊。体不丰，恒有眩晕之疾，时犯时愈。症见眩晕耳鸣，午后为甚，心悸而烦，夜寐差，目视昏花，咽干口苦，时干呕喜静，舌质红，脉细数。证属阴虚血少，虚火上炎，遂与调气养神汤：熟地 12g，生地 15g，柏子仁 15g，生麦芽 6g，生龙牡各 20g，远志 6g，甘草 6g，菖蒲 6g，朱砂 1g（研末冲）、天冬 10g，甘松 6g，磨取铁锈水煎服 3 剂，药后眩晕减，夜寐佳。守方继服 15 剂告愈。[肖守贵. 调气养神汤的临床应用. 河北中医，1985，（3）：48]

3. 癫病（精神病） 熊某，男，18 岁，学生。于 1994 年 4 月 18 日以分裂样精神病收住院。患者年前升入市重点中学读高中，本人虽加倍努力，但成绩一直不见起色，渐致心烦不眠，心悸健忘，上课精力不集中，胡思乱想，行为孤僻怪异，常独居一隅发呆、自语、自笑，尤以妄闻妄见最为明显，舌质淡、苔白，脉弦细。中医诊断：癫病。证属心神不安、肝血亏损。即予调气养神汤加减：龙眼肉、生龙牡、炒枣仁、天冬、生地、柏子仁各 15g，百合 20g，生麦芽、远志、菖蒲、炒白芍各 10g，磨取浓铁锈水煎服。服 6 剂后，心烦失眠、自语自笑、发呆等症状明显好转。但妄闻、妄见仍存在。……舌质略红、苔薄白，脉弦细。继服上方 12 剂后，诸症缓解，妄闻、妄见未出现。原方略有加减，以资巩固。后考上大专院校。[吕华，于淑芳. 调气养神汤临证应用体会. 新疆中医药，1999，17（4）：56]

4. 帕金森病 金某，男，64岁，退休工人，1996年11月30日初诊。患"脑动脉硬化"、"帕金森病"数年，双手震颤，步履蹒跚，曾服西比灵、美多巴、脑复康、喜得镇等药治疗。近日症状加重，影响说话及饮食而来请中医诊治。症见头摇不定，双手震颤持续如搓丸状，双下肢动作缓慢，行走呈慌张步态，表情淡漠，性情急躁，头晕失眠，多梦如云，纳差乏力，面色无华，舌淡苔白，脉弦数。证属心肝血虚，肾阴亏损，虚风内动。治宜养心益肾充髓，熄风止痉通络。投以调气养神汤加味。处方：龙眼肉24g，柏子仁15g，生龙牡各30g，远志6g，天冬12g，甘松6g，生麦芽9g，石菖蒲6g，甘草5g，朱砂0.3g（冲服），僵蚕10g，全蝎10g，地龙10g，钩藤30g，代赭石30g。每日1剂，水煎服。服24剂症状缓解，能自主控制右手持杯饮水进食，继服48剂，症状明显好转，双手震颤已基本消失，随访半年未复发。[安文，陈汝成．调气养神汤新用．河南中医，2001，21（4）：61－62]

5. 老年性痴呆 范某，女，70岁，退休教师，1998年5月13日初诊。半年前患脑中风，右侧肢体瘫痪，经住院治疗好转出院，仍有右侧肢体活动不灵，并出现情绪不稳定，易急躁，语言词不达意，言行不协调，对周围事情漠不关心，记忆力明显减退，睡眠减少，伴乏力，纳差，面色不华，表情呆滞，动作缓慢，右侧肢体活动不灵，舌淡红苔白腻，脉弦数。测血压20/12kPa（150/90mmHg），CT检查诊断"腔隙性脑梗死"、"脑萎缩"，临床诊断为"老年性痴呆"。辨证属气血不足，肾精亏损，虚火扰神。治宜补心血、益肾气、清虚热、宁心神。投以调气养神汤。处方：龙眼肉24g，柏子仁15g，生龙牡各15g，远志6g，天冬12g，甘松6g，生麦芽9g，石菖蒲6g，甘草5g，朱砂0.3g（冲服），山茱萸15g，枸杞子10g。每日1剂，水煎服。服45剂，精神明显好转，思维较前灵敏，肢体活动较灵活，又服45剂，生活已能自理，并能干一般家务劳动。[安文，陈汝成．调气养神汤新用．河南中医，2001，21（4）：61－62]

6. 脑动脉硬化头痛 于某，女，53岁，干部，1997年4月27日来诊。患发作性头顶及前额痛伴头晕1年余，每因生气及过劳而加重，严重时发作频繁，影响工作及生活，查脑血流图提示脑动脉硬化。眼底检查提示中度动脉硬化，实验室检查：甘油三脂3.41mmol/L，胆固醇8.86mmol/L，诊为"脑动脉硬化头痛"。曾服西药效果不佳，要求中药治疗。症见：头顶及前额痛伴头晕目眩，记忆力减退，心烦失眠，多梦易醒，急躁易怒，纳差乏力，面白无华，溲赤便干，舌质淡红，苔薄黄，脉弦数。证属肝阳化火，热灼阴伤，脉络失养。治宜清肝通络止痛，养心益智安神。以调气养神汤加味。处方：龙眼肉24g，柏子仁24g，生龙骨15g，生牡蛎15g，远志6g，天冬12g，甘松6g，生麦芽9g，石菖蒲6g，甘草5g，朱砂0.3g（冲服），钩藤10g（后入），川芎10g，白芷12g，柴胡10g，藁本12g，白茅根30g。每日1剂，水煎服。服6剂头痛减轻，12剂诸症均减，18剂诸症消失，复查脑血流图及眼底检查均有明显改善，复查甘油三脂1.69mmol/L，胆固醇6.11mmol/L，随访半年未见复发。[安文，陈汝成．调气养神汤新用．河南中医，2001，21（4）：61－62]

7. 遗精 张某某，男，28岁，未婚，社员，1979年3月4日初诊。遗精有年，头晕神倦，心悸怔忡，少寐多梦，目眩耳鸣，头中烘热感，骨蒸潮热，寐即遗精，舌质红赤，舌尖尤甚，脉象细涩，左寸独旺，证属肝肾阴亏，心火内炽，遂处方如下：生地10g，熟地12g，天冬3g，柏子仁15g，生龙牡各20g，远志10g，菖蒲10g，甘草6g，甘松6g，茯苓30g，黄连6g，荷叶3g，朱砂1g（研末冲），铁锈水煎药，上方服10剂，去黄连、铁锈水、荷叶，加白术6g，砂仁6g，共进40余剂而愈。[肖守贵．调气养神汤的临床应用．河北中医，1985，（3）：48]

8. 脑震荡后遗症 马某，女。28岁。工人，1981年3月14日初诊。患者于3月前撞车，头部着墙，当时昏迷约半小时，醒后即感头晕，记忆力差，心烦，心悸，偶有语无伦次现象，晨起日干，小便黄，舌质红，苔白微腻，脉细弦略涩，诊为脑震荡后遗症。中医辨证为阴虚火旺，脑络瘀阻，方用：熟地12g，生地15g，柏子仁15g，生龙牡各30g，远志6g，菖蒲6g，甘草6g，甘松6g，朱砂3g，红花6g，紫石英20g，丹参15g，浓磨铁锈水煎药，服5剂后，诸症好转，但大便不实，前方去熟地、天冬，加炒山药20g，焦白术6g，净砂仁6g，5剂，已能看书报，但时间稍长仍感头晕，两目发胀，原方去朱砂、铁锈水，加五味子6g，调理十余剂而愈。[肖守贵．调气养神汤的临床应用．河北中医，1985，（3）：48]

【临床应用】

1. 精神分裂症 总有效率96%。调气养神汤：龙眼肉24g，柏子仁15g，生龙骨15g，生牡蛎15g，远志10g，生地黄18g，天冬12g，甘松10g，生麦芽10g，石菖蒲6g，甘草5g，朱砂3g。辨证加减：胃火炽盛，烦渴喜饮加生石膏50g，知母15g；大便秘结或不通畅加生大黄15g（泡水兑服），厚朴10g；阳明热盛加黄连10g，黄芩15g；痰湿中阻加郁金10g，法半夏10g，青礞石30g。30天为1个疗程。[刘绍华．中西医结合治疗精神分裂症50例．广西中医药，1997，20（2）：26]

2. 慢性失眠症 疗效与艾司唑仑相似。药物组成：代赭石（先煎）30g，龙眼肉15g，柏子仁15g，生龙骨、生牡蛎各15g，酸枣仁15g，生地黄12g，天门冬10g，生麦芽15g，当归15g，茯神15g，石菖蒲10g，郁金10g，陈皮6g，甘草10g。性情急躁，口渴喜饮加黄芩、龙胆草；胸闷，头重，畏食加半夏、竹茹；心肾不交，耳鸣，健忘加黄连、龟板、阿胶；心悸，胆怯加红参；

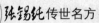
血虚无华加白芍药；多汗加黄芪、防风。15 日为 1 个疗程，2 个疗程。[李福强.调气养神汤加味治疗非器质性慢性失眠症 41 例.河北中医，2008，30（1）：49]

【临证提要】调气养神汤具有养血安神、平肝清热之功效，用于癫证。本方现用于多种精神神经疾病的治疗，包括精神分裂症、情感障碍、以及帕金森病、老年痴呆、头痛、眩晕等。失眠重者可加炒酸枣仁，肢体震颤加僵蚕、全蝎、地龙、钩藤；肝肾不足加山茱萸、枸杞子。

升陷汤

【来源】《医学衷中参西录·医方治大气下陷方》。

【组成】生箭芪六钱　知母三钱　柴胡一钱五分　桔梗一钱五分　升麻一钱

【用法】水煎服。

【功效】补气升阳。

【主治】胸中大气下陷，气短不足以息，或努力呼吸，有似乎喘；或气息将停，危在顷刻。其兼证，或寒热往来，或咽干作渴，或满闷怔忡，或神昏健忘，种种病状，诚难悉数。其脉象沉迟微弱，关前尤甚。其剧者，或六脉不全，或叁伍不调。

【方解与方论】本证因气虚下陷，胸中阳气不足所致，故用黄芪补气升阳，柴胡、升麻、桔梗升阳举陷，知母滋阴清热，防止黄芪过燥。

张锡纯云："以黄芪为主者，因黄芪既善补气，又善升气。……惟其性稍热，故以知母之凉润者济之。柴胡为少阳之药，能引大气之陷者自左上升。升麻为阳明之药，能引大气之陷者自右上升。桔梗为药中之舟楫，能载诸药之力上达胸中，故用之为向导也。"

注：张锡纯之升陷汤和李东垣之补中益气汤，虽均为升补之剂，但前者偏急，后者偏缓；前者性平，后者性温；前者量大功专，后者量小缓图；前者以上焦心、肺症状为主，后者以中焦脾胃症状为多。[余臣国.升陷汤与补中益气汤的鉴别使用.中国现代药物应用，2010，4（12）：133－134]

【验案精选】

（一）心血管科疾病

1. 病毒性心肌炎　吴某某，女，5 岁。病毒性心肌炎病史 1 年，心肌抗体（＋），现胸闷、气短、心悸、心前痛、纳差。舌淡红、苔白，脉弱、律不齐。心频：心律不齐，心肌供血不足。中医辨证：大气下陷。治法：益气升陷，健脾养心。方药：以升陷汤加减，黄芪 20g，桔梗 10g，升麻 10g，柴胡

10g，麦门冬 15g，苦参 7g，丹参 10g，白参 10g，茯苓 5g，白术 15g，鸡内金 10g，甘草 10g。服 7 剂后，患者心悸、气短、心前痛减轻，纳少好转。继以原方随证加减调理月余，心电正常，病愈。[唐丹丽，林晓峰. 曹洪欣教授运用益气升陷法治疗病毒性心肌炎经验介绍. 中医药信息，2006，23（3）：30-31]

2. 慢性心功能衰竭 高某某，男，70 岁。2008 年 12 月 26 日因胸闷，气喘，反复发作半年，加重 10 天而就诊。患者既往有心肌梗死病史，半年前诊为慢性心力衰竭，平素长服欣康、地高辛、开博通、氢氯噻嗪、螺内酯等药维持，近 10 天症状加重。症见：胸闷、气喘，声低息促，心中悸动，少气懒言，偶有夜间不能平卧，食欲不振，大便不畅，舌尖略红，苔薄白，脉细弱。心电图示：窦性心律，心率 95 次/分，陈旧性前壁心肌梗死，ST-T 改变。中医诊断为胸痹（宗气不足，大气下陷型）。治宜益气升提举陷。方用升陷汤加味：黄芪 40g，知母 10g，柴胡 6g，桔梗 10g，升麻 6g，党参 30g，山萸肉 30g，当归 10g，龙眼肉 10g。每日 1 剂，水煎，分 2 次服。连服 7 剂，患者胸闷，气喘明显好转，夜间可平卧入睡。守方服药 2 个月，患者诸症悉平，随访半年，病情稳定。[赵卫. 刘玉洁教授运用升陷汤的经验. 四川中医，2010，28（5）：8-9]

3. 窦性心动过缓 升陷汤合桂枝甘草汤加味对窦性心动过缓疗效较好，总有效率为 87.50%。药物组成：黄芪 30g，知母 10g，柴胡 6g，桔梗 10g，升麻 6g，党参 18g，山茱萸 20g，桂枝 10g，炙甘草 10g，羌活 10g。90 天 1 个疗程。[赵卫，张军，刘炜. 升陷汤合桂枝甘草汤加味治疗窦性心动过缓 48 例. 河北中医，2010，32（10）：1501-1502]

李某某，女，61 岁，2009 年 4 月 10 日因胸闷、心悸、气短反复发作 2 年，加重伴一过性晕厥 1 次而就诊。2 年来曾多次查心电图，均提示窦性心动过缓，Ⅱ度房室传导阻滞，心率在 45~58 次/分。给予心宝丸口服，症状有改善。但近来患者感觉症状较前加重，就诊前出现一过性晕厥 1 次。症见：胸闷、心悸、气短、头晕，乏力，动甚症状加重，有时喘，怕冷，纳差，夜寐欠安，舌淡，苔薄白，脉沉缓。心电图示：窦性心动过缓，心率 42 次/分，Ⅱ度房室传导阻滞。中医诊断为胸痹（大气下陷，心阳不振型）。治宜升提大气，温阳复脉。方用升陷汤合桂枝甘草汤加味：黄芪 10g，知母 10g，柴胡 6g，桔梗 10g，升麻 6g，桂枝 10g，炙甘草 10g，党参 18g，山萸肉 20g，当归 10g，白芍 10g，龙眼肉 10g，葛根 24g，羌活 10g。每日 1 剂，水煎，分 2 次服。连服 10 剂，患者胸闷、心悸、气短明显好转，晕厥未作，纳寐均改善。又守方服药 2 个月，患者精神佳，已无明显不适，复查心电图示：窦性心律，心率 68 次/分，Ⅰ度房室传导阻滞。随访半年，病情稳定。[赵卫. 刘玉洁教授运用升陷汤的经验. 四川中医，2010，28（5）：8-9]

4. 完全性房室传导阻滞 李某，男，57 岁，农民，于 1986 年 7 月 4 日入院。近 4 月来，常感心悸、眩晕、乏力，自觉心脏跳动缓慢，经服阿托品等药，症状不减，当情绪激动或活动后心率并不增快，一般 40～50 次/分，曾晕厥数次。入院后心电图检查：异位心率，Ⅲ度房室传导阻滞。患者入院后第三天下午小便时，突感胸闷、心慌、头晕，旋即昏仆在地，神志丧失，颈动脉搏动及心音消失，瞳孔散大，呼吸停止。经我们紧急抢救 4 小时，心肺复苏成功，但遗留下肢瘫痪、尿潴留，伴心慌气短不能转侧，心率为 30 次/分，病人心脏随时都有再次停跳的危险。经用异内肾、阿托品、肾上腺皮质激素和中药独参汤、参附汤、麻黄附子细辛汤，治疗 10 余日，效果一直不明显，心率为 30～33 次/分，曾动员病人安装心脏起搏器，遭到拒绝。察舌淡、苔薄，脉大无力。从 7 月 18 日起，转以大补元气为主，方选张锡纯升陷汤加味：黄芪 30g，升麻 6g，柴胡 6g，桔梗 6g，知母 10g，山茱萸 15g。同时停用一切西药。上方服 3 付后，心率即由 30 次/分升到 35 次/分。共服本方 1 月余，患者心率升到 60～65 次/分未再下降，同时病人拔掉导尿管，可以自行排尿，精神转佳，面色红润，可做一般轻微活动，自觉身体状况良好，心慌、眩晕消失。复查心电图，窦性心律，不完全性房室传导阻滞，遂带药出院。

[李伟. 升陷汤治疗完全性房室传导阻滞. 河南中医，2002，22（2）：33]

5. 心脏神经官能症 韩某，女，42 岁，教师。2009 年 9 月 14 日初诊。1 个月前经心电图检查未见异常，西医诊断为心脏神经官能症，口服西药及生脉饮治疗后略好转，停药后复如故。刻诊：体形娇小，面色萎黄，语言低怯，心慌，乏力，说话较多或轻度活动后即加重，轻度畏寒，舌质淡，苔薄白，脉沉细乏力，寸脉尤甚，时有停搏（约 100 次中有 2～3 次）。诊为心悸。治以升陷汤加减：生黄芪 30g，柴胡 6g，桔梗 5g，升麻 6g，桂枝 12g，炙甘草 10g，党参 12g。7 剂。水煎服，日 1 剂。2009 年 9 月 22 日二诊：患者病情已大为好转，面色已有红润之象，声音较前有力，自述畏寒消失，心悸已基本痊愈，已可从事轻度工作，舌质淡，苔薄白，脉细乏力。改以加减生脉饮（人参 3g，五味子 2g，陈皮 2g）代茶饮，断续服用 6 个月余痊愈。[刘建军. 升陷汤临证验案 4 则. 河北中医，2011，33（3）：386 - 387]

6. 冠脉支架术后 某男，67 岁，2010 年 5 月 5 日初诊。患者患冠心病 5 年余，于 2010 年 2 月份行冠状动脉支架术后出现气短不足以息，活动后气短加重，外院给予抗凝、抗血小板，扩张冠状动脉药物及复方丹参滴丸治疗症状无缓解。患者神疲懒言，面色淡白，纳可，便软，舌质淡有齿痕，苔薄白，脉沉细。血压 100/70mmHg，心率 65 次/分，心音减弱。中医诊断：胸痹（大气下陷）。治以升阳举陷。处方：生黄芪 30g，红参 10g，柴胡 10g，升麻 8g，桔梗 10g，知母 8g，党参 20g，白术 15g，茯苓 15g。7 剂。水煎内服，每日 1

剂。5 月 12 日复诊：诉服上方 7 剂后气短较前明显减轻，已能从事少量家务。神疲懒言、脉沉细较前明显好转，继用上方调理月余而愈。[王玉民．升陷汤应用心得．中医药临床杂志，2011，23（7）：641－642]

7. 二尖瓣脱垂综合征 患者男，48 岁。因反复心慌、心悸、气短 5 年，加重并反复晕厥半年于 1995 年 2 月 28 日就诊，彩色多普勒血流显像示：二尖瓣脱垂，以前叶为甚；心电图示偶见房性早搏。诊断为二尖瓣脱垂综合征。予以甲氧乙酰胺、开搏通、卡兰片和中药归脾汤等综合治疗 2 周无效。又辅以体外反搏治疗。患者于 3 月 13 日体外反搏过程中，因受惊吓，心慌、心悸加重，伴头晕、气短、喘促、面色苍白、肢冷出汗，脉沉迟并结代。心电图示窦性心动过缓，偶见房性早搏。予以 5% 葡萄糖 40ml 加参麦注射液 20ml 静脉注射，每日 1 次。并用升陷汤加味：黄芪 30g，柴胡 10g，升麻 10g，桔梗 10g，党参 30g，知母 10g，生龙牡各 30g，山萸肉 15g。每日 1 剂。1 周后，患者心悸、气短症状明显减轻，上药减生龙牡，继用 20 余天，患者精神明显好转，心悸、心慌、头晕等症消失。心电图复查：窦性心律。[濮欣．升陷汤治疗心血管急重症初探．中西医结合实用临床急救，1996，3（11）：523－524]

8. 肥厚性心肌病 患者女，49 岁，反复胸闷、喘促 3 年，加重并自汗 1 月于 1992 年 8 月 4 日入院。超声心动图示肥厚性心肌病，左室流出道阻塞。经用硝普钠合多巴酚丁胺静滴，消心痛、肌苷、心血康等药口服治疗半月，症状无明显缓解，改用中药为主治疗，刻诊时患者胸闷、喘促、汗多，唇舌紫暗、脉沉细涩。予以升陷汤加减：黄芪 50g，桂枝 10g，升麻 5g，柴胡 5g，丹参 15g，桃仁 15g，红花 10g，山萸肉 15g，生龙牡各 30g，山药 30g，知母 10g。用药 5 剂后，患者胸闷、气促减轻，出汗减少，原方加减治疗 40 余天，症状基本消失出院。[濮欣．升陷汤治疗心血管急重症初探．中西医结合实用临床急救，1996，3（11）：523－524]

9. 急性下壁心肌梗死、心源性休克 患者男，60 岁，因持续性心前区憋闷疼痛半小时，突然昏厥、肢冷汗出 20 分钟于 1993 年 11 月 26 日抬送入院。心电图示急性下壁心肌梗死。住院后予中西药积极抢救，对症处理，1 周后患者仍感胸闷、气短、头晕、乏力，舌淡、苔薄白，脉沉细弱，血压 8/6kPa（1kPa＝7.5mmHg）。西医诊断为急性下壁心肌梗死，心源性休克。改用中药为主治疗。予参附注射液静滴，每日 60ml，并以升陷汤加味：黄芪 30g，党参 30g，升麻 10g，柴胡 5g，桔梗 10g，知母 10g，丹参 15g，三七 10g，桂枝 10g。每日 1 剂，1 周后患者血压逐渐正常，胸闷气短明显减轻。前方加减治疗 1 个月，于 12 月 29 日出院。复查心电图为急性下壁心肌梗死演变过程。随访至今体健，能操持家务。[濮欣．升陷汤治疗心血管急重症初探．中西医结合实用临床急救，1996，3（11）：523－524]

10. 高血压 李某，女，60 岁，患高血压病已 10 年余，经常服用降压药物，血压仍不能降至正常范围，近 1 月来加重，于 1996 年 9 月 26 日来诊。自述头晕心悸健忘，气短乏力，不愿与人说话。查血压 24/13kPa（180/97mmHg），心电图示：左室肥厚，心肌缺血，舌质淡胖苔白，脉沉细，两寸脉尤甚，证属胸中大气下陷，处方：生黄芪 20g，知母 10g，桔梗 9g，升麻 10g，柴胡 10g，党参 15g，白术 10g，甘草 6g。5 剂，服药期间停服一切西药。10 月 1 日复诊，头晕减轻，两寸部脉象较前有力，血压已降至 19/12kPa（142/90mmHg），药已对症，上方加减共服用 20 剂，症状基本消失，血压控制在 19/12kPa（142/90mmHg）左右，随访半年，血压基本正常。[罗宝龙，包树仁．升陷汤治验三则．实用中医药杂志，1998，14（5）：35]

11. 阵发性心动过速 患者吴某某，男，75 岁。1987 年 11 月 25 日初诊。患冠心病 20 余年。今日骤然出现心跳心累，胸部闷痛，气短气坠，呼吸困难，面色苍面，汗出，惊悸。舌淡红，脉细数。心率 175 次/分。西医诊断：阵发性心动过速。中医辨证：大气下陷，阳虚欲脱。方用升陷汤合生脉散加减。药用：黄芪 30g，党参 15g，柴胡 6g，升麻 3g，桔梗 6g，附子 30g（另包先煎），生龙骨 20g，生牡蛎 15g，麦冬 30g，五味子 3g，熟地 30g，代赭石 30g，枣皮 20g，服此方 6 剂，诸症悉平，心律下降（120 次/分）。嘱常服麦味地黄丸。[周京述升陷汤治疗心律失常．成都中医学院学报，1989，12（2）：39－40]

12. 原发性低血压 升陷汤加味对原发性低血压有较好的疗效，总有效率为 100%。方剂：黄芪 39g，知母 15g，柴胡 5.5g，桔梗 5.5g，升麻 5g，应用时气虚者加太子参 20～30g，血虚者加当归 15g。

典型病例：患者，女，39 岁，干部，病程 3 年，自述每年春夏季节头目眩晕，倦怠乏力，恶心呕吐，怔忪健忘，今春以来尤甚。查体：苔薄白，脉细弱，血压 80/50mmHg。处方升陷汤：黄芪 49g，知母 15g，柴胡 5g，桔梗 10g，升麻 10g，太子参 30g，3 付。服药第 2 付自觉症状明显减轻，3 付服完前来就诊，自觉症状消失，测血压 100/60mmHg，又投原方 3 付以巩固疗效。随访 6 个月未见复发。[李建新，邵永强．升陷汤治疗原发性低血压 27 例．当代医学，2008，14（25）：174]

（二）呼吸科疾病

1. 肺胀（慢性阻塞性肺疾病） 患者，男，85 岁，干部。2003 年 9 月 27 日初诊。主诉：慢性咳嗽、咳痰 20 余年，加重 1 个月。患者既往有大量吸烟史 40 年，现已戒烟 20 年。1983 年患喉癌放疗后始咳嗽，咳少量白痰，每年受凉均易诱发。2 周前因"阵发性心悸 5 年，血压增高 5 天"住院。胸片示：双肺纹理增厚，诊断为慢性阻塞性肺疾病、慢性支气管炎、冠心病、高血压，经西医治疗心律紊乱、血压控制，但仍咳嗽咳痰。现每日晨起4时左右则咳3~4口白黏痰，伴喘息气短或从睡中咳醒。口干思饮，喉中有痰鸣。平素胸闷气短，活动后加重，大便干燥。舌暗红，苔薄白，中有裂纹。脉左沉细，右弦滑。辨证为心肺气阴两虚，痰湿遏肺。方用升陷汤合生脉散化裁：生黄芪30g，知母、桔梗、升麻、柴胡、党参、麦冬、五味子、半夏、陈皮、杏仁、川贝母、枳壳、黄芩各10g，冬瓜子30g，茯苓15g，炙甘草6g。服药10剂，咳嗽咳痰明显减少，口干消失，大便通畅。守方去枳壳加山药、白术、防己各10g。再服14剂，纳增肿减，病情稳定出院。2个月后复诊，咳、痰、喘均不明显，活动后气短减轻，夜尿3~4次。考虑年高久病，有久病累肾之趋势，方中稍佐山萸肉、益智仁等益肾纳气之品，间断服药40余剂，未再发作。［林然，董振华.董振华运用升陷汤治疗肺系疾病经验举隅.世界中西医结合杂志，2011，6（4）：279-281］

2. 慢性支气管炎 杜某，女，54岁，1995年10月4日初诊。患慢性支气管炎15年，每年遇寒冷、劳累而发作3~4次，1月前因感冒而发作咳喘，痰多，经用抗生素输液治疗20天，咳嗽吐痰明显减轻，惟觉呼吸困难，胸中少气，气少不足以吸，伴肢体倦怠来诊，诊见面色白，呼吸急促，善太息，食欲减退。X线胸部透视示：两肺透光度增强，肺纹理增粗，血常规检查基本正常，舌质淡苔白，脉细，两寸部尤甚，证属胸中大气下陷，升陷汤化裁。处方：生黄芪20g，桔梗9g，升麻10g，柴胡10g，当归15g，党参15g，知母15g，甘草6g。3天后复诊，患者精神愉悦，自述服药后呼吸困难明显减轻，饮食增加，原方不变，共服15剂痊愈，随访1年，患者很少感冒，能从事一般体力劳动。［罗宝龙，包树仁.升陷汤治验三则.实用中医药杂志，1998，14（5）：35］

3. 喘证（间质性肺炎） 患者，女，86岁，无职业。2008年1月24日初诊。主诉：咳嗽1年，加重伴喘憋2个月。患者1年前出现咳嗽，咳少量白黏痰。2007年5月某医院查胸部CT示：双肺间质性肺炎、肺气肿。肺功能检查示：小气道病变，弥散量降低，呼吸总气道阻力增高，并以周边气道阻力增高为主，止咳化痰治疗无明显改善。2个月前受凉后咳嗽加重，伴有喘憋，遂住院治疗1个月，胸相示：双肺纹理粗乱，两中下肺可见毛玻璃样改变及网状阴影，双侧膈面、肋膈角显示不清。印象：双肺间质性肺炎、双侧胸膜肥厚，胸腔积液不除外。诊为"间质性肺炎、低氧血症、院内获得性肺炎、低蛋白血症"。住院期间曾两次发生高热，经抗感染、止咳、平喘、吸氧等治疗体温正常出院，但咳嗽、喘憋无好转。现卧床体位，持续吸氧状态，无力言语，动则气短喘憋，虚汗不止，纳差少食，时有咳嗽，痰黏不易咳出，大便干燥。舌红干燥无苔，脉沉细无力。辨证为气阴两虚、大气下陷、燥热伤肺。治以升陷汤合生脉散加味：生黄芪、金荞麦各30g，知母、柴胡、桔梗、升麻、石斛、五味子各10g，沙参、百合各20g，麦冬、生地、山萸肉、红景天、海浮石各15g，川贝母5g。服药7剂，口干减轻，进食增加，大便通畅，仍咳嗽间作，痰黏，动则气短不足以息。守方去金荞麦、海浮石加冬瓜子30g，杏仁、阿胶（烊化）各10g。连服1个月，口干不明显，咳止痰消，语言有力，未再气短喘憋，夜间不需吸氧可安稳入睡，并能下床活动。继服14剂，并拟原方配丸药常服以巩固疗效。随诊至今，一如常人。[林然，董振华. 董振华运用升陷汤治疗肺系疾病经验举隅. 世界中西医结合杂志，2011，6（4）：279－281]

4. 结缔组织病合并肺间质纤维化　患者某，女，52岁，因眼干、口干伴四肢小关节疼痛1年，经眼科、口腔科检查及唇腺活检，在本院免疫科确诊为干燥综合征。近6月出现咳嗽、喘息，体检：双肺呼吸音粗，肺底可闻爆裂音。查血常规：白细胞（WBC）14.05×10⁹/L，中性粒细胞（NEUT）0.864，淋巴细胞（LY）0.097，血沉（ESR）74mm/h，蛋白电泳白蛋白（ALB）52%，α_1球蛋白（α_1）14%，免疫球蛋白IgG 18.4g/L，IgA 5.36g/L，IgM 2.44g/L，类风湿因子（RF）40.5 U/L，抗核抗体 ANA 胞浆型1：160，血气分析：$PO_2$69.9mmHg，$PCO_2$36.3mmHg，pH 7.433，氧饱和度94.6%，碳酸氢根23.9mmol/L。胸片：双肺间质纹理增厚，部分呈网状改变，其间散在小斑片模糊影，双肺间质纤维变并感染，符合干燥综合征。肺高分辨CT（HRCT）：双肺间质性病变，气管前上腔静脉后淋巴结肿大。肺功能：限制性通气功能障碍，弥散功能因肺活量（VC）小未测。诊断为干燥综合征、肺间质纤维化、肺部感染。给予泼尼松龙10mg，1次/日，环磷酰胺200mg，2次/周，抗炎及棕胺、富露施、沐舒坦止咳化痰对症治疗。治疗1个月后症状减轻，双上肺病变吸收好转，但仍有憋气、活动后气促。中医方面：发热，咳嗽少痰，黏稠，气短不足以息，动则喘憋，乏力汗出，周身酸痛，口眼干燥，纳可，腹胀，大便调，舌胖大质红暗，苔薄白，舌下静脉青紫迂曲，脉沉细无力。中医诊断：咳嗽，辨证为心肺气虚，痰湿内停，瘀血阻络。治以升气益肺，祛痰平喘，化瘀通络。方用升陷汤加味：黄芪30g，知母10g，柴胡10g，桔梗10g，升麻10g，当归10g，丹参30g，赤芍药10g，红花10g，海浮石30g，金荞麦30g，鱼腥草30g，冬瓜仁30g，生薏苡仁30g，浙贝母10g，杏仁10g，黄芩10g。每日1剂，水煎服。连服20剂，咳嗽已止，喘憋减轻。由原来步行50m可达到200m。再以上方加减治疗1月，一直未发热，气短不足以息好转，喘憋、口眼干燥亦减轻，体力明显增强，可步行400～500m。复查ESR 28mm/h，免疫球蛋白IgG15.5g/L，IgA 3.42g/L，IgM 0.988g/L，RF阴性，蛋白电泳 ALB 51.7%，$\alpha_1$4.2%，5个月后停用CTX。随诊至今，病情稳定。[郝伟欣，董振华. 升陷汤加味治疗结缔组织病合并肺间质纤维

化体会．中国中医药杂志，2008，23（8）：707－709]

5. 肺痿（皮肌炎伴发肺间质病变、肺感染） 患者，男，35岁，教师。2009年1月4日初诊。主诉：多关节痛伴皮疹1年半，声嘶伴咳痰、肌无力3月余，发热、呼吸困难2周。患者2007年6月双腕、手指、膝关节疼痛，活动障碍伴晨僵。半年后发际及头皮红色皮疹，伴瘙痒、脱屑，继之双肘伸侧红斑脱屑，关节痛加重。2008年7月出现声嘶、咳嗽、少痰。胸部CT：双下肺感染。痰培养：金黄色葡萄球菌。8月出现四肢及腰背、颈部肌肉酸痛无力，日晒后面颊、鼻梁、眼睑、前额及颈部充血性皮疹，伴瘙痒、脱屑，声嘶、咳嗽、痰黄稠，并反复发热，体温最高39℃。2008年10月住风湿科病房，诊断为"无肌病性皮肌炎、肺间质病变、肺部感染、银屑病关节炎"。予泼尼松60mg/d、环孢素100mg/d口服、环磷酰胺静脉注射及止咳化痰、超声雾化治疗，症状好转于11月27日出院。但3周后泼尼松减至45mg/d时又发热39℃，伴咳嗽、咳痰、胸闷憋气明显加重。胸部CT：左肺感染，予拜复乐、大扶康治疗，近3天体温正常。现症：活动后气短不足以息、乏力、口干、出虚汗多。声嘶咳嗽，痰白黏不利，舌红暗，苔白腻厚，脉沉细无力。辨证为大气下陷，痰热阻肺。治以升陷汤加味：生黄芪、鱼腥草、冬瓜子、海浮石各30g，茯苓20g，知母、柴胡、升麻、桔梗、麦冬、五味子、半夏、陈皮、桃杏仁、黄芩各10g，金荞麦50g，沙参、红景天各15g。服药7剂，体温正常，仍气短不足以息，出虚汗多，活动加重，但可步行200~300m。口干面红、声音嘶哑。舌淡红、胖，苔薄白，脉沉细。守方生黄芪加至50g，再加白僵蚕10g，继服2个月，一直未发热，气短不明显，可步行1000m，已上全班。惟痰量时有增多，或白或黄。口服泼尼松10mg/d，复方CTX50mg/d。以上方加减治疗半年，患者自行停用所有西药。2010年8月随诊，病情稳定。[林然，董振华．董振华运用升陷汤治疗肺系疾病经验举隅．世界中西医结合杂志，2011，6（4）：279－281]

6. 支气管哮喘 升陷汤加减对支气管哮喘的治疗有较好的疗效，总有效率为93％。基本方：黄芪、党参各30g，柴胡、升麻各9g，桔梗、桑白皮、杏仁各10g，补骨脂12g，五味子6g。加减：若兼痰浊壅盛，喘而胸满，痰多白黏，呕恶纳呆，苔厚腻，脉滑者加制半夏、茯苓、炒苏子等；若阳虚血瘀，喘咳心悸，肢肿唇绀，舌瘀脉涩加桂枝、葶苈子、丹参、桃仁；若气阴两亏，躁烦内热，口干颧红，脉微细欲绝者加西洋参、麦冬、蛤蚧等。

典型病例： 陈某，男，68岁。1991年3月21日诊治。自述哮喘发作27年，以每年春季易发作，严重时哮喘持续，曾服中西药治疗少效。10天前感受风寒，哮喘又起，喉中痰鸣，气短不续，甚则张口抬肩，难以平卧，痰滞难咯，喘剧时小便失禁，唇甲发绀，心悸胸闷，形瘦面萎、舌嫩、苔薄白腻，脉沉细。辨证为久喘肺虚，气陷失纳，升举无能，故有喘急气短、呼吸困难等症。治拟升阳益气举陷。药以生黄芪、炒白术、补骨脂、当归、杏仁各10g，桑白皮15g，五味子6g。服25剂后，喘咳已减，呼吸有平，咯痰转易，能平卧入睡，胃纳增，惟动则仍气短不续，胸闷心慌，再进原方共服药46剂后，喘咳已止，呼吸自如，诸症消失，随访1年，未再复发。[章关根. 升陷汤加减治疗支气管哮喘59例. 四川中医，1997，15（5）：35]

7. 悬饮（胸腔积液） 患者，女，70岁，农民。2007年9月29日初诊。患者于半年前无诱因乏力、喘憋、活动后气短，逐渐出现面色苍白，胸闷憋气加重，其后两次就诊于当地医院化验血常规：三系均降低。胸片示双肺少量积液、肺部炎症，并呈加重趋势，经抗感染及间断输血治疗效果不佳。2007年7月13日以"胸腹腔积液，血三系减低原因待查"收住呼吸内科病房。入院查体：双肺下界上移，双下肺呼吸音低。腹部膨隆，移动性浊音阳性，双下肢轻度水肿。化验血常规：WBC 0.71×10^9/L，HGB 89g/L，PLT59 $\times 10^9$/L。胸腹水穿刺常规检查为渗出液，曾予抗感染、抗结核、利尿等治疗无效。以后每日或隔日抽胸水约500~800ml。9月14日在胸外科行左侧胸膜活检＋左肺活检＋胸膜固定术，术后左侧胸腔引流管持续闭式引流，每日引流胸水600~900ml，引流后胸闷憋气腹胀可暂时缓解，但夹闭引流管2天则症状反复，邀中医会诊。症见：乏力气短，活动后加重，胸闷憋气，腹胀尿少，下肢浮肿，口干纳差，心悸失眠。舌淡红，苔薄白，脉沉细。辨证为心肺气虚，饮停胸膈，治用升陷汤合生脉散加味：生黄芪50g，知母、柴胡、桔梗、升麻、党参、麦冬、五味子、白芥子、川椒目、陈皮各10g，车前子、红景天各15g，葶苈子、冬瓜子、茯苓各30g。服用10剂后尿量明显增多，每日2750~3900ml，下肢水肿消退，未再诉胸闷腹胀，亦未再引流胸水，守方加泽兰叶10g继服10剂，胸闷腹胀不明显，可下床活动而不感气短、憋气。10月18日双侧胸腔引流管分别引流出胸水850ml、1000ml，后拔除引流管出院，诊断为"胸腹腔积液原因未明，血三系减低，再生障碍性贫血可能性大"。出院后以原方加减，随症加入桂枝、防己、丹参等治疗1年有余，未再抽取胸水，生活自理，病情稳定。[林然，董振华. 董振华运用升陷汤治疗肺系疾病经验举隅. 世界中西医结合杂志，2011，6（4）：279-281]

8. 放化疗综合征 王某，男，65岁，2007年11月15日就诊。患者肺癌放化疗期间，症见乏力、胸闷、气短，活动后加重，干咳、少痰，时引胸痛，口咽干燥，舌淡胖苔白，脉沉细。证属肺气不足，余毒未清。当补益肺气，清热解毒。方用升陷汤加味：黄芪39g，知母15g，桔梗10g，升麻6g，柴胡9g，白花蛇舌草30g，桑白皮10g，炙枇杷叶10g，麦冬15g，木蝴蝶10g，半枝莲15g，山萸肉30g，丝瓜络10g，人参6g，水煎服，每日1剂。服药10剂

后，患者感诸症减轻，守上方治疗月余，患者如期完成放化疗。[奚好君．升陷
汤加味治疗内科杂病举隅．内蒙古中医药，2008，(24)：68]

9. 自发性气胸 王某，男，46岁，普宁市林尾山人，2001年2月18日
初诊，患者因胸闷、呼吸困难、气促，在普宁人民医院住院治疗，经X光检
查，诊断为右肺自发性气胸，右肺压缩50%，由肺大泡引起，否认肺结核病
史。经输液、胸部穿刺排气治疗，仍感胸闷、气促、呼吸紧迫，右肺部叩诊
鼓音，听诊呼吸音弱，气管左移。舌淡、苔白，脉浮数而紧。证属大气下陷。
治则：升举大气，宣通气机。用升陷汤加味，处方：黄芪30g，升麻5g，知母
10g，甘草3g，柴胡5g，桔梗10g，百合20g，麦冬10g，枳壳5g，太子参
20g。水煎服，日1剂，1剂煎3次，3剂后患者胸闷、气促、呼吸困难基本消
失，X片检查右肺压缩20%，效不更方，经用原方治疗1个月，喜闻其气胸
已愈。[沈锦辉．升陷汤验案2例．江西中医药，2001，32(5)：41]

10. 痰核（肺结节病） 患者，女，56岁，医生。2009年3月9日初诊。
主诉：胸闷伴肺门、纵隔淋巴结肿大4月余。患者于2008年9月生气后出现
胸闷，胸部CT检查提示双肺门纵隔内见多个淋巴结肿大，心脏彩超提示少量
心包积液，B超检查提示双侧颈部可见多个淋巴结、双侧腋窝淋巴结可见。
曾住我院呼吸内科病房2周，诊断为结节病I期。予抗结核治疗3月，胸闷
减轻，因肝功能增高而停药。复查胸部CT：纵隔及右肺门多发肿大淋巴结未
见改变，心包积液较前增多。B超：双侧颈部可见多个淋巴结，大小较前变
化不大。两次分别行纵隔淋巴结穿刺、右颈部淋巴结活检，病理均提示为：
淋巴肉芽肿性炎。现偶有胸痛、盗汗，舌红苔黄干燥，脉沉细。辨证为大气
下陷，气阴两虚，痰瘀互结，治以升陷汤合二陈汤加减：生黄芪30g，知母、
柴胡、桔梗、升麻、半夏、陈皮、白芥子、莪术、皂角刺各10g，海浮石、丹
参、生牡蛎各30g，鬼箭羽、茯苓、夏枯草各15g，每日1剂。加减服用近1
年，2010年2月8日复查胸部CT提示双肺门纵隔肿大之淋巴结已完全消退；
B超复查双侧颈部亦未见肿大之淋巴结，病获痊愈。[林然，董振华．董振华运用
升陷汤治疗肺系疾病经验举隅．世界中西医结合杂志，2011，6(4)：279-281]

11. 肺不张 李某，男，71岁，2002年5月15日初诊。胸闷、气短2年
余。患者于2000年4月经胸部X线片、CT等检查，诊断为左上肺叶不张。
患者于两年前曾有外伤史。诊见：胸闷、憋气、气短、活动后加重，口干，
夜寐欠佳，每天睡眠3~4小时，梦多，夜尿2~3次。自述左下肢浮肿长达
10年，皮色暗，右足亦时有浮肿，舌淡暗、苔白，脉弦。检测肾功能、血常
规、尿常规、便常规及生化指标正常，血清甲胎蛋白（AFP）阴性，C-反应
蛋白阴性，心电图大致正常，核磁共振成像（MRI）结果提示：左上肺叶不
张。诊断：胸痹，辨证属气虚下陷，络脉瘀滞。治法：益气升陷，活血通络，

方以升陷汤为主加减：生黄芪 10g，党参 10g，生牡蛎 30g，山茱萸 15g，知母 10g，桔梗 9g，柴胡 10g，升麻 6g，炒酸枣仁 30g，三棱 12g，莪术 12g。水煎服，每日 1 剂，14 剂。二诊：患者症状明显减轻，下肢水肿渐消，活动后仍感胸闷、憋气、气短，舌淡稍暗、有齿痕，苔薄白，脉沉细。效不更方，原方黄芪加至 30g，并加益母草 30g，14 剂。三诊：患者剧烈活动时胸闷、气短，下肢浮肿消退，略感口干，脉短滑，原方加麦冬 10g，炮穿山甲珠 10g（冲），上方加减治疗 4 个月，症状消除，复查 MRI 结果提示肺部正常，与前片相比，肺不张消失。[董月奎，魏荣友. 史载祥运用升陷汤治疗杂病经验. 中医杂志，2009，50（4）：298－299]

（三）消化科疾病

1. 食管裂孔疝并食管炎　王某某，男，35 岁，农民，于 1995 年 4 月 20 日来诊。患者感胸部胀痛，食后尤甚 6 年余，反复发作，近半年加剧并感吞咽困难，胸部灼热。疼痛有时放射到肩、头及后项部，胃中嘈杂，时有嗳气，大便先干后溏；发作时心情紧张、眠差、气短乏力，无法下田劳动。经多方治疗效果不佳，即作 X 钡餐检查，诊断为食管裂孔疝并食管炎，遂到我院求治。诊之：舌质淡红、舌尖稍红甚、舌体胖，苔薄白；脉沉缓细。证属大气下陷，胃阴亏虚。治以升提宗气，益胃生肌。用升陷汤加味：生黄芪 30g，柴胡 9g，桔梗 9g，升麻 5g，知母 15g，煅瓦楞子 15g，浙贝母 15g，玄参 15g，玉竹 10g，生甘草 6g，生地 10g。上药煎汤内服，每日 1 剂，连服 10 日。二诊：服药后感症状明显减轻，尚觉眠差、时精神紧张，舌质淡红、苔薄白，脉沉细小弦。上方加炙远志 10g，郁金 6g。日煎服 1 剂，连服 20 天后症状完全消失。经 X 线钡餐复查，疝体消失。[肖妙娥. 升陷汤加味治疗食管裂孔疝并食管炎治验. 云南中医中药杂志，2000，21（2）：20]

2. 便秘　张某，女，75 岁。2005 年 2 月 3 日初诊。大便不畅，努挣难下 2 年余，平时虽有便意，临厕努挣乏力，用力排便时则汗出气促，便后神疲乏力，伴有面色苍白、肛门下坠不适、舌淡、苔白、脉虚无力等。曾服果导片、芦荟胶囊等，能暂时缓解，停药后排便更难，亦曾服中药治疗效果不佳。辨证属气虚便秘，治宜益气升陷，方用升陷汤加减。药用黄芪 40g，柴胡 6g，升麻 6g，桔梗 4g，山茱萸 30g，人参 10g，当归 20g。每日 1 剂，水煎服。第 5 剂后各种症状明显减轻，服药 20 剂后大便正常，症状消失。随访半年，无复发。[李兰波，周建合. 升陷汤临证应用 3 则. 实用中医内科杂志，2007，21（5）：28]

3. 胁肋疼痛（慢性胆囊炎）　王某，女，36 岁，2002 年 1 月 16 日初诊。患者右胁肋部疼痛 1 年余，时轻时重，尤以劳累后疼痛明显，休息后疼痛减轻，B 超提示：慢性胆囊炎。察其舌淡，苔薄白，脉细沉弱。前医多以疏肝利胆、行气活血止痛法治疗，收效甚微。患者平素易感冒，常自汗，此乃肺气虚，肺降不及，肝气太过，治以补肺气，制肝气。处方：生黄芪60g，知母、旋覆花（布包）各15g，醋柴胡、佛手、合欢皮各10g，桔梗、升麻各6g。每天1剂，水煎服。服3剂后胁肋部疼痛明显好转，劳累后痛感已不明显。继以上方加白术15g，防风10g，以10剂量共为散剂服用，以巩固疗效。
[冉太斌，江万松.升陷汤新用.新中医，2003，(35) 11：66]

4. 慢性结肠炎 师某，男，47岁。2002年7月16日初诊。主诉3年来腹泻频作，每日3～5次，大便溏薄，时有黏液便，肠鸣漉漉，腹部发凉、下坠感，眩晕，心悸，倦怠乏力。自诉平素恶寒，易感冒，纳差，活动时气短、喘促。曾服中西多种药物收敛止泻，疗效甚微。症状时轻时重，反复发作，缠绵不愈。诊见：舌淡、苔白滑，脉寸弱。结肠镜检查示：乙状结肠、直肠见弥漫性红斑及散在点片状糜烂。西医诊断：慢性结肠炎。中医诊断：飧泄；辨证属脾胃虚弱，清气下陷，寒湿内盛。治宜益气升陷，温化寒湿，健脾止泻，方以升陷汤合苓桂术甘汤化裁：黄芪10g，升麻10g，柴胡12g，桔梗9g，茯苓12g，桂枝12g，苍术、白术各12g，肉桂6g，仙鹤草15g，防风12g，甘草6g。水煎服，每日1剂，14剂。二诊：腹泻已止，每日大便1～2次，成形，肠鸣消失，仍感乏力，纳谷不馨，舌淡、苔白，寸脉弱。此为下陷之清气渐升，湿邪渐化，胃气渐复之象，原方加炒麦芽30g，14剂。三诊：患者面色红润，纳食增加，未再感冒，大便成形，每日1次，乏力、气短等症状消失，以六君子丸善其后。[董月奎，魏荣友.史载祥运用升陷汤治疗杂病经验.中医杂志，2009，50 (4)：298－299]

5. 胃下垂 沈某，女，30岁，农民。1987年4月1日来诊。自述胃脘隐痛反复发作，且有脘腹坠胀感，食后尤甚，卧则减轻，已2年余。头晕眩晕，神倦乏力，形体消瘦，面色少华。舌质淡、苔白微腻，脉细弱。X线钡餐透视提示"中度胃下垂"。辨证为脾胃气虚，大气下陷。治宜升陷汤加味。处方：炙黄芪30g，潞党参15g，升麻10g，柴胡10g，元胡10g，桔梗5g，炙甘草5g，知母5g，生姜3片，红枣5枚。连服7剂，胀减痛缓，原方去元胡续进，服药近2月，诸症悉除，形体渐丰。X线复查，胃已恢复正常位置。嘱其不宜重力劳动，以防复发。[陆机.升陷汤临床运用举隅.江苏中医，1999，20，(8)：36]

（四）神经精神疾病

1. 椎基底动脉供血不足 用加味升陷汤治疗椎基底动脉供血不足疗效较好，总有效率为91.3%。药物组成：黄芪30～50g，知母12g，天麻10g，川芎10g，丹参30g，葛根30g，泽泻20g，菖蒲10g，胆星6g，升麻3g，柴胡

3g。兼气郁者加合欢花10g；兼耳鸣者加蝉蜕5g；兼肾阳虚者加锁阳10g，巴戟天10g；兼阴血不足者加熟地15g，枸杞子15g；兼呕吐者加法半夏6g，竹茹10g。10天为1疗程。

典型病例：张某某，男，50岁，2009年5月22日因头晕目眩，恶心欲吐1天而就诊，测血压135/80mmHg，查椎动脉超声示：双侧椎动脉低血流量。时症见：头晕目眩，恶心欲吐，不敢睁眼，伴胸脘痞闷，气短不足以息，面色少华，少腹有下坠感，舌淡，苔薄白，脉沉弱。脉症结合，中医诊断为眩晕（中气下陷，清阳不升型）。治宜补气升提，和中健脾。方用升陷汤加味：黄芪30g，知母10g，柴胡6g，桔梗10g，升麻6g，党参20g，山萸肉20g，山药30g，白术10g，清半夏10g，陈皮10g，甘草6g，生姜3片，大枣3枚。每日1剂，水煎，分2次服。服3剂，患者头晕大减，呕恶不显。减清夏、陈皮、生姜、大枣，又投3剂，诸症悉除，随访3个月，无复发［赵卫．刘玉洁教授运用升陷汤的经验．四川中医，2010，28（5）：8-9］

2. 中风后遗症　患者，男，66岁，1996年12月3日诊。患者1996年9月3日患脑栓塞，左侧肢体偏瘫，口眼歪斜，行走不便，面色无华，倦怠乏力，舌质暗、苔白厚腻，脉弦虚。辨证属气虚血瘀痰阻。治以益气活血化痰。予升陷汤加减：炙黄芪20g，桔梗10g，升麻6g，柴胡6g，山萸肉10g，五味子6g，茯苓20g，当归10g，党参10g，葛根20g，天麻5g，半夏6g，桃仁10g，红花10g，石菖蒲10g，决明子10g，赤芍10g。每月服药10余剂，12年未复发，生活正常。［李彩勤．升陷汤治疗神经疾病验案．现代中西医结合杂志，2009，18（9）：1025］

3. 抑郁症　患者，男，40岁，经商。自诉于1年前遭遇经商不顺、母亲癌症晚期病逝等生活变故，常头晕头痛，自觉头似铁箍箍着，胸闷气短，周身乏力，四肢酸懒，纳呆，日渐消瘦，失眠，易惊，精神不振，情绪低落，悲观，善太息，没有愉快感，意志消沉，怕开门，怕见人，数次自杀。查体见面色无华，舌淡暗苔薄白，脉弦滑数。诊断为郁证。辨证属肝郁痰结，心脾两虚。方用升陷汤加减：炙黄芪30g，桔梗10g，升麻6g，柴胡6g，当归12g，生地10g，五味子6g，甘草10g，瓜蒌10g，丹参20g，焦三仙各10g，赤芍10g，山萸肉10g，郁金10g。水煎服，每日1剂。5剂后头晕止，睡眠明显好转，纳佳；效不更方，服药20余剂而痊愈。［李彩勤．升陷汤治疗神经疾病验案．现代中西医结合杂志，2009，18（9）：1025］

4. 失眠　患者，女，35岁，失眠1年余，入睡困难，醒后不能再睡，每夜睡眠3~4小时，伴头晕、神疲乏力、纳差、形瘦、夜尿频、畏寒，舌质淡紫、苔薄白，两寸脉沉弱。心电图正常。西医据血液流变学检查诊断为高黏血症。中医辨证为气虚血瘀，心神失养。治以益气通脉、调肝安神。方用升陷汤加减：炙黄芪 20g，桔梗 10g，升麻 6g，柴胡 6g，当归 10g，生地 15g，五味子 6g，甘草 10g，白芍 12g，远志 10g，酸枣仁 20g，夜交藤 20g，竹叶 10g，赤芍 10g，山萸肉 12g。5 剂后睡眠明显好转，每晚睡眠 6 小时左右；继服 10 剂而停药。1 个月后复诊，失眠已愈，纳佳，面色红润，肢暖，无头晕、乏力等不适，精力充沛。[李彩勤．升陷汤治疗神经疾病验案．现代中西医结合杂志，2009，18（9）：1025]

5. 头痛 李某，女，17 岁，学生，1992 年 4 月 3 日初诊。头痛绵绵 1 年余，倦怠乏力，胸闷气短，记忆力减退，多梦，纳可，二便调，月经量少，色淡，经期尚准。惟学习紧张或考试前头痛尤甚，舌淡红、苔薄白，脉细弱，右寸脉尤甚。证属气虚头痛。治以补气升提。方投升陷汤加味。处方：生黄芪 30g，柴胡、升麻各 5g，桔梗、当归、知母、川芎各 10g。水煎服，日 1 剂，早晚分服。服药 5 剂后，头痛减轻，继服 10 剂后，头痛消失。惟觉学习紧张或考试前仍时有头痛，每次头痛，均投上方 3～5 剂，必愈，实乃气虚头痛无疑。[刘瑞波，程素凤，高希凤．升陷汤新用．1995，(10)：57]

6. 眼肌型重症肌无力 陈某，女，21 岁，2007 年 9 月 10 日初诊。患者素来体虚质薄，于 2007 年 8 月初发现右上眼睑下垂，右眼睁开吃力，于当地市中心医院确诊为眼肌型重症肌无力。因其对服用新斯的明有过敏性反应，且担心不良反应大而不愿接受激素治疗，特来我院。就诊时症见右上眼睑下垂，睁眼困难，气短声低，偶有胸闷，大便溏薄，舌淡苔白，脉细沉弱。头颅及胸腺 MRI 均未发现异常。辨证属中医痿证，气虚下陷型，治宜益气升提之法，王师投以升陷汤加味：生黄芪 30g，柴胡 10g，升麻 9g，知母 9g，桔梗 6g，杜仲 15g，山药 15g，茯苓 12g，甘草 10g。水煎服，每日 1 剂，早晚各服 1 次。服方 1 周见效，二诊时自述右眼已渐能睁开且不如从前费力，余症均有不同程度好转，大便仍溏薄。上方减知母为 6g，加炒薏苡仁 30g，继服 15 剂，诸症悉平。随访 3 个月，未有复发。[贾翔，杨国防，赵瑞霞，等．王新志教授运用升陷汤治疗眼肌型重症肌无力经验．四川中医，2008，26（11）：3-4]

（五）泌尿系统疾病

1. 慢性肾盂肾炎急性发作 李某，女，42 岁，因"小便频数加重 1 月"于 2000 年 7 月 15 日就诊。患者有慢性肾盂肾炎 5 年，间断出现小便频数，白天 10 次，夜间 56 次，色清量少；有时遗溺裤中，无尿痛感。常觉气短口渴，但不能饮水，饮后即尿，伴大便干燥，常 3～4 日一解，每用开塞露或服番泻叶水助便。肾及膀胱 B 超未见异常。诊断为慢性肾盂肾炎急性发作。应用氧氟沙星片及中药八正散治疗 1 周，小便频数不减，大便干燥加重。改用滋阴益肾法，用六味地黄汤加减治疗，诸症仍无好转。细诊舌质淡，苔薄黄，脉搏沉细无力。证属大气下降，下焦气化不能固摄所致，遂用升陷汤加味，处方：生黄芪30g，知母12g，柴胡10g，桔梗10g，升麻6g，党参25g，山茱萸15g，益智仁10g，肉苁蓉10g，麻子仁10g。服用5剂，小便次数减少，尿量增加，大便转软。原方略事加减又服20剂，化验检查无异常，诸症消失，痊愈。[朱常辉.升陷汤活用四则.河南中医，2011，26（11）：71]

2. 肾淀粉样变性病 李某，男，51岁。2006年7月23初诊。患者肾病病史2年，曾用泼尼松口服治疗无效，2006年经肾活体组织检查，病理诊断为：肾淀粉样变性病。症见：极度消瘦，肢体痿软乏力，动则气喘，头晕，泄泻每日10余次，食少纳呆，舌质淡，苔薄白，脉沉细弱。BP70～80/40～50mmHg之间波动。尿常规蛋白（＋＋＋）。辨证：大气下陷有欲脱之兆。治宜升阳举陷、益气固脱法。药用黄芪40g，升麻15g，人参15g，知母10g，桔梗10g，柴胡10g，山萸肉15g，五味子15g，补骨脂15g。日服1剂，水煎服。用药2周，头晕症减轻，BP80～100/60～70mmHg之间波动。上方加减继续用药4周，泄泻减轻，每日7～8次，食欲好转，现仍在治疗中。[王荣欣，暴连英.升陷汤临床应用举隅.实用中医内科杂志，2007，21（2）：27]

3. 尿道综合征 鲁某，女，71岁。2005年2月1日初诊。尿频、尿急、尿道不适反复3年，夜间尤甚，夜内排尿8～10次，痛苦不堪，无明显尿痛，时有遗尿，劳累后加重，伴体倦乏力，便溏，手足欠温，舌质淡，苔薄白，脉沉迟。多次尿常规、超声检查未见异常，西医诊断为：尿道综合征。辨证：大气下陷，肾气不固，膀胱失约。治宜升阳举陷兼以温肾固涩。药用黄芪30g，升麻10g，知母10g，桔梗10g，柴胡10g，山萸肉15g，金樱子15g，覆盆子15g。日服1剂，水煎服。用药2周，诸症减轻，夜内排尿5～7次，继续用药2周，夜内排尿3～4次。上方加减连续用药2个月痊愈，随访1年未复发。[王荣欣，暴连英.升陷汤临床应用举隅.实用中医内科杂志，2007，21（2）：27]

4. 急性尿路感染 患者，女，26岁，2005年11月11日就诊，6个月前始下腹胀痛，伴尿频、尿急，曾在本院诊断为急性尿路感染，治疗3天后（具体用药不详）症状缓解，自行停药。半个月后，尿频尿急再发，伴下腹坠胀，隐痛不舒。尿培养报告为表皮葡萄球菌生长，经用阿莫西林静脉注射，复查小便为大肠埃希菌生长，改用头孢他嗪针、口服宁泌泰胶囊、热淋清颗粒治疗1周，症状缓解，复查尿培养未见细菌生长。2个月后因过食辛辣食物出现溲黄，大便干结，进而出现尿频，下腹坠胀不适，经尿培养及药敏试验报告为无细菌生长，未见淋球菌生长，未见真菌生长，尿常规白细胞（0～2），红细胞（2～5）。口服清浊祛毒丸7天症状无缓解，到外院做尿动力学检查，报告为低顺应性膀胱，建议服中药治疗。现下腹坠胀不舒，溲频尿少，每次数滴，伴排尿后下腹灼热坠胀，每日小便20余次，夜间1~2次。在行走、咳嗽、大笑、打喷嚏时，小便点滴自下，月经来潮半个月、量中等、淋漓不尽，伴腰酸，舌淡红苔薄黄，脉细缓。诊断为淋证。属肾气虚，固摄失调。治以补肾益气。药用黄芪10g，桔梗10g，升麻8g，柴胡5g，知母10g，白茅根10g，女贞子10g，覆盆子10g，琥珀5g，太子参25g，枸杞5g，草薢12g，甘草5g。水煎服。并多饮水，少食辛辣食物。服3剂后月经已净，小便次数略减，感口干，上方加银花、青果。服4剂后小便次数减少，尿量增多，约2小时1次，偶感下腹坠胀，上方加金樱子，间断服药2个月，尿频腹胀消失，复查小便常规正常。[王黎芸，徐军霞.升陷汤临床应用心得.实用中医药杂志，2007，23（8）：527]

5. 尿潴留　王某某，女，68岁，1999年12月20日初诊。有糖尿病史10年余，脑血栓并右侧肢体瘫痪6年余，长期服用二甲双胍、优降糖、步长脑心通等。因尿频、尿急、滴沥不尽3天就诊。形体肥胖，口眼歪斜，右侧上下肢呈弛缓性瘫痪，左侧上下肢肌力均为3级，全腹膨隆，膀胱区叩浊，舌质淡胖边有齿痕、苔薄白，脉沉细无力。化验尿糖（＋＋＋＋），血糖10mmol/L。曾经院外诊治予八正散等内服治疗症状渐加重而求诊。辨证为气虚气陷。遂予升陷汤加味：红参15g（泡服），黄芪60g，升麻、柴胡、知母、桔梗各10g。每日1剂，水煎服。1剂服完即能自行坐起，排尿8次共计约2000ml，惟面颊潮红，守上方将知母量更为30g，连服2剂。精神饮食好转，二便通畅，颊红消失，复查尿糖阴性，血糖6.1mmol/L。[李永贵.升陷汤应用体会.山西中医，2008，24（10）：60]

6. 顽固性遗尿　患者女，48岁。因遗尿不断15年来诊。患者于1977年做结扎术时，误伤膀胱，术后小便常年余沥不尽，着急或远行时小便遗出不断，伴胸闷气短不续，活动尤甚，全身无力。自感烦恼悲伤，四处求医，屡治不效。接诊时，病人精神不振，小便余沥不尽，两胁部痛，以左胁部为甚，下肢轻度浮肿，口微干，胸闷，心悸，气短不续，活动尤甚，舌质淡，苔薄白，脉弱稍滑。证属大气下陷，肾气失摄，肝气郁滞。治则补气升陷，固肾摄气，舒肝解郁。方药以升陷汤加味：黄芪30g，升麻3g，柴胡6g，知母12g，桔梗3g，泽泻13g，茯苓12g，桂枝12g，白术12g，青皮、陈皮各12g，香橼12g，桑螵蛸15g，益智仁15g，乌药10g，芡实30g，山茱萸15g。服4剂后，小便稍减轻，走路及着急时欲遗，但未遗出，胁痛消失，气短、心悸好转，下肢浮肿已消。治宜补气升陷、固摄肾气为主，处方：黄芪40g，升麻3g，柴胡3g，知母9g，桔梗4g，桑螵蛸20g，益智仁15g，金樱子15g，乌药9g，芡实30g，鹿角胶8g（烊化），山茱萸20g。连服12剂痊愈，追访1年未复发。[张建坤，曲仕良.升陷汤治疗顽固性遗尿.山东中医杂志，1996，15（9）：421]

7. 血淋 黄某，女，55岁，1997年3月20日诊。近3年来每于立春前后即发小便频急不适，持续到立夏之后可渐愈，且有逐年加重之势。今年立春之后又发，多方治疗鲜有效果。曾服用氟哌酸、环丙沙星、三金片及利水通淋之中药多剂，初服有效，再服不应。诊见小便频急不适，小腹胀，小便色黄量少、时点滴而出、甚时不能端坐，需平卧于床则可稍稍缓解，患者形体较胖，面色萎黄，口粘，不喜饮，胃纳、睡眠正常，大便通，素有头晕乏力、心悸之感，舌淡胖有齿痕、少苔，两脉缓滑，两寸不足，小便常规示：脓球（＋），红细胞（＋）。发病与季节交替有明显关系，每天春发而夏渐愈。……患者年纪较大脏气渐衰，素有头晕、乏力、心悸之疾，知其胸中大气不足，人体内阳气上升有赖于胸中大气之升举，胸中大气不足，则于春季不能引清阳之气上升而反下陷。……其清气不能上升，则下输膀胱之功能必受影响，致膀胱气化不利而成淋证，故试投以张锡纯之升陷汤以升举体内清阳之气，生黄芪50g，升麻、柴胡、桔梗各6g，生晒参、知母各10g。2剂。服毕小便不适好转，药已中的，效不更法，考虑春季雨多湿重，再入苍术10g，改生芪为120g，再服3剂，病霍然而愈，头晕、乏力、胸闷亦大为好转。再服3剂以巩固疗效，同时加服金匮肾气丸以资肾之气化。嘱其次年立春前先服几剂升陷汤以防再犯，第2年3月追访未复发。[李建西．升陷汤治疗血淋1例．实用中医药杂志，2000，16（9）：39]

（六）外科疾病

1. 疝气 患者，男，42岁，2006年1月高空作业时不慎坠落，致腰部、股部、双侧小腿等多处受伤，经骨科手术治疗，术后2个月转入中医科病房，进一步康复治疗。住院期间在进行功能锻炼时阴囊突然出现坠胀感，右侧腹股沟处触及鸽蛋大肿块，质地柔软，平卧时用手可回纳，急走或进食后右侧少腹剧烈疼痛，随请普外科会诊，考虑斜疝，建议手术，患者恐惧手术欲先保护治疗。患者自摔伤以来时感下肢乏力，腰部酸困，心中怔忡，稍遇劳累则胸闷胸憋，自汗，气短不足以息。纳差，大便时干时稀，舌紫暗，苔薄黄，脉沉细。中医辨证：气虚下陷为本，寒凝、血瘀为标，故以升陷汤加味治疗。黄芪24g，升麻6g，柴胡8g，知母15g，桔梗12g，枳壳15g，当归20g，桃仁15g，肉苁蓉15g，莪术10g，荔核15g，小茴香12g，鸡血藤20g。服上方7剂，药合病机，精神转佳，少腹疼痛缓解，阴囊下坠减半，惟感口咽干燥，遂去荔核、小茴香、肉苁蓉、鸡血藤，加麦冬20g，芦根30g，生甘草10g以养阴清热，续用丹参20g，乌药12g活血祛瘀，行气散寒止痛。再进7剂后，患者自诉急走或进食后未再有少腹疼痛感，胸部不适明显缓解，肿物偶脱出，效不更方，继续治疗，以求巩固疗效。[张娜，马华．加味升陷汤验案四则．临床医

药实践杂志，2007，16（12）：1175 - 1176]

2. 阴疽 患者，女，69岁。患糖尿病多年，因双腿疼痛、行走不便而用理疗器局部热疗，但因加热时间过长致双下肢多处烫伤，入院后经局部处理、抗炎治疗3天，疼痛不减。双腿灼痛明显，不能下地行走，脚底有一2cm × 1.5cm伤口、中心发黑，凹陷渗液。周围组织红肿，表面结痂。左脚脚面、内踝、小腿外侧散在0.3～1.5cm不等创面，中心发黑，灼痛明显。神疲头晕，饮食减少，大便溏、日行2～3次，小便量少频数，空腹血糖16mmol/L，舌尖红光滑少苔，脉沉细。诊为阴疽。证属气虚下陷。治以升阳益气，托脓生肌。方用升陷汤加减。黄芪20g，桔梗10g，升麻5g，柴胡10g，知母10g，山药20g，人参15g，苍术15g，葛根30g，山楂15g，甘草5g，炮穿山甲6g，白花蛇舌草15g。水煎服。服4剂后双下肢多处创面干燥结痂，周边红晕消退，疼痛明显减轻。上方再服3剂，小伤口基本痊愈，较人伤口已干燥结痂，周边红晕消退，遂带药4剂出院。1个月后伤口痊愈，皮肤光滑。[王黎芸，徐军霞. 升陷汤临床应用心得. 实用中医药杂志，2007，23（8）：527]

3. 胆囊切除术后感染高烧 周某，女，33岁，农民，1996年6月28日就诊。患者平素体弱，于半年前因患胆石症行胆囊切除术，术后第10日突发寒战高热，T39.8℃，经治疗，汗出热退。翌日再次出现寒战高热，T39.5℃。急查尿常规正常，血象：HB8.6g/L，WBC9.8 × 10^9/L，N0.69，L0.31。按"流感"、"术后感染发热"治疗20多天，不见好转，自动出院。先后又到信阳、驻马店、武汉等多家省地医院治疗均无效。经友人介绍于1996年6月28日延余诊治。症见：恶寒发热，T39.6℃，面色萎黄，神疲乏力，心慌气短，气不接续，努力呼吸，畏寒怕冷，纳食减少，刀口呈针刺样疼痛，舌质暗紫，右舌边尖有瘀点，苔白少津，脉沉细无力、寸关尤甚。脉证合参，此属阳虚气陷，瘀血阻脉。治宜益气升陷，活血通脉。方选升陷汤加味：黄芪30g，升麻6g，柴胡6g，桔梗10g，知母12g，人参10g，金银花30g，连翘15g，水蛭10g，乳香10g，没药10g。3剂，水煎分3次温服，日服1剂。药后热退，畏寒减轻，心畅神爽，自觉已有气力，饮食增加，其他均有好转。效不更方，又服6剂病已。[李永政，聂勇，付伟. 升陷汤治疗顽固性高烧3例. 河南中医，1997，17（6）：366 - 367]

（七）妇科疾病

1. 崩漏 王某，女，45岁，农民，于2004年4月25日就诊。患者自诉月经行经期延长，淋漓不尽3月余。本次月经已23天未尽，并伴有头晕、气短、乏力、少腹坠胀感，查舌质淡，苔薄白，脉沉无力。遂处方：生黄芪30g，当归炭15g，知母9g，桔梗9g，柴胡6g，升麻6g，党参15g，阿胶（烊化) 10g。患者2剂后诸症俱减，又续服6剂痊愈。本患者经期延长，致失血过多，气血虚弱。大气生养不足，不能安居胸中斡旋周身，反下陷腹中致冲任不固。经血失其约束，遂致淋漓不断。故采用升补大气，固摄冲任之法而获捷效。[朱常辉．升陷汤活用四则．河南中医，2011，26 (11)：71]

2. 子宫全切术后遗症　杨某，女，农民，2002年11月3日就诊。患者因重度子宫脱垂而于2002年10月行子宫全切，术后1周愈合良好而出院。但患者术后卧床一如常人，起立后即觉少腹下坠，稍微走动则觉气短、胸部满闷。查舌淡苔白，脉沉迟微弱。虑其大气下陷，遂处方：黄芪30g，升麻6g，知母9g，桔梗6g，柴胡3g，党参15g，山茱萸15g。日服1剂，水煎服。患者服药后自觉胸闷、腹部下坠等症均减轻，续服4剂，即能在院内随意走动而不气喘，又巩固服5剂病痊愈。[朱常辉．升陷汤活用四则．河南中医，2011，26 (11)：71]

3. 自汗（围绝经期综合征）　沈某，女，50岁，农民。2010年5月12日初诊。患者自45岁停经以来，常有自汗、心烦、易怒等症，外院诊断为围绝经期综合征，予更年安等药物治疗，症状时轻时重。刻诊：面色苍白，语声低微，自汗不止，后头部汗出如洗，遂稍坐即需以毛巾擦拭，舌质淡白，苔薄白，脉沉无力。诊为自汗。治以升陷汤加减：生黄芪45g，柴胡6g，升麻6g，防风10g，炒白术10g，煅龙骨15g，五味子15g，党参10g，炙甘草6g，浮小麦20g，麦门冬12g。7剂。水煎服，日1剂。2010年5月19日二诊：服药后汗出大减，面色转红润，语声渐高，舌质淡，苔薄白，脉沉。仍以上方继进7剂。2010年5月27三诊：汗出已止，面色较红润，舌质淡红，苔薄，脉弱，乃以生脉饮（人参3g，五味子2g，麦门冬3g）代茶饮，服用1个月后痊愈。[刘建军．升陷汤临证验案4则．河北中医，2011，33 (3)：386－387]

4. 妊娠咳嗽遗尿　张某，女，25岁。1990年11月20日初诊。妊娠已3个月。10天前患感冒，经治疗好转，但遗留咳嗽，屡治不愈，且咳则遗尿。初以为感冒后余邪未尽，予止嗽散加味无效，后又以肾气不足、膀胱失约，改缩泉丸加味，仍无效。患者语声低微，乏力嗜卧，劳则咳甚，伴小腹空坠，尿液滴沥不尽。舌体淡胖、苔薄润，脉细弱无力。脉证合参，乃中气下陷，斡旋无力，上下诸窍为之不利。治以升陷汤加味。处方：生黄芪30g，桔梗、枳壳、粟壳各6g，升麻、柴胡各3g。水煎温服。服药3剂，咳减症轻，继服3剂，诸症消失。予补中益气丸及逍遥丸以巩固之。半年后顺产一女婴。（朱树宽．升陷汤新用．新中医：50）

5. 妊娠咳嗽腹泻　徐某，女，26岁，1991年4月3日初诊。患过敏性结肠炎10余年，现已怀孕4个月。近因感冒咳嗽，服苦寒药太过，致咳嗽未愈，又增腹泻，服药无济于事。常因咳嗽而遗便，故病人精神紧张，不敢大声咳嗽。现患者咳声低弱，大便稀溏，劳则诸症加剧，常于黎明时登厕排便。曾服四神丸加味，服后腹泻未减，反增脘腹胀满。细询方知便意虽频而所下量少，每有肠鸣后重；咳嗽声低而吐痰不多，气短乏力，唇舌色淡、舌体胖嫩，脉细缓无力。辨为肺脾气虚，中气下陷，肺失治节，宣肃不利，予升陷汤加味。处方：黄芪、淮山药各30g，炮姜、五味子各10g，桔梗、枳壳各6g，升麻、柴胡各3g，水煎服。服药5剂，大便复常，咳嗽亦止。予参苓白术散以巩固之，半年后顺产一男婴。[朱树宽. 升陷汤新用. 新中医，1995，(12)：50]

6. 带下 王某，女，30岁，教师，1993年1月5日初诊。带下清稀量多3月余，腰酸，小腹空痛，气短，乏力，自汗，便溏，月经正常，舌质淡、苔薄白，脉沉细。证属气虚统摄无权。治以补气升提。升陷汤加味。处方：生黄芪30g，知母、升麻、炙甘草、桔梗各10g，柴胡5g，山萸肉15g。上方加减共服10剂，带下正常，随访半年无复发。[刘瑞波，程素凤，高希凤. 升陷汤新用. 1995，(10)：57]

7. 产后尿潴留 李某，女，26岁。1990年11月2日诊。患者正常分娩后小便不利，小腹作胀，难以忍受，产科用保留导尿法、热熨法治疗3日，小便仍未自解，邀余会诊。患者自诉出汗多，胸中气短，小腹作胀有下坠感，但欲小便而不果。舌质淡红、苔薄白，脉细弱无力。证属大气下陷，膀胱气化失司所致。遂投以升陷汤。处方：炙黄芪30g，党参10g，山萸肉15g，柴胡8g，升麻8g，木通8g，桔梗5g，知母5g。2剂后，小便通利，小腹坠胀已除，出汗亦见减少。原方去木通，加煅龙牡（各）20g以善其后。[陆机. 升陷汤临床运用举隅. 江苏中医，1999，20（8）：36-37]

（八）男科疾病

1. 早泄 赵某，男，41岁，已婚，干部。近1年来，房事欠佳，甫交即泄。曾经多方调治，收效甚罔。现患者周身乏力，常自汗出，腰酸腿软，胸闷，呼吸不畅，大便日行1~2次，溏质，并伴有脱肛现象，舌质淡，苔薄白，脉沉细少力。辨证：大气虚而下陷，统精无力。治宜益气升提，佐以固精。升陷汤化裁：生黄芪20g，升麻10g，柴胡6g，白术15g，金樱子15g，桑螵蛸10g，桔梗6g。日1剂，水煎400ml，早晚分服。复诊：服药7剂后，周身乏力及自汗现象已除，大便日行1次，成形，胸闷同前。前方加沉香3g，继进7剂。3诊：服药后自觉诸症减轻，同房1次，性交可持续2分钟左右，脉象和缓，较前有力。前方入太子参20g，继服14剂。1年后随访，言早泄自其后未复发，身体状态甚佳。[王慧生. 升陷汤加减男科临证举隅. 河北中医，1999，21（3）：168-169]

2. 遗精 王某，男，43岁，干部，1990年8月9日初诊。自述素体虚弱，加之操劳过度，近半年来夜寐多梦，梦中遗精，每晚 1～3 次，头晕目眩，心悸气短，动则自汗出，饮食减少，查阅既往病历，医皆以滋阴、补肾固精等治之。刻诊：面白少神，少气懒言，舌淡红，苔薄白，脉虚弱无力。证属气虚下陷，固摄无权，治拟益气升陷敛精止遗。方用升陷汤加减。黄芪 18g，知母 12g，升麻 9g，柴胡 8g，山萸肉 15g，生龙牡各 20g，炙甘草 9g，3 剂。二诊（8 月 12 日）药后仅遗精 1 次，睡眠较好，精神转佳，自汗心悸止，脉较前有力。增山药 10g，6 剂。三诊（8 月 18 日）：遗精止，饮食渐增，面色转润，用调补脾肾法善后。[刘建中. 升陷汤治验 3 则. 实用中医内科杂志，1995，9（1）：15]

3. 前列腺增生 于某，男，65 岁，离休干部。半年来小便次数增多，尿量减少，排尿每有不尽之感，曾经泌尿外科诊断为前列腺Ⅱ度肿大，中央沟消失。2 日前因家庭琐事大怒后，小便点滴不出，小腹膨胀难耐，不敢饮水，因患者不愿导尿治疗，故来我院诊治。患者面色苍白无华，言语低微，时太息，舌淡，苔白厚而燥，脉弦数，右寸微弱，两尺实大。辨证：大气下陷，膀胱气化失司。升陷汤加减：生黄芪 30g，升麻 3g，白芍药 15g，柴胡 10g，桔梗 6g，枳实 10g，青皮 15g，猪苓 20g，车前子 10g，生大黄 10g（后下）。日 1 剂，水煎 400ml，频服。复诊：上方服 1 剂后，6 小时内排小便 4 次，行大便 2 次，小腹膨胀感明显解除，前方去枳实、生大黄，入牛膝、桃仁、干姜、泽泻各 10g，继进 7 剂，排尿如常。[王慧生. 升陷汤加减男科临证举隅. 河北中医，1999，21（3）：168－169]

（九）五官科疾病

1. 鼻渊 李某某，女，47 岁，1995 年 2 月 11 日初诊。流浊涕、鼻塞 10 余年，时轻时重，反复发作。嗅觉减退。近因感冒鼻塞，流浊涕加重，头晕，面色苍白，少气乏力，畏寒。舌淡苔白，脉虚无力。证属肺气不足，鼻窍不利。治以益气宣肺，通利鼻窍。药用黄芪 30g，柴胡、升麻、桔梗、知母、苍耳子、辛夷各 10g，薄荷 6g。5 剂，水煎服。二诊：鼻塞减轻，精神好转，浊涕如故。原方继服 5 剂。三诊：浊涕、鼻塞明显好转。守原方再服 10 剂。药尽，呼吸通畅，浊涕消失。随访 1 年，未再复发。[魏勃，宋春梅. 升陷汤的临床应用. 山西中医，1996，12（4）：31－32]

2. 过敏性鼻炎 陈某，女，41 岁。2004 年 11 月 15 日初诊。患者 4 年前渐出现鼻塞流清涕，遇寒犹甚，且逐年加重，伴体倦乏力，动则气短，舌质淡胖，苔薄白，脉沉细。西医诊断为：过敏性鼻炎，曾用抗过敏药可缓解一时，继而复发。亦用过宣肺理气之品未效。辨证：大气下陷，脾肺气虚，肺窍失和。药用黄芪 30g，升麻 10g，知母 10g，桔梗 10g，柴胡 10g，白术 15g，党参 20g，五味子 15g。日服 1 剂，水煎服。用药 1 周，诸症减轻，继用药 2 周，诸症消失。继予补中益气丸，连用 1 个月痊愈，随访 1 年未复发。［王荣欣，暴连英．升陷汤临床应用举隅．实用中医内科杂志，2007，21（2）：27］

3. 卡他性中耳炎（耳闭）　丁某某，女，30 岁，1990 年 3 月 19 日初诊。左耳耳闭、耳鸣半月。伴头晕乏力，嗜睡多梦。检查：左外耳道正常，鼓膜混浊，轻度内陷，光锥变形。舌淡红、苔薄白，脉细弱。证属大气下陷，耳窍失聪。治以补气举陷，通窍复聪。处方：黄芪 20g，当归、知母、柴胡各 10g，升麻、桔梗、石菖蒲、炙甘草各 6g。服 3 剂后，耳鸣消失，耳闭明显减轻，精神转佳。守原方继服 6 剂，诸证消失，查鼓膜恢复正常。［张小平．升陷汤在耳鼻喉科的临床应用．新中医，1991，（12）：19］

4. 慢性咽喉炎　彭某某，女，51 岁，1990 年 4 月 9 日初诊。声音不扬 5 年。近日因讲课过多，渐致声嘶，咽痛，咳嗽，短气懒言。检查：咽部充血暗红，间接喉镜下见会厌淡红，声带淡红，闭合不全。舌淡红、苔薄白，脉沉细。证属大气下陷，咽喉失养。治宜益气升陷，利咽开音。处方：黄芪 25g，寄生 15g，知母、杏仁各 10g，升麻、柴胡、桔梗各 5g，甘草 3g。服 5 剂后咽痛消失，发音较前洪亮。但咳痰中带血丝。原方加浙贝母、瓜蒌皮、仙鹤草各 10 克，继服 7 剂后诸症若失。半年后随访未复发。［张小平．升陷汤在耳鼻喉科的临床应用．新中医，1991，（12）：19］

（十）内脏下垂

升陷汤治疗内脏下垂有较好疗效，包括胃下垂、子宫下垂、或胃、肝、肾均下垂。总有效率为 100%。基本方：生黄芪 30g，知母 10g，柴胡 5g，桔梗 3g，升麻 5g，炒枳壳 10g，太子参 15g，炙甘草 3g，生姜 3 片，大枣 3 枚。加减法：阳虚者加附子 10g，肉桂 5g；气虚甚者改太子参为大红参 10g；脾胃虚寒者加炒白术 10g，云茯苓 10g，桂枝 10g，砂仁 5g；肾虚者加山萸肉 10g，桑寄生 10g，杜仲 10g。子宫下垂者：加紫河车 10g。

典型病例：吴某，男，47 岁，干部，1985 年 6 月 18 日初诊。腹胀，上腹部及右胁下疼痛，腰酸、尿频短逐渐加剧 2 年余。患者自 1983 年起，感畏寒、头晕、神疲、乏力、纳差，食后胃脘痞塞，偶有隐痛、嗳气、下腹坠胀、伴肠声漉漉。右胁下坠胀疼痛，活动时加剧。腰酸痛，尤以站立及运动后明显。大便溏软，坠胀不爽，日 2～3 次。尿短频。既往有尿道感染史、肺结核史（已钙化）、慢性血吸虫病史（已治愈）。1984 年赴上海某医学院检查，诊断为肝、胃、肾下垂。虽然多方治疗，疗效不佳。检：神清、羸瘦、面色白，神疲，语音低微，形气怯弱。T36.7℃，脉搏 64 次/分，血压 10.7/8kPa（80/60mmHg），心率 64 次/分，律齐，无病理杂音，两肺（－），腹软。叩诊肝上界第七肋间，肋下 2cm，质软，有压痛，脾（－），下腹部两侧压痛（＋）。肾区叩击痛（＋），胃肠钡餐示胃下垂（胃角相当于髂骨上棘水平），十二指肠球部炎症合并浅表溃疡，B 超示肝脏大小形态正常，光点稍增粗，血管走向清晰，右肾中度积水，立位肾上界相当于髂嵴水平，肾盂静脉造影示右肾下垂，肾盂积水。伴输尿管迂曲，左肾正常。舌淡白，薄白苔，后根稍腻，脉沉细无力。脉症合参，证属中气下陷，脾肾阳虚，痰饮内停，予以升陷汤合苓桂术甘汤加减，以升举中气，温阳化饮，处方：生黄芪 30g，太子参 15g，柴胡 5g，升麻 5g，炒白术 10g，陈皮 10g，知母 10g，山萸肉 10g，桑寄生 10g，附子 5g，桂枝 10g，茯苓 10g，炒枳壳 10g，桔梗 3g，炙甘草 3g，生姜 3 片，大枣 5 枚。5 剂。患者服药后，顿感手脚转暖，余症亦稍有缓解。嘱上方连服 30 剂。7 月 23 日复诊，患者已面有血色，肌肉稍丰，自诉诸症大减，惟头晕、乏力、劳累后气短，易疲劳。继守上方加减，又连服 80 余剂，诸症解，在我院复查治愈。1986 年 4 月，患者因公赴上海，再次就诊于某医学院，经复查，肝、胃、肾下垂均愈。［吴金龙．升陷汤加味治疗内脏下垂 26 例疗效观察．北京中医，1998，(4)：26］

（十一）中暑

赵某，女，32 岁。于 2006 年 6 月 21 日初诊。患者 5 天前下地干农活时，天气炎热，即发头痛、头晕、发热，伴胸闷、气短、恶心、呕吐。曾在本村诊所就诊，测体温 39.6℃给以退热药及输液治疗（所用药物不详）。经治后发热退，头痛止，但仍胸闷气短，动则加重，恶心、不能食。虽继续输液不见好转，故来我院就诊。症见：胸闷气短，稍动则加重，气短不足以吸，神疲懒言，恶心，食欲不振，口微渴，舌质红，苔白少津，脉细数无力。辨证为中暑气阴两伤，气虚下陷证，治宜益气升陷，方用升陷汤加减。药用黄芪 30g，知母 10g，升麻 5g，柴胡 5g，桔梗 4g，西洋参 10g，西瓜翠衣 50g。3 剂，水煎服，分 2 次服。二诊：胸闷、气短明显好转，恶心、口渴消失，食欲好转，脉象较前缓而有力。上方去西瓜翠衣，又进 3 剂，诸症消失而病愈。［李兰波，周建合．升陷汤临证应用 3 则．实用中医内科杂志，2007，21（5）：28］

（十二）口干

何某，女，58 岁，农民，1987 年 11 月 14 日初诊。近 1 年多来常觉口干，饮入不多，少少与之即可，多饮则口淡。睡眠不实，每因口干而醒。胃纳减少，二便尚调，舌淡、苔薄白，脉细软，此为气阴两虚，升陷汤化裁。处方：党参 30g，麦冬、沙参、石斛、白芍、酸枣仁各 15g，五味子 10g，甘草 5g，淮山药 20g。连服 4 剂，睡眠改善，精神较前振作，惟口干未减。乃细询其因，患者病起夏天农忙时节，烈日当空，汗出，气随汗泄，气阴两虚无疑。

况且患者年事已高，不任劳累，气血本虚，过劳则气更伤。今用益气养阴之法，使其气阴始得萌复，所以症状改善。然患者气虚重于阴虚，气虚下陷，津液虽已萌复但不得上潮，故口干未除，乃用升陷汤合生脉散加减。处方：黄芪、党参各30g，阿胶、知母各12g，桔梗、五味子各10g，升麻5g，柴胡6g，淮山药20g，服药2剂，口干明显好转，再服3剂痊愈，随访年余未复发。[林素菁. 升陷汤新用. 新中医，1994，（8）：58]

（十三）慢性疲劳综合征

患者，女，39岁，公司白领。近8个月疲乏无力，活动后疲劳加重，卧床休息后不能缓解。经常头晕头沉，记忆力减退，思维涣散，失眠、多梦，心慌，气短，胸闷，憋气，烦躁，抑郁，易紧张，咽痛，食欲不振，抵抗力低下，经常感冒。常规检查未见异常。辨证为中气下陷，清阳不升。治以升清降浊，调整五脏六腑功能。给予升陷汤加减：炙黄芪30g，当归20g，桔梗10g，升麻6g，柴胡6g，生地10g，五味子3g，甘草6g，瓜蒌10g，桑白皮10g，茯苓10g，竹叶10g，赤芍10g，山萸肉10g，黄连6g。6剂后好转，继服30剂而痊愈。随访7个月未复发。[李彩勤. 升陷汤治疗神经疾病验案. 现代中西医结合杂志，2009，18（9）：1025]

（十四）糖尿病

张某某，女，50岁，干部。因口渴，小便量多，全身疲乏，身体逐渐消瘦而就诊，检查空腹血糖228mg%，尿糖（＋＋），确诊糖尿病。病人少气倦怠乏力，舌淡苔白腻，脉虚弱。中医辨证：气虚湿阻，津液不化。服升陷汤加味：生黄芪50g，升麻6g，柴胡6g，知母15g，桔梗9g，天花粉30g，苍术15g，山药30g，黄连6g，水煎日1剂。服10剂后，自觉全身症状好转，连服40余剂后，全身状消失，空腹血糖107mg%，尿糖呈阴性。[程益春. 升陷汤治疗糖尿病40例临床分析. 山东中医杂志，1981，（创刊号）：38-39]

【临床应用】

1. 排尿后晕厥 总有效率93.4%。药物组成为：炙黄芪40g，知母9g，柴胡6g，桔梗6g，升麻6g，红参15g，山茱萸10g。同时配合针刺足三里穴（双）、关元穴，用补法，隔日1次。30天为1个疗程。[闫东庆. 加味升陷汤为主治疗排尿性晕厥33例. 中国中医急症，2007，16（9）：1140]

2. 小儿遗尿 总有效率93.75%。处方：黄芪30g，升麻3g，柴胡3g，桔梗5g，党参20g，白术10g，熟地10g，山茱萸10g，益智仁10g，制附子6g，韭子10g，桑螵蛸10g，白果5g，山药15g。[张锦生，陈细明. 升陷汤合巩堤丸化裁治疗小儿遗尿48例疗效分析. 社区医学杂志，2009，7（15）：75]

3. 冠心病左心室功能不全 升陷汤加味：黄芪、葛根各30g，柴胡、桂枝、升麻、桔梗、知母、人参各 10g，合卡维地洛（20mg/d）。治疗 2 个月后，左心搏出量（SV）、射血分数（EF）均有显著改善，舒张早期血流峰值速度（E）较治疗前升高，舒张晚期血流峰值速度（A）降低，A/E 降低。二者具有协同作用，疗效优于单独应用卡维地洛。[李东晓，王翠兰，高洪春.升陷汤合卡维地洛治疗冠心病左心室功能不全疗效观察.湖北中医杂志，2001，23（4）：3-4]

4. 急性冠脉综合征　总有效率 87.88%。以升陷汤合小陷胸汤加减：生黄芪 30g，知母 10g，桔梗 10g，柴胡 10g，升麻 10g，当归 15g，制半夏 10g，黄连 5g，瓜蒌 20g。气虚重者加人参 10g，桑寄生 10g；心阳虚加桂枝 10g，干姜 10g；气分郁结胸胁痛加姜黄 10g，续断 10g；阴虚加麦冬 10g，人参须 10g；血瘀甚加丹参 15g，赤芍 15g。15 天为 1 疗程。[戴娟.升陷汤合小陷胸汤加味治疗急性冠脉综合征疗效观察.中国中医急症，2011，20（2）：194-195]

5. 慢性肺源性心脏病急性发作期　总有效率 96.15%。药物组成：生黄芪 24g，知母 10g，桔梗 6g，柴胡 6g，升麻 6g，太子参 15g，麦冬 15g，五味子 10g。加味法：兼痰热者加黄连、全瓜蒌、浙贝母、海浮石；兼痰湿内蕴者加法半夏、陈皮、砂仁、薏苡仁；血瘀甚者加川芎、丹参；心衰多为心脾肾阳虚水泛，加桂枝、茯苓；肺脑为痰浊蒙窍，加郁金、石菖蒲。14 天为 1 个疗程。[鲁文涛.中西医结合治疗慢性肺源性心脏病急性发作期 52 例临床观察.江苏中医药，2011，43（1）：39-40]

6. 不稳定性心绞痛　总有效率 94.3%。药物组成：生黄芪 24g，知母 12g，桔梗 6g，柴胡 6g，升麻 4g，当归身 12g。气虚极加人参 12g 或桑寄生 12g；心阳虚加桂枝 9g，干姜 12g；气分郁结胸、胁痛加乳香 10g，没药 10g。15 天为 1 个疗程，连续治疗 2 个疗程。[李康.升陷汤治疗不稳定型心绞痛临床观察.中医药临床杂志，2007，19（1）：16-17]

7. 慢性腹泻　总有效率 90%。基本方：黄芪 30g，柴胡 10g，升麻 6g，知母 10g。加减：慢性结肠炎加蒲公英 30g，炒山药 30g，肉豆蔻 10g；慢性痢疾加黄连 6g，当归 12g，腹痛重加炒白芍 30g；腹胀加枳壳 10g。[于永会，梁毅，王爱萍.升陷汤治疗慢性腹泻疗效观察.中国航天医药杂志，2002，4（5）：60]

8. 糖尿病胃轻瘫　总有效率 96.7%。药物组成：生黄芪 30g，党参 30g，知母 12g，柴胡 10g，升麻 10g，桔梗 6g，炙鸡内金 10g，蒲公英 15g，厚朴 6g，陈皮 6g，焦六曲 10g，炙甘草 6g。4 周为 1 个疗程。[陈一峰.升陷汤加味治疗糖尿病胃轻瘫 30 例.实用中医内科杂志，2007，21（4）：48]

9. 阻塞性睡眠呼吸暂停低通气综合征　组成：黄芪 18g，知母 9g，柴胡 5g，桔梗 5g，升麻 3g；气虚明显者加太子参 15g，山茱萸 9g。联合都可喜，治疗后比较，睡眠时间延长程度以及 HI、低通气总时间、90% 以下血氧饱和度次数、90% 以下血氧饱和时间改善。[粟俊，李磊，钟力平，等.升陷汤联合都可

喜治疗阻塞性睡眠呼吸暂停低通气综合征 38 例临床观察. 中医杂志, 2010, 51 (7): 600-602]

10. 儿童压气症（憋气、压气、自觉气不够用，每间隔数秒或数分钟，需努力做 1 次深呼吸） 总有效率 95%。药物组成：生黄芪 15g，知母 10g，柴胡 5g，桔梗 5g，升麻 3g。病程长症状重者加人参 5g 或再加山萸肉 5g。3 剂为 1 疗程，6 剂无效停药。[张和增，朱福明. 升陷汤治疗儿童压气症疗效观察. 实用中医药杂志, 1997, (1): 9]

11. 脊髓损伤后体位性低血压 升陷汤：黄芪 50g，知母 10g，柴胡 5g，桔梗 5g，升麻 5g，连续服用 4 周。治疗前后各种体位收缩压比较，差异有统计学意义（$P < 0.05$）。[冯晓东，宋晓磊. 升陷汤治疗脊髓损伤后体位性低血压临床研究. 中医学报, 2010, 25 (4): 716-717]

12. 慢性心功能衰竭 升陷汤对慢性心力衰竭疗效较好，在西药治疗的基础上加用升陷汤可以改善心功能，疗效优于单纯西药常规治疗，总有效率为 88.0%。药物组成：生黄芪 50g，知母 10g，柴胡 5g，桔梗 5g，升麻 5g，党参 20g，山萸肉 30g，连续服用 4 周。[李兰波. 升陷汤治疗慢性心力衰竭 50 例临床观察. 光明中医, 2008, 23 (5): 634-635]

13. 心脏神经官能症 升陷汤治疗心脏神经官能症疗效显著，总有效率为 90.6%。处方：生黄芪 24g，柴胡 12g，升麻 10g，桔梗 12g，知母 12g。加减：气虚重者加太子参；胸痛者加全瓜蒌、郁金、元胡；胸闷明显者加青皮；失眠多梦加茯神、酸枣仁、柏子仁、合欢皮；面红易怒者加丹皮、栀子；自汗者加龙骨、牡蛎；嗳气者加佛手、旋覆花；口干者加麦冬、玄参；便溏者加芡实；血瘀者加丹参、降香、红花；阴虚火旺者加生地；心阳不振者加桂枝、党参等。服药 3 个疗程。[张凤巧，韩丽华. 升陷汤治疗心脏神经官能症 32 例疗效观察. 四川中医, 2007, 27 (7): 71-72]

14. 自发性气胸 在西医常规治疗的基础上加升陷汤对自发性气胸疗效较好，总有效率为 94.4%。基本方药：生黄芪 30g，知母 9g，柴胡 6g，桔梗 6g，升麻 6g。加减：胸痛明显者加丹参 30g，乳香、没药各 6g；气急、紫绀明显者加人参 12g，萸肉 20g；咳吐黄痰者加黄芩 15g，桑白皮 10g，鱼腥草 30g；痰黏稠不易咳出者加川贝母 10g，炙皂荚 10g；水肿者加车前子 15g（布包），泽兰 15g；四肢不温、口唇紫绀者加附子（先煎）6g，桂枝 15g，干姜 10g；大便稀次数较多者加茯苓 15g，炒白术 10g。[于金源，王增祥. 升陷汤治疗自发性气胸 36 例. 中国中医药科技, 2007, 16 (5): 377]

15. 中风后遗症 升陷汤加减配合康复与针灸、常规西医治疗对中风偏瘫疗效较好，总有效率为 100%。中药组成：炙黄芪 20g，党参 10g，当归 10g，何首乌 20g，茯苓 10g，葛根 10g，柴胡 6g，天麻 6g，黄连 6g，半夏 6g，桃仁 10g，红花 10g，桔梗 6g，升麻 6g，石菖蒲 10g，丹参 10g，瓜蒌 10g，玉竹 10g，决明子 10g，赤芍 10g，山萸肉 10g，10 天为 1 个疗程，治疗 3 个疗程。[李彩勤. 中西医结合治疗中风偏瘫 60 例. 现代中西医结合杂志，2009，18（7）：791]

16. 前列腺增生　升陷汤加减治疗前列腺增生 60 例，60 例病人中治愈 35 例，显效 25 例，方药组成：黄芪 50g，当归 20g，茯苓 15g，柴胡 10g，炙升麻 10g。每日 1 剂，水煎 2 次，共取汁 400ml，早晚服用，共服用 12 剂。继续服用上方，改为每 2 日 1 剂，加用乌鸡白凤丸 1 丸，每日 2 次。20 天为 1 个疗程，1 个疗程后评价疗效。[王建华，徐向英. 升陷汤加减治疗中气下陷型前列腺增生 60 例. 中国民间疗法，2010，18（12）：35]

17. 慢性疲劳综合征　加味升陷汤对慢性疲劳综合征疗效较好，组成：生黄芪 30g，升麻 3g，柴胡 6g，桔梗 6g，仙鹤草 30g，生地 10g，枸杞子 10g，当归 10g，太子参 15g，南沙参 15g。每日 1 剂，水煎 2 次取汁 300ml，早晚分服。加减：睡眠障碍加远志、菖蒲；肌肉关节不适加川续断、桑寄生、白术；湿滞加半夏、薏苡仁、白豆蔻。用药 1 个月为 1 疗程。治疗结果：第一疗程后，总有效率 56.5%。第二疗程后，总有效率 86.4%。[解海宁. 加味升陷汤治疗慢性疲劳综合征 23 例. 江苏中医，1998，19（1）：20]

【药理研究】

1. 对心血管系统的作用

（1）抗心肌缺血　升陷汤能上调缺血损伤大鼠血清 NO 水平、降低血浆 ET 水平，抑制心肌细胞发生脂质过氧化，舒张血管、减轻自由基心肌损伤的程度。[康红钰，张福华，刘喜民，等. 升陷汤对大鼠急性心肌缺血作用机制的探讨. 中国医院药学杂志，2007，27（5）：617-619]

（2）抗心律失常　升陷汤加味方（黄芪、知母、柴胡、桔梗、升麻、党参、山茱萸、桂枝、甘草、羌活）能改善兔病态窦房结综合征模型窦房结的自律性，增强窦房结的传导功能，其机制与减轻窦房结细胞的损伤有关。[张倩，冯艳敏，张军，等. 升陷汤加味方对兔病态窦房结综合征模型心率及窦房结电生理、组织病理的影响. 河北中医，2011，33（5）：758-761，765]

2. 抗肿瘤　升陷汤正丁醇萃取部位，低浓度作用 24 小时后可明显抑制人肺癌 A549 细胞侵袭和转移，高浓度 48、72 小时后能明显抑制增长。其机制为降低 ERK 通路的活性，抑制基质金属蛋白酶（MMP）的表达，从而阻滞癌细胞侵袭转移。[赵连梅，孙佳玮，颜晰，等. 中药升陷汤抑制肺癌 A549 细胞增殖和侵袭转移作用研究. 中华中医药杂志，2011，26（9）：2147-2150]

【临证提要】本方具有补气升阳之功效，用于气虚下陷证，本证表现复杂，常见气短、寒热、咽干、怔忡、汗出、神昏、健忘、震颤、胸闷、肢痿、二便不禁、癃闭、脱肛、崩漏等。今用于内、外、妇科多种疾病的治疗，也从一个方面证实了张锡纯大气下陷"种种病状，诚难悉数"的认识。

　　临床报道本方升清阳之气胜于补中益气汤，对服用补中益气汤无效者，仍然可以起效。大气下陷常常兼有痰饮、气滞、血瘀，或兼有气阴两亏，肾阳不足等，临证之时常虚根据病情加减，方能获得全效。本方中黄芪有时需要重用方效，临床报道治疗病窦综合征黄芪最多可用到100g，使用时可从30g用起，根据疗效逐渐增加剂量。今人用本方治疗内脏脱垂常加枳壳一味，顺气消积，以使浊降清升。此外，大气下陷证病情较长，因此，本方有时需要长期服用方能见效，临床只要辨证准确，需守方常服，不可半途而废。

　　张锡纯提出本方的加减法包括："气分虚极下陷者，酌加人参数钱，或再加山萸肉（去净核）数钱，以收敛气分之耗散，使升者不至复陷更佳。若大气下陷过甚，至少腹下坠，或更作疼者，宜将升麻改用钱半，或倍作二钱。"

　　《医学衷中参西录》中升陷汤演变方包括回阳升陷汤、解郁升陷汤、理脾升陷汤三方，今人创四君升陷汤（合四君子汤）治疗低血压，生脉升陷汤（合生脉饮、参附汤，加生龙牡、枣仁、枳壳等）治疗血管抑制性晕厥，进一步增强了升陷汤疗效。

回阳升陷汤

【来源】《医学衷中参西录·治大气下陷方》。

【组成】生黄芪八钱　干姜六钱　当归身四钱　桂枝尖三钱　甘草一钱

【用法】水煎服。

【功效】补气温阳养血。

【主治】心冷、背紧恶寒，常觉短气。

【方解】本证因气虚下陷，兼心肺阳虚所致，故用黄芪升阳举陷，干姜温中散寒，桂枝助阳化气，当归补血生气，甘草补脾益气，调和诸药。

【验案精选】

1. 痞满　一人，年五十余。大怒之后，下痢月余始愈。自此胸中常觉满闷，饮食不能消化。数次延医服药，不外通利气分之品，即间有温补脾胃者，亦必杂以破气之药，愈服病愈增重。后愚诊视，其脉沉细微弱，至数甚迟。询其心中，常有觉凉之时。知其胸中大气下陷，兼上焦阳分虚损也。遂投以此汤，十剂痊愈。后因怒，病又反复，医者即愚方加厚朴二钱，服后少腹下坠作疼，彻夜不能寐，复求为诊治，仍投以原方而愈。(《医学衷中参西录》)

2. 厥证 一妇人，年四十余，忽然昏倒不语，呼吸之气大有滞碍，几不能息，其脉微弱而迟。询其生平，身体羸弱，甚畏寒凉，恒觉胸中满闷，且时常短气。即其素日资禀及现时病状以互戡病情，其为大气下陷兼寒饮结胸无疑。然此时情势将成痰厥，取药无及，遂急用胡椒二钱捣碎，煎二三沸，澄取清汤灌下。须臾胸中作响，呼吸顿形顺利。又用干姜八钱，煎汤一盏，此时已自能饮下。须臾气息益顺，精神亦略清爽，而仍不能言，且时作呵欠，十余呼吸之顷必发太息。知其痰饮虽开，大气之陷者犹未复也。遂投以回阳升陷汤。数剂，呵欠与太息皆愈，渐能言语。此证初次单用干姜开其寒饮，而不敢佐以赭朴诸药以降下之者，以其寒饮结胸又兼大气下陷也。设若辨证不清而误用之，必至凶危立见，此审证之当细心也。(《医学衷中参西录》)

3. 低血压病 张某，女，42岁。患低血压已近10年，经中西医治疗均罔效。症见：面色苍白、精神不振、眩晕、气短、舌质淡、脉沉细无力，血压70/46mmHg。乃气血虚弱之象，气虚日久则中虚下陷、阳衰多寒，故宜益气养血，回阳升陷为治。处方：黄芪24g，当归12g，桂枝15g，干姜9g，炙甘草24g。连服10剂后，面色转红润，饮食增加，精神好转，血压112/75mmHg。乃转以用打太极拳等体育锻炼进行疗养。3年后随访，疗效巩固。[周龙．回阳升陷汤治疗低血压病．四川中医，1984，2(4)：64]

【临床应用】

低血压病 28例中24例症状消失，4例症状明显减轻。药用：黄芪24g，当归12g，桂枝、干姜各9～15g，炙甘草25～30g，10剂为1疗程，服药1疗程后，收缩压均达到100～120mmHg，舒张压则为70～90mmHg。[周龙．回阳升陷汤治疗低血压病．四川中医，1984，2(4)：64]

【临证提要】 回阳升陷汤具有补气温阳升阳之功效，用于气短、胸背寒等，临床常伴见面色苍白、疲倦乏力、心悸气短、食欲不振、眩晕多梦、舌质淡、脉细弱无力等气血虚弱证候。本方今用于低血压有效。

理郁升陷汤

【来源】《医学衷中参西录·治大气下陷方》。

【组成】 生黄芪六钱　知母三钱　当归身三钱　桂枝尖钱半　柴胡钱半　乳香三钱，不去油　没药三钱，不去油

【用法】 水煎服。

【功效】补气升阳活血。

【主治】胸中大气下陷，又兼气分郁结，经络湮瘀者。

【方解】本证因大气下陷，兼有瘀血阻滞经络者，故用黄芪升阳举陷，柴胡升举阳气，乳香、没药、当归活血行气，桂枝温通经脉，知母泻火滋阴，制约黄芪、桂枝之燥。

【验案精选】

1. 癥瘕　一少女，年十五。脐下左边起一瘕，沉沉下坠作疼，上连腰际，亦下坠作疼楚，时发呻吟。剧时常觉小便不通，而非不通也。诊其脉，细小而沉。询其得病之由，言因小便不利，便时努力过甚，其初腰际坠疼，后遂结此瘕。其方结时，揉之犹软，今已五阅月，其患处愈坚结。每日晚四点钟，疼即增重，至早四点钟，又渐觉轻。愚闻此病因，再以脉象参之，知其小便时努力过甚。上焦之气，陷至下焦而郁结也。遂治以理郁升陷汤，方中乳香、没药皆改用四钱，又加丹参三钱、升麻钱半，二剂而坠与疼皆愈。遂去升麻，用药汁送服朱血竭末钱许，连服数剂，癥瘕亦消。(《医学衷中参西录》)

2. 闭经　尝治一少妇，经水两月不见，寒热往来，胁下作疼，脉甚微弱而数至六至。询之常常短气，投以理郁升陷汤，加龙骨、牡蛎各五钱，为脉数又加玄参、生地、白芍各数钱，连服四剂。觉胁下开通，瘀血下行，色紫黑，自此经水调顺，诸病皆愈。(《医学衷中参西录》)

3. 产后病

（1）产后发热　某女，24岁，农民，1990年4月17日初诊。产后21天，因外出临厕后遂感身体不适，每日午后身热，肢倦，3天后发热依旧（体温37.8℃），又增气短心悸，有气息欲断之感，胸中虽觉空坠又不欲食，形体较瘦弱，面色白，多汗，舌淡、苔少，脉沉弱。此乃血虚气陷，营卫失和，治拟补血升陷，调和营卫。予理郁升陷汤加减。处方：生黄芪25g，知母10g，当归、柴胡、桂枝各15g，乳香、没药各5g。水煎服。3剂后，热退，心悸气短均减，自汗止，胸中空坠消失，进食大增。效不更方，照方去乳香、没药，加淮山药、白术各20g，继进5剂，诸症告愈。[杨彦臣. 理郁升陷汤在产后病中的应用. 新中医，1992，(1)：46]

（2）产后身痛　刘某，女，28岁，工人，1988年2月18日初诊。自诉临产用力太过，产后即感全身酸楚无力，渐至全身疼痛已12天。曾服镇痛药效不显。现身痛较重，伴麻木，四肢觉凉，气短不足以息，少腹空坠，恶露淡红，质稀量少，身倦，周身筋脉拘急，四肢曲伸不利，舌淡、少苔，脉弱。证系血虚气陷，经络瘀滞，筋脉失濡。治宜补血升陷，活络荣筋，予理郁升陷汤加减。处方：生黄芪30g，当归20g，柴胡、桂枝、独活、怀牛膝、鸡血藤各 15g，乳香、没药各 10g，穿山甲 7.5g。水煎服，3 剂后，身疼大减，心悸气短好转。照方加木瓜、威灵仙各 15g，续进 6 剂，诸症尽失。[杨彦臣. 理郁升陷汤在产后病中的应用. 新中医，1992，(1)：46]

（3）产后乳汁不行　孙某，女，29 岁，工人，1986 年 8 月 12 日初诊。产后 18 天，因与家人口角心情抑郁，乳房发胀，乳汁不行，伴见心悸少寐，肢倦神疲，小腹冰凉，肢麻身冷，舌红、苔薄白，脉虚细。证属大气下陷，兼气分郁结，脉络阻塞，治宜升陷理郁，通络下乳。投理郁升陷汤加减。处方：生黄芪、当归各 25g，乳香、没药各 15g，柴胡 20g，桂枝、山甲珠、木通各 10g，桔梗、陈皮各 5g。水煎服，共服 12 剂，乳汁通，诸症若失。[杨彦臣. 理郁升陷汤在产后病中的应用. 新中医，1992，(1)：46]

【临证提要】理郁升陷汤具有益气升陷，活血通络之功效，治疗气陷血瘀证，包括癥瘕、闭经、产后身痛等。张锡纯曰："胁下撑胀，或兼疼者，加龙骨、牡蛎（皆不用煅）各五钱。少腹下坠者，加升麻一钱。"其中龙骨、牡蛎有平肝软坚之功，升麻升清，与黄芪、柴胡配伍可增强升阳之功效。

醒脾升陷汤

【来源】《医学衷中参西录·治大气下陷方》。

【组成】生箭芪四钱　白术四钱　桑寄生三钱　川续断三钱　萸肉四钱，去净核　龙骨四钱，煅，捣　牡蛎四钱，煅，捣　川草薢二钱　甘草二钱，蜜炙

【用法】水煎服。

【功效】健脾补肾，升阳收涩。

【主治】脾气虚极下陷，小便不禁。

【方解与方论】本证因气虚下陷，下焦不固所致，故用黄芪补气升陷，桑寄生、续断补肾升阳，山萸肉、龙骨、牡蛎、薢均有收敛固涩之功，白术、甘草补脾益气。方中黄芪、寄生配伍，具有填补大气之功效。

张锡纯曰："用黄芪、白术、甘草以升补脾气，即用黄芪同寄生、续断以升补肝气，……更用龙骨、牡蛎、萸肉、薢以固涩小肠也。"

【验案精选】

1. 膏淋（丝虫病乳糜尿）　候某，男，58 岁，教师。1983 年 9 月 8 日初诊。主诉：小便混浊色白年余，伴有下肢浮肿，在当地卫生院尿检，蛋白（＋＋），白细胞（＋＋），红细胞（＋＋），误诊为肾小球肾炎，给予青霉素、泼尼松等药治疗半年，无效。小便混浊日益加重，尿如膏脂，色白如雪，并挟有大小不等之白色凝块，有时混有少量血丝，常因凝块阻塞而小便不畅。

至我院就诊时，尿检：蛋白（＋），白细胞（－），红细胞（－）。乳糜尿试验：阳性。血检：查到微丝蚴。拟诊为"丝虫病乳糜尿"（膏淋）。因病久不愈，症见面色白，头晕目眩，心烦失眠，腰酸乏力，足踝浮肿，脉微细，舌淡苔薄。证属脾肾俱虚，精微下流，兼有湿热下注。……治宜补脾肾，固下焦，利湿热，分清浊。……以醒脾升陷汤重用萆薢，加黄柏、滑石、莲须等清利湿热之品。方用：川萆薢30g，生黄芪15g，炒白术12g，山萸肉10g，益智仁12g，滑石12g，莲须12g，黄柏9g，桑寄生12g，煅龙牡各12g。服药6剂，小便混浊明显好转，凝块消失。继服10剂，小便清晰，诸症消失，尿检及乳糜尿试验均为阴性。随访至今，身体健康，未曾复发。[王心好.醒脾升陷汤临床应用.上海中医药杂志，1986，（3）：30－31]

2. 滑精 费某，男，20岁，学生，未婚。1973年5月10日初诊。患滑精年余，时轻时重，近2个月病情加重，几乎每天夜间遗精，白昼稍有感触，精液自流。某医初以相火旺盛投以知柏地黄汤涩阴降火而无效，后以金锁固精丸加减固摄涩精而无功，渐至头晕耳鸣，腰膝酸软，气短懒言，自汗盗汗，骨瘦如柴，脉细无力，此乃滑精日久，不仅先天之精伤，而后天之精亦损矣。其证实属脾肾气虚，封藏不固。然脾主化生精微，肾主固摄阴精，治当补脾益肾为要，补脾能助精微之化源，益肾能增强封藏固摄。本例因偏于肾气亏损，精关不固，故以醒脾升陷汤加杞果、桑螵蛸、金樱子等益肾涩精之品。方用：生黄芪15g，炒白术12g，山萸肉12g，枸杞子15g，桑螵蛸12g，金樱子12g，萆薢10g，桑寄生12g，煅龙牡各15g。服药6剂，滑精明显好转，约1周1次，头晕腰酸、自汗盗汗诸症递减。继服6剂，滑精停止。宗上方又服10剂，诸症悉除。随访至今10年余，未曾复发。[王心好.醒脾升陷汤临床应用.上海中医药杂志，1986，（3）：30－31]

3. 崩漏（功能性子宫出血） 傅某，女，43岁，农民。1984年10月4日初诊。患者月经先后无定期，经期延长，经量较多，平素伴有腰酸乏力，白带过多约年余。此次月经来潮竟淋漓不断，时多时少1月余，曾先后服用西药止血剂及中药凉血止血之品，而阴道出血仍不止，即赴上级医院检查，为"子宫内膜增生"，诊断为"功血"。邀余诊治，症见面色萎黄，心悸自汗，气短懒言，腰膝无力，四肢倦怠，脉微细。证属脾肾俱虚，气虚下陷，冲任不固。肾主藏精而固冲任，脾主升清而统血。因此治疗一则健脾土，资化源，升气陷而统血；一则补肝肾，调冲任，固宫止血而防精血之散失。本例因偏于肝肾不足，冲任不固，故以醒脾升陷汤加阿胶、艾叶炭、仙鹤草、白芍等固宫止血之品。方用：生黄芪20g，炒白术12g，山萸肉10g，炒白芍12g，阿胶（烊化）12g，艾叶炭12g，仙鹤草30g，川续断10g，桑寄生12g，萆薢10g，煅龙牡各15g。服药3剂，阴道出血明显减少，时有时无。继服3

剂，出血完全停止。又宗上方继服6剂，诸症消失。后以归脾汤调理善后痊愈，至今未复发，月经按月而至。[王心好．醒脾升陷汤临床应用．上海中医药杂志，1986，(3)：30-31]

4. 带下过多（阴道炎） 班某，女，53岁。1984年11月10日初诊。患者49岁绝经，3年来白带清稀量多，终日内裤不干，外阴不适。妇科检查为"老年阴道炎"。曾多次用抗生素及阴道冲洗等治疗，效果不佳。患者体型肥胖，症见足踝浮肿，腰膝疼痛，气短乏力，倦怠嗜睡，脉沉而细，舌淡胖嫩苔薄白。据其脉证乃属脾肾阳虚，气虚下陷之白带症。脾主运化水湿而升清，肾气充养冲、任、督、带四脉。若脾阳不振则气虚下陷，运化无力，水湿下流，肾气不足则四脉皆虚，带脉失约而带下不止。治宜健脾土，益中气，利水湿，调肝肾，固带下。本例因偏于脾虚湿盛，带脉失约，故以醒脾升陷汤重用白术，加山药、芡实、玉米、车前子等健脾利湿固带之剂。方用：生黄芪15g，炒白术15g，山萸肉10g，炒山药30g，炒玉米15g，炒芡实15g，萆薢12g，续断10g，桑寄生15g，煅龙牡各15g，车前子10g（包）。服药6剂，白带大减，腰痛、足肿已除。继服10剂，精神复振，诸症消失。停药观察半年，偶见少量白带，乃属常人，未再服药。[王心好．醒脾升陷汤临床应用．上海中医药杂志，1986，(3)：30-31]

【临床应用】

1. 尿道综合征 16例治愈，4例好转，2例无效。方药：黄芪、桑寄生各30g，白术、川续断、山萸肉、龙骨、牡蛎各15g，萆薢12g，甘草6g。小便发黄加黄柏、车前子；畏寒肢冷加附子、肉桂；腰膝酸软加杜仲、炒山药；气虚较甚黄芪加至60g，白术加至30g；小便失禁加芡实、益智仁。15日为1疗程。治疗1~2个疗程。[刘美玉，刘冬冬．醒脾升陷汤治疗尿道综合征．浙江中医杂志，1998，(3)：137]

2. 带下病 33例，3~9剂带止者21例，9~15剂带止者12例。脾虚重用黄芪，加党参；湿盛加茯苓、泽泻、猪苓、车前子；血虚加当归、熟地；肝郁不舒加柴胡、白芍、陈皮；肾虚腰痛加杜仲、菟丝子；寒凝腹痛加制香附、艾叶；带下量多加芡实、海螵蛸、椿根皮；湿热带下加车前子、黄柏、栀子。[宗言芬，王俊国．醒脾升陷汤治疗带下病33例临床观察．张家口医学院学报，1990，7 (3)：30]

【临证提要】 醒脾升陷汤具有补益脾肾，收敛固涩之功，用于淋浊、滑精、崩漏、带下。若气虚较甚黄芪可用至60g。方中萆薢传统认为有利湿分清之功，张锡纯则认为该药"为固涩下焦之要药"，值得进一步临床观察。

升降汤

【来源】《医学衷中参西录·治气血郁滞肢体疼痛方》。

【组成】野台参二钱　生黄芪二钱　白术二钱　广陈皮二钱　川厚朴二钱　生鸡内金二钱,捣细　知母三钱　生杭芍三钱　桂枝尖一钱　川芎一钱　生姜二钱

【用法】水煎服。

【功效】健脾理气疏肝。

【主治】肝郁脾弱,胸胁胀满,不能饮食。

【方解与方论】本证因脾虚下陷,肝胃失和所致,故用方中党参、白术、黄芪补气健脾,桂枝、柴胡理肝升阳,陈皮、厚朴降逆和胃,白芍、川芎疏肝柔肝,鸡内金运脾消食,知母滋阴清热,防参、芪益气升阳而助热。

张锡纯曰:"此方惟少用桂枝、川芎以舒肝气,其余诸药无非升脾降胃,培养中土,俾中宫气化敦厚,以听肝气之自理。"

【验案精选】

1. 怔忡、腹满　一媪,年近六旬。资禀素弱,又兼家务劳心,遂致心中怔忡,肝气郁结,胸腹胀满,不能饮食,舌有黑苔,大便燥结,十数日一行。广延医者为治,半载无效,而羸弱支离,病势转增。后愚诊视,脉细如丝,微有弦意,幸至数如常,知犹可治。遂投以升降汤,为舌黑便结,加鲜地骨皮一两,数剂后,舌黑与便结渐愈,而地骨皮亦渐减。至十剂病愈强半,共服百剂,病愈而体转健康。(《医学衷中参西录》)

2. 胃下垂　魏某某,男,48 岁。患者长年右胁疼痛,时轻时重,且纳少。曾经胃肠钡透,提示胃下垂,肝功能检查未发现异常。但肝于右肋弓下2cm,质软。每逢就医,所用方药无非疏肝理气,活血之品,用之均罔效。脉虚弦,舌暗淡,苔略厚微黄,治以升降汤加减。处方:党参 12g,黄芪 15g,白术 10g,陈皮 6g,厚朴 6g,川芎 6g,柴胡 5g,升麻 3g,甘草 3g,知母 10g。3 剂之后,胁痛消失,纳食亦增,但患者也因效而停药,继后每逢症发即用此法治疗,屡试屡验,虽未能根治,亦足以说明药能中病。[林松冈. 双向组合治法举隅. 福建中医药, 1985, (3): 41 - 42]

【临床应用】

1. 胆汁反流性胃炎　总有效率为 94.3%,药用:党参 15g,生黄芪 15g,白术 15g,陈皮 15g,川朴 15g,鸡内金 15g,桂枝 6g,柴胡 10g,白芍 20g,甘草 10g,川芎 6g,乌梅 15g。加减:胃脘痛甚加元胡 12g,川楝子 15g;胀甚

加木香 10g，香橼 10g；呕恶加竹茹 10g，姜半夏 12g；嗳逆不已加旋覆花 10g，降香 10g；嘈杂口苦加黄连 6g，黄芩 10g；便溏加炒山药 20g，炒薏苡仁 30g；纳食减少加焦三仙各 15g，砂仁 10g。治疗 1 个月。[郑春雷.升降汤治疗胆汁反流性胃炎 140 例.山西中医，2002，18（2）：12]

2. 神经性嗳气 治愈 75%，好转 25%。升降汤加味：党参、生黄芪、焦白术、白芍、炒枣仁各 15g，陈皮、厚朴、鸡内金、知母、柴胡各 12g，桂枝、川芎各 6g，代赭石、生麦芽、合欢皮各 30g。其中最少服药 5 剂，最多服药 26 剂。[彭玉生，黄红亮，张银平.升降汤加味治疗吞气症 32 例.实用中医药杂志，2001，17（8）：4]

【临证提要】 升降汤有健脾升阳、疏肝和胃之功效，用于胀满。现主要用于治疗消化系统疾病，包括慢性萎缩性胃炎、胆汁反流性胃炎，胃下垂以及神经性嗳气等。

培脾舒肝汤

【来源】《医学衷中参西录·治气血郁滞肢体疼痛方》。

【组成】 白术三钱　生黄芪三钱　陈皮二钱　川厚朴二钱　桂枝尖钱半　柴胡钱半　生麦芽二钱　生杭芍四钱　生姜二钱

【用法】 水煎服。

【功效】 健脾疏肝，行气和胃。

【主治】 胸中满闷，常常短气。

【方解与方论】 本证因肝气不舒、木郁克土所致，故用白术、黄芪补益脾胃，柴胡、桂枝、白芍柔肝疏肝升阳，厚朴、陈皮理气和胃，麦芽疏肝消食，生姜和胃降逆。

张锡纯："白术、黄芪为补脾胃之正药，同桂枝、柴胡，能助脾气之升，同陈皮、厚朴，能助胃气之降。清升浊降满闷自去，无事专理肝气，而肝气自理，况桂枝、柴胡与麦芽，又皆为舒肝之妙品乎。用芍药者，恐肝气上升，胆火亦随之上升，且以解黄芪、桂枝之热也。用生姜者，取其辛散温通，能浑融肝脾之气化于无间也。"

【验案精选】

1. 慢性胃炎 袁某某，女，48 岁，工人。患者慢性胃炎史 5 年，症状时轻时重，近 1 月来因情志不遂，逐渐加重。刻诊：胃脘胀痛，连及两胁，伴乏力气短，嗳气反酸，口干不欲饮，舌质淡红，苔白腻，脉沉细、略弦。治宜舒肝培脾、补气化湿。方药：生黄芪 30g，人参 10g，白术 12g，陈皮 12g，生麦芽 12g，厚朴 10g，半夏 12g，柴胡 12g，桂枝尖 12g，白芍 15g，干姜 10g，炙甘草 10g。水煎内服，12 剂而愈。本证系肝郁脾虚、湿阻中焦。方中加入参以补中焦气，用半夏、干姜温化中焦之湿，使湿得气行而化，气因湿除而升。[成爱军 . 培脾舒肝汤治胃病临床体会 . 湖北中医杂志，2004，(2)：237 - 238]

2. 消化性溃疡 安某某，女，32 岁，农民。患者于 1 年前无明显诱因出现上腹疼痛、嗳气反酸、大便溏泄等症状，在个体诊所治疗，症状时好时坏。3 天前因与邻居吵架而上述症状加重。刻诊：上腹疼痛，连及两胁，伴嗳气反酸、面色㿠白、神疲气短、大便溏泄、色黑、舌淡苔白、脉沉细、略弦。纤维胃镜检查：慢性胃炎并十二指肠球部溃疡；大便潜血试验（＋＋＋＋）。治宜培脾舒肝、凉血止血，方用培脾舒肝汤加减：炙黄芪 30g，陈皮 10g，厚朴 10g，白术 12g，生麦芽 12g，当归 15g，白芍 15g，丹皮 12g，白茅根 12g，山药 30g，三七 10g（冲服）、甘草 10g。水煎浓汁，冲服云南白药 1g/次。方中去掉升散作用强的柴胡、生姜、桂枝，加用当归补血、三七、丹皮、白茅根凉血止血，易生黄芪为炙黄芪，并加用山药以温补中焦之气，以达补气摄血之意。二诊：患者服上方 4 剂，自觉症状大减，面色红润，精神转佳，舌质淡红、苔薄白，脉沉而有力。大便潜血（±）。培脾舒肝汤加乌贼骨 12g，白及 10g，枳壳 12g，香附 12g，连服 7 剂痊愈，随访半年未再复发。[成爱军 . 培脾舒肝汤治胃病临床体会 . 湖北中医杂志，2004，(2)：237 - 238]

【临床应用】

1. 慢性萎缩性胃炎 总有效率 89.2%。基本方：生黄芪 15g，白术 15g，陈皮 15g，川朴 15g，桂枝 6g，柴胡 10g，生麦芽 20g，白芍 20g，甘草 10g，丹参 12g，生山楂 30g，生姜 3 片。胃脘痛甚者加元胡 12g，川楝子 15g；胀甚者加木香 10g，香橼 10g；呕恶者加竹茹 10g，姜半夏 12g；嗳逆不已者加旋覆花 10g，降香 10g；嘈杂口苦者加黄连 6g，黄芩 10g；便溏者加炒山药 20g，炒薏苡仁 30g；纳食减少者加鸡内金 15g，砂仁 10g。[郑春雷 . 培脾舒肝汤治疗慢性萎缩性胃炎 93 例 . 中国中西医结合消化杂志，2001，9 (4)：244]

2. 慢性胆囊炎 总有效率 94.1%。基本方：柴胡 10g，白术 10g，黄芪 10g，陈皮 10g，厚朴 6g，桂枝 6g，生麦芽 10g，白芍 12g，干姜 6g，牡蛎 30g（先煎）、龙胆草 5g，黄芩 10g。加减：伴恶心、呕吐、纳呆加藿香 12g、竹茹 15g；合并胆结石者，加金钱草 20g、海金沙 10g（包煎）；大便长期偏稀者，加黄连 3g、山药 15g、仙鹤草 30g；肩背板滞者加姜黄 10g。[叶峰 . 培脾舒肝汤加减治疗慢性胆囊炎 34 例 . 中国中医药科技 . 2010，17 (1)：54]

3. 慢性乙型肝炎 临床治愈 21 例（26.25%），好转 43 例（53.75%），无效 16 例（20%）。基本方：白术、生黄芪、生白芍各 10g，陈皮、厚朴、生麦芽、生姜、柴胡各 6g，茵陈、郁金、槟榔、土茯苓各 12g，虎杖、田鸡黄、五味子各15g。3个月1个疗程，最长7个疗程。[王天星.加味培脾舒肝汤治疗慢性乙型肝炎80例.中西医结合肝病杂志.1996，6（4）：35]

【临证提要】培脾疏肝汤具有疏肝和胃、健脾升阳之功，其临床应用有二：一是脾胃失于健运，影响肝胆疏泄；二是肝郁乘脾，影响脾胃运化。二者临床可表现为四肢困倦，大便溏薄，纳呆厌食，胁腹胀满，胃脘嘈杂，精神抑郁，脉弦或滞缓，舌苔白腻等。使用本方可适当加入升降气机之药，如葛根、防风、升麻、柴胡、半夏、枳壳等。本方现临床常用于慢性胃炎、消化性溃疡、慢性胆囊炎、慢性乙型肝炎等。

金铃泻肝汤

【来源】《医学衷中参西录·治气血郁滞肢体疼痛方》。

【组成】川楝子五钱，捣　生明乳香四钱　生明没药四钱　三棱三钱　莪术三钱　甘草一钱

【用法】水煎服。

【功效】活血止痛。

【主治】胁下焮疼。

心腹作疼，而非寒凉者。

【方解与方论】本证因气滞血瘀所致，故用金铃子疏肝活血止痛，乳香、没药、三棱、莪术活血祛瘀止痛，甘草和中。

本方源于金铃子散，张锡纯云："盖金铃子佐以玄胡索，虽能开气分之郁，而实不能化气。所谓化气者，无事开破，能使气之郁者，融化于无形，方中之乳香、没药是也。去玄胡索，加三棱、莪术者，因玄胡索性过猛烈，且其开破之力，多趋下焦，不如三棱、莪术性较和平，且善于理肝也。用甘草者，所以防金铃子有小毒也。"

【验案精选】

1. 胆囊炎　张某，男性，55岁，教师，以反复右胁下疼痛10余年，加剧3天为主诉，于2006年8月10日就诊中医科。患者10余年来，反复右胁下疼痛，曾就诊市某医院，诊断胆囊炎，经治疗病情缓解，但病情反复发作。3天来因劳累，过食油腻之品而诱发。刻诊：右胁下剧痛，坐卧不安，疼痛放射至右肩胛部，胆囊区疼痛拒按，同时伴有畏寒，发热，恶心，呕吐，口干，口苦，大便秘结3天未行，小便短赤，舌质黯红，苔黄腻，脉弦数。B超提示：胆囊液性暗区增大，胆囊壁增厚。血常规检查：白细胞 $12 \times 10^9/L$，中性粒细胞0.86，淋巴细胞0.14。西医诊断：慢性胆囊炎急性发作。中医诊断：

胁痛。此乃湿热内蕴，肝胆失疏，气血瘀滞，热结阳明，不通则痛。治以化瘀行气，清热通滞。方用金铃泻肝汤合大柴胡汤加减。处方：川楝子15g，生乳香12g，生没药12g，三棱9g，莪术9g，柴胡10g，黄芩10g，生大黄（后下）10g，法半夏10g，甘草3g。2剂，水煎内服。次诊：右胁下疼痛显著减轻，发热减退，大便稀溏，日2~3次，无恶心、呕吐。按上药去大黄，加蒲公英20g，续服5剂。右胁疼痛消失，诸症显著缓解。[蔡清秒.胆囊炎、肝癌疼痛应用金铃泻肝汤体会.中国中医药现代远程教育.2007，5（11）：29-30]

2. 肝癌 余某，男性，36岁，农民，以右胁胀痛半个月为主诉住市某医院。行甲胎蛋白检测：阳性，定量＞1600μg/L。B超检查提示：肝内占位性病变。肝脏CT检查提示：肝内占位性病变。西医诊断：肝癌。住院15天，右胁疼痛无明显缓解，于2006年9月20日转住本院。刻诊：神疲消瘦，右胁下肿块膨隆，触及坚硬，疼痛剧烈，伴恶心，呕吐，腹胀，胃纳减退，舌质黯红，苔少，脉细数。中医诊断为积。证属气滞血瘀，肝失条达，肝气横恣，胆火浮游所致。治宜通瘀行气，清泄止痛。方取金铃泻肝汤加竹茹、旋覆花加味。方药：川楝子15g，生乳香12g，生没药12g，三棱9g，莪术9g，竹茹10g，旋覆花（包煎）10g，甘草3g，3剂。次诊：病人右胁疼痛明显缓解，无恶心、呕吐，腹胀减轻，饮食稍增，以后继续用金铃泻肝汤为基础方，按中医辨证施治，采用攻补兼施调理，病情曾一度平稳，右胁疼痛明显减轻，后因家庭经济困难而出院。[蔡清秒.胆囊炎、肝癌疼痛应用金铃泻肝汤体会.中国中医药现代远程教育.2007，5（11）：29-30]

3. 慢性胃炎 张某某，男，45岁，社员，患者胃脘痛已历2年，时缓时发，亦因饮食不慎，情志不调，旧恙多发。本次胃痛发作周余，痛及两侧胁肋，痛势绵绵，甚则如针刺。时嗳气，泛吐酸水，口干而苦，饮食少进。经钡剂透视见胃窦部黏膜纹粗糙、紊乱，呈结节状，提示为胃内肥厚性炎变。脉细弦，舌质红，边罩紫气，苔薄黄，治宜疏肝和胃理气活血止痛。用金铃泻肝汤加黄芪、吴茱萸、黄连、柴胡、白芍、青木香、瓦楞子、麦芽，共服药18剂，诸症消失。随访，旧恙未发。[灌云县扬集人民医院中医科.金铃泻肝汤的临床应用.江苏医药中医分册，1975，（1）：11]

4. 肋软骨炎 张某某，女，39岁，社员，1972年6月3日初诊。患者诉：于3年前开始发作右侧胸部第2~4肋软骨近胸骨柄处疼痛，曾在外地几个医院就诊，均诊断为肋软骨炎。用西药治疗，效果不显，经常发作。来诊时旧恙复发历半月，已在大队卫生室服去痛片、抗生素等药无效，右胸痛绵绵，夜间痛剧如针刺。查右侧胸部第二至四肋软骨处有一3cm×4cm2的肿胀隆起病灶，局灶皮色不变，压痛明显，抚之略有灼热感。心肺听诊阴性，X光胸透亦无阳性体征。脉沉细而弦，舌质边尖略红，舌上有紫络，苔白略腻。

良由痰湿阻滞经络，气机郁阻，久病入络，血结肋部，痰湿瘀滞合而为患也。宗金铃泻肝汤（川楝子15g，生乳香12g，生没药12g，三棱9g，莪术9g，甘草3g），将川楝子炒用，加麻黄、白芥子、鹿角霜、路路通、白芷、全瓜蒌。另用伤湿解痛膏外贴。服药10剂后，原病灶疼痛消失，局部仍稍肿胀。原方去白芷加山慈菇、合欢皮，又服5帖，病灶肿渐消退。再服5帖巩固疗效。共服药20剂病愈。1975年初随访，旧恙未发。[灌云县扬集人民医院中医科.金铃泻肝汤的临床应用.江苏医药中医分册，1975，（1）：11]

5. 胸膜炎 王某某，男，36岁，社员，1975年9月初因左侧胸痛，咳嗽，午后低热，至某医院治疗1月，症情未能控制而来我院就诊。诉：干咳少痰，左侧胸胁灼热作痛、痛处固定，午后面热，夜间汗出，心慌气短，胸透诊断为左侧胸膜炎伴有少量积液。患者面色白，苔淡无华，脉细弦，舌质淡红，苔薄白。先用温阳补气，化饮泻肺，降气止咳法治疗半月，诸症减轻，经再次透视，胸水消失，而以左侧胸膜大片粘连，肥厚为主。当理气和络，化瘀止痛为主治之，宗金铃泻肝汤去甘草，加柴胡、香附、桃仁、旋覆花、郁金、百部、丹参、青蒿、北沙参。共服药24剂，咳嗽已平，左胸胁灼热作痛亦止。恢复正常工作。[灌云县扬集人民医院中医科.金铃泻肝汤的临床应用.江苏医药中医分册，1975，（1）：11]

6. 盆腔炎 汪某某，女，42岁，社员，患者有盆腔炎史已3年，每年发作二三次，近半年时作，小腹胀痛拒按，痛及腰部，经期痛剧，痛甚可在右侧小腹部触及块状物，痛缓则不易触到，经行量少，紫黑有块，经前乳胀，少腹及阴部有胀麻和灼热感，平素口干而苦，溲短黄，白带量特多，色黄，质稠有腥气。此次妇科检查右侧附件可扣及索状物，压痛明显。已做西药治疗十余日无效。改服中药。诊脉弦滑略数，舌边尖红，苔薄黄。乃以金铃泻肝汤加墓头回、公英、桃仁、赤芍、红藤、败酱草、泽泻。共服药32剂，诸症已平，随访20个月未见复发。[灌云县扬集人民医院中医科.金铃泻肝汤的临床应用.江苏医药中医分册，1975，（1）：11]

【临床应用】

胃脘痛 总有效率为91.7%。基本方：川楝子15g，制乳香、制没药各9g，三棱、莪术各12g，甘草10g。随证加减：肝胃气滞型加柴胡12g，香附子30g，青皮30g，元胡20g；寒邪犯胃型加吴茱萸6g，高良姜15g，干姜20g，九香虫10g；瘀阻胃络型加五灵脂（包）20g，蒲黄（包）20g，生大黄10g，元胡30g；胃阴亏虚型加生地、枸杞子各30g，沙参、麦冬各20g；脾胃虚寒型加黄芪、党参、茯苓、白术各30g；胃热炽盛型加黄连12g，吴茱萸6g，牡丹皮20g，佛手15g。1个月为1疗程，2个疗程。[仇丽伟，杨建丰.金铃泻肝汤治疗胃脘痛60例临床观察.四川中医.2003，21（2）：40－41]

【临证提要】金铃泻肝汤具有行气活血止痛之功，主治胁痛、心腹痛。本方的使用要点是：症见胸胁作痛、口干而苦，嗳气吞酸，腹胀、小便黄，舌边尖红、舌质紫暗有瘀斑，苔薄黄，脉弦数或细弦。现代用于胆囊炎、肝癌、胃脘痛、胸膜炎、肋软骨炎、盆腔炎的治疗。本方对胁痛效果明显，据报道一般 3 剂便通，胁痛即可缓解。方中川楝子一般用 9 ~ 12g，若胆火较重也可增加剂量至 24g。瘀血较重者，需要配合使用黄芪、党参等，扶正气以助三棱、莪术活血之力。

活络效灵丹

【来源】《医学衷中参西录·治气血郁滞肢体疼痛方》。

【组成】当归五钱　丹参五钱　生明乳香五钱　生明没药五钱

【用法】上药四味作汤服。若为散，一剂分作四次服，温酒送下。

【功效】活血止痛。

【主治】气血凝滞，痃癖癥瘕，心腹疼痛，腿疼臂疼，内外疮疡，一切脏腑积聚，经络湮淤。

【方解】本证因气滞血瘀所致，故用当归、丹参、生明乳香、生明没药等活血化瘀止痛。

【验案精选】

（一）心脑血管疾病

1. 冠心病、心绞痛　张某，男，60 岁。发作性胸闷、胸痛半月余，多因受寒、劳累、情绪激动诱发。发作频繁时半日中多达 5 ~ 7 次，每次发作持续 30 秒 ~ 2 分钟不等，严重时可持续 15 分钟方能缓解。口唇略绀，面晦，舌质紫斑，苔白，脉虚大而滑。心电图示：ST 段 V_4 ~ V_6 下移 0.05 ~ 0.075mV，部分导联 T 波低平。中医诊断：胸痹；西医诊断：冠心病、心绞痛。治宜宣痹通阳、化瘀镇痛。药用瓜蒌30g，薤白30g，桂枝10g，当归15g，丹参30g，生乳香10g，生没药10g，川芎10g，地龙10g。服用 3 剂，痛次减少，再服 3 剂，每日仅有 1 ~ 2 次，疼痛时间大大缩短。原方加服速效救心丸，1 日 3 次，每次 5 粒吞服，辛香理气，活血化瘀再 5 剂后，心绞痛基本缓解。但觉短气乏力，活动心悸。转以养血益气，补益心脾之归脾汤，调治加减症状未发。

[解海宁.张锡纯活络效灵丹临证应用.实用中医内科杂志，2007，21（6）：45]

2. 脑梗死　徐某某，女，58 岁。有高血压、糖尿病史 15 年，曾两次出现 TIA，发作时头晕目花，如坐舟中，右侧肢体麻木不仁，语言欠清，记忆锐减，步履不稳，喜坐善卧，倦怠懒动。查胆固醇 6.20mmol/L，甘油三酯 3.06mmol/L，空腹血糖 10.0mmol/L。血压 155/100mmHg。脑血管流速及流量测定，左侧均低于正常值。脑 CT 检查：左侧基底节区腔隙性脑梗死。舌质淡暗苔薄，脉细弦。此气虚血瘀，脑络受阻之候也，法当益气活血，疏通脑络。方选活络效灵丹加味。药用：黄芪 45g，当归 15g，丹参 15g，制乳香 10g，制没药 10g，川芎 15g，地龙 15g，炙全蝎 5g，炙蜈蚣 6g。上方服半月后诸症均减，继服半月后诸症明显改善，实验室检查及血管流速、流量均趋正常。续服 1 个月，诸症悉除，复做脑 CT 示"左侧基底节区陈旧性脑梗死"，后再调治半年，再未见 TIA 发作。［蒋萍. 活络效灵丹的临床运用. 江西中医药，2007，38 (292)：54－55］

3. 血栓性静脉炎 李某某，男，24 岁，工人。1992 年 6 月 22 日初诊。患者 1990 年 7 月左内踝处出现暗红色条索状物，局部疼痛，西医诊断为"大隐静脉炎"，经抗炎、理疗等治疗未见好转，尔后条索状物逐渐向上延伸，求治于余。诊见左大腿内侧有一长约 10cm 之暗红色条索状物，肿胀疼痛，步履时更明显，伴口苦口干，纳食可，大便正常，小便黄。舌红、苔黄，脉弦滑。证属气血瘀滞，湿热痹阻。治宜活血祛瘀，清热化湿。方用活络效灵丹加味：当归 10g，丹参 15g，乳香 6g，没药 6g，丹皮 10g，蒲公英 15g，薏苡仁 10g，石南叶 15g，牛膝 10g，甘草 4g，水煎服。服 3 剂后自觉疼痛减轻；守方加忍冬藤 10g，甲珠 6g，继服 15 剂，暗红色条索状物明显细软，疼痛消失，守方再服 10 剂并用药渣煎水热敷患处，尽剂获愈。［罗玉清. 活络效灵丹新用三则. 湖南中医杂志，1995，11 (3)：38］

（二）外伤疾病

1. 腕管综合征 患者，男，38 岁，2006 年 5 月 20 日初诊。1 年前不慎跌仆受伤，后逐渐出现手指的麻木，感觉异常，及间歇性刺痛，患手握力减弱，经常感觉酸困，尤以劳累或寒冷时节为甚，已影响工作，经多家医院求治，诊为腕管综合征，虽针药并用加理筋手法，效不明显，来我院要求中药治疗，思之本病诊断不难，治疗不易，决定活络效灵丹加减内服外敷：当归 15g，丹参 15g，生乳没各 10g，川芎 15g，䗪虫 10g，鸡血藤 15g，骨碎补 30g，桃仁 6g，红花 6g，桂枝 10g，羌独活各 15g，防风 10g，苏木 15g，党参 15g，白蔻（后下）6g，陈皮 6g，5 剂，水煎分 3 次，前 2 次温服，后 1 次温敷患腕半小时，日敷 2 次。5 月 25 日二诊，诉：患腕酸困减轻，麻木尤在，无间歇性刺痛，无胃部不适感，查之似乎有效，决定原方加量继用，生乳没加至各 15g，白蔻加至 10g，5 剂，内服外敷。5 月 31 日三诊，诉：间歇性刺痛未作，酸困感觉减轻大半，麻木感觉减轻许多，握物似乎有力了，但感胃部不适，要求继用中药，遂将生乳没减至各12g，内服外敷7剂。6月8日四诊，诉：患腕酸困感觉全无，惟1、4指感觉有些许麻木，已能握方向盘，遂原方倍乳没量改为散剂，内服一月，以巩固疗效。[韩金虎.活络效灵丹临床应用举隅.青海医药杂志，2009，39（5）：58-59]

2. 外伤性胸胁痛　活络效灵丹加味对外伤性胸胁痛有很好疗效。基本方：丹参20g，当归尾、大黄各15g，乳香、没药各10g，三七末（冲服）3g。加减：右胸胁痛加青皮10g，左胸胁痛加丝瓜络10g，身体壮实者加三棱、莪术、桃仁、红花各10g，年老体弱者当归尾改全当归。

典型病例：林某，女，65岁，退休工人。1993年8月5日住院。患者10天前被人用木棍击伤左胸胁，引起左胸胁疼痛，间有刺痛，呼吸时疼痛加剧。左前胸4~12肋压痛明显，纳可，二便调。舌淡红、苔薄白，脉弦缓。X线摄胸片报告：肋骨无骨折，心肺、胸膜未见异常。诊断：胸胁痛（瘀血积滞型）。处方：丹参、当归各15g，乳香、丝瓜络、没药、大黄各10g，三七末（冲服）3g。服药2剂后解黑色烂便少许，胸胁痛减轻。续服上方3剂，胸胁痛止。随访2年多，胸胁痛无复发。[郭祚梁.活络效灵丹加味治疗外伤性胸胁痛68例.新中医，1997，（2）：48]

3. 脑震荡后遗症　邱某某，男，38岁。1年前不慎被汽车撞倒，左后枕部着地，当时昏迷约10分钟，清醒后头痛剧烈，眩晕恶心经医院诊断为脑震荡，急诊处理后，诸症有所改善。但嗣后经常头痛，以左枕为甚，伴失眠健忘，颇以为苦，舌质淡苔白，脉细涩。良由跌扑损伤，脑海受震，瘀血阻滞，脉络不通之咎也。治宜化瘀通络，予活络效灵丹增减：当归12g，丹参15g，制乳香9g，制没药9g，川芎15g，白芷10g，地龙10g，炙全蝎5g，炙蜈蚣6g。上方服15剂后，头痛悉释，精神爽适，此佳象也。药既有效，毋庸更张，续服15剂，已告康复。[蒋萍.活络效灵丹的临床运用.江西中医药，2007，38（292）：54-55]

（三）骨关节病

1. 颈椎增生　李某，女，65岁。1989年8月15日初诊。自述2年多来，项背部疼痛，麻木不舒，活动受限，近2月加重，伴有头晕，面赤，上肢疼痛麻木不舒，并以左侧为甚。在某医院多次X线拍片，诊断为颈椎增生。曾多方治疗，均未奏效。现症：项部疼痛麻木不舒，牵涉背部及左侧上肢，拘急疼痛，活动受限；伴有头晕、头痛、舌质暗红、边有瘀点、苔薄白，脉弦细涩。证属：气血凝滞，经络闭阻，筋脉失养。治以活血通络，舒筋止痛，方用活络效灵丹加味。处方：当归、威灵仙各20g，丹参、黄芪各30g，乳香、没药、连翘各15g，桑枝25g。水煎2次，早晚饭后口服，服3剂后，上方又进6剂，头痛、面部上肢发麻大减，共服20剂诸症自除，嗣后，以骨质增生丸成药善后。随访 2 年病未复发。[王云彩，嵇淑艳，王嵘．活络效灵丹临床应用举隅．中医药学报，2002，30（2）：53]

2. 肩周炎 患者，女，50 岁，2005 年 12 月 4 日初诊，患者年轻时曾有肩外伤史，其疼痛间作，加之近日天冷夜凉，保护不周而发作，查：肩关节周围压痛明显，外旋外展功能受限，舌淡苔薄，脉细涩，诉夜间疼痛难耐。诊断：露肩风（肩周炎），瘀血阻滞，寒凝经脉，治则：活血化瘀，温经止痛，方用活络效灵丹加减：当归 15g，丹参 15g，川芎 15g，生乳没各 10g，桂枝 6g，白蔻（后下）6g，党参 15g，䗪虫 10g，青风藤 15g，生姜 2 片，5 剂。水煎日一剂分 2 次温服，食远徐徐咽下。2005 年 12 月 10 日，二诊，服上方 5剂，疼减一半，惟感胃部不适，嘱这是正常反应，遂上方加陈皮 6g，再服 5 剂。2005 年 12 月 15 日，三诊，已服 10 剂，疼痛已减大半，胃亦不难受，能干些家务活，说明效佳，嘱其再服 10 剂，注意肩部保暖和功能锻炼，1 个月后随访临床治愈。[韩金虎．活络效灵丹临床应用举隅．青海医药杂志，2009，39（5）：58－59]

3. 风湿性关节炎 刘某，男，53 岁，干部，1994 年 11 月 14 日就诊，患者两膝关节疼痛近 1 年多，疼痛剧烈，固定不移，每逢阴雨及寒冷之季全身疼痛，两膝痛甚，乃至活动不便。曾四处求医治之，均投祛风散寒止痛之药，其痛时轻时重，均无显效。现症：两膝关节疼痛，活动不便，饮食睡眠尚好，大小便调，脉沉紧而涩，苔薄白而腻，证属血行不畅，寒湿之邪痹阻于经络所致，故投以活络效灵丹加味。处方：乳香、没药各 18g，当归、黄芪各 20g，丹参、牛膝、茯苓各 15g，桂枝、白豆蔻各 10g，共服 14 剂，诸症消失。[王云彩，嵇淑艳，王嵘．活络效灵丹临床应用举隅．中医药学报，2002，30（2）：53]

4. 慢性骨髓炎 郑某某，男，18 岁。1993 年 12 月 15 日初诊。5 年前始右侧大腿肿胀疼痛，连及右膝关节，活动后疼痛加重，辗转治疗均无效。3 月前在某医院确诊为：股骨中下段骨髓炎，经手术治疗，疼痛稍减，但刀口处久不愈合，活力受限。诊见：右侧股骨中下段外侧、内侧各有一约 1cm ×1.5cm、1cm×2cm 之凹陷伤口，局部皮肤糜烂、肿痛，内有少量渗液。X 线拍片示右股骨中下段骨皮质增厚，髓腔模糊，下段近骨骺端示囊状改变。舌质淡，苔薄黄，脉细弦。证属余毒湿热，深窜入里，留于筋骨，经脉被阻，气血瘀滞。拟方：丹参、鹿角霜、赤小豆各 30g，黄芪、熟地黄各 18g，当归、川牛膝、陈皮各 15g，乳香、没药、苍术、生甘草各 10g。水煎服，1 日 1 剂，早晚 2 次温服。外用红升丹药条、生肌散、夹纸膏等提毒降脓，化腐生肌。10 剂后，局部疼痛消失，渗液明显减少。随后用上方随证加减治疗半年，伤口愈合，活动良好。5 年后随访，无复发。[王柱林．活络效灵丹临床新用．中医药信息，2003，20（2）：36]

5. 肺栓塞、肺不张 张某，男，36 岁，农民，6 年前因咯血，经支气管造影确诊为支气管扩张症。本次患病，因咳嗽 1 周未及时治疗，于 3 小时前突感呼吸道有腥味，继而连续咯血约 500ml，于 1998 年 2 月 22 日上午 7 时急诊入院。入院时不时少量咯血，血色鲜红，挟泡沫，无发热盗汗，面色晦滞，舌质红，脉细数无力。听诊左肺湿啰音满布，掩盖心音。急予三七粉、白及粉各 5g，每日 3 次冲服。西药予垂体后叶素 10U 加入 25% 葡萄糖液 20ml 内，缓慢静脉注射，及止血芳酸 0.6g，止血敏 4.0g，维生素 B$_1$50mg 分别加入液体内静脉点滴，并配合抗感染治疗。当日仍不时少量咯血，但血色渐暗。次日，按上述药物剂量重复治疗，并给予止血中药汤剂，水煎服。至下午仍咯少量黑血块。患者求愈心切，夜班大夫按白天方案重复给药。至 24 日 7 时，患者突感胸痛、胸闷、呼吸困难。查体：左胸呼吸运动消失，左上肺叩诊为实音，于左下肺区叩诊为鼓音。听诊左肺呼吸音消失，右肺呼吸音增强。后前位胸片示"右肺正常，纵隔及心脏向左侧移位，左 1、2 肋间隙可见密度增高的肺组织阴影，左侧横隔向下移位，横隔上方偶可见到密度增高的肺组织阴影。建议 CT 诊断"。2 月 25 日仍按前述方案继续治疗。26 日肺部 CT 扫描报告："左侧支扩并感染及肺不张，左上肺占位性病变不排除。"结合胸片、CT 及症状、体征，考虑血块阻塞气管造成的左侧肺不张。因而停用止血西药，中药改用化瘀通络剂，方用活络效灵丹加味：当归、丹参、乳香、没药各 15g，花蕊石、五灵脂（酒炒）、生蒲黄各 10g，每日 1 剂，水煎 2 次，合分 3 服。配合深呼吸，取臀高头低、患胸在上、健胸在下位，叩击患侧前后胸壁。当夜陆续咯出蛋黄大小之血块 3 块，并不断咯出条状黑血，胸痛大减。2 月 27 日 8 时查房，左上肺可听到气管呼吸音。继续服 26 日中药方。2 月 28 日 8 时，左上肺可听到较弱的肺泡呼吸音。3 月 1 日上午 8 时、左肺呼吸音恢复正常，无自觉不适。X 线胸片复查，除右下肺纹理增粗外，余无异常。至此，左肺不张告愈。查舌质红、少苔，脉细数。给予花蕊石、杏仁、桔梗、甘草各 10g，前胡、瓜蒌仁、知母、玄参、生地、麦冬各 15g，带药 5 剂出院。嘱防止感冒，忌食辛辣，药后复诊。[王国彦. 活络效灵丹加味治愈急性肺不张. 中国中医急症，1999，8（1）：16]

（五）消化系统疾病

1. 萎缩性胃炎 活络效灵丹加味治疗萎缩性胃炎有疗效，总有效率为 92.63%。基本方：当归、丹参各 90g，生乳香、没药各 60g。辨证加味：胃气虚弱型加黄芪、炒白术、茯苓、砂仁各 60g；肝胃不和型加柴胡 60g，川楝子 45g，黄芩 30g；胃阴不足型加麦冬、生地各 60g，枸杞子 60g，白芍 45g；气滞血瘀型加黄芪 60g，肉桂 25g，川芎、生蒲黄各 30g。各型诸药均研细末过筛后装入空胶囊中备用。每日 3 次，每次 15g。

典型病例：郑某，男，28岁，1990年10月4日诊。患者上腹部饱胀，隐痛3年，曾服西药效果不佳。近月病情加重，遂求诊于本院。经胃镜检查确诊为萎缩性胃炎。刻诊：上腹部胀闷且隐痛，胃纳不佳，口苦咽干，便结溲赤，舌质紫暗、苔白，脉细滑数。证属胃脘痛（气滞血瘀）。治宜益气活血、理气止痛。处方：当归、丹参、乳香、没药、黄芪、白术、陈皮、鸡内金、蒲公英各60g，甘草30g。诸药研末过筛制成胶囊，每日3次，每次0.3×5片。治疗2月余，诸症消失，经胃镜复查萎缩炎症基本修复。随访2年未见复发。[王明义，易付册．活络效灵丹加味治疗萎缩性胃炎95例．四川中医，1994，(1)：25-26]

2. 糜烂性胃炎 患者，女，40岁，2006年7月14日初诊，诉：胃脘疼痛4天，加重1天，痛如针刺，不思饮食。查：痛定拒按，舌质紫暗，脉涩，大便潜血阳性，患者1年前在某三甲医院做胃镜诊断为糜烂性胃窦炎，1年来各种西药服用不断，效果时好时坏，现来我院要求中药治疗，诊为胃脘痛（糜烂性胃炎），病机为瘀血阻络，治则为活血化瘀，理气止血，方用活络效灵丹加减：当归15g，丹参15g，川芎15g，生乳没各6g，白及30g，仙鹤草30g，醋元胡10g，白芍10g，炙甘草10g，海螵蛸（冲）10g，浙贝母（冲）6g，三七（冲）6g，白蔻（后下）6g，党参15g，5剂，水煎分2次温服，日1剂。7月19日复诊，诉：痛已减轻，少进饮食，舌红脉涩，要求继续治疗，遂原方不变，再服5剂。7月24日三诊，诉：胃已不痛，能正常饮食，惟觉疲乏，查：舌红脉细，大便潜血阴性，遂原方再加阿胶（化）6g，嘱服5剂，后改为散剂连服1月，以巩固疗效。[韩金虎．活络效灵丹临床应用举隅．青海医药杂志，2009，39（5）：58-59]

3. 十二指肠球部溃疡 张某某，男，38岁。1995年4月5日初诊。患胃脘痛5年，反复发作。近2个月来因野外作业，饥饱不匀，加之情志不畅，症状加重。胃钡餐透视后诊为"十二指肠球部溃疡"，迭服中西药物，鲜有效验。刻诊：胃脘部灼热疼痛，拒按，吐酸，嘈杂不适，心烦，口干但不欲饮，时有嗳气，舌质淡暗，边有瘀点，苔薄黄，脉弦涩。证属肝胃郁热，瘀血阻络。治宜疏肝泄热，活血止痛。方用丹参、乌贼骨、白芍各30g，蒲公英18g，当归、川楝子、茜草各15g，乳香、没药、木香、元胡、甘草各10g。服6剂，疼痛明显减轻，无吐酸嘈杂。继服6剂，诸症消失。后以上方减量与黄芪建中汤交替服用1个半月，配服成药胃得安。2个月后，经胃钡餐透视未见异常，提示已获痊愈。[王柱林．活络效灵丹临床新用．中医药信息，2003，20（2）：36]

4. 慢性溃疡性结肠炎 盛某，男，32岁，2006年8月6日初诊，患者于2005年3月饮酒后出现腹痛腹泻，起初为黄色水样便，渐转为脓血便。经某医院电子纤维肠镜等检查，诊断为"溃疡性结肠炎"，遂在某医院住院治疗2

月，治疗用激素为主，病情好转出院。出院后病情反复，仍需服用泼尼松每天 30～60mg 维持。患者顾虑副作用，曾辗转多间医院求中医诊治，先后服用白头翁汤、芍药汤、理中汤等，效果不明显，仍腹痛腹泻，较轻时每天 2～3 次黄稀便，甚时则每天 7～8 次黏液脓血便，经介绍求余诊治。诊见：腹痛时甚，每天排黏液脓血便 7～8 次，味臭秽，肛门灼热，便后腹痛减轻，但有排便不尽感，精神疲倦，面色苍黄，口不渴，舌暗红边有齿印、苔黄腻，脉弦涩。证属湿热化毒，耗伤气血，气滞血瘀。治宜清热解毒，理气活血，祛瘀止痛。方用活络效灵丹合白头翁汤加味。处方：白头翁、黄连各 15g，当归、丹参、秦皮各 12g，炒白术、地榆、木香各 10g，炒山药、银花炭各 20g，乳香、没药各 6g，甘草、肉桂各 3g。每天 1 剂，水煎服。并配合中药保留灌肠，处方：大黄炭、黄柏各 30g，赤芍、槐花、苦参各 15g。治疗 1 周，脓血便减少，排便次数亦减，肛门灼热、便臭秽均减轻，精神转佳，守方加荆芥炭 10g，炒槟榔 6g。服 30 余剂，症状基本消失，每天排黄色烂便 2～3 次，夹少量黏液，病情控制，减泼尼松剂量每天 12.5～30mg 维持。随访 6 月病情稳定。[董靖. 活络效灵丹临床应用举隅. 新中医，2007，39（10）：72－73]

5. 阑尾炎 患者男，42 岁。1993 年 6 月 2 日初诊。患者自述发病已 1 周，但治疗断续，现右下腹疼痛，并自觉可摸及一包块，走路疼痛加剧，且要弯腰，纳呆，尿赤，大便正常。诊见：神疲，消瘦，体查：T 38.7℃，心肺正常，上腹及左下腹软，肝脾未叩及，无压痛，右下腹可扣及一约 5cm×8cm 包块，边缘清楚，压痛明显，轻度反跳痛，肠鸣正常，舌红，边尖可见瘀斑，苔黄稍厚，脉弦数。实验室检查：白细胞 11.9×10⁹/L。诊为肠痈（阑尾炎），证属血瘀化热，肉腐为脓，治宜活血祛瘀、解毒排脓，方以活络效灵丹加味：乳香 15g，没药 15g，丹参 25g，当归 15g，皂角刺 10g，蒲公英 30g，败酱草 50g，川楝子 12g，冬瓜仁 15g，连翘 12g，4 剂。水煎服日 1 剂。6 月 6 日二诊，热退，精神好转，纳增，腹痛大减，右下腹稍软，包块明显缩小，约 3cm×4cm，大小便正常，舌质不变、苔黄稍退，脉弦数，药切病情，效不更方，上方再进 4 剂。6 月 10 日三诊，精神进一步好转，腹已不痛、胃纳、二便正常，但右下腹仍可扣及一如榄核大小的包块，质硬，舌淡红、苔薄白，脉弦细，此乃脓去、败血坚积未散，上方去公英、败酱，加黄芪 12g，三棱 12g，莪术 12g，鸡内金 10g，再连续服药 7 剂，诸症悉除。[黄光隆. 活络效灵丹治疗阑尾炎 11 例体会. 实用医学杂志，1996，12（1）：64]

（六）泌尿系统疾病

1. 输尿管结石 陈某，男，24 岁。1992 年 6 月 1 日诊。患者间歇腰腹胀痛，伴尿频、神倦乏力半年，上午工作时突感左小腹绞痛，阵发加剧，同时伴尿频尿坠。腹部摄平片见左侧输尿管中段有一长 1.1m、宽 0.3cm 的长形结石。查尿常规：红细胞（＋＋），蛋白（＋＋）。诊断为左侧输尿管结石。症见舌质紫、苔薄腻，脉弦。治以养气活血，通淋排石。方用活络效灵丹加味（当归、丹参、乳香、没药各 12g，附子、肉桂各 10g，黄芪、郁金、金钱草、车前子各 30g，鸡内金 20g，牛膝、滑石各 15g），每日 1 剂，水煎服。用药 3剂，排出结石，临床症状消失，拍片复查结石阴影消失。病告痊愈。［郑明惠，王明义. 活络效灵丹加味治疗泌尿系统结石. 四川中医，1993，（9）：28］

2. 慢性肾炎　唐某某，男，48 岁，农民，1982 年 7 月 28 初诊。患者于 2年前开始出现全身浮肿，尿少。在某县医院诊断为"急性肾炎"，住院治愈半年后复发。一年多来已反复 3 次发生浮肿。1 个多月前又出现浮肿，某医院诊断为"慢性肾炎"。治疗无效，邀余到家中诊视。诊见面目肢体皆肿，下肢尤甚，按之凹陷，小便短少如浓茶，腹胀纳少，面色晦黯，舌体胖大有齿痕，苔白水滑，脉沉细。辨证为脾肾阳虚之阴水肿，治用温阳利水之真武汤加味。服用 1 剂后，小便微增，因经济困难，未继续服药，1 周来，周身水肿更剧，小便点滴难出，腹部胀大而绷急，不欲饮食。四肢肿胀不温，皮肤及面部、唇舌紫黯。但神志尚清，脉沉细但不急数。辨证：气血凝滞，水湿停聚，脾肾阳虚。按"急则治其标"的原则，乃改用活血行气化瘀，逐水消肿之法，方用活络效灵丹加味：当归、丹参、乳香、没药、益母草、白术各 15g，甘遂6g（醋炒），瞿麦 10g。共为粗末，分为 5 包，每包熬服 1 次，日 3 服。服上药 3 次后，尿量大增，2 剂后浮肿已消大半，仅感身软，四肢欠温。仍用上方加黄芪 20g、附子 15g 以益气温阳利水，去瞿麦之苦寒，乳香、没药各减至10g。服上药 2 剂后浮肿完全消退。惟身软乏力，胃纳欠佳。此为脾胃气虚，正气未复。治以益气实脾，方用六君子汤加味 2 帖，并服金匮肾气丸 2 瓶调理善后。2 月后随访已能参加农业劳动。随访至今未复发。［罗碧贵. 活络效灵丹治疗慢性肾炎. 四川中医，1985，（6）：25］

（七）神经系统疾病

1. 带状疱疹后遗顽固性神经痛　患者，王某某，女，64 岁，主因带状疱疹治疗月余，疹退痂消后原疱疹区域疼痛不止，痛呈针刺样，夜间更甚，烦躁不安，舌质红暗，考虑其久痛入络，遂疏活络效灵丹加味。药用：当归12g，丹参 30g，乳香 6g，没药 6g，川楝子、蒲公英各 30g，赤白芍各 15g，丝瓜络 3g，5 剂痛减继服 7 剂而愈。［萧守贵. 活络效灵丹治疗顽固性疼痛临床体会. 中国中医基础医学杂志，1998，4（增刊上）：221－222］

2. 头痛　女，46 岁。因"头痛 30 余年，加重 1 个月"而来诊。自诉 15岁时因中暑昏倒于地，清醒后头痛，经治疗症状缓解（具体用药不详）。此后断续出现头痛，因症状较轻未予重视。35 岁后头痛发作逐渐频繁，症状逐渐加重，伴恶心欲吐，曾诊为"血管性头痛"，服中药后症状缓解，但仍频繁复发，每与劳累及情志不畅有关。近 1 个月因劳累头痛加重，每于晚上 11 时左右发作，伴恶心呕吐，出虚汗，现每次发作必卧床数日，服"止痛片"无效。来我院查脑血流图示：颈内动脉弹性减退。颅脑 CT 无异常。来诊时舌质暗红苔薄白，脉沉弦。予活络效灵丹加蜈蚣，4 剂药后头痛减轻，但 3 天后又复发，考虑患者病久，脉络瘀阻，且每于夜间 11 时许发作，此时阴寒为盛，寒凝则加重血瘀，上方药虽合拍，但寒邪不祛则瘀滞难消，故于上方加桂枝、炮姜、吴茱萸，4 剂后症状明显减轻，继服 10 剂，停药观察 2 个月，头痛未发作。[马洪. 活络效灵丹痛证验案. 山东中医杂志，2004，23（4）：247]

（八）妇科疾病

1. 痛经　活络效灵丹加味治疗原发性痛经疗效显著，显效率92%，总有效率97%。基本方：当归12g，丹参30g，乳香10g，没药10g。加味：腹痛甚加木香、台乌各12g，元胡、郁金各15g；寒盛加小茴12g，炮姜15g，吴茱萸12g，肉桂3g；恶心呕吐加半夏、竹茹、吴茱萸各12g。水煎分 3 次服完，于经前 3～5 天或经来时开始服用，至月经将净时停服，日服 1 剂。

典型病例：刘某，女，18 岁，学生，2002 年 10 月 21 日初诊。主诉：经来腹痛 4 年，加重 2 月。月经初潮 14 岁，经期尚准，每逢经来即腹痛剧烈；伴下腹坠胀，喜温，喜按；经血量少色暗，有明显瘀块；有时恶心欲呕，四肢欠温乏力，不能坚持上课，常需卧床休息，口服去痛片及局部保暖方能暂时缓解。近年来上症加重，故来医院求治。查：颜面苍白，痛苦面容，双手捂腹；经来第一天量少色暗，有瘀块；舌淡红，苔薄白，脉细略紧。诊断：原发性痛经。证属寒凝气滞血瘀。治以温经行气，化瘀止痛。方用活络效灵丹加味：当归12g，丹参30g，乳香10g，没药10g，吴茱萸10g，川芎12g，木香12g，元胡15g，小茴15g，台乌15g，半夏15g，甘草6g。每日 1 剂，水煎服，连用至经净停药。服药 2 天痛经消失。后每遇经期即服此方，连用 3 个月经周期。随访半年，痛经未再复发。[肖先莉. 活络效灵丹加味治疗原发性痛经 39 例. 四川中医，2005，23（7）：81]

2. 子宫肌瘤　张某某，女，35 岁，1996 年 1 月 5 日初诊。患者于 1995 年 6 月出现月经量多，每次持续 10 余天，并伴有少腹胀痛。某医院诊为子宫肌瘤，口服甲基睾丸酮、安络血、百消丹等药，治疗 3 个月症状未见好转。再服中药（具体不详）3 个月亦未好转。血常规 RBC28 × 10^{12}/L，Hb90g/L。B 超检查示：子宫肌壁间瘤约 2.0cm × 4.0cm；病理检查报告：良性肿瘤。现患者面色白，形体消瘦，语低声怯，舌淡、边尖有瘀点、苔薄白，脉细涩。

证属气血不足，经络瘀阻。治拟活血化瘀，方选活络效灵丹，药用：当归15g，丹参15g，乳香15g，没药15g。10剂，每日1剂，水煎服。1月15日二诊：崩漏已止，少腹胀痛减轻。上方各药量加大至18g。继服28剂后，月经正常，腹痛消失，B超复查3次，未见子宫内肿瘤。继以鲫鱼汤送服人参归脾丸调理2月余，血常规复查恢复正常。随访6个月未见复发。[周成功，刘艳春. 活络效灵丹治愈子宫肌瘤1例. 山西中医，1997，13（3）：29]

3. 慢性盆腔炎 加味活络效灵丹对慢性盆腔炎有较好疗效，有效率为92%。基本方：乳香10g，没药10g，当归10g，丹参15g，黄芪30g，薏苡仁30g，败酱草30g，丹皮10g，赤芍10g。湿热重加黄柏12g，金银花10g，黄芩10g；寒湿较重加桂枝10g，白术20g，茯苓15g；气滞血瘀重加枳实10g，郁金10g，川楝子10g；痰湿瘀阻加苍术15g，白术30g，白芷10g，茯苓20g；病情较重病程较长可加三棱10g，莪术10g。10剂为一疗程，治疗2～3个疗程。

典型病例：胡某，女，36岁，2007年5月28日诊。下腹及腰骶部反复疼痛5年，加重1年，1年前曾在本院诊断为"盆腔炎"，间断用药无明显疗效。现下腹及腰骶部胀痛，尤以左侧腹部为甚，经前加重，带黄、尿赤、大便干，舌苔黄，脉弦。月经14岁6～7/27～30，经色红、量正常。妇科检查外阴经产型，阴道通畅，分泌物量多色黄，宫颈光滑，子宫后倾压痛，活动度欠佳，左侧附件区明显增厚，有压痛，右侧（-）。B超示左侧附件区见"腊肠型"内部回声减弱区，范围约5.0cm×1.8cm、管壁增厚，右侧附件条状回声减弱，厚约0.9cm。B超结论：①宫体大小、形态正常，宫颈肥大；②附件炎，左侧输卵管积水。诊为慢性盆腔炎。属湿热瘀结证。治以清热利湿，活血化瘀。用加味活络效灵丹加黄柏10g，金银花10g，黄芩10g。日1剂，水煎分2次服，10剂为一疗程。调治2个疗程后，下腹及腰骶部疼痛消失，妇科检查正常，B超示子宫、附件无异常，随访半年未复发，白带月经正常。[张佩霞，窦红艳. 加味活络效灵丹治疗慢性盆腔炎63例. 实用中医药杂志，2009，25（9）：607]

4. 宫外孕 活络效灵丹对宫外孕治疗有效，总有效率为92%。基本方药：丹参15g，当归10g，乳香8g，没药8g，蜈蚣2条，天花粉15～30g，牛膝10g，益母草12g，香附10g。

典型病例：娄某，29岁，停经67天，不规则阴道出血伴下腹疼痛11天，于1990年3月27日急诊收入院。妇科检查：子宫右侧手触及不规则包块并有压痛，血β-HCG＞2000mμ/ml，尿β-HCG（+），B超示右附件可见3.5cm×2.8cm×2.6cm包块。确诊为"宫外孕"。随请中医会诊。初诊：患者面色无华，自述右少腹阵痛拒按，坠胀似有便意，阴道少量出血，舌质淡暗苔薄黄，脉细数，中医辨证为少腹血瘀证，拟活血化瘀。方药：丹参15g，当归10g，乳香 6g，没药 6g，桃仁 10g，蜈蚣 2 条、天花粉 30g，益母草 15g，川牛膝 10g，香附 10g，三棱 10g，莪术 10g，服药 1 周后，血 β–HCG＜186mU/ml，症状基本消失，继服前方 1 周，血 β–HCG＜25mU/ml，尿 β–HCG（－），复查 B 超：右侧附件为 2.5cm×2.0cm×1.8cm 实性回声，内有暗区，又服上方去蜈蚣、天花粉 2 周后再查 B 超，包块完全吸收。1992 年 3 月顺产一男婴。[哀巍，宋恩芬．活络效灵丹加味治疗宫外孕 50 例临床观察．北京医科大学学报，1994，26（2）：158]

5. 乳腺增生 治疗乳腺增生病，总有效率 92.1%。药用：当归、丹参、穿山甲、王不留行各 15g，乳香、没药各 9g，柴胡、枳壳各 12g，，白芷 20g。月经期停服。肝郁痰凝型加入郁金、丝瓜络、浙贝、夏枯草、瓜蒌；冲任失调型加入熟地黄、肉桂、鹿角胶。

典型病例： 患者，女，36 岁，1990 年 5 月 6 日。病史：左乳上方疼痛 1 年余，痛如针刺，时向腋窝和肩部放射，经前尤甚，拒触。曾在本单位予逍遥散加减治疗 2 月余，效果欠佳。诊见：乳房触痛敏感，左乳上方有一鸡卵大肿块，边缘不清，推之可移，质地坚硬。舌质暗红，苔薄白，脉细涩。此乃肝郁痰凝，气滞血瘀所致。故治宜行气活血，化痰散结。方药：当归、穿山甲、王不留行、丹参各 15g，乳香、没药各 9g，柴胡、枳壳、郁金、丝瓜络各 12g，浙贝、夏枯草、白芷各 10g，瓜蒌 30g。6 剂。5 月 13 日二诊：左乳房疼痛大为减轻，肿块缩小至杏核大小。效不更方，继服 9 剂，痛止，肿消，结散。嘱再服 6 剂，以巩固疗效。随访 1 年未复发。[薄庆．加味活络效灵丹治疗乳腺增生病 38 例．医学理论与实践，1993，6（1）：36]

（九）男科疾病

1. 慢性前列腺炎 患者，男，31 岁，因"下腹部疼痛，间作 2 年"在我院男科就诊。患者 2 年前因饮食不节渐感下腹部坠胀疼痛。当地医院诊断为"慢性前列腺炎"，用先锋霉素等多种西药治疗，未见明显疗效。亦求治于民间中医，服用中药不计其数，收效甚微。今年 3 月就诊时症见：下腹部胀痛，间有刺痛，放射至两侧腹股沟，心情烦躁易怒，口干苦，尿黄，失眠。查体见面色晦暗，舌质紫暗，舌下络脉青紫，苔薄黄，脉弦涩。前列腺直肠指诊：无肿大，质硬，有轻压痛。前列腺液常规：卵磷脂小体（＋＋），白细胞15～20/HP。辨治：本病证属肝气郁结化热，瘀阻脉络。由于足厥阴肝经环绕阴部，上达小腹，故肝气失和，日久导致血行瘀阻，则见下腹刺痛，舌质紫暗，脉弦涩均为瘀血阻络之征。治疗不仅需理肝气，还要和肝血，即应使用活血化瘀之品，方以活络效灵丹合四逆散加减。处方：当归 10g，丹参 20g，乳香 10g，没药 10g，柴胡 10g、白芍 20g，枳壳 20g，乌药 10g，黄柏 5g，山栀子

10g，甘草5g，共7剂，每日1剂，水煎，分两次服，嘱：忌饮酒，辛辣炙烤及熬夜。二诊（2009年3月10日）：诉下腹部疼痛明显减轻，睡眠改善，无口苦口干，舌苔如前。考虑到肝火已清，应去苦寒之品以防伤阴，原方去山栀子、黄柏，共14剂。三诊（2009年3月25日）：诉下腹部疼痛较轻，已无刺痛放射感，舌暗红，苔薄黄，脉涩。考虑到病经多日，气滞血瘀较为顽固，故仍以上方巩固疗效。经2个月中药调理，患者已无明显不适，复查前列腺常规：卵磷脂小体（＋＋＋），白细胞10~15/HP。患者脸色明润，脉平和，诸症渐安。[古宇能，陈德宁，洪志明．活络效灵丹在男科的应用．中医中药，2009，16（9）：67-68]

2. 慢性附睾炎 患者，男，29岁，因"左睾丸肿胀疼痛"于2008年11月在我院男科就诊。患者于2008年5月无明显诱因出现左侧睾丸区肿大，疼痛，伴发热。当地医院诊断为"急性附睾炎"，予注射抗生素治疗后发热消退，疼痛有所减轻，但肿胀未消除。患者间断服先锋霉素，以致病势缠绵，故来就诊。症见：左侧睾丸区疼痛，放射至左腹股沟及大腿内侧，久坐或熬夜后疼痛加重，行走时碰触亦引起疼痛加剧。查体见左侧附睾肿胀，色紫暗，附睾头可触及4cm×3cm结块，质硬，有压痛，透光试验（-）。舌质暗红少津，可见瘀斑，苔薄，脉沉、涩。彩色超声显示：左附睾头增大，内部回声增强，血液流速增快。辨治：分析病情，本病诊断为慢性附睾炎。中医称为"子痛"，证属血瘀气滞。气血瘀滞，经络不通，不通则痛，故见睾丸区疼痛；气血不行则肿胀，瘀血为有形之邪内结，故见皮色紫暗，硬结形成。治疗关键在于清除败血，予活血散瘀，消肿止痛为法。方予活络效灵丹合橘核丸加减。处方：当归10g，丹参20g，乳香10g，没药10g，橘核20g，川楝子10g，海藻15g，昆布15g，桃仁10g，枳实10g，元胡15g，木香10g，通草5g。共7剂，每日1剂，水煎，分2次服。嘱：忌饮酒、辛辣炙烤及久坐。二诊（2008年11月10日）：服用7剂后，睾丸疼痛大减，惟附睾硬结依旧，口干。可继续予活血化瘀为法治疗。考虑瘀血日久易化热伤阴，投予凉血活血之品。原方去元胡，加丹皮10g，赤芍15g，共14剂。三诊（2008年11月25日）：诉睾丸疼痛已不明显，工作生活如常，检查见左附睾区肤色正常，结块已有所减小，质地软化。告知患者治疗是一个比较长的过程，务必坚持。患者认真履约，服用上方达2个月之久。今年2月复诊，左侧附睾已无任何疼痛，硬结消退，舌质瘀斑已消。[古宇能，陈德宁，洪志明．活络效灵丹在男科的应用．中医中药，2009，16（9）：67-68]

（十）牙痛

加味活络效灵丹内服对牙痛有效，有效率93%。基本方：丹参20g，当归20g，生乳香20g，生没药20g，连翘30g，大黄20g，蒲公英30g。5剂为1疗程。

典型病例：董某，男，37岁，于1998年6月10日初诊。5天前右侧下磨牙开始疼痛，日渐加重，痛势剧烈，并伴恶寒发热，夜不得寐，诊断为急性牙髓炎。给予青霉素、平痛新等肌内注射，疗效不显，故转中医科治疗。检查见牙龈红肿，肿连腮颊，口气臭秽，大便秘结，舌苔黄厚，脉象洪数。以加味活络效灵丹治疗。4天后复诊，疼痛消失，诸症悉除，遂告痊愈。[朱富虎. 加味活络效灵丹治疗牙痛31例临床观察. 时珍国医国药, 1999, 10 (2)：148]

（十一）痔疮肿痛

加味活络效灵丹适用于混合痔、炎性外痔、血栓性外痔、肛门脓肿早期等引起的突发性肛门肿痛。以3天为1疗程，1个疗程治愈率为55%，3个疗程全部治愈。基本方：当归15g，丹参15g，生没药15g，生乳香15g，黄芩10g，槐花10g，地榆6g，生地15g，银花15g，鱼腥草15g。加减法：便秘者加大黄、枳实，年老者加何首乌、火麻仁，便血量多者加仙鹤草、茜草、海螵蛸，口干者加沙参、麦冬，内痔脱出者加升麻、黄芪。

典型病例：连某，男，45岁，1997年3月2日就诊，患者痔疾史21年，常在饮酒、食油炸热燥之物后，大便干结，并发便后滴鲜血。就诊前复因饮酒等致大便干结，排出困难，自觉便后肛门突发肿物，灼热胀痛，肛门坠胀，行走不便，舌红，苔薄黄腻，脉弦滑。肛检左侧位见3点、5点痔核脱出肛外约3.5cm×3.5cm×2.5cm。红肿充血，水肿，部分色紫，触痛明显，无波动感。诊断：嵌顿性混合痔。给予上方加枳实10g，大黄5g，服2天后，肿胀灼痛明显减轻，大便通畅，原方去枳实、大黄，加升麻6g，黄芪15g，服1疗程。症状体征全部消失而愈，随访年未复发。[李兆波、李召浪. 加味活络效灵丹治疗痔疮肿痛280例. 安徽中医临床杂志, 1998, 10 (5)：288]

（十二）多发性疖肿

彭某某，女，13岁。学生。1993年9月28日初诊。患者1992年8月始，周身泛发大小不等之疖肿，常此伏彼起，延生不止，至今已1年余，曾于多处诊治，未能奏效，转我处求治。刻诊：双臂部可见3处4.5cm×4cm大小之肿块，局部焮红疼痛，触之较硬，无波动感，肿块顶部均已溃破，有少许暗红色脓性分泌物，伴脘闷，纳差，口渴，睡眠差，大便正常，小便黄。舌红、苔黄，脉弦滑数。此属热毒蕴结，气血凝滞，化腐成痈。治宜清热解毒，活血消肿。方用活络效灵丹合连翘金贝煎加减：当归10g，丹参10g，乳香4g，没药4g，金银花10g，连翘10g，浙贝母12g，蒲公英15g，血藤10g，天花粉10g，甘草4g。服2剂，疼痛已减，能间断入睡，守方6剂，精神食纳转佳，肿块缩小，溃破处已开始结痂，再进原方 4 剂，臂部肿块已消退，疮口愈合良好，随访 1 年无复发。[罗玉清. 活络效灵丹新用三则. 湖南中医杂志, 1995, 11 (3): 38]

【临床应用】

1. 冠心病　总有效率为 78.78%。药物组成：红参 10g，当归 12g，丹参 15g，乳香 6g，没药 6g，全蝎 5g，蜈蚣 6g，蝉蜕 12g，水蛭 10g，䗪虫 12g，黄芪 30g，瓜蒌 18g。治疗 14 天。[杨德林. 活络效灵丹加味治疗冠心病 245 例. 中国中医急症, 2006, 15 (7): 715]

2. 头痛　总有效率为 87%。方药组成：当归 12g，丹参 30g，乳香 12g，没药 12g，黄芪 30g，葛根 10g，僵蚕 10g，红花 6g，细辛 5g，白芷 10g。连用 10 天为 1 个疗程。加减：若久痛入络，加全蝎 10g、穿山甲 6g、地龙 15g；气机郁滞较重者，加川楝子 12g、香附 30g、青皮 15g 等以疏肝理气止痛；妇人兼见血瘀闭经、痛经者，加益母草 30g、香附 30g、泽兰 15g。治疗 3 个疗程（10 天为 1 个疗程）。[梁岩，杜小利. 加味活络效灵丹治疗瘀血性头痛 22 例疗效观察. 宁夏医学杂志, 2010, 32 (12): 1239]

3. 椎基底动脉供血不足性眩晕　总有效率达 93.3%。药物组成：当归 15g，丹参 30g，没药、乳香各 10g。加减：肝阳上亢型，加天麻、钩藤等；痰浊中阻型，加半夏、白术等；气血亏虚型，加党参、黄芪等；瘀阻脑络型加川芎、当归等。10 天为 1 疗程。[郦旦明. 活络效灵丹为主治疗椎基底动脉供血不足性眩晕 30 例. 浙江中医学院学报, 2000, 24 (3): 26]

4. 膝骨性关节炎　总有效率为 96.67%。药用：当归 15g，丹参 15g，乳香 15g，没药 15g，川牛膝 15g，木瓜 15g，续断 30g，菟丝子 30g。随症加减：膝关节发凉者加杜仲 15g，补骨脂 15g；窜痛者加独活 15g。1 周为 1 个疗程。[王长安. 加味活络效灵丹治疗膝骨性关节炎 30 例. 云南中医中药杂志, 2011, 32 (8): 48]

5. 轻中度腰椎间盘突出症　1 周有效率为 62.5%，4 周有效率为 90.63%。组方为：当归 10g，丹参 10g，乳香 10g，没药 10g，仙鹤草 30g，制何首乌 30g，元胡 15g，香附 15g。急性期先服用上药，待症状缓解后再根据患者体质辨证加减：若气虚较重者，加黄芪 20g，党参 15g；若气血瘀滞较重者，加三七、枳壳、姜黄各 10g；若寒湿较重者，加制附子、苍术各 10g；若肾精亏虚较重者，加制鳖甲、鹿角胶、肉苁蓉各 12g；若肾阳偏虚者，加肉桂、淫羊藿、黑杜仲各 10g；若痰阻较重者，加泽兰、白芥子各 10g。4 周为 1 个疗程。[曾明，李亚林. 加味活络效灵丹治疗轻中度腰椎间盘突出症 32 例. 福建中医药, 2010, 41 (3): 30 - 31]

6. 神经根型颈椎病　总有效率为 95.24%。药用当归、丹参各 15g，生乳香、生没药各 6g，水蛭 4g（研末分 2 次吞服），秦艽、桂枝各 6g。2 周为一疗

程。[吕方华. 活络效灵丹加味治疗神经根型颈椎病42例观察. 实用中医药杂志, 2009, 25（6）: 359]

7. 骨质增生症　总有效率为95.0%。基本方: 当归15g, 丹参15g, 制乳香12g, 制没药12g。加减: 颈部及上肢疼痛加葛根、桑枝、羌活, 腰部疼痛加杜仲、桑寄生、续断, 下肢疼痛加牛膝、独活, 兼风寒加制川乌、五加皮、海风藤, 兼湿热加秦艽、防己、海桐皮、苍术, 兼气滞加川芎、元胡, 兼气虚加党参、黄芪。治疗1~2个月。[王明秀. 活络效灵丹加味治疗骨质增生症80例. 实用中医药杂志, 2010, 26（1）: 16]

8. 对糖尿病并发症的治疗

（1）糖尿病足　总有效率94.34%。基本方: 当归30g, 丹参15g, 乳香15g, 没药15g, 川芎15g, 牛膝15g, 穿山甲15g, 水蛭6g。加减: 若寒象明显, 舌淡苔薄白, 脉沉迟酌加熟附子、桂枝、党参、黄芪; 若血瘀明显, 舌质紫黯或有瘀斑, 脉弦涩酌加鸡血藤、桑寄生、郁金、赤芍药; 若热象明显, 舌苔黄或腻, 脉滑数酌加金银花、紫草、黄柏; 若虚象明显, 舌淡, 脉沉细酌加熟地黄、续断、补骨脂、淮山药。治疗4周。[唐基楠, 闫芳. 活络效灵丹加味治疗糖尿病足53例. 河北中医, 2005, 27（5）: 364]

（2）糖尿病肾病　活络效灵丹（当归、丹参、生乳香、生没药）水丸, 治疗12周, 可改善患者肾功能, 总有效率83.7%。[常宝成, 潘从清, 常柏. 活络效灵丹治疗糖尿病肾病86例疗效观察. 北京中医药, 2010, 29（12）: 922 – 924]

（3）糖尿病周围神经病变　总有效率93.6%。药用: 当归15g, 丹参15g, 乳香15g, 没药15g。2周为1个疗程, 共3个疗程。[周国立, 高建军. 活络效灵丹治疗糖尿病周围神经病变47例. 四川中医, 2005, 23（10）: 67]

9. 前列腺炎　总有效率93.3%。药物组成: 当归10g, 丹参30g, 制乳香6g, 制没药6g, 陈皮10g, 元胡10g, 川楝子10g, 黄芪30g。加减: 气虚下坠甚者, 加党参15g, 白术12g, 升麻6g, 柴胡6g; 胀甚者, 加荔枝核15g, 桔核15g; 痛甚者, 加三棱15g, 莪术15g; 寒者, 加乌药10g, 茴香10g。每日1剂, 水煎取汁500ml, 分早晚2次温服。30天为1个疗程。[王祖龙. 活络效灵丹加减治疗ⅢB型前列腺炎疗效观察. 河南中医学院学报, 2004,（6）: 68]

【药理研究】

1. 抗炎、镇痛　活络效灵丹能抑制二甲苯引起的小鼠耳廓炎性肿胀、大鼠甲醛致足跖肿胀, 提高热板试验小鼠的痛阈, 抑制冰醋酸引起的小鼠扭体反应次数。[付通攀, 但春梅, 郑焱江, 等. 活络效灵丹抗炎镇痛作用的实验研究. 现代生物医学进展, 2011, 111（23）: 4548 – 4550]

2. 抗心肌缺血　对异丙肾上腺素造成的大鼠急性心肌缺血模型, 活络效灵丹能降低ST段抬高值, 降低血清中CK、AST、LDH的含量。[仲薇, 施婧, 韩向东. 活络效灵丹对异丙肾上腺素致大鼠心肌缺血的影响. 中国中医基础医学杂志, 2011, 17, (7): 754-755]

3. 预防缺血再灌注损伤 兔肢体缺血再灌注损伤, 活络效灵丹加味水煎剂 (丹参、乳香、没药、当归、益母草、泽兰、泽泻、茯苓、白术、猪苓、木香) 可明显降低血清 MDA、LDH, 升高 SOD、NO, 对骨骼肌产生保护作用, 促进骨骼肌细胞再生。[孙德舜, 李忠姿, 王小鹤, 等. 活络效灵丹加味对兔肢体缺血再灌注损伤的影响. 中国骨伤, 2005, 18 (11): 677-679]

【临证提要】 活络效灵丹具有活血化瘀止痛之功效, 用于癥瘕, 心腹疼痛, 肢体疼痛, 疮疡等。现本方应用广泛, 包括内科、外科、伤科、妇科等各个领域多种疾病。本方治疗各种疼痛疗效确切, 是临床治疗疼痛的有效方剂。张锡纯提出的本方加减法: "腿疼加牛膝; 臂疼加连翘; 妇女瘀血腹疼, 加生桃仁 (带皮尖作散服炒用)、生五灵脂; 疮红肿属阳者, 加金银花、知母、连翘, 白硬属阴者, 加肉桂、鹿角胶。疮破后生肌不速者, 加生黄芪、知母、甘草; 脏腑内痛, 加三七 (研细冲服)、牛蒡子。" 可供临证时参考。

本方使用时可以加入行气止痛药物以增强疗效, 如木香、乌药、青皮、川楝子、川芎、元胡等。方中乳香、没药服后常有作呕恶之弊, 可加姜汁数滴以减轻不良反应, 或研细末装胶囊内送服也可, 一般以 4~6g 为宜。

据报道, 个别病者服本方后, 有时会感到患处疼痛加剧, 或向患处周围放散, 此系活血化瘀的一时性反应, 仍密切观察病情, 并继续服用本方, 或将乳香、没药用量适当减轻, 一般气行血活之后疗效自显。

新拟和肝丸

【来源】《医学衷中参西录·论肝病治法》。

【组成】 粉甘草五两, 细末 生杭芍三两, 细末 青连翘三两, 细末 广肉桂两半, 去粗皮, 细末 冰片三钱, 细末 薄荷冰四钱, 细末 片朱砂三两, 细末

【用法】 上药七味, 将前六味和匀, 水泛为丸, 梧桐子大, 晾干 (不宜晒), 用朱砂为衣, 勿余剩。务令坚实光滑始不走味。每于饭后一点钟服二十粒至三十粒, 日再服。病急剧者, 宜空心服; 或于服两次之后, 临睡时又服一次更佳。若无病者, 但以为健胃消食药, 则每饭后一点钟服十粒即可。

【功效】 疏肝清热。

【主治】 或胁下胀疼, 或肢体窜疼, 或饮食减少, 呕哕, 吞酸, 或噫气不除, 或呃逆连连, 或头疼目胀、眩晕、痉痫, 种种诸证。

【方解与方论】 本证因肝气郁滞、肝胃不和、气滞血瘀所致, 故用甘草、

芍药缓肝柔肝，连翘清热散结，肉桂暖肝通络，冰片、薄荷宣通郁滞，朱砂清热解毒。

张锡纯云："用甘草之甘以缓肝；芍药之润以柔肝；连翘以散其气分之结；冰片、薄荷冰以通其血管之闭；肉桂以抑肝木之横恣；朱砂以制肝中之相火妄行。"

【验案精选】

慢性肝炎 朱某某，女，33岁。1982年1月初诊。3年前患急性无黄疸型肝炎，后转成慢性，肝功能长期异常。其间更医频繁，用药众多，未获显效。近在地区某院检查，疑为早期肝硬化。刻下：右胁肋胀痛，背部发麻，头晕目眩，颜面色苍，寐少梦多，周身乏力，纳谷不馨，舌质微暗，脉沉细。肝大二指，质中等度硬，压痛明显。肝功能：麝香草酚浊度试验12单位，麝香草酚絮状反应（＋＋），谷丙转氨酶48单位。超声波检查：肝脾肿大，提示慢性肝炎。观前服方剂多为疏肝、理气、活血、滋阴之品，遂用张氏新拟和肝丸为汤先疏方3剂。药后头目转清，神情转佳，胁肋舒畅，遂将汤剂改作丸剂，1料服用月余，自觉眠食皆佳，并能操持家务，偶因情绪不畅或劳累过度，方感右胁肋不适。复查：肝肋下约0.5cm，质地柔软，压痛不明显。肝功能：麝香草酚浊度试验8单位，麝香草酚絮状试验（±），谷丙转氨酶小于40单位。超声波检查：肝脏轻度肿大，肝波大致正常，脾脏不大。达临床治愈标准。[肖守贵．新拟和肝丸治疗慢性肝炎．上海中医药杂志，1985，（11）：30]

【临证提要】 本方具有疏肝和胃、清上温下之功，用于胁痛、食少、呕恶，或兼疼、眩晕等。张锡纯云："凡一切肝之为病，服他药不愈者，徐服此药，自能奏效。"今用于慢性肝炎或迁延性肝炎，肝功能长期不正常，肝区隐疼不适，胁肋憋胀，肩背部酸困，全身无力，眩晕，胃纳不佳，急躁易怒，颜面色苍者。

益督丸

【来源】《医学衷中参西录·论腰疼治法》。

【组成】 杜仲四两，酒浸炮黄　菟丝子三两，酒浸蒸熟　续断二两，酒浸蒸熟　鹿角胶二两

【用法】 将前三味为细末，水化鹿角胶为丸，黄豆粒大。每服三钱，日两次。服药后，嚼服熟胡桃肉一枚。

【功效】 补肾健骨。

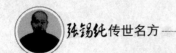

【主治】腰痛。

【方解】本证因肾虚所致，故用杜仲、续断补肝肾、强筋骨，菟丝子、鹿角胶、胡桃肉温补肾阳。

【药理研究】

1. 调节机体免疫功能 益督丸升高老龄小鼠IL－2活性，降低IL－6水平。

[温平康. 益督丸对老龄小鼠白细胞介素-2和白细胞介素-6活性的影响. 中国医院药学杂志, 1999, 19 (12)：725－726]

2. 促进性激素分泌 益督丸能提高腺嘌呤所致肾阳虚大鼠睾酮和雌二醇水平。

3. 抗炎镇痛 减少小鼠扭体次数，提高热板法小鼠的痛阈。对小鼠二甲苯致炎和大鼠绵球肉芽肿实验有抗炎作用。[温平康. 益督丸药理毒理作用研究. 中药材, 1999, 22 (8)：416－418]

【临证提要】本方具有补肾阳、强筋骨之功效，用于腰腿痛的治疗。张锡纯提出："若证兼气虚者，可用黄芪、人参煎汤送服此丸。若证兼血虚者，可用熟地、当归煎汤送服此丸。"该方制丸意在虚证缓治，一般服至月余可获效。

活络祛寒汤

【来源】《医学衷中参西录·治气血郁滞肢体疼痛方》。

【组成】生黄芪五钱 当归四钱 丹参四钱 桂枝尖二钱 生杭芍三钱 生明乳香四钱 生明没药四钱 生姜三钱

【用法】水煎服。

【功效】益气活血。

【主治】经络受寒，四肢发搐，妇女多有此证。

【方解】本证因气血不足，风寒阻络所致，故用黄芪补气生阳，当归、丹参养血活血，化瘀通络；生乳香、生没药活血散瘀止痛；生杭芍养血缓急；桂枝、生姜辛温祛寒。

【验案精选】

雷诺病 陈某，女，32岁。于1981年10月18日初诊。患者4年来每逢气候寒冷，双手遇冷水即见对称性苍白、紫绀，继而潮红，麻木痒痛，近半年来凡因双手接触冷水即发此症，每次发作持续1小时左右，烤火或温水浸泡后缓解。西医诊断雷诺病，转我科治疗。望面色苍白，形体肥胖，肢端冰凉，指尖紫绀，舌质淡紫，舌前瘀斑，苔白，脉细。投以活络祛寒汤（黄芪

15g，当归 10g，丹参 12g，桂枝 9g，白芍 15g，乳香、没药各 6g，生姜 3g）加吴茱萸 6g，红花 9g，王不留行 10g，服药 6 剂，诸症均减，继服 9 剂，症除病愈，随访至今未复发。［游开弘．活络祛寒汤治疗雷诺病 12 例．辽宁中医杂志，1988，（10）：14］

【临床应用】

1. 坐骨神经痛 总有效率 94%。基本方为：黄芪 15g，当归 12g，丹参 12g，桂枝 6g，白芍 9g，乳香 12g，没药 12g，生姜 9g。加味：寒湿痹阻型：加独活 15g，薏苡仁 15g，干姜 9g；外伤瘀血型：加川芎 10g，桃仁 9g，红花 9g；虚寒型：加鹿角胶 10g，补骨脂 9g，杜仲 9g。如疼痛剧烈者，加全蝎 3g，乌梢蛇 6g。10 剂为 1 个疗程，服 2 个疗程。［杨昭凤，隋华丽．活络祛寒汤加味治疗坐骨神经痛．中医药动态．1996，（3）：36－37］

2. 脱疽 总有效率 92.5%。基本方：生黄芪 30g，当归 30g，丹参 24g，桂枝尖 15g，生杭芍 20g，生乳香 6g，生没药 6g，生姜 20g。随证加减：脉络寒凝型加干姜 20g，炮附子 15g，细辛 5g；脉络血瘀型加红花 30g，丹参 30g，桃仁 20g，全蝎 10g；脉络瘀热型加毛冬青 60g，金银花 30g，地龙 20g，牡丹皮 20g；脉络热毒型加黄连 15g，蒲公英 30g，紫花地丁 30g，蟅虫 20g；气血两虚型加白术 30g，党参 30g，熟地黄 30g，黄精 30g；疼痛重者加用元胡（醋制）30g，蜈蚣（研末冲服）3 条，朱砂（研末冲服）1g，琥珀（研末冲服）2g。配合前列腺素 E 注射液、丁咯地尔注射液。复方丹参注射液、脉络宁注射液、低分子右旋糖酐，静脉滴注。2 周为 1 个疗程。2 个疗程。［张广利．中西药联用治疗脱疽 80 例临床观察．江苏中医药．2007，39（8）：37－38］

3. 雷诺病 15 例痊愈 14 例。药用：生黄芪 20g，当归、丹参各 15g，白芍 12g，桂枝、生乳香、生没药、炮附子、生姜各 10g，鸡血藤 20g，炙甘草 6g。［徐斯科，刘胜英．加味活络祛寒汤治疗雷诺病 15 例．湖南中医杂志，1993，9（1）：29，52］

【临证提要】 本方有温经散寒、活血通络之效，用于四肢发搐。现代可用于坐骨神经痛、脱疽、外周血管痉挛性疾病。张锡纯指出"寒甚者，加干姜三钱。"

健运汤、健运丸

【来源】《医学衷中参西录•治气血郁滞肢体疼痛方》。

【组成】 生黄芪六钱　野台参三钱　当归三钱　麦冬三钱，带心　知母三钱　生明乳香三钱　生明没药三钱　莪术一钱　三棱一钱

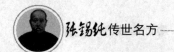

此方减麦冬、知母三分之一，合数剂为一剂，轧细炼蜜为丸，名健运丸。

【用法】 水煎服，或做丸服。

【功效】 益气活血止痛。

【主治】 腿疼、臂疼因气虚者。亦治腰疼。

【方解】 本证因气虚血瘀所致，故用黄芪、党参益气，当归补血养血活血，乳香、没药、三棱、莪术活血止痛，知母、麦冬清热滋阴润燥，并制约党参、黄芪、乳香、没药等温燥之性。

【验案精选】

1. 坐骨神经痛 梁某，男，29岁，县气象局干部，1980年1月10日初诊。右臀、大腿后侧、小腿外侧等部疼痛反复发作2年余。开始时能坚持工作，服泼尼松、保泰松等药或针灸能使症状减轻或消失，但经常反复发作。1979年秋季以来右臀部及下肢疼痛次数增加，发作时疼痛比前加剧，昨晚值夜班突然右大腿后侧发生疼痛，并牵及小腿部，行走困难，今晨由其家人送我院就诊。检查：痛苦面容，右下肢跛行，右下肢直腿抬举活动时疼痛加剧，右侧梨状肌、环跳、阳陵泉等部均有压痛，舌质暗红、边有齿印、苔薄白、脉细涩。西医诊为坐骨神经痛，中医诊为痹证，为气虚气血留滞不通引起，治宜补气血流通血脉，予健运汤按原方剂量配1剂水煎分3次温服。次日复诊：疼痛轻，今晨已能在院子内行走，守方3剂，日1剂，嘱其复煎1次与头煎药液同服，16日再诊，行走时只感到患肢轻微不适，疼痛基本消失，已能骑自行车，照方再服5剂症状全消，随访10年无复发。[刘元英，黄杰凤. 健运汤加味治疗坐骨神经痛33例报告. 新中医.1992，(10)：28－30]

2. 梨状肌损伤综合征 患者，男，34岁，2006年11月3日门诊初诊。主诉在3日前，搬运货物时由于几人用力不协调，致使右髋部扭伤，右髋关节疼痛。查体：痛苦面容，外旋内收内旋疼痛加剧，疼痛以右臀部和右下肢沿坐骨神经分布区呈放射性疼痛，痛有定处，痛处拒按，局部可触及条索状隆起，直腿抬高试验阳性，腰椎正侧位X线片、右髋关节X线片报告正常；舌质暗红，边有瘀斑和齿印，苔薄白，脉细涩。西医诊断为梨状肌损伤综合征，中医诊断为伤筋，为扭伤所致气血瘀滞不通，加之本人素体劳损伤气，气虚则气血不利。治宜补气血，流通血脉，舒筋络，强筋骨。予以健运三藤汤（黄芪20g，党参20g，当归15g，乳香10g，没药10g，三棱10g，莪术10g，知母9g，麦门冬9g，络石藤15g，海风藤15g，鸡血藤30g）2剂水煎服，日服1剂，分2次温服。3日后复诊，疼痛锐减，晨起能在自家院内行走，照原方服10剂，日1剂。14日再诊，行走时感到患肢轻微不适，疼痛基本消失，已能骑自行车，照原方再服5剂，症状全消，6个月后随访无复发。[张银如. 健运三藤汤治疗梨状肌损伤综合征50例. 中国民间疗法.2009，17（12）：22]

3. 糖尿病周围神经病变 患者，男，52 岁，1995 年 6 月 5 日初诊。口渴多饮、多尿7 年，双下肢麻木、疼痛3 月。患者7 年前出现口渴多饮、多尿等症状，多次查空腹血糖、尿糖异常而诊为糖尿病，长期服用优降糖，病情反复。近3 月来开始出现双下肢麻木疼痛，曾先后服用维生素、镇痛、镇静之西药无效。入院后检查诊为 2 型糖尿病并周围神经病变。刻诊：形体消瘦，面色黧黑，倦怠乏力，气短，烦渴多饮，双下肢麻木疼痛，时有蚁行感，舌质暗，脉细涩无力。体查：双下肢腱反射、震动感减弱，触觉和温度觉降低。实验室检查：空腹血糖 10.2mmol/L，尿糖（＋＋）。脉症合参，证属气阴两虚兼血瘀型，治以益气养阴、祛瘀通络。用上方（黄芪、地龙各20g，山药、麦冬各15g，人参、知母、当归、乳香、没药各10g，三棱、莪术各3g），重用黄芪，服7 剂后显效，守原方再进 7 剂后下肢麻木、疼痛症状完全消失。追访半年余，未见复发。[姜军辉，彭治成. 健运汤加味治疗糖尿病周围神经病变31例. 广西中医药，2001，24（2）：35]

4. 产后身痛 李某，女，30 岁，农民，1999 年 10 月 3 日就诊。患者 2月前剖腹产下一男婴，产后十余日即觉双上肢及腰背部疼痛，感乏力，并伴乳汁稀少，查舌质淡，苔薄白，脉细弱。投健运汤（黄芪30g，党参15g，当归15g，知母6g，麦冬15g，乳香10g，没药10g，三棱6g，莪术6g），补养气血，行瘀祛痛。5 剂后症状明显减轻，继服 3 剂后症状消失，并下乳充足。嘱患者坚持服药 2 周时间停药观察，未再服药。1 年后随访未复发。[郭世卫. 健运汤治疗产后身痛125 例. 河南中医. 2001，21（4）：46]

【临床应用】

1. 糖尿病周围神经病变 总有效率为90% 。药用：黄芪、地龙各20g，山药、麦冬各15g，三棱、莪术各3g，乳香、没药各10g。同时口服弥可保，以 4 周为 1 疗程，连续治疗 2 疗程。[彭治成. 健运汤加味治疗糖尿病周围神经病变30 例疗效观察. 中华中西医学杂志. 2007，5（3）：117]

2. 腰椎间盘突出症 总有效率96.8% 。基本方：黄芪25g，党参15g，当归12g，乳香10g，没药10g，三棱10g，莪术10g，知母12g，麦冬12g，郁金15g，穿山龙20g，木香15g，牛膝15g，丹参20g，狗脊20g，杜仲15g，全蝎6g。15 剂 1 个疗程。加减方法：血瘀型加赤芍、红花、三七末；寒湿型加附子、骨碎补；肝肾亏虚型加熟地黄、山萸肉、枸杞子。[陈道林. 健运汤治疗腰椎间盘突出症96 例. 中国中医药现代远程教育，2011，9（18）：16]

【临证提要】本方有补气活血通络止痛之功效，用于肢体疼痛、腰痛。现代可用于治疗坐骨神经痛、梨状肌损伤综合征、产后身痛、糖尿病周围神经病变、腰椎间盘突出等。

本方是一首补气活血止痛的良方，其特点是除痹不用祛风寒、止痹痛之品，而是助气化以通经络，颇值得临床借鉴，张锡纯云："人身之气化壮旺流行，而周身痹者、瘀者、滞者，不治自愈，即偶有不愈，治之亦易为功也。""故凡遇腿疼、臂疼，历久调治不愈者，补其元气以流通之，数载沉疴，亦可随手奏效也。"

曲直汤

【来源】《医学衷中参西录·治气血郁滞肢体疼痛方》。

【组成】萸肉一两，去净核　知母六钱　生明乳香三钱　生明没药三钱　当归三钱　丹参三钱

【用法】水煎服。

【功效】养肝活血。

【主治】肝虚腿疼，左部脉微弱者。

【方解】本证因肝虚血瘀痹阻经络所致，故用山萸肉养肝畅气，知母清解虚热，当归养血活血，丹参、乳香、没药活血通络。

【验案精选】

1. 风湿病

（1）痛风性关节炎　王某，男，62岁，2005年4月前来就诊。半年来，患者无明显诱因下出现左足背反复疼痛，肿胀不明显，肤温稍高。血尿酸468μmol/L，诊为痛风性关节炎，予秋水仙碱、扶他林及清利湿热中药内服无效。刻诊：左足背疼痛，伴发热感，无肿胀，尚能行走，有时有胁痛，纳可，大便调，舌质淡红，边有齿印，苔根薄腻，脉左细弱，关部为甚，右部细滑。证属肝气虚，肝经气滞血瘀，挟相火下注，治拟养肝泻热，行气活血，予曲直汤加减。患者左足肤温稍高，舌有齿印，故重用清热之知母，佐黄芪以益肝气。方用：山萸肉20g，知母15g，当归12g，丹参12g，乳香9g，没药9g，生白芍药12g，黄芪9g。共7剂。二诊药后疼痛基本缓解，惟觉大便稍干，苔薄腻。原方加生白术12g以善后。1月后复查血尿酸375μmol/L。[胥晓芳.曲直汤治疗风湿病验案.上海中医药杂志，2005，39（12）：31]

（2）增生性脊柱炎　梁某，女，7岁，退休工人，1988年月23日初诊。因腰腿痛反复发作近20年，加重3个月。经X线照片确诊为增生性脊柱炎，曾做冷冻及康宁克通局部封闭治疗，效果不佳。半个月来疼痛剧烈，起坐困难，夜无安寝，生活不能自理，要求中医家庭病床治疗。诊见转倒不能，腰痛如折，动则加剧，四肢麻痹，腰部灼热胀痛，大便干结，脉左细右弦，舌绛苔剥。证属肝肾亏虚，气血郁滞，化热伤阴，拟曲直汤加桑枝、元胡、白

芍、甘草、川续断。5剂痛减大半，去元胡加麦冬再进7剂，疼痛基本消失，活动自如，生活自理。以调气血、益肝肾善后约2个月，疼痛未再发作。1989年6月来诊，谓可承担一般家务。[孔炳耀.曲直汤治疗退行性骨关节病观察.实用中医内科杂志.1990, 4 (2): 43-44]

（3）坐骨神经痛　男性，42岁，2002年9月25日初诊。主诉腰痛、右下肢疼痛半年，加重5天，到多家门诊就诊，按腰肌劳损治疗，效果不明显。遂来我门诊。检查：脊柱活动正常，无明显压痛点，右下肢直腿抬高试验阳性（30°），右臀部环跳穴压痛明显，脉象沉细，舌质淡红苔薄白。诊为：右下肢坐骨神经痛。拟曲直汤加味。处方：萸肉30g，当归15g，丹参15g，生乳香9g，生没药9g，知母9g，炒杜仲15g，桑寄生15g。水煎服。5剂。10月5日复诊：脉舌象同前，服上方5剂后症状已基本消失，因工作繁忙未来就诊。近2日右下肢在跑步后稍有疼痛，直腿抬高试验近90°时稍有疼痛。照原方加五加皮15g，又连服5剂而愈，随访至今未发。[应雪红.曲直汤治疗坐骨神经痛.海军医学杂志.2005, 26 (3): 219]

2. 痹证　2009年仲夏，治一女性患者，62岁，患痹证10年余。近1年关节疼痛增剧，且痛处发热，服西药消炎痛、泼尼松并配合针灸治疗，仅能暂缓痛势。1周前，痹痛复发，服西药不能控制。前医先后予桂枝芍药知母汤、白虎加桂枝汤治之，药后非但热痛不已，反见眩晕耳鸣，胸闷气急，咽干不寐，周身筋脉挛急。余切其脉细数，左脉微弱；察其舌淡红质暗，苔薄燥；查血压150/70mmHg，血沉60mm/h，抗"O"1200U。证乃精血亏虚、气阴两伤、筋脉失养、外邪入络，相火不能内藏，故以曲直汤加味治之：山茱萸60g，知母15g，当归、丹参各10g，乳香、没药各3g，黄芪15g，水煎服，日1剂。服药5剂，关节热痛大减，手足已可屈伸，脉数已缓，左脉仍微弱。守方加川续断10g，继服5剂。诸症递除，纳增眠安，体力渐增，惟仍腰脊酸重，四肢关节胀痛。守方继与络石藤、桂枝、阿胶、肉苁蓉、乌梢蛇、全蝎、蜂房加减出入为方。连服20余剂，症情日趋减轻，复查抗"O"、血沉均在正常范围。[杜一鹏，肖会，王兴桂.曲直汤运用琐谈.河南中医, 2011, 31 (4): 426]

3. 血栓性静脉炎　李某，男，教师，35岁。2006年2月10日初诊。患者有下肢静脉曲张史5年余，于大半年前发现左小腿内侧有索条状物，随后渐向大腿蔓延，疼痛。未进行过系统治疗。检查：左小腿内侧青筋裸露，肿胀，沿大隐静脉径路上有13cm长的索条状物，质硬，有触痛，行走及久站下肢疼痛加重，静卧则减轻，食寐如常，舌质暗淡、苔白腻，脉细涩。西医诊断：血栓性静脉炎；中医诊为脉痹，证属气虚血瘀兼湿滞，内服加减曲直汤，治宜活血益气，理气化湿。处方：当归、知母、赤芍、萆薢、乳香、没药、山茱萸各 10g，黄芪、丹参、金银花、地龙各 15g，桃仁 12g，红花 6g，薏苡仁 20g。每天 1 剂，水煎 2 次分服，嘱以药渣于每天睡前加适量水加热煮 5 分钟后，先熏洗后外敷患肢内侧至少 20 分钟。用药 5 剂后疼痛明显减轻，效不更方，继以上药去萆薢服用 1 周后复诊，疼痛及小腿肿胀基本消失，但行走或久立后疼痛肿胀仍会出现，述药后偶有腹痛便稀，查舌淡苔白，去知母继服。1 月后疼痛肿胀消失，左小腿内侧索条状物及局部压痛消失。嘱坚持熏洗，按摩足底、下肢并注意饮食生活起居，配服自制芪丹散（黄芪、丹参、金银花、甘草）调理。3 年后随访无复发。[陈岩. 曲直汤加味治疗血栓性静脉炎 28 例疗效观察. 新中医，2011，43（9）：49 – 50]

4. 绝经期腰膝痛　曲直汤加减治疗绝经期腰膝痛，总有效率 93.3%。药用：山萸肉 30g，制乳香 10g，制没药 10g，当归 20g，丹参 20g，熟地 20g，川续断 15g，木瓜 15g，川牛膝 15g，炙甘草 10g。偏于肝肾阴虚，加枸杞 15g，龟板 10g；偏于肾阳不足，加鹿角胶 10g，肉苁蓉 10g；疼痛走窜不定者加羌、独活各 10g；痛处喜得温热者加桂枝 10g，细辛 10g；痛处沉困，重著者加薏苡仁 20g，苍术 10g；烘热汗出者加知母 10g，黄柏 10g；失眠者加炒枣仁 20g，炙远志 10g；急躁易怒者加栀子 10g，郁金 10g；心悸乏力者加炙黄芪 20g，淮山药 15g；肌肤蚁行感者加全蝎 10g，蜈蚣 2 条。连服 7 剂为 1 疗程，治疗 2～3 个疗程。

典型病例：李某，50 岁，机关干部。因腰及双膝关节酸痛半年，加重 1 周来诊。患者半年前无明显诱因出现腰及双膝关节酸痛，症状于劳累及情绪不佳时加重，休息及心情舒畅时缓解，因工作较忙未做系统治疗。1 周前因连续坐车 4 小时后，感腰膝酸痛加重，休息后不缓解而来诊。追问病史，已停经 1 年，1 年来有烘热汗出，汗出肌肤湿冷，恶风，入睡困难，抑郁，倦怠乏力，饮食尚可，二便正常，舌质淡红，苔薄白，脉沉细。查体：腰、双下肢、髋部及双膝关节均无异常，腰及双膝关节活动基本正常。X 线片示：腰椎生理曲度变直，腰椎椎体及附件未见异常；双膝关节未见异常。中医诊断：①腰膝痹；②绝经前后诸症，证属肝肾亏虚，肝气郁结，经络闭阻。方用曲直汤加减：山茱萸 30g，制乳香 10g，制没药 10g，当归 20g，丹参 15g，熟地 20g，川续断 15g，川牛膝 15g，木瓜 15g，炙甘草 10g，炙黄芪 20g，淮山药 15g，炒枣仁 20g，炙远志 10g，郁金 10g。取上方 7 剂，日 1 剂，水煎服，并将药渣加白酒 50g 炒热后装入棉布袋中，热敷腰及双膝关节，每次半小时。同时指导患者行腰背肌及股四头肌功能锻炼，并建议患者适当参加户外运动，保持心情舒畅。经治疗 3 个疗程后，患者腰膝酸痛消失，烘热汗出，入睡困难及抑郁症状消失，随访 1 年未发。[张云彬. 曲直汤加减治疗绝经期腰膝痛 30 例. 四川中医. 2008，26（5）：78 – 79]

5. **男科病**

（1）**阳痿** 陆某，男，28岁，农民，1981年1月6日初诊。半年前因夜晚在田间作业突受惊恐后阳痿，曾转诊多间医院，皆以恐伤肾气论治，屡服金匮肾气丸，及巴戟、仙灵脾、海狗肾、阳起石等壮阳补肾药乏效，求诊于余。诊见：忧郁不乐，胆怯恐惧，夜梦易惊、全身乏力、面色欠华，阴茎酸困痿软、龟头时觉发热，舌淡红、苔薄白，脉左关弦细。脉症合参，乃肝气虚弱，不能调畅敷荣，相火郁于经络，宗筋失于濡养所致。治当补益肝气，疏通经络，方予曲直汤出入。处方：黄芪、山萸肉各30g，当归、知母各12g，乳香、丹参各9g，5剂，每日1剂，水煎服。11日二诊：药后精神渐振，各症略获改善，阳痿如故。于前方加酸枣仁15g，琥珀9g以养血安神，阴中求阳。16日三诊：服上方5剂后，症情续减，阴茎微有勃起感，药中病机，效不更法，守原方连进10剂。26日四诊：精神饱满，阴茎勃起如常，诸症悉除，嘱再服5剂，以冀巩固，追访5年，未见复发。[刘光福. 补肝通络治阳痿. 新中医，1987，(11)：19]

（2）**前列腺炎** 李某某，男，40岁，干部，于2005年2月10日来诊。前列腺痛病史3年。长时间感到小腹下坠、会阴部坠胀、尿道疼痛（与排尿无关），伴尿频、尿急、尿不尽。曾到好多家医院就诊，先后各种治疗手段，均无明显疗效。近来症状加重，且出现阳痿、早泄、腰膝酸软、情绪低落。来诊时肛门两侧的提肛肌有明显的压痛。前列腺液镜检正常、细菌培养阴性。舌质淡苔薄白，脉弦，尺脉沉取无力。辨证属于肝肾不足、瘀血内结的阴痛。服曲直汤加党参12g，黄芪20g，炮附子6g，川楝子10g，续断15g，熟地12g。3剂后痛减，可坐。10剂后症状完全消失、提肛肌压痛消失。[朱军，张柱. 曲直汤加减治疗前列腺痛20例. 四川中医，2009，27 (7)：69]

【临床应用】

1. 退行性骨关节病 15天为一疗程，总有效率88.9%。方药组成：当归9g，知母18g，山萸肉15~30g，乳香6~9g，没药6~9g，丹参30g。肢体麻痹加威灵仙、桑枝、桂枝，痛剧加元胡、鸡血藤、白芍、甘草；肢体无力加五爪龙、千斤拔；颈椎病变加羌活、葛根；腰椎病变加川续断、杜仲；膝部病变加独活、牛膝，足部病变加牛膝、菟丝子；脉细无力加黄芪、桑寄生。

[孔炳耀. 曲直汤治疗退行性骨关节病观察. 实用中医内科杂志.1990，4 (2)：43-44]

2. 血栓性静脉炎 总有效率89.3%。疗程最长10月，最短32天，平均2月左右。处方：当归、知母、赤芍、乳香、没药、山茱萸各10g，丹参、金银花、地龙各15g，桃仁12g，红花6g。热重者加黄柏、蒲公英、紫花地丁；湿盛者加薏苡仁、萆薢、赤小豆；痛甚者加蟅虫、元胡；气滞者加香附、刘寄奴；气虚者加黄芪、党参；病变在上肢者加桂枝、王不留行；在下肢者加牛膝、木瓜；水肿者加木通、车前子、甘遂。[陈岩.曲直汤加味治疗血栓性静脉炎 28 例疗效观察.新中医，2011，43（9）：49－50]

3. 前列腺炎 总有效率 85%。基本方：山萸肉 20g，当归 12g，丹参 10g，乳香 6g，没药 6g，陈皮 19g，薏苡仁 12g，肉桂 5g，小茴香 10g。随症加味：兼有小便频急，或有排尿不尽感，口苦尿黄，加黄柏 12g，甘草梢 15g，败酱草 30g，茅根 10g；尿道有白色分泌物溢出，加萆薢 15g，石菖蒲 10g，乌药 9g，去肉桂；腰骶部疼痛明显，或腰膝酸软者，加续断、怀牛膝各 15g；单纯表现为会阴、睾丸、腹股沟、腰骶部胀痛或隐痛不适者，加荔枝核、丝瓜络各 30g，川楝子、浙贝各 12g；气虚者加党参 12g，黄芪 20g，白术 15g；阳虚明显者加炮附子 6g，肉桂倍用；肝肾阴虚较著者酌加熟地 12g，女贞子 15g，旱莲草 15g；肝郁气滞者酌加柴胡 10g，香附 10g，白芍 12g，郁金 10g。每天 1 剂，水煎服。20 天为 1 疗程。[朱军，张柱.曲直汤加减治疗前列腺痛 20 例.四川中医，2009，27（7）：69]

【临证提要】 本方有补肝活血通络之功，用于腿疼。现可用于退行性骨关节病、坐骨神经痛、前列腺炎等的治疗。张锡纯提出："服药数剂后，左脉仍不起者，可加续断三钱，或更加生黄芪三钱，以助气分亦可。觉凉者，可减知母。"

本方使用要点有二：一是脉象，左脉弱弦；二是肢体疼痛，疼痛局部有热感。临床报道，本方对腰及下肢效果较好。朱良春在此基础上拟"加减曲直汤"，用于坐骨神经痛，药用：炙山茱萸肉、生地、生白芍、鸡血藤各 30g，知母、当归、乳香各 10g，威灵仙、生甘草各 15g，制附子、肉桂各 9g，生黄芪 20g。方中大剂量山茱萸肉、生白芍、生地敛阴和阳，可以制约桂附之刚燥，对坐骨神经痛有效，可供临床参考。

逐风通痹汤

【来源】《医学衷中参西录·诊余随笔》。

【组成】 生箭芪六钱　麻黄三钱　全当归五钱　丹参三钱　乳香三钱　没药三钱　全蝎二钱

【用法】 水煎服。初服以遍体皆得微汗为佳，至汗后再服，宜将麻黄减半，或止用一钱。

【功效】 益气散寒，活血通络。

【主治】 风袭肌肉经络，初则麻木不仁，渐至肢体关节不利。

【方解与方论】 本证因气虚风寒瘀阻脉络所致，故用黄芪补气强卫逐风，麻黄发表散寒，当归、丹参补血活血通络，乳香、没药、全蝎活血通络祛风。

张锡纯云："方中以黄芪为主药，取其能升补胸中大气以通于卫气，自能逐风外出。……至当归、丹参、乳没、全蝎诸药，或活血以祛风，或通络以祛风，皆所以赞助黄芪、麻黄以成功也。"

【验案精选】

1. 肢体关节不利　曾治一人，夏月开轩当窗而寝，为风所袭，其左半身即觉麻木，肌肉渐形消瘦，左手足渐觉不遂，为拟此方。其病偏于左，又加鹿角胶二钱作引（若偏于右宜用虎骨胶作引），1 剂周身得汗，病愈强半，即方略为加减，又服 2 剂全愈。（《医学衷中参西录》）

2. 周围性面瘫　治疗周围性面瘫，总有效率94.44%，服药最多为18 剂，最少为5 剂。药用：黄芪18g，麻黄9g，全当归15g，丹参9g，乳香9g，没药9g，全蝎6g。偏虚者黄芪增至30g，加党参15g；偏凉者可加制乌头6g（先煎），桂枝6g；偏热者加天花粉15g，石膏30g，以薄荷6g易麻黄；对年龄偏大、肝肾亏虚而有肝阳上亢、甚而化风者加天麻12g，钩藤15g；痰湿较盛者加半夏9g，天南星12g，白附子12g。

典型病例：王某，女，16 岁，2005 年11 月22 日初诊。口角向左侧歪斜2 天，伴进食时食物流出。3 天前曾受凉感冒，服感冒通后，症状好转，于昨日出现口角歪斜。患者平时多汗，活动加重，纳食略差，余无不适。舌体胖，边有齿痕，舌质淡，苔薄白，脉浮缓。诊为周围性面瘫，证属风寒侵袭，脉络空虚。治以祛风散寒，补气活血通络。方用逐风通痹汤。方中黄芪加至30g，另加党参12g。服 1 剂后周身及右侧颜面微汗出，进食时食物流出明显减轻；服 3 剂后进食时食物流出消失，口角已正，惟右眼睑及左颊紧张不适。检查蹙额、闭眼、示齿、鼓腮、吹哨五种自主运动已与健侧基本相同。上方减黄芪量为15g，乳香、没药各减为6g，再进 5 剂而愈。[梁爱枝. 逐风通痹汤加减治疗周围性面瘫36 例. 中国中医急症. 2009, 18 (4)：632]

【临证提要】 本方祛风通络、补气活血，主治风邪侵袭所致肢体关节不利，据临床报道可用于周围性面瘫。张锡纯提出加减如下："脉象迟弱无力恶寒者，将黄芪重用一两，再照加乌头二三钱；脉象有力恶热者，以薄荷易麻黄，再加天花粉一两；筋骨软弱者，加明天麻三钱；口眼歪斜者，加蜈蚣二条，其病剧者，可加三条。"

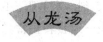

从龙汤

【来源】《医学衷中参西录·治伤寒方》。

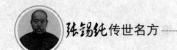

【组成】龙骨一两，不用捣　牡蛎一两，不用捣　生杭芍五钱　清半夏四钱　苏子四钱，炒捣　牛蒡子三钱，炒捣

【用法】水煎服。

【功效】降逆清热化痰。

【主治】外感痰喘，服小青龙汤，病未全愈，或愈而复发者，继服此汤。

【方解】本证因正气已虚、痰饮未除所致，故用龙骨、牡蛎收敛消痰，白芍养阴平肝，半夏、苏子降逆化痰，牛蒡子清肺止咳。

【验案精选】

1. 肺炎　薛某某，男，3岁6个月。1989年12月5日诊。患支气管肺炎住院治疗7天，经补液、抗感染止咳化痰等中西药治疗，热势已退，咳喘渐平，精神转佳，但两肺仍可闻中小水泡音，家长要求出院。出院后继续给予青霉素钠肌内注射、抗菌优、消咳宁、扑尔敏口服。过5日因仍有咳嗽，卧则喉中痰鸣有声，再次来诊。听诊：两肺可闻中小水泡音与痰鸣音，舌质淡苔薄白，脉缓。方药：龙骨、牡蛎各10g，半夏、浮石、牛蒡子各4g，炒苏子、桃仁、蜂房各3g，细辛1g。进药2剂，诸症均去，两肺听诊正常。［白峻峰. 从龙汤加味治疗小儿肺炎湿啰音难消46例疗效观察. 四川中医，1992（10）：44］

2. 自汗　王某，男，41岁，2009年10月初诊，门诊病例。主诉自汗半年。半年前曾患感冒，治愈后即出现自汗，迄今未愈。目前症状：每进食后及活动时即大汗淋漓，头部及上半身汗出为主，伴口干喜饮，睡眠不佳，有时烦躁。不咳嗽，大便偏干，小便正常。舌红苔黄腻，脉细数。辨证为肝热阴虚，肝阳不潜。治则为滋水涵木，熄风潜阳。方用从龙汤加减：生龙骨30g，生牡蛎30g，白芍10g，半夏10g，苏子10g，生石膏30g，陈皮10g，白蔻仁10g，神曲10g。5剂，水煎服，1剂/天。5剂后患者诉汗出明显减少，夜间睡眠亦好转。后又服药15剂，1月后随访，患者诉汗出已止，心情较好，一切正常。［李继端. 张锡纯从龙汤临床应用体会. 中医药导报，2011，17（10）79，88］

3. 呃逆　李某，男，66岁，2010年3月初诊，门诊病例。主诉呃逆3天。3天前无明显诱因出现呃逆频作，嗳声响亮，嗳气有臭味，有时自觉有气从少腹或胁肋部上冲咽喉。偶感胸闷憋气，胃纳减少，稍多吃即感不舒。形体消瘦，性情易急躁；大便正常，小便略黄。舌红苔微腻，脉细弦。辨证为肝胃气逆。治以疏肝和胃降逆。方用从龙汤加减：生龙骨15g，生牡蛎15g，白芍15g，半夏15g，苏子10g，黄连5g，陈皮10g，代赭石30g，旋覆花10g，茯苓10g，甘草6g，麦芽10g。5剂，水煎服，1剂/天。5天后患者来告，呃逆已基本不作，气上冲现象亦消失，纳食转正常。予健脾养阴疏肝之剂3剂巩固善后。［李继端. 张锡纯从龙汤临床应用体会. 中医药导报，2011，17（10）79，88］

4. 不寐　赵某，女，48岁，2010年3月初诊，门诊病例。主诉不寐2个月。近 2 个月来心烦失眠，伴耳鸣头痛，口干喜饮，不思饮食，月经逾期而不至。大便干，小便黄。曾服安神补脑液等中成药治疗，效果不佳；目前靠服舒乐安定片，每晚能睡眠 2～3 小时。查舌质红苔白，脉细数。辨证为肝郁化火之证，治以清肝泻火，佐以安神。方用从龙汤加减：生龙骨 30g，生牡蛎 30g，白芍 15g，半夏 10g，苏子 10g，生石膏 30g，合欢皮 10g，夜交藤 30g，茯神 10g，珍珠母 10g，栀子 6g。上方 5 剂，水煎服，1 剂/天。5 服后患者诉失眠有好转，停服舒乐安定片，每夜能睡 4 小时，头痛亦减轻。效不更方，继用前方巩固治疗 20 剂。后随访时患者诉现在睡眠已正常。[李继端. 张锡纯从龙汤临床应用体会. 中医药导报, 2011, 17 (10) 79, 88]

【临床应用】

久咳 痊愈率达 87.18%，总有效率达 100%。基础方：龙骨（不用煅，捣）30g，牡蛎（不用煅，捣）30g，生杭芍 15g，清半夏 12g，苏子 12g，牛蒡子 9g。热者加生石膏 15～30g。胸痛、咽干者加沙参、麦冬、白茅根、三七；胸胁引痛、胀满不适者加旋覆花；便秘者加瓜蒌仁、冬瓜仁、杏仁；咽痒者加蝉蜕；面浮者加车前子；脉虚、遗尿者加党参、山萸肉；痰多清稀者加干姜、细辛、五味子。[徐金鹏，王力. 从龙汤加减治疗久咳 78 例. 陕西中医学院学报. 2007, 30 (5): 16－17]

【临证提要】本方有平肝消痰降逆之功，用于咳喘，服小青龙汤后。本方的使用方法是：服小青龙汤复发，再服不效者，以及痰喘日久不愈，正气不敛者。症见痰如泡沫，色白清稀。本方与小青龙汤的区别是：小青龙汤治疗痰喘实证，从龙汤治疗虚喘吸气困难者。张锡纯加减法提出："热者，酌加生石膏数钱或至一两。"

此外，今人将本方灵活用于不寐、呃逆、自汗，用其平肝化痰之功，可供参考。

加味越婢加半夏汤

【来源】《医学衷中参西录·治伤寒方》。

【组成】麻黄二钱　石膏三钱，捣　生山药五钱　麦冬四钱，带心　清半夏三钱　牛蒡子三钱，炒捣　玄参三钱　甘草一钱五分　大枣三枚，擘开　生姜三片

【用法】水煎服。

【功效】散寒化痰，滋阴清热。

【主治】素患劳嗽，因外感袭肺，而劳嗽益甚，或兼喘逆，痰涎壅滞者。

【方解与方论】本证因风寒痰热互结，气阴两虚所致，故用麻黄解表宣

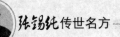

肺，生石膏、牛蒡子清肺泻热，清半夏、生姜温化痰饮，山药、麦冬、玄参、甘草益气养阴，大枣养阴和英。

张锡纯云："用越婢加半夏汤，以祛外袭之邪，而复加山药、玄参、麦冬、牛蒡子，以治其劳嗽。此内伤外感兼治之方也。"

【验案精选】

哮喘 李某，女，75岁。因反复发作痰鸣有声，呼吸困难，不能平卧余年，受寒后复发即来诊。平时常服用氨茶碱和抗生素，本次发病服用氨茶碱未能缓解。见喘促短气，气怯声低，喉有鸣声，咳声低弱，痰吐稀薄，自汗畏风，不能平卧，舌质淡，苔薄白，脉紧。该患者素有劳嗽，外感袭肺而发，为内伤外感相并而喘，投以张锡钝加味越脾加半夏汤：炙麻黄6g，生石膏、生山药各15g，麦冬12g，清半夏、牛蒡子、玄参各9g，生甘草5g，大枣3枚，生姜3片。服2剂后，气息通顺，可平卧，前方麻黄、石膏减半，连服5剂，诸症消失，随访半年，未有反复。[付国春，郐启全. 加味越脾加半夏汤治疗哮喘55例. 实用中医药杂志，2000，16（9）：18]

【临床应用】

哮喘 总有效率92.7%。药用：生石膏、生山药15g，麦冬、清半夏、牛蒡子、玄参各9g，生甘草5g，大枣3枚，生姜3片。每日1剂，分2次服用，以1周为一疗程。若症状改善，生石膏和麻黄用量可减半。[付国春，郐启全. 加味越脾加半夏汤治疗哮喘55例. 实用中医药杂志，2000，16（9）：18]

【药理研究】

抗炎作用 加味越婢加半夏汤能有效缓解慢性阻塞性肺病（COPD）大鼠模型气道及肺部的慢性炎症反应，降低细胞因子IL-8和TNF-α水平。[李晓晨，尹燕. 越婢加半夏汤对COPD模型大鼠血清IL-8和TNF-α的影响. 武警医学院学报. 2011，20（6）：472-475]

【临证提要】 本方具有散寒清热、平喘补虚之功效，用治咳喘、痰多。

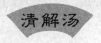

【来源】《医学衷中参西录·治温病方》。

【组成】 薄荷叶四钱　蝉蜕三钱，去足土　生石膏六钱，捣细　甘草一钱五分

【用法】 水煎服。

【功效】 清热疏风。

【主治】 温病初得，头疼，周身骨节酸疼，肌肤壮热，背微恶寒无汗，脉浮滑者。

【方解】本证因外感风温之邪，遏阻于少阳、阳明所致，故药用薄荷、蝉蜕疏风清热，生石膏清热泻火，生甘草清热解毒、调和诸药。

【验案精选】

1. 流感、急性支气管炎 刘某，男，30 岁，干部。1979 年 2 月 11 日发病，憎寒壮热（体温 39.2℃）、头痛、鼻塞、四肢关节疼痛、咳嗽气短、恶心厌食、口苦而干、小便赤、大便两日未行、舌苔薄白，中心黄边尖红、脉滑数有力。曾经西医诊断为"流感、急性支气管炎"，服四环素、安乃近和肌内注射庆大霉素、安痛定 2 天，疗效不显。乃内有郁火、外感风邪，拟清解汤加减。薄荷叶 15g，蝉蜕 9g，生石膏 30g，麻黄 6g，杏仁 12g，瓜蒌 30g，竹茹 10g，甘草 6g，服上方 2 剂，诸症消失。[于世良.清解汤的临床应用：26]

2. 上呼吸道感染 吴某，男，5 岁，1999 年 4 月 2 日就诊。患儿于 5 天前外出玩耍冒雨淋湿，次日出现恶寒发热、鼻塞、打喷嚏，体温 39.5℃，在某医院诊断"上感"，经注射抗生素及退热剂（药物不详），无效，近 3 天体温持续在 38.5℃～39.5℃之间。刻诊：发热，微恶风，少汗，头痛，鼻塞，流脓鼻涕，咽红，微咳，口渴心烦，小便黄少，舌红、苔薄黄，脉浮数。证属：风邪袭表，里热炽盛。治宜：疏风解表，辛凉泄热。方拟清解汤加减：薄荷叶 6g，蝉蜕 9g，生石膏 15g（另包先煎），甘草 3g，芦根 10g，前胡 6g，黄芩 6g。2 剂。复诊：服药 1 剂后，全身微微汗出，体温 37.5℃，2 剂服完后，头痛、鼻塞消失，咳嗽好转，仍口渴、咽干、小便黄，舌红、苔黄，脉略数。原方除蝉蜕、黄芩、前胡，加天花粉 6g，白薇 6g，续服 2 剂而痊愈。[张寿华.清解汤治疗小儿发热体会.实用中西医结合临床，2003，3（5）：50－51]

3. 发热 李某，女，2 岁，2002 年 8 月 4 日就诊。患儿于 10 天前受凉感冒，次日出现鼻塞流涕，2 天后突然高热，恶寒，口渴，烦躁，入当地医院治疗，诊断为"重感"？"乙脑"？经抗炎、输液、解热等法治疗，体温一直波动在 38.5℃～40℃之间，家属要求改服中药治疗。刻诊：体温 40℃，无汗，恶寒，目赤，烦躁不安，口渴，大便干，小便黄，舌红、苔黄滑，指纹紫滞达气关。证属：暑热浸淫，卫气同病，内扰阳明。治宜：辛凉透邪，清暑解毒。方用清解汤加减：薄荷叶 5g，蝉蜕 6g，生石膏 20g（另先煎），甘草 3g，银花 10g，连翘 6g，香薷 5g，六一散 10g，芦根 15g。二诊：1 剂药后汗出，体温降至 38℃，目赤已退，稍能安睡，仍口渴，小便黄，大便未行，舌苔黄。原方除香薷加知母 6g，天花粉 6g 续服 2 剂。三诊：发热已平，二便正常，仍口渴心烦，神疲乏力，纳差，舌红、苔薄而干。后以竹叶石膏汤加白薇 6g，谷芽 10g，2 剂，调理善后而愈。[张寿华.清解汤治疗小儿发热体会.实用中西医结合临床，2003，3（5）：50－51]

4. 流行性腮腺炎 患者，女，8 岁，于 2004 年 2 月 27 日初诊。双侧腮部肿胀疼痛 2 天，咀嚼及吞咽时疼痛加剧，伴发热（T 38.5℃），舌边尖红，苔薄白，脉弦滑。诊断：流行性腮腺炎。证属外感风温疫毒，内有胃热郁结，遏阻少阳、阳明经脉，上壅头面，郁而不散，结于腮部所致，治以疏风清热、解毒散结。药用薄荷（后入）6g，蝉蜕 8g，生石膏（先煎）15g，黄芩 8g，板蓝根 30g，大青叶 15g，紫花地丁 15g，金银花 15g，浙贝母 8g，紫草 8g，柴胡 6g，生甘草 5g。3 剂。每日 1 剂，水煎，分 2 次内服。同时，取双侧角孙穴，灯心灸之。治疗期间，宜清淡饮食，忌辛、酸等刺激物。2004 年 3 月 3 日复诊，点灸后服药 3 剂热退，疼痛消失，腮肿大减，前方去柴胡续服 2 剂而告愈。[陈菊仙. 加味清解汤合穴灸治疗流行性腮腺炎 180 例. 中国中医药信息杂志，2006，13（6）：71]

【临床应用】

流行性腮腺炎 总有效率 98.33%。加味清解汤：薄荷（后入）12g，蝉蜕 9g，生石膏（先煎）18g，生甘草 3g，板蓝根 30g，大青叶 30g，紫花地丁 30g，黄芩 10g，紫草 10g，牛蒡子 10g，浙贝母 10g。临床加减：热重加知母、金银花；肿痛明显加白芷、夏枯草；大便秘结加大黄。[陈菊仙. 加味清解汤合穴灸治疗流行性腮腺炎 180 例. 中国中医药信息杂志，2006，13（6）：71]

【临证提要】 本方有疏风清热之功，用于温病初得，邪渐入里化热者。今用于流感、急性支气管炎、上呼吸道感染、流行性腮腺炎等。若风寒外束，加荆芥 9g，防风 6g；汗出热不减者，减薄荷叶 6g，蝉蜕 3g，加生石膏 12g，知母 12g；头痛加桑叶 9g，菊花 12g；咳嗽气喘者，加麻黄 6g、杏仁 9g；咽喉肿疼者，加玄参 15g、桔梗 9g、牛蒡子 9g；温毒，加玄参 20g、板蓝根 15g、连翘 9g、马勃 6g；恶心呕吐者，加竹茹 10g、鲜芦根 3g、藿香 6g；衄血，加鲜白茅根 30g，生地黄 15g，丹皮 6g。

凉解汤

【来源】《医学衷中参西录·治温病方》。

【组成】 薄荷叶三钱　蝉蜕二钱，去足、土　生石膏一两，捣细　甘草一钱五分

【用法】 水煎服。

【功效】 清透郁热。

【主治】 温病，表里俱觉发热，脉洪而兼浮者。

春温、暑温，表里俱热者。

风温，脉象浮而且洪者。

【方解】本证因阳明郁热，表邪未尽所致，故重用石膏清泻阳明，薄荷叶、蝉蜕疏散风热，甘草清热解毒，调和药性。

注：本方与清解汤组成相同，剂量有差异。凉解汤重用石膏，减薄荷叶、僵蚕各3g，用于表邪传里，阳明内热较重者。

【验案精选】

湿热证 黄某某，女，30岁，1995年5月5日初诊，自诉头晕、头痛，胸闷欲呕，心跳乏力，肌肉灼热，腰部及下肢关节不时疼痛，尿道灼热，尿液色黄，断断续续历时4年之久。看医生无数，均认为风湿症，按风湿治疗，无济于事。笔者见其舌淡，苔微黄，脉缓滑无力，联系上述症候，认为此乃湿热内伏，流注经络关节，以致气机痞塞不畅所致。治当清热利湿解毒，畅通气机。给予清解汤和凉解汤（薄荷20g、蝉蜕5g、生石膏粉30g、甘草6g、连翘10g、知母10g），随证加竹茹10g、半夏10g、生姜2片、茯苓10g、生地30g、玄参10g、黄柏10g、苍术10g、防己10g、干地龙10g、牛膝10g、蒲公英10g、银花10g。每日1剂，水煎煮，分早中晚3次内服，连服30剂，疗程结束，所有症状完全消失，精神转佳，至今10多年未见复发。[黄茂隆. 加味清解凉解汤治湿热症264例临床体会. 右江医学，2011，39（5）：635]

【临证提要】本方有清热泻火解表之功，用于温病表里俱热者。

寒解汤

【来源】《医学衷中参西录·治温病方》。

【组成】生石膏一两，捣细　知母八钱　连翘一钱五分　蝉蜕一钱五分，去足土

【用法】水煎服。

【功效】清热泻火。

【主治】周身壮热，心中热而且渴，舌上苔白欲黄，其脉洪滑。或头犹觉疼，周身犹有拘束之意者。

春温，热甚者。

风温，脉象浮而且洪者。

【方解与方论】本证因内热壅盛所致，故用石膏、知母清解阳明气分之热，薄荷、蝉蜕、连翘辛凉清宣引邪外出。

张锡纯云："重用石膏、知母以清胃腑之热；而复少用连翘、蝉蜕之善达表者，引胃中化而欲散之热，仍还太阳作汗而解。"

【验案精选】

1. 胸痛 男，40岁，初冬之际先患外感，恶寒，发热，头痛，身痛重，

不能食，予肌内注射并口服解热镇痛剂二三日，不效，继咳嗽，胸痛，去市医院诊为肺炎，要求住院。患者因经济困难未能住院，遵医嘱回乡静脉点滴青霉素 3 天，未见明显好转。既往夙有胸部不适，曾经针灸效不显，且每届冬季，必患一次感冒历近一月方能渐愈，今冬已是第三次且比往年胸痛加重，因思此病屡犯，似属伏邪温病。胸中原有之伏邪，因外感冬令之寒而发，此证既有太阳之表邪，恶寒、头痛、一身拘束身着厚衣。又有胃腑之热，壮热口渴，烦躁食少，舌苔白厚而欲黄，脉象洪滑而浮。遂处以寒解汤一剂，药后未几觉胸中烦闷，至上腹憋胀异常，胀到吸气费力，而后张口呵欠，从胃中冲出浊气一大股，遍体微汗出。即胸痛见轻，身热渐退，身轻气爽，夜能安卧。第二日即腹饥思食，病大见愈，续服 1 剂，以收全功。至今已四载，身强体健，再未患过感冒，原有之间断性胸痛宿疾，一并除掉。[胡明珠．寒解汤应用三则．基层医学论坛，2004，8（11）：1089]

2. 急性支气管炎　患者女性，8 岁，因"高热 4 天"为主诉就诊。患儿 4 天前受凉发热，咽痛，干咳无痰。在某医院查血常规：WBC 4.2×10^9/L，N0.48，L0.50，Hb 122g/L，PLT 312×10^9/L，诊为急性支气管炎，给予静脉滴注头孢曲松钠，清开灵及氢化可的松治疗 3 天，患儿仍发热，热退复升，午后及夜间热甚，体温最高 39.8℃。治疗 4 天患儿仍高热，复查血常规，WBC 2.3×10^9/L，遂来就诊。刻下症见：高热，咽痛，咳嗽，无痰，腹胀纳差，精神稍差，口渴，口唇红赤，手足心及腹部触之灼手，小便短黄，大便干，舌质红，苔黄厚，脉滑数。证属阳明实热兼有积滞，治以解肌发汗，清热导滞，方以达原寒解汤加减，生石膏 30g（先煎），知母 10g，连翘 10g，蝉蜕 6g，柴胡 12g，黄芩 10g，葛根 15g，炒大白 6g，厚朴 6g，生薏苡仁 30g，草果 6g，生甘草 6g，生大黄 3g，枳实 6g，水煎，1 剂/天，分 3 次温服。患儿服 1 剂热退，体温降至 37.5℃，服 2 剂后热退脉静身凉，病告愈，继给予养阴清热，健胃消食药调理而安。[王海涛．达原寒解汤治疗小儿食积高热 36 例．中国医药指南，2010，8（22）：145 - 146]

【临床应用】

病毒感染性发热　平均 4.5 天体温恢复正常。药用：生石膏 30 ~ 60g，知母 10 ~ 15g，连翘 10 ~ 15g，蝉蜕 6 ~ 10g，薄荷 10g，薏苡仁 30g。[余锟．寒解汤加味治疗病毒感染性发热 20 例观察．中国乡村医药杂志，2002，9（8）：11]

【临证提要】　本方清宣郁热，用于温病身热，心中热、渴，头痛，身体拘束者。今用于急性支气管炎、病毒感染发热等的治疗。临证时方中石膏宜重用。

宣解汤

【来源】《医学衷中参西录·治温病方》。

【组成】滑石一两　甘草二钱　连翘三钱　蝉蜕三钱，去足土　生杭芍四钱

【用法】水煎服。

【功效】疏散风热，平肝利湿。

【主治】感冒久在太阳，致热蓄膀胱，小便赤涩，或因小便秘，而大便滑泻。兼治湿温初得，憎寒壮热，舌苔灰色滑腻者。

【方解与方论】本证风热外感，兼下焦湿热所致，故用滑石清利湿热，蝉蜕、连翘疏风清热，生杭芍滋阴利水，甘草清热和中、调和诸药。

张锡纯云："用解肌利便之药，俾湿气由汗与小便而出。"

【验案精选】

水肿　一叟，年六十五，得风温证。六七日间，周身悉肿，肾囊肿大似西瓜，屡次服药无效。旬日之外，求为诊视。脉洪滑微浮，心中热渴，小便涩热，痰涎上泛，微兼喘息，舌苔白厚。投以此汤，加生石膏一两，周身微汗，小便通利，肿消其半，犹觉热渴。遂将方中生石膏加倍，服后又得微汗，肿遂尽消，诸病皆愈。（《医学衷中参西录》）

【临床应用】

小儿急性腹泻　总有效率达93%。方由蝉蜕、连翘、白芍（或赤芍）、滑石、甘草、扁豆衣、山楂、木香、凤尾草组成。发热加薄荷、豆豉；咳嗽加佛耳草、杏仁、川贝母；大便带黏液或赤白者加水蓼。[童明明，管利民.加味宣解汤治疗小儿急性腹泻100例.浙江中医学院学报，1998，22（5）：22]

【临证提要】本方具有疏风散热、清利湿热之功，用于泄泻、小便不利，以及湿温的治疗。张锡纯提出原方的加减法："若滑泻者，甘草须加倍。"

滋阴清燥汤

【来源】《医学衷中参西录·治温病方》。

【组成】滑石一两　甘草三钱　生杭芍四钱　生山药一两

【用法】水煎服。

【功效】滋阴利湿清热。

【主治】治同前证。外表已解，其人或不滑泻，或兼喘息，或兼咳嗽，频

吐痰涎，确有外感实热，而脉象甚虚数者。若前证，服滋阴宣解汤后，犹有余热者，亦可继服此汤。

【方解】本证因脾虚湿热所致，故用山药补脾固泄，白芍益阴调肝，滑石利湿清热，甘草调胃和中。

【验案精选】

1. 腹泻 林某某，女，26岁。2日前初觉发热、口渴，今早骤然腹痛，大便稀薄，至午后已连4～5次，小溲短黄，舌苔微黄而腻，脉象濡数。诊为湿浊挟热泄泻。方用：滑石30g，淮山药30g，白芍12g，甘草6g，绵茵陈12g。连服2剂。复诊：泄泻已减，小溲清长，腹痛减轻。再进上方2剂，泄泻痊愈，但胃纳还差，脘间胀闷。改用五味异功散以调脾胃。[林琴弦，林健鹤.加减滋阴清燥汤治疗腹泻的体会.福建中医药，1965，(3)：10]

2. 湿热痢疾 蔡某某，女，5岁。就诊于1967年6月18日。家长代诉：患儿发热腹痛，泻稀水便1天，继之大便脓血。西医诊为"菌痢"。住院补液兼服抗生素3天未效，现每天大便脓血十余次，小便短赤，发热口渴，舌苔薄黄、舌质红，脉弦数。辨证为湿热痢。治以清热利湿。方药：山药30g，白芍、滑石、地榆各18g，甘草9g，乌梅6g。水煎2次分服，日1剂，3剂痊愈。[李良.滋阴清燥汤加减治疗小儿泻痢.江苏中医药，1987，(3)：11]

【临证提要】本方具有健脾利湿之功，用于泄泻。本方由刘河间天水散与张仲景芍药甘草汤合方加淮山药而成，因此有柔肝健脾、清热利湿之功。脾虚而湿重者，淮山药可酌减用量。白芍一般用9～12g，甘草一般用3～6g。如兼痰湿积滞、脘腹胀满、嗳气吞酸等，可酌加燥湿健脾之平胃散；如身热懊烦，胸脘痞满，嘈杂似饥，但不欲食者，酌加栀子豉汤，但栀子苦寒用当慎重；若久泻气虚，可加党参以辅元气，如大便稠黏、带血可加川黄连。

犹龙汤

【来源】《医学衷中参西录·治温病方》。

【组成】连翘一两　生石膏六钱，捣细　蝉蜕二钱，去足土　牛蒡子二钱，炒捣

【用法】水煎服。

【功效】清热解毒疏风。

【主治】胸中素蕴实热，又受外感。内热为外感所束，不能发泄。时觉烦躁，或喘，或胸胁疼。其脉洪滑而长者。

【方解】本证因肺胃实热内蕴所致，故用连翘、牛蒡子清热解毒，生石膏

清热泻火，蝉蜕疏风清热。

【验案精选】

胸胁痛 一妇，年三十余。胸疼连胁，心中发热。服开胸、理气、清火之药不效。后愚诊视，其脉浮洪而长。知其上焦先有郁热，又为风寒所束，则风寒与郁热相搏而作疼也。治以此汤，加没药、川楝子各四钱，1剂得汗而愈。(《医学衷中参西录》)

【临床应用】

成人水痘 总有效率97.83%。药物组成：连翘18g，生石膏18g（先煎），蝉蜕10g，牛蒡子10g，板蓝根30g，蚤休10g，紫草10g，黄芩10g，川萆薢15g，地肤子20g，生甘草6g。若高热不退加金银花、大青叶；便秘加大黄；皮疹色鲜红加丹皮、生地。以7天为1疗程。配合口服阿昔洛韦、外用酞丁胺软膏。[陈菊仙. 加味犹龙汤合阿昔洛韦治疗成人水痘46例. 中国中医急症，2006，15（6）：666]

【临证提要】 本方具有清解郁热之功，主要用于实热烦躁，喘，胸胁疼。张锡纯提出的本方加减法："喘者，倍牛蒡子。胸中疼者加丹参、没药各三钱。胁下疼者，加柴胡、川楝子各三钱。"

石膏粳米汤

【来源】《医学衷中参西录·治伤寒温病同用方》。

【组成】 生石膏二两，轧细　生粳米二两半

【用法】 上二味，用水三大碗，煎至米烂熟，约可得清汁两大碗。乘热尽量饮之，使周身皆汗出，病无不愈者。若阳明腑热已实，不必乘热顿饮之，徐徐温饮下，以消其热可也。

【功效】 清热泻火。

【主治】 温病初得，其脉浮而有力，身体壮热。并治一切感冒初得，身不恶寒而心中发热者。若其热已入阳明之腑，亦可用代白虎汤。

【方解与方论】 本证因阳明热盛所致，故重用生石膏清热泻火，粳米调和石膏药性，并顾护脾胃。

张锡纯云："石膏煎汤，毫无气味，毫无汁浆，直与清水无异。且又乘热饮之，则敷布愈速。……与粳米同煮，其冲和之气，能助胃气之发达，则发汗自易。其稠润之汁，又能逗留石膏，不使其由胃下趋，致寒凉有碍下焦。"

【验案精选】

发热 杨某某，女，23岁，发热咽痛4天就诊。患者于1989年5月因起

居不慎致发热微恶寒，无汗，咽喉疼痛，吞咽不适，伴咳嗽，咯少许黄脓痰，纳少神疲，口干饮冷，便干溲黄，舌红苔黄厚，脉浮数。体温最高达40℃，曾用多种西药治疗，均未见效。查体：患者面部潮红，咽部充血明显，扁桃体Ⅲ度肿大，表面有脓性分泌物，双肺呼吸音粗，无干湿啰音，心率100次/分，律齐，无病理杂音。血象：白细胞3.3×10^9/L，中性粒细胞0.60，淋巴细胞0.40，胸透无异常发现。辨证属外感温热病初期，治疗宜辛凉清热解表。处方张氏石膏粳米汤原方：石膏30g，粳米60g。两味同煎。嘱多放水煎煮，熬成米油状，趁热慢慢饮服，至汗出，不必尽剂。忌食辛辣油腻之品。第二天患者复诊，诉服药后热势已退，咽喉疼痛减轻。原方减石膏至15g，再进1剂，以清余热。［黄国健．张锡纯方临床运用举隅．山西中医，1993，9（2）：41－42］

【临证提要】 本方具有清热泻火之功，用于温病阳明热炽壮热者。

卫生防疫宝丹

【来源】《医学衷中参西录·治霍乱方》。

【组成】 粉甘草十两，细末　细辛两半，细末　香白芷一两，细末　薄荷冰四钱，细末　冰片二钱，细末　朱砂三两，细末

【用法】 先将前五味和匀，用水为丸如桐子大，晾干（不宜日晒）。再用朱砂为衣，勿令余剩。装以布袋，杂以琉珠，来往撞荡，务令光滑坚实。如此日久，可不走气味。若治霍乱证，宜服八十丸，开水送服。余证宜服四五十丸。服后均宜温覆取微汗。若平素含化以防疫疠，自一丸至四五丸皆可。

【功效】 解毒散结。

【主治】 霍乱吐泻转筋，下痢腹疼，及一切痧症。平素口含化服，能防一切疬疫传染。此药又善治头疼、牙疼（含化）、心下、胁下及周身关节经络作疼，气郁、痰郁、食郁、呃逆、呕哕。醒脑养神，在上能清，在下能温，种种利益，不能悉数。

【方解与方论】 本证因邪气郁结所致，故用甘草和中缓急，薄荷、冰片、白芷、细辛辛香宣通，舒解郁结，朱砂安神解毒。

注：卫生防疫宝丹较急救回生丹多细辛、香白芷，急救回生丹性微凉，卫生防疫宝丹则凉热平均。

【验案精选】

1. 梅核气 王某，女，46岁，于1996年4月21日初诊。自诉2年前和家人吵架后即感咽部如物梗阻，咯之不出，咽之不下，伴胸闷不舒，胁肋胀

痛，口苦口干，心烦易怒，失眠多梦，每遇情绪不畅症状更加明显，以致在进食时紧张而拒食，经多方治疗罔效。应诊时患者精神抑郁，多虑多疑，音低气怯，呃声频作，面色晦暗，舌质淡苔薄白，脉沉细。经检查咽喉和食道未发现器质性病变。诊为梅核气，方用卫生防疫宝丹，日服2次，上午含服10粒，下午内服20粒，忌食刺激性食物。6天后复诊，服药后咽部清爽，症状明显减轻，食欲大增，胸闷、呃逆已消，睡眠好转。继服20余天后，诸症皆除，病告痊愈。为了巩固疗效，病人要求续服1料药，随访1年未复发。
[张宝红. 卫生防疫宝丹治疗梅核气183例. 甘肃中医，2009，22（7）：25]

2. 呃逆　患者杨某，女，19岁，学生。因情志不畅，患呃逆5月余。经亲友介绍，1986年1月1日刻诊：患者表情愁苦，呃声连连，口臭烦渴，舌苔黄，小便赤，大便干，脉滑数。证属肝郁化火，胃气上逆。用竹叶石膏汤治之。药后呃逆略止。当晚，因气恼呃逆大作，针刺腹中、鸠尾等穴，略停，片刻复发，昼夜不止，急用张锡纯先生卫生防疫宝丹（甘草30g，细辛5g，冰片1g，薄荷脑1g，白芷3g，朱砂9g，共为末），每服3g，日3次。一服轻，二服止，药未尽剂，病告愈。为巩固疗效，将药服完，随访至今未发。[司国才. 重症呃逆治验1例. 河北中医，1992，14（2）：27]

【临床应用】

梅核气　总有效率96.7%。甘草500g，细辛50g，白芷50g，薄荷冰15g，冰片10g，朱砂150g。上药为一料量。将前3味碾成细粉，过100目细箩，再将冰片、薄荷冰分别置乳钵内研细，与前3味用套色法陆续配研，和匀过箩，朱砂研成极细末备用。首先用竹匾手工起模，这是关键的一步，模子起成，选均匀后再加大成型，泛成梧桐子大的水丸。丸粒均匀，表面光滑，自然通风阴干，不宜曝晒，以免芳香性药物挥发，然后用朱砂挂衣，等干燥后置于密闭之容器保存，严防受潮。口含化服每次10粒，内服每次20粒，2次/天，含化与内服可交替使用，1个月为1个疗程。[张宝红. 卫生防疫宝丹治疗梅核气183例. 甘肃中医，2009，22（7）：25]

【临证提要】　本方清热解郁散结，用于霍乱，张锡纯进一步指出，本方又善治各种疼痛、呃逆、呕哕等。若临证使用，也可制为散，每服3g。本方临床应用广泛，包括预防感冒，治疗呃逆、吐泻、痞证、眩晕、头痛、梅核气等。

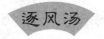

逐风汤

【来源】《医学衷中参西录·治内外中风方》。

【组成】生箭芪六钱　当归四钱　羌活二钱　独活二钱　全蝎二钱　全蜈蚣大者两条

【用法】水煎服。

【功效】益气祛风通络。

【主治】中风抽掣及破伤后受风抽掣者。

【方解】本证因气血不足、风中经络所致，故用黄芪、当归补气养血、活血通络，蜈蚣、全蝎祛风通络，羌活、独活祛风除湿。

【验案精选】

风湿性关节炎　赵某，男，31 岁，农民。1992 年 7 月 20 日诊。患者于 1991 年 7 月去河中游泳，数日后左踝关节肿痛，渐至两膝关节亦发漫肿疼痛，左膝尤甚，不能行走，经常发热，日晡加剧，体温 38℃，WBC15.0 × 10^9/L，ESR86mm/h，抗"O"＞500U，RF 阴性。经某医院诊为风湿热，风湿性关节炎，风湿性心脏病。经治好转，仍两下肢走路欠灵活，且阴雨天或阴雨之前即发游走性疼痛。日前因受凉而两膝关节疼痛加重，不能行走，背负入诊。诊见发热，寒战无汗，日晡尤甚，伴心悸胸闷，两膝关节漫肿不红，疼痛，步履艰难，形瘦骨立，四肢不温，苔白腻，脉沉细无力。乃久病风寒湿痹，体虚血滞，郁久成瘀，瘀阻络脉为患。当温化寒湿，扶正祛邪。处方：蜈蚣 1 条，全蝎尾 2g，金钱蕲蛇 1 条（上 3 味去杂烘干研细末，分 2 次另吞），羌活 5g，独活 5g，生黄芪 20g，防风 5g，当归 12g，制川乌 5g，制草乌 5g，生甘草 5g，鲜茶树根 50g（洗切）。5 剂，每日 1 剂，水煎分 2 次服。7 月 25 日二诊：服上药 2 剂，通身微出汗，皮肤瘙痒，发热寒战见退，关节肿痛见轻。药尽 5 剂，两膝肿已消失，走路轻快，心慌胸闷减轻，舌转红，苔转薄，脉象如前。久病正虚，原方加熟附子 10g，党参 15g。5 剂。7 月 30 日三诊：关节活动自如，肌肉疼痛消失。查 WBC6.0 × 10^9/L，ESR20mm/h，抗"O"＜500U。久病正气不足，拟调补气血，温振心阳，以善其后。处方：生黄芪 30g，党参 15g，炒白术 12g，当归 10g，桂枝 5g，白芍 5g，甘草 5g，制川草乌（各）6g，鲜茶树根 50g。服上方 20 剂后停药。嘱平时谨防寒凉、潮湿。随访迄今未作。[林汉芳. 逐风汤加味治疗风湿性关节炎验案. 江苏中医药, 2002, 23 (5): 29]

【临证提要】本方有益气活血通络祛风的功效，主治中风抽掣。今用于类风湿关节炎痹痛的治疗。

加味黄芪五物汤

【来源】《医学衷中参西录·治内外中风方》。

【组成】生箭芪一两　白术五钱　当归五钱　桂枝尖三钱　秦艽三钱　广陈皮三钱　生杭芍五钱　生姜五片

【用法】水煎服。

【功效】补气养血，祛风除湿。

【主治】历节风证，周身关节皆疼，或但四肢作疼，足不能行步，手不能持物。

【方解】本证因气血两虚，腠理不固，风寒乘虚入侵，经络不通所致，故用黄芪补气固表，桂枝、生姜祛风解肌，当归、白芍养血通络，白术、甘草健脾益气，秦艽祛风止痛，陈皮行气和胃。

【验案精选】

1. 产后身痛　患者，宋某，31 岁，工人。1983 - 09 - 19 初诊。患者于 1983 - 08 - 03 人工流产后，阴道流血，持续 15 天，复去医院清宫，阴道流血停止。继之出现全身寒，肢体欠温，全身诸关节疼痛，动则痛甚，步履艰难，需人搀扶，伴有少腹冷痛。几经中西医诊治罔效而邀余治之。察舌质淡，苔白而根部厚，脉沉细无力，证属人工流产后气血两虚，后感外邪所致。治宜补气血，佐以祛风。处方：黄芪 30g，党参 15g，白术 12g，桂枝 15g，白芍 12g，当归 12g，熟地 15g，山萸肉 12g，杜仲 12g，附子 10g，秦艽 12g，陈皮 6g，生姜 9g，大枣 10 枚（去核）。连续 5 诊，随证加减，共服药 15 剂，诸症消失而告痊愈，随访 6 年未复发。[程术芹. 加味黄芪五物汤治疗产后身痛 106 例临床观察. 时珍国医国药，1999，10（2）：135]

2. 历节　湖北张某，患历节风证，西医名偻麻质斯，服其药年余无效。步履艰难，天未凉即着皮裤。诊其脉，浮数有力，知为经络虚而有热之象。遂用加味黄芪五物汤，遵注热者加知母，又加生薏苡仁、鲜桑枝、牛膝、木通。服 1 剂觉轻减，3 剂离杖，5 剂痊愈。（《医学衷中参西录》）

3. 肌痛　陈某某，女，53 岁，农民。主诉：全身肌肉跳痛及皮肤蚁行感 1 月余。患者 2 月前因拔牙受风，致口眼㖞斜，当地医生用偏方膏药贴敷而愈，后却出现全身肌肉跳痛及皮肤蚁行感，以晚间为甚。在我院门诊治疗 1 月不效。后笔者予以诊治：除上述主症外，尚伴有头晕痛，眠差，咯痰多，舌红苔薄腻，脉滑有力。查体：血压 21.3/14kPa（160/105mmHg），全身皮肤肌肉无异常发现，其他方面亦正常。患者年事渐高，肝肾不足，肝阳上亢；拔牙后又中外风，致内外风合而为疾，气血壅滞不畅，不通则痛，治疗益气和营祛风，平肝清热通痹，以张氏加味黄芪五物汤加减：生黄芪 20g，桂枝 10g，白芍 15g，桑寄生 15g，秦艽 15g，威灵仙 15g，知母 10g，山萸肉 10g，炒元胡 10g，川楝子 10g，5 剂，晚服头煎，1 日 3 次。二诊：患者服药后，头晕痛已消失，肌肉跳痛及皮肤蚁行感明显减轻，血压 20/12.7kPa（150/

95mmHg），余同前，原方减黄芪至10g，继服5剂。三诊：患者肌肉跳痛及皮肤蚁行感很轻微，惟下肢酸痛，吐痰多，小便稍黄，舌红苔薄黄，脉滑有力。原方去黄芪、山萸肉、炒元胡、川楝子，加苍术10g，黄柏10g，僵蚕20g，地龙10g，牛膝15g。5剂，另服礞石滚痰丸：70粒/晚，1次吞服。后来人代诉，一切如常，嘱停服丸药，以调补肝脾药善后。[黄国健.张锡纯方临床运用举隅.山西中医，1993，9（2）：41～42]

【临床应用】

产后身痛 治愈97例中，好转9例，一般服药12～18剂。补气血加党参、熟地；补肝肾加杜仲、山萸肉；寒甚者加附子。[程术芹.加味黄芪五物汤治疗产后身痛106例临床观察.时珍国医国药，1999，10（2）：135]

【临证提要】本方为《金匮要略》黄芪桂枝五物汤去大枣加白术、当归、秦艽、陈皮而成。具有补气活血祛风通络之功，用于痹证身痛。临证加减可参张锡纯所云："热者加知母，凉者加附子，脉滑有痰者加半夏。"

建瓴汤

【来源】《医学衷中参西录·论脑充血证可预防及其证误名中风之由》。

【组成】生怀山药—两　怀牛膝—两　生赭石八钱，轧细　生龙骨六钱，捣细生牡蛎六钱，捣细　生怀地黄六钱　生杭芍四钱　柏子仁四钱

【用法】磨取铁锈浓水以之煎药。

【功效】养阴平肝熄风。

【主治】脑充血证，肝阳上亢。

【方解】本证因肝肾不足，肝阳上亢所致，故重用怀牛膝降上炎之肝火，生赭石、生龙骨、生牡蛎平肝潜阳，生地、山药滋补肝肾，白芍药敛阴平肝，柏子仁滋心安神。

【验案精选】

（一）精神神经系统疾病

1. 偏头痛 徐某，女性，48岁。2006年1月16日初诊。患者有偏头痛家族史，3年来反复出现左侧头痛。近3月来，平均10天左右发作1次。1天前，在情绪激动后，其症状再次发作。头痛剧烈，呈搏动性，伴泛恶，呕吐，畏光，烦躁，多汗，夜不能寐，大便干结。视其面色潮红，舌红苔黄，脉弦硬。未见其他明显阳性体征，头颅CT平扫无异常发现。辨证为肝风挟瘀上扰清窍，脑络瘀阻，气血逆乱。治拟滋阴潜阳，平肝熄风，调畅气血为法。处

方：牛膝 30g，山药 30g，生赭石 24g，生龙骨（先煎）18g，生牡蛎（先煎）18g，生地 18g，川芎 10g，天麻 10g，白芍 10g，柏子仁 10g，日 1 剂，煎服，未应用其他药物。2 剂后，症状即完全缓解。连续服药 20 天后停药，随访半年，头痛未再发作。[冯睿. 建瓴汤治疗偏头痛 65 例. 江苏中医药，2008，40（4）：39]

2. 面肌痉挛 刘某，男，64 岁，干部，1997 年 11 月 20 日因反复发作性面部抽搐 2 年被收住院。患者素有高血压病史 20 余年，2 年前上台阶时不慎摔倒，之后出现面部肌肉痉挛性抽搐，曾在当地医院治疗，除应用镇静剂可暂时缓解，从未自觉终止发作，故痛苦不堪。现在症：右侧面部肌肉痉挛性抽搐，每日发作数次或数十次，兼见头晕目眩，面赤口干，急躁易怒，舌质红、苔薄黄，脉弦细数，血压 21.3/13.3kPa（160/100mmHg）。根据症状舌脉表现，辨证为肝肾阴虚，虚风内动，治宜滋养肝肾，平肝熄风，方选建瓴汤加减，处方：生山药 15g，怀牛膝 30g，代赭石 30g，生地黄 15g，白芍 15g，生龙骨 24g，生牡蛎 24g，天麻 9g，菊花 6g，柏子仁 12g，石决明 30g，钩藤 15g，铁锈水煎 2 遍。每日 1 付，分早晚 2 次口服。二诊：服上方 5 付后，面部痉挛性抽搐次数明显减少，头晕目眩等症状基本消失，血压降至 17.3/12.0kPa（130/90mmHg），舌质红，苔薄黄，脉弦细。继上方调理，加入丹参 15g，当归 9g。三诊：服上方 5 付后，面部抽搐基本缓解，全身症状消失，血压 16.0/10.7kPa（120/80mmHg）。继续调理服药 15 付后，痊愈出院。出院后服六味地黄丸 1 月，随访半年未复发。[蔡慧卿，张文娟. 建瓴汤治疗面肌痉挛 34 例. 河南中医，1998，18（5）：308]

3. 脑鸣 张某，男，56 岁，企业下岗人员。主诉：脑内如蝉鸣响，失眠 6 年。患者因家事长期扰虑渐感头晕耳鸣，后耳鸣加重，直至整个头脑如蝉鸣响，彻夜难眠，先后在乡镇及县级医院治疗，但效果较差。曾赴市精神病院就诊，颅内 CT 未发现异常。每晚需服大量氯硝安定才能入睡 3～4 小时，病程长达 6 年之久，于 2005 年 4 月 26 日来我处就诊。刻诊：患者脑内如蝉鸣响，昼轻夜重，心烦不寐，头晕健忘，倦怠乏力，饮食无味，口干口苦，舌质红，苔薄黄，脉弦。辨证为劳心用脑过度，气机郁结，肝郁脾虚，暗耗营血，阴虚阳亢，亢阳上忧心神及脑窍，导致脑鸣长期发作，缠绵不愈。治法：柔肝养阴，平肝潜阳，健脾益气，养心安神。方用建瓴汤（怀山药、生赭石、生龙骨、生牡蛎各 30g，怀牛膝 15g，生地黄、白芍、柏子仁各 20g）加炒酸枣仁、珍珠母各 20g，天麻、石菖蒲、合欢皮各 10g，蝉蜕 6g，每日 1 剂，水煎服。同时嘱调达情志，怡养心神，适当体育锻炼。治疗 20 天，自觉脑鸣有所减轻，睡眠好转。再服 40 剂，病情基本痊愈。嘱再服上方加减 10 剂，巩固疗效以善后，随访 1 年未见复发。[阳建平. 建瓴汤治疗脑鸣 17 例. 内蒙古中医药，2009，（10）：5]

4. 癫痫 钱某,男,13 岁。2004 年 6 月 3 日初诊。患者癫痫反复发作已有 2 年,一直服用苯妥英钠片,病情尚能控制。近 2 月来因学习紧张,癫痫频繁发作,平均 5 天 1 发,严重时 1 天 2 次。发作时四肢抽搐,两眼上翻,口吐白沫,发作持续时间 3 ~ 15 分钟。缓解时表现头晕嗜睡,神疲乏力,记忆力差,烦躁口苦。舌红、苔白腻,脉弦细而浮。证属肝阳横逆,挟痰蒙蔽清窍。治拟潜阳熄风,化痰开窍。处方:生龙骨(先煎)、生牡蛎(先煎)各 30g,牛膝、山药、代赭石各 20g,生地、白芍、半夏、茯苓、柏子仁各 10g。15 剂后癫痫仅发作 1 次,余症好转。再进 15 剂,癫痫未再发作。守方 1 月以巩固疗效。后停服中药,继续服用苯妥英钠片。随访 1 年,未见复发。[冯睿.建瓴汤临证新用举隅.浙江中医杂志,2008,43(1):47]

(二)心脑血管疾病

1. 高血压病 马某,男,54 岁,教师。1999 年 11 月 3 日就诊。患者因"眩晕 10 余年,加重 1 周"来诊,有高血压病史 10 余年,血压波动在 22.7 ~ 25.3/13.3 ~ 17.3kPa(170 ~ 190/100 ~ 112mmHg)。1 周前,因情绪激动,突发头痛,头晕,目眩,恶心呕吐,右侧头部及肢体麻木,BP25.3/17.3kPa(190/130mmHg),在外院按高血压脑病,用硝普钠、尼群地平等治疗 3 天,疗效不显。来诊时症见:眩晕,耳鸣,失眠多梦,舌质暗红少苔,脉弦大,垂取空无。BP24.0/17.3kPa(180/130mmHg)。证属阴虚阳亢,肝风上扰。治拟滋阴潜阳,平肝熄风。方选建瓴汤加减,处方:生山药 30g,怀牛膝 30g,生赭石(轧细)24g,天麻 15g,生牡蛎(捣细)18g,生龙骨(捣细)18g,生地 10g,柏子仁 10g,生白芍 12g,钩藤(后下)15g,地龙 15g,全蝎 10g,菊花 18g,蜈蚣 4 条。水煎,日 1 剂。二诊:服药 5 剂,眩晕、耳鸣减轻,血压降至 21.4/13.3kPa(160/100mmHg)。继服原方 10 剂;三诊:诸症基本缓解,BP 20.0/12.7kPa(150/95mmHg),舌质暗红、苔薄白,脉虚弦。原方去菊花,继服 10 剂;四诊:除右侧肢麻外,余无所苦,血压稳定在 20.0/12.0kPa(150/90mmHg)。原方加丝瓜络 10g、丹参 20g,通经活血脉,继服 10 剂;五诊:麻木消失,BP20.0/12.0kPa(150/90mmHg)。巩固治疗 2 月,随访半年未复发。[徐海燕.建瓴汤加味治疗高血压病 60 例.江苏中医药,2002,23(5):20]

2. 出血性脑意外 患者,女,74 岁,退休工人。临床表现:头晕、头胀疼痛左侧为甚、神清、两瞳等大等圆、言语稍涩、右侧肢体软瘫、不能行走、寐差、纳可、二便调、舌暗红少苔、脉弦数。血压 19/12kPa(142/90mmHg)。某医院 CT 提示:左侧颞部出血。诊断:中风(中脏腑轻证),治法:平肝、育阴、潜阳佐以活血化瘀。方剂:建瓴汤加减。生代赭石 15g,牛膝 15g,生龙牡各 15g，生地 30g，桃红各 12g，菊花 12g，枸杞子 15g，仙鹤草 20g，三七粉 3g（冲服），柏子仁 20g，杭芍 20g，每日 1 剂，水煎服。每日 2 次，早晚服 7 剂。二诊：诸症大减，患肢虽软但能依杖而行。原方加黄芪 40g，10剂。三诊：病症基本除。久行仍觉患肢乏力。前方去仙鹤草，加首乌 30g，配丸剂，调养善后。[高思隆. 运用建瓴汤动加减治疗中风举隅. 天津中医，1992，(5)：42]

3. 缺血性脑意外　患者，女，46 岁，中学教员。因情志原因而致发病。临床表现：神清、头晕眩而胀、言语欠流利、双瞳孔等圆、左侧肢体软以下肢为主、寐差、纳可、便秘、舌淡红稍暗、脉弦而缓，血压 18/11kPa（135/80mmHg）。某医院"CT"，示：左侧颞部脑梗死。诊断：中风（中经络）。治法：平肝、育阴、潜阳佐以活血化瘀、益气。方剂：建瓴汤加减。生代赭石 10g，牛膝 15g，生龙牡各 15g，杭芍 12g，生地 15g，柏子仁 30g，菊花 10g，枸杞子 15g，桃红各 15g，黄芪 40g，甘草 6g。每日 1 剂、水煎服，日 2 次。7剂。复诊：服药后，头眩基本消失，语言流利，下肢虽软但已能依技行走。原方加党参 30g，10 剂，服法同前。三诊：自觉诸证减轻，但久劳则患肢疲而乏力。前方将黄芪 60g，加川续断、何首乌，配丸剂调养善后。追访至今体健无不适。[高思隆. 运用建瓴汤动加减治疗中风举隅. 天津中医，1992，(5)：42]

4. 病毒性心肌炎　黄某，男，26 岁。2003 年 5 月 16 日初诊。患者于 20天前曾有外感发热，经西医治疗后好转。1 周前出现心悸胸闷，头晕乏力，盗汗，夜寐不安。西医诊断为病毒性心肌炎，经能量合剂、肾上腺皮质激素等治疗，症状未明显好转，而来求诊。诊见两颧潮红，心率 86 次/分，时有期前收缩 7～12 次/分，各瓣膜听诊区未闻及病理性杂音。舌质红、苔少，脉细而结代。心电图示：频发室性期前收缩。证属心阴不足，虚火内扰。治拟滋阴降火，宁心安神。处方：山药、牛膝、龙眼肉各 30g，生龙骨（先煎）、生牡蛎（先煎）、代赭石各 20g，白芍、生地、丹参、柏子仁各 15g。5 剂后，诸症消失，室性期前收缩显著减少至 0～1 次/分。随访 1 年，病情未复发。[冯睿. 建领汤临证新用举隅. 浙江中医杂志，2008，43（1）：47]

（三）妇科疾病

1. 子宫功能性出血　张某某，女，30 岁，教师，1992 年 10 月 8 日初诊。患者阴道出血，量多色淡，伴心慌乏力 2 周。此前曾在当地卫生所肌内注射止血针，口服安络血片及中药数剂，出血一直未止。……西医诊断：功能性子宫出血。患者 16 岁初潮，婚后孕 2 产 1，1 年前行人流术，此后即月经提前，出血量多。此次出血量多色淡且无块，腹不痛但腰困乏力，心慌。查舌淡红苔薄白，脉细数无力。证属崩中，系由肝肾虚弱，冲任不固所致。予建瓴汤化裁：山药 15g，代赭石 20g（醋淬），生龙骨 30g，生牡蛎 30g，生地 15g，柏子仁 12g，生白芍 12g，旱莲草 15g，阿胶 12g（烊化兑服）。二诊：服上药 3 剂后，出血明显减少，心慌减轻，惟乏力腰困，舌淡红，脉细略数，上方加杜仲炭 12g，炙黄芪 15g 以增其益气补肾之力。3 剂，水煎服。三诊：药后出血已止，精神转佳，舌脉同前，嘱其仍按原方再服 3 剂，并给予地黄丸与参芪阿胶胶囊调理，随访半年，月经正常。［李成河．建瓴汤治疗妇科病举隅．山西中医，1995，11（4）：22－23］

2. 倒经 刘某，女，17 岁，1994 年 3 月 20 日初诊。患者每逢经期则鼻衄，伴头晕、烦躁 1 年余。初时并不介意，近 3 个月来，经期鼻衄加重，每需肌内注射止血敏、安络血等及口服中药方可减轻。来诊时出示中药方有知柏四物、丹栀逍遥、龙胆泻肝等，此次经来 1 天，头晕心烦而鼻衄已 2 次，经来量多色红，口渴便干，舌红苔薄黄，脉数无力。思其前已数用滋阴清热、凉血止血、清肝泻火等而效不著，显系阴亏血热血逆上冲所致，当重用滋阴清降，选建瓴汤加黄芩、白茅根，原方内生地、白芍用至各 30g，嘱其每剂 3 煎，1 日内服完。连用 2 剂后，鼻衄止，头晕减轻，仍口渴、便干，效不更方，原方加入麦冬 15g，玄参 20g，又进 2 剂，诸症减轻，经尽血止。嘱其下次经来前 1 周即服上方 5 剂，如此调理 3 周期，而鼻衄未再复发。［李成河．建瓴汤治疗妇科病举隅．山西中医，1995，11（4）：22－23］

【临床应用】

1. 偏头痛 总有效率 92.86%。药物组成：山药 30g，怀牛膝 30g，生赭石 24g，生龙骨（先煎）18g，生牡蛎（先煎）18g，生地黄 18g，白芍药 12g，柏子仁 12g。痰多加陈皮、半夏；瘀血明显加川芎、赤芍药、地龙；失眠重加夜交藤、茯苓；腰膝痠软加熟地黄、山茱萸、杜仲。1 个月为 1 个疗程。［王继东．建瓴汤治疗偏头痛 42 例．河北中医，2011，33（11）：1658］

2. 更年期综合征 总有效率为 93.55%。基本方：生山药 30g，怀牛膝 30g，生赭石 24g（先煎），生龙骨 18g（先煎），煅牡蛎 18g，生地 15g，生白芍 15g，柏仁 12g，熟地 15g，淫阳藿 12g，黄柏 10g。头痛眩晕，去淫阳藿，加天麻 12g，石决明 30g；心悸失眠，加夜交藤 15g，酸枣仁 15g；出汗多加麻黄根 12g；腰酸冷痛、便溏者去生地、黄柏、赭石，加仙茅 6g，补骨脂 12g。治疗 2 个月为 1 个疗程。［闫东庆．补肾建瓴汤治疗更年期综合征 62 例疗效观察．中国社区医师，2007，（3）：34］

3. 神经官能症 总有效率 92.8%。方药：牛膝 20g，代赭石 20g，龙骨 18g，牡蛎 18g，淮山 15g，炙远志 6g，生地 15g，白芍 12g，柏子仁 15g，茯苓 10g。连用 28 天为 1 个疗程。［王文清．建瓴汤治疗心脏神经官能症 42 例临床观察．中医中药，2007，4（22）：85］

4. 老年高血压病伴失眠 临床有效率为 96%。方药：生淮山 30g，怀牛膝 30g，生赭石 24g（轧细）、生龙骨 18g（捣细）、生牡蛎 18g（捣细）、生地黄 18g，生杭芍 12g，柏子仁 12g。治疗 1 个月。[任德旺，任仲玉，任仲杰，等. 建瓴汤治疗老年高血压伴失眠症 50 例临床观察. 内科，2010，(5)：482]

5. 出血性鼻窦炎 总有效率 78%。方药：怀牛膝 30g，代赭石 30g，生山药 30g，生龙骨 20g，生牡蛎 20g，白芍药 12g，柏子仁 12g，生地黄 20g，三七 10g，仙鹤草 10g，小蓟 10g，白茅根 10g。共服 3 周。[董忻庆，南志勇，毋桂花. 加味建瓴汤治疗出血性鼻窦炎的临床观察. 世界中西医结合杂志，2010，5（1）：57]

6. 急性脑梗死 总有效率 93.3%。汤药组成：怀牛膝 30g，生赭石 24g，生龙骨、生牡蛎、生怀地黄各 18g，天冬、钩藤各 15g，生杭芍、天麻、菊花、玄参各 12g。[肖改琴，傅宇宏，罗江武. 建瓴汤加味治疗急性脑梗死 30 例. 陕西中医，2006，27（7）：808]

7. 高血压病 总有效率为 96.7%。建瓴汤主方：淮山药 30g，怀牛膝 30g，生代赭石 25g，生龙骨 20g，生牡蛎 20g，生地黄 20g，生白芍 15g，柏子仁 15g，生甘草 3g。若舌苔黄、脉数有力者加黄芩，阳明实热便秘者加大黄，头痛、头晕甚者加菊花、钩藤、天麻、龙胆草，夜不能眠、心悸气虚者加太子参、黄芪、夜交藤、酸枣仁，心绞痛者加三七、元胡，血脂高者加泽泻、槐花，肝肾阴虚者加淫羊藿、桑椹子、肉桂、泽泻，脑血栓形成者可合用补阳还五汤或地黄饮子汤加减，高血压危象者可用铁锈水煎服之。每个疗程 10 天，连服 3 个疗程。[黄玉腾，吴才斌，曾庆梅. 建瓴汤治疗高血压病 120 例. 中国中西医结合杂志，1996，16（9）：561]

【药理研究】

1. 促凝 建瓴汤能缩短小鼠出、凝血时间。临床实验表明 324 例顽固性鼻衄患者用药后，总有效率为 96%。对高血压鼻衄患者疗效稳定。[戴新民，张尊祥，王洪华，等. 加味建瓴汤对小鼠出凝血时间的影响及临床应用. 中医药学报，2005，33（1）：16－17]

2. 镇静、催眠、抗惊厥 建瓴汤可以减少小鼠自发活动，并与阈下戊巴比妥钠有协同作用。[俞晶华，赵智强，陆跃鸣. 镇肝熄风汤与建瓴汤的镇静及催眠作用的实验研究. 中医药信息，1999，(4)：44－45]

建瓴汤对小鼠自发活动和电刺激致惊厥有明显的抑制作用。[陆跃鸣，赵智强，俞晶华，等. 龙胆泻肝汤、建瓴汤镇静与抗惊厥作用的实验研究. 南京中医药大学学报（自然科学版），2000，16（1）：33－34]

【临证提要】 本方具有平肝熄风之功效，用于类中风。现用于精神神经疾病、心脑血管病、妇科疾病等。本方的使用要点是：症见头晕、目眩、耳鸣、心悸、失眠、舌红少苔、脉弦。建瓴汤是治疗脑血管疾病的较好方剂，对于急性脑梗死可配合中药注射液如血栓通注射液使用。本方对妇科疾病有效，如崩漏、倒经、月经不调、带下、惊悸、子眩等，使用时因怀牛膝滑利下行，故治崩漏出血则宜去而不用。张锡纯加减法包括："大便不实者去赭石，加建莲子（去心）三钱。若畏凉者，以熟地易生地。"

镇肝熄风汤

【来源】《医学衷中参西录·治内外中风方》。

【组成】怀牛膝一两　生赭石一两，轧细　生龙骨五钱，捣碎　生牡蛎五钱，捣碎　生龟板五钱，捣碎　生杭芍五钱　玄参五钱　天冬五钱　川楝子二钱，捣碎　生麦芽二钱　茵陈二钱　甘草钱半

【用法】水煎服。

【功效】平肝熄风。

【主治】内中风证，其脉弦长有力，或上盛下虚，头目时常眩晕，或脑中时常作疼发热，或目胀耳鸣，或心中烦热，或时常噫气，或肢体渐觉不利，或口眼渐形歪斜，或面色如醉，甚或眩晕，至于颠仆，昏不知人，移时始醒，或醒后不能撤消，精神短少，或肢体痿废，或成偏枯。

【方解与方论】本证因肝肾阴亏，肝阳上亢所致，故重用牛膝引血下行；代赭石与龟板、龙骨、牡蛎相配，降逆潜阳，镇肝熄风；玄参、白芍滋养阴液；茵陈、川楝子、生麦芽清肝疏肝，甘草调和诸药。

张锡纯云："用龙骨、牡蛎、龟板、芍药以镇熄肝风，赭石以降胃降冲，玄参、天冬以清肺气，肺中清肃之气下行，自能镇制肝木。……茵陈为青蒿之嫩者，得初春少阳生发之气，与肝木同气相求，泻肝热兼舒肝郁，实能将顺肝木之性。麦芽为谷之萌芽，生用之亦善将顺肝木之性使不抑郁。川楝子善引肝气下达，又能折其反动之力。"

注：镇肝熄风汤是建瓴汤减生地、山药、柏子仁，加龟板、玄参、麦冬、甘草、生麦芽、川楝子、茵陈而成，特点是不仅潜阳熄风，且同时注意到疏肝，从而减少了过度镇降引起的反应。

【验案精选】

（一）神经精神疾病

1. 偏头痛　王某，女，49岁，1992年10月20日就诊。有右侧偏头痛史10余年。今晨又发作，痛而眩晕，泛呕吐涎，胸脘满闷，肢体形寒，二便尚通，脉细濡，舌胖苔薄白滑，舌尖略红。证属肝气冲逆，夹郁痰饮，治以平

肝降逆，兼化里饮。处方：代赭石 30g，龙牡各 30g，生白芍 12g，生麦芽 12g，怀牛膝 9g，茯苓 9g，桂枝 1.5g，白术 12g，甘草 3g，天麻 45g，3 剂。药后痛缓呕止，又以上方去桂枝、天麻加党参连服 1 个月。随访 2 年再无复发。[冯俊兴，罗长祥．运用镇肝熄风汤治验三则．光明中医，1999，14（83）：33]

2. 面肌痉挛 王某，男，60 岁，2009 年 1 月 20 日因反复发作性面部抽搐 3 年被收住院。患者素有高血压病史 15 余年，2 年前生气饮酒后出现面部肌肉痉挛性抽搐，在当地医院应用镇静剂可暂时缓解，从未自觉终止发作，故痛苦不堪。现在症：左侧面部肌肉痉挛性抽搐，每日发作数次或数十次，兼见头晕目眩，面赤口干，急躁易怒，舌质红、苔薄黄，脉弦细数，血压 21.0/13.3kPa（157/100mmHg）。根据症状舌脉表现，辨证为肝肾阴虚，虚风内动，治宜滋养肝肾，平肝熄风，方选镇肝熄风汤加减，基本方：怀牛膝 30g，生赭石 30g，生牡蛎 15g，生龟板 15g，生杭芍 15g，玄参 15g，天门冬 15g，川楝子 6g，生麦芽 6g，茵陈蒿 6g，甘草 5g。每日 1 付，分早晚 2 次口服。二诊：服上方 7 付后，面部痉挛性抽搐次数明显减少，头晕目眩等症状基本消失，血压降至 17.3/12.0kPa（130/90mmHg），舌质红，苔薄黄，脉弦细。继上方调理，加入丹参 15g，当归 9g，天麻 12g，钩藤 15g。三诊：服上方 15 付后，面部抽搐基本缓解，全身症状消失，血压 16.0/10.7kPa（120/80mmHg）。继续调理服药 20 付后，痊愈出院。症状消失后巩固疗效单纯针灸疗法 1 个月，每周针灸 2～3 次痊愈。至今随访未发。[吴敏，王松龄．镇肝熄风汤结合针灸治疗面肌痉挛 30 例．中国中医药，2010，8（13）：49]

3. 遗传性痉挛性截瘫 患者徐某，女，46 岁，农民，因两下肢乏力、行走困难 6 年逐年加重入院。1989 年起病，无明显诱因。1990 年经某医院头颅 CT、MRI 检查未见异常；肌电图示：运动神经元病变？未予特别药物治疗。有高血压病史 10 年以上。其父在 40 岁左右时亦有两下肢行走不便，步态与本患者相同。体检：神清、气平，痉挛步态，口吃，两眼球震颤轻微，四肢肌力正常。两上肢及两下肢肌张力均见增高，腱反射亢进，髌阵挛（＋），踝阵挛（＋）。病理征：双 Hoffmann（＋），双 Babinski（＋），双 Chaddock（＋），双 Oppenheim（－），双 Gordon（－），弓形足。舌红，苔薄黄，脉细弦。入院后本院头颅 CT 示：颅脑平扫未见明显异常；长征医院头颅 MRI 示：大脑未见明显异常，小脑脑沟加深；中山医院肌电图示：神经性损害，累及锥体束及两下肢腓肠肌。根据病史、症状、体征及各项检查，临床诊断为遗传性痉挛性截瘫。治疗经过：入院后予中药镇肝熄风汤加减治疗（玄参、白芍、怀牛膝、代赭石、炒当归、女贞子、旱莲草、䗪虫、地龙、乌梢蛇、鸡血藤、生地、山栀等），每日 1 剂，量约 300ml，分 2 次口服；并配合脉络宁注射液静脉滴注，每日 1 次，共 18 天（脉络宁注射液 20ml 加入 5% GS 500ml 内）。

患者第3天起自觉两下肢行走步子较轻松，较前有力；第7天起能完成直线行走动作，以后一直维持原状。体检发现髌、踝阵挛由持久性转为非持久性。[刘云，支惠萍．镇肝熄风汤合脉络宁治疗遗传性痉挛性截瘫．上海中医药杂志，（4）：16]

4. 中风后半侧舞蹈病 某女，68岁，2006年11月18日初诊。因突发右侧肢体活动不利，做头颅CT检查提示左侧基底节区脑梗死，由门诊收入我科病房。入院后测得血压165/90mmHg，患者面色红赤，不省人事，右侧肢体不自主、无目的的舞蹈样粗大动作，以上肢尤为明显。口角左歪，伸舌右偏，右侧肢体肌力3级小于左侧5级，右侧腱反射减弱，右侧病理征阳性。入院后给予西药非洛地平缓释片5mg，1天2次；丁咯地尔针、胞二磷胆碱针加丹参针；口服安定片5mg，1天3次；肌内注射氟哌啶醇针5mg，1天2次。治疗效果不明显，症见面色如醉，时常嗳气，昏沉欲睡，舌红少苔，脉长而有力。证属肝肾阴虚，虚风内动；治以镇肝熄风，滋阴潜阳；方以镇肝熄风汤加减。处方：白芍30g，天冬20g，怀牛膝20g，生龙骨30g，生牡蛎30g，代赭石30g，玄参15g，川楝子10g，龟板（煨）12g，茵陈15g，麦芽15g，甘草10g，枸杞20g，钩藤30g，石决明30g，鸡子黄1个（冲服）。在西药常规治疗脑梗死的情况下，服药3剂后症状减轻，10剂后舞蹈样症状全部消失，患者住院1个月治疗脑梗死，右侧肢体舞蹈样症状一直未复发。[华平锋．镇肝熄风汤加减治疗中风后半侧舞蹈病4例．中医药临床杂志，2009，21（5）：461]

5. 癫痫 胡某，女，7岁。1986年9月6日诊。5个月前于玩耍时突发精神恍惚，喊叫不应，并见眼睑及上肢出现轻微颤动，约半分钟后恢复正常，对所发之事不知，惟述头晕。至今如是发作已20余次，经某精神病院诊断为"癫痫小发作"。刻诊见烦躁不安，睡眠不宁，记忆力减退，口渴不饮，大便干结，舌红少苔，脉弦细。脑电图检查有痫样放电。此因肝肾阴虚，水不涵木，木旺化火生风，风阳上扰心神所致。拟柔肝滋肾，熄风安神为治。投镇肝熄风汤加减：龙骨、牡蛎、淮牛膝、白芍、茵陈、磁石各15g，熟地、玄参、天冬、龟板、柏子仁各12g，钩藤、夜交藤、代赭石各20g。水煎服，服7剂后，癫痫未见发作，神清活跃，大便微溏，夜卧时见躁动不安，盗汗。原方去柏子仁、玄参，加酸枣仁12g、五味子10g。嘱其注意生活调理，切勿打骂。继服20剂，诸症悉除。续服前方20剂以资巩固。1年后随访，未见复发。脑电图复查未见痫样放电。[彭暾．镇肝熄风汤治疗神经系统疾病举隅．四川中医，1993，（12）：37]

6. 肝性脑病 李某，男，55岁。1998年1月19日，因上消化道大出血收入我院肝病病房。入院诊断：食管胃底静脉曲张后破裂出血；肝炎后肝硬化；脾功能亢进。经过内科保守治疗27天后，转外科行脾切除加贲门周围血管离断术。此后伤口愈合良好。然而术后半月进食高蛋白饮食后出现行为异常，夜间不由自主强直性坐起，且计算力、定向力下降，理解力、判断力减退，神志恍惚，夜间加重，不能入睡。查体发现肌张力增高，四肢运动迟钝，肢体僵硬，面部肌肉抽搐，但无明显的扑翼样震颤。化验：血常规正常；血生化：BUN3.8μmol/L，K^+2.72μmol/L，Na^+143.1μmol/L，Cl 105.1μmol/L，Ca^{2+}1.9μmol/L，血氨38μmol/L。肝功能 ALT 54U/L，AST 108U/L，γ-GT 15U/L，ALP 82U/L，TP 58g/L，ALB 30g/L，G28U/L，A/G 1.1/1，TBIL 28.4μmol/L，DBTL3.9μmol/L。根据上述症状、体征及化验结果，并请精神科专家会诊，确诊为肝性脑病Ⅱ期。使用支链氨基酸、安易醒、奋乃静等药物，抗肝昏迷及对症治疗40余天，病情无好转入传染科。接诊时患者症状如前述。体检见神志尚清楚，形体消瘦，双目怒睁，神情紧张，面部肌肉抽动，四肢肌张力增强，运动迟缓僵硬，舌质红而干，无苔，脉弦细而数。中医诊断为"不寐"和"痉证"。治法：滋阴潜阳，熄风安神。药用镇肝熄风汤加味：麦冬、天冬、钩藤、菊花、牛膝、女贞子、旱莲草、远志、鸡血藤各15g，龙骨、代赭石、白芍各20g，黄芩、夏枯草各10g，栀子12g。水煎，取汁300ml，每日1剂，分2次服。西药给乙酰谷酰胺0.6g，静脉滴注，每日1次，并配合其他对症治疗。服药1周后，症状缓解，夜间能安静入睡4~5小时，神志完全清楚，饮食增加，四肢运动较前自如。守上方加黄芪20g、首乌15g。再服7剂，症状明显改善。复查血生化 BUN2.5umol/L，K^+4.29μmol/L，Na^+134.5μmol/L，CL^- 108.1μmol/L，Cu^+2.0μmol/L，肝功能正常。继续治疗半月痊愈出院。

[辛伟，严天成. 镇肝熄风汤为主治疗肝性脑病1例. 湖北中医杂志，1999, 21 (3)：133]

7. 失眠　治顽固性失眠，37例治愈者21例，好转9例。起效时间最短者3天，多数病人在10天内起效。采用镇肝熄风汤加减：怀牛膝30g，生赭石30g，生龙骨15g，牡蛎15g，生白芍15g，玄参15g，天冬15g，龟板15g，川楝子6g，茵陈蒿6g，生麦芽6g，甘草6g。加减：头顶痛或后脑痛者加藁本，头晕者加夏枯草、石决明，失眠重者加炒栀子、乌梅，烦躁发急者加生石膏、黑栀子，腰酸体倦、尺脉虚者加熟地、枸杞子、山萸肉，心怯害怕者加百合、茯神等。15天为一疗程，每位病人治疗2~3个疗程，个别4个疗程。

典型案例：男，43岁，于2年前因情绪波动致失眠多梦，心烦意乱，易躁烦闷，腰酸耳鸣。曾多方医治，服用镇静类西药，症状时轻时重，近半月症状反复，甚至彻夜难眠，苦不堪言而来诊，查病人体格健，精神稍差，舌红，苔少，脉细弦、尺脉弱。既往有饮酒嗜好。各项体格检查及理化检查结果无明显异常。证属肝肾阴虚，肝阳上亢，阴不敛阳，虚阳浮越。治宜镇肝熄风，滋阴潜阳。药用镇肝熄风汤加熟地15g，枸杞子20g，山萸肉15g，黑栀子10g。共服药2个疗程，诸症消，睡眠如常而告愈。[蒋自强. 镇肝熄风汤辨治顽固性失眠37例. 光明中医，2005，20（3）：61-62]

8. 梅尼埃病　杨某某，女，42岁，工人。1980年5月8日初诊。患者于2月前突然出现阵发性眩晕，烘热烦躁，颜面潮红，口干苦，耳鸣，恶心欲吐。前医诊为肝火眩晕，治以清肝泻火为法，投龙胆泻肝汤、温胆汤等，服药期间诸证皆减，停药后一切如旧，且又添手足振颤新患。后经西医诊断为"梅尼埃病"，服西药半月余，未见好转，故来就诊。察其舌质红，苔薄黄，脉细弦而数。此属肝阳上亢，肝风内动之候。治宜平肝潜阳，滋阴熄风。拟镇肝熄风汤加减：白芍15g，淮牛膝15g，代赭石31g（先煎），生牡蛎18g（先煎），天冬15g，玄参12g，炒川楝10g，生麦芽18g，菊花12g，钩藤18g。6剂后，诸症悉平，继以杞菊地黄丸3瓶调理善后。经门诊随访2年，未见复发。[周天寒. 镇肝熄风汤临床治验. 四川中医，1985，（1）：38]

9. 帕金森病　刘某，男，75岁，退休干部，1993年9月21日初诊：震摇不定已3年，曾于神经科诊断为"帕金森病"，服西药效不佳来诊。症见：震颤不定，左手较明显，讲话下巴颤动，紧张时尤甚，伴头晕口干，双膝无力，大便难。舌红、苔薄白干，脉滑。证属肝肾不足，肝风内动。予镇肝熄风汤加减。处方：赤芍、白芍、天冬、牛膝、川楝子各12g，麦芽、代赭石（先煎）各15g，龟板、牡蛎、珍珠母（先煎）、玄参、络石藤各30g。7剂。共诊4次，至11月3日随访，震颤减轻，大便通顺，西药减量，生活自理。[黄百铣. 镇肝熄风汤新用. 新中医，1995，27（9）：54]

（二）心脑血管病

1. 高血压病　治疗高血压病，总有效率88.4%。药用：川牛膝、生赭石、生龙牡各30g，玄参、龟板、白芍、麦冬各15g，茵陈10g，甘草6g。加减：头胀痛，面色潮红者，加菊花、钩藤、天麻；痰黄黏稠者，加竹茹、黄芩；心悸、失眠者，加茯神、酸枣仁、夜交藤；瘀血头痛或伴脑血栓形成者，加桃仁、红花、川芎、地龙；肝火偏旺者，加龙胆草、郁金。10剂为一疗程。

刘某，男，48岁，2001年3月9日就诊。头痛、头晕反复发作5年，并明确诊断为原发性高血压病Ⅰ期，口服卡托普利、心痛定等药物，血压控制不明显，舒张压始终大于12.6kPa（95mmHg），遂来我科就诊。就诊时：头痛，以前额为主，头晕，恶心欲吐，口干心烦，面色潮红，心悸多梦，舌质红，苔薄黄，脉弦数。中医辨证属肝阴亏虚，肝阳上亢。拟镇肝熄风汤加减治疗。服药10剂后，症状好转。再继服10剂，症状消失。后给予六味地黄丸口服调理。随访至今，血压平稳，症状未再复发。[曹方会. 镇肝熄风汤治疗高血压病135例. 四川中医，2003，21（4）：47]

2. 脑血栓形成后遗症 陈某，男，62岁，建筑公司工人，1987年8月11日初诊。1年多前因右侧肢体麻木，不能行动而就诊于本市某医院神经科，诊断为脑血栓形成。治疗后症状改善，能扶行，自觉恢复不理想而来诊。诉半年来头晕，心悸，失眠，步履不稳，右手麻木无力，不能握物，语言尚清晰，舌红、苔黄厚干，脉弦滑。BP17.5/12kPa（131/90mmHg）。证系肝风内动，筋脉失养。拟镇肝熄风汤加减。处方：牛膝9g，川楝子、赤芍各12g，龟板、牡蛎（均先煎），玄参、麦芽、海风藤、络石藤各30g，天冬、代赭石（先煎）各15g，服药9剂。24日再诊：药后诸症减轻，右手已能握物，舌红、苔微黄干，脉弦细，方药合证，原方续进6剂。嘱加强手指活动。31日三诊：步履稳，右手活动好，可握筷进食，舌红、苔微黄，脉弦细。仍守原方，共服药36剂，手足活动自如。随访半年，起居如常。[黄百铣.镇肝熄风汤新用.新中医，1995，27（9）：54]

（三）弥漫性甲肿伴甲亢

甘某，女，37岁，个体工商业者，1998年4月3日就诊。1997年5月生意场上受挫，继之家庭反目，尔后则出现疑虑烦躁、心悸心慌、胸闷气促、多言快语、五心烦热、多汗乏力，吃多消瘦等症。经市工人医院和红十字会医院作基础代谢率检验，甲状腺吸碘率，血清总T_3、T_4及TSH和TSI测定后确诊为中型弥漫性甲状腺肿伴甲亢。近1年来服过甲苯、丙苯硫氧嘧啶、甲亢平、他巴唑等药，上述诸症大多能消除或缓解。惟遇事急躁易怒、五心烦热、牙龈时有渗血不去。诊之见发落稀疏、指甲枯脆、面唇苍白、舌边红、舌苔薄黄而干，脉细数等肝肾阴血亏虚、虚火上浮之象，故投以镇肝熄风汤化裁：龙骨、牡蛎、龟板各30g（先煎），牛膝、白芍、玄参、天冬各15g，熟地黄20g，枸杞子8g，旱莲草12g，阿胶20g（烊化），首乌15g。每2日服1剂，坚持服2个多月（期间服他巴唑维持量不减）。服后急躁烦热乃去，牙龈不渗血，头发不落，面唇逐见红润，临床痊愈，半年后信访未见复发。[古定国.镇肝熄风汤临床新用.河南中医，2000，20（5）：66]

（四）五官科疾病

1. 神经性耳聋 李某，女，59岁，退休教师，1999年11月5日初诊。主诉：双耳突然听觉迟钝，伴耳中轰鸣1周，发病前有外地旅游劳累及海风受凉史，返回西安10天后发病。舌淡红、苔浊黄，脉弦缓有力。检查：双外耳道（-），双鼓膜完整，标志不清，内陷。电测听：双耳神经性聋。证属劳损伤阴，水不涵木暴聋。处方：代赭石、生龙牡、龟板、玄参各30g，牛膝、夏枯草、郁金、王不留行、菖蒲、白蒺藜各15g，僵蚕、柴胡各6g。3剂后听力恢复，耳鸣减轻，继服6剂后痊愈。[陈浩.镇肝熄风汤用于五官科病证.陕西中

医，2001，22（4）：239]

2. 虹膜睫状体炎 赵某，女，69 岁，退休工人。1999 年 5 月 22 日初诊。主诉左眼红赤痛疼反复发作 6 年，本次 1 周。1 周前感到左眼发热，继而左目红赤。全身发热，喜冰敷寒凉，口渴喜饮，大便干结，眩晕，纳谷尚可。舌淡红、苔薄黄，脉弦左寸浮大。查体：左眼房水混浊，虹膜充血，瞳孔在 5 点处可见絮状物。辨证为阴虚阳亢、气血逆乱之火疳，予代赭石、龙骨、石决明、牛膝、龟板、玄参各 30g，生地、女贞子、旱莲草、山栀子各 15g，菊花、麦冬、茵陈各 10g，连续服药 20 剂，以上症状逐步缓解，随访半年病情稳定。[陈浩．镇肝熄风汤用于五官科病证．陕西中医，2001，22（4）：239]

（五）消化系统疾病

1. 贲门失弛缓症 陈某某，男，19 岁，1997 年 5 月 26 日就诊。3 年来吞咽时有胸前下段隐痛、梗噎感，食后常有食物呕出，间歇性发作，因身体无明显阳性体征未诊治。近半个月临近高考，学习比较紧张，导致吞咽困难，形渐消瘦而就诊。查体各项指标均正常，形体偏瘦，心、肺听诊（-），肝脾未及，腹无肿块，舌红少苔少津，脉弦细。食道钡剂造影考虑为贲门失弛缓症，纤维胃镜通过食道顺利，未见肿块、糜烂及溃疡。确诊为贲门失弛缓症。中医诊断为肝胃阴虚，肝阳化风，横逆犯胃导致噎膈，治宜镇肝熄风。处方：生龟甲 30g（先煎），生龙骨 30g（先煎），生牡蛎 30g（先煎），代赭石 30g（先煎），生白芍 30g，怀牛膝 30g，枳壳 10g，降香 10g，玄参 15g，麦冬 10g，法半夏 10g，炒酸枣仁 25g，全蝎 3g，蜈蚣 2 条（酒洗），7 剂，每天 1 剂，两煎共得药液 600ml，分 3 次餐前半小时口服。7 剂后复诊，临床症状消失，食道钡剂造影，食道通畅，为巩固疗效嘱患者续进 7 剂。1 年后因感冒就诊，问其病情，未见再发。[黄冬度．镇肝熄风汤治疗贲门失弛缓症 32 例．中医杂志，2002，43（5）：366]

2. 大肠黑病变 患者，男，79 岁，农民，便秘腹痛 15 年，加重 1 个月。患者无明显诱因致便秘腹痛 15 年，时轻时重，轻时依靠"番泻叶、大黄、苏打片、复方芦荟胶囊、通便灵"等药物维持治疗；症重时要用手抠出大便结块，方能解除病痛。近 1 月来，患者便秘加重，伴有腹痛，恶心无呕吐，口干渴而不欲饮，食欲不振，食物乏味，心烦易躁，头晕耳鸣，胸闷气短，腰膝酸软乏力，小便短赤，大便干结，入眠差。服中西药物（具体不详）疗效不佳，遂入我科求治。……舌质红，苔厚腻而干，脉弦实有力而长。……结肠镜检查示：结肠黏膜呈黑色颗粒状色素沉着；病理报告为光镜下结肠黏膜上皮细胞形态正常，固有膜内散在分布巨噬细胞，胞浆内充满黄色色素颗粒，黑色素染色呈阳性，诊断：大肠黑变病。辨证：肝肾阴虚，痰瘀阻络。治法：

滋阴潜阳，祛瘀通络，处方：镇肝熄风汤。方剂：怀牛膝、代赭石、龙骨、牡蛎、白芍各 30g，龟板、玄参、天冬、川楝子、麦芽、茵陈各 10g，甘草 6g，肉苁蓉 15g，水煎服，日 1 剂。上方服 3 剂后，患者自觉大便通畅，无腹痛，头晕耳鸣、胸闷气短、烦躁不安诸症锐减，睡眠好。惟食后腹胀痞满，食物乏味，遂加白术 15g 以健脾运胃，续服 10 剂而愈。随访 1 年未复发。[徐以成，张兴旺. 镇肝熄风汤治愈大肠黑变病 1 例. 社区医学杂志，2008，6（20）：55]

（六）皮肤病

1. 皮肤瘙痒症 王某某，男，70 岁。2004 年 11 月 20 日就诊。患糖尿病 10 年，目前血糖控制尚可，因腰背部及双下肢大腿内侧皮肤瘙痒 8 个月。此前患者曾在某医院就诊，诊断为糖尿病皮肤瘙痒症，先后口服赛庚啶、扑尔敏，外涂苯唑卡因霜、尿素软膏等，收效一时，反复发作。就诊时症见：双下肢大腿内侧皮肤搔抓痕迹，并有散在血痂，腰背部呈苔藓样改变，无丘疹、水疱、渗出，夜间瘙痒尤甚，影响睡眠，伴头晕目眩、烦躁、口干。舌质红、苔薄白略黄，脉弦细。辨证属肝肾亏虚，阴血不足，阴不敛阳，虚阳化风所致。治则补血养阴，镇肝潜阳，熄风止痒。处方如下：白芍、天冬、龟板、当归各 15g，刺蒺藜、代赭石、生龙骨、生牡蛎各 30g，茵陈、木瓜各 9g，川楝子 6g，蛇蜕、川牛膝、玄参各 12g，甘草 3g。上方连服 14 剂后痊愈，随访 1 年无复发。[张希洲，连玲霞. 镇肝熄风汤化裁治疗顽固性糖尿病皮肤瘙痒症 53 例. 浙江中医杂志，2006，41（6）：338]

2. 银屑病 梁某，男，58 岁，1979 年 10 月 20 日初诊。患者于 3 年前开始头部及两肘出现斑片状脱屑，屑呈银白色较厚，瘙痒明显，抓之血溢。继之皮疹延及全身，呈钱币状。经用争光霉素注射，皮疹大部消退，停药 2 月后，皮疹复发如旧。疹色暗褐，局部瘙痒较甚。伴易躁多怒，头晕脑胀，失眠多梦。舌质红有瘀点、苔白，脉弦有力。证属肝肾不足，阳亢化风，风入经络，阻于腠理。治宜镇肝熄风，活血通络，消风止痒。处方：牛膝 12g，代赭石 30g，生龙骨、生牡蛎各 30g，当归 12g，赤芍 12g，丹参 12g，桃仁 10g，天冬 10g，龟板 10g，玄参 15g，土茯苓 30g，防风 12g，白蒺藜 12g，乌蛇 10g，甘草 6g。服 8 剂后脱屑见少，痒减轻。原方加槐花 12g，5 剂后皮疹见消。再进 15 剂后，皮疹全消。[张合恩，孙彦章. 镇肝熄风汤治疗皮肤病的经验. 中医杂志，1988，（7）：22]

3. 慢性荨麻疹 李某，男，68 岁，1982 年 4 月 16 日初诊。患者于半年前起每于晚间及遇风冷后周身起风团。瘙痒，抓之则甚，但消退较快，反复发作。用中西药多方治疗，经久未愈。自觉头晕目眩，烦躁易怒，纳食二便尚可。血压 18.6/13.3kPa（140/100mmHg），舌质红、苔黄，脉象弦涩。症属肝肾阴亏，肝水风动，复受外风，两风相合，留于肌腠。治宜镇肝熄风，祛风和卫止痒。处方：怀牛膝12g，生赭石30g，生龙骨30g，生牡蛎30g，防风10g，白芍12g，桂枝10g，生姜3片，大枣5枚，甘草6g。3剂后瘙痒见轻，皮疹仍起。原方去牛膝，5剂后皮疹消失，仍感头晕。继用原方加菊花10g，白芷10g，进10剂后告愈。［张合恩，孙彦章．镇肝熄风汤治疗皮肤病的经验．中医杂志，1988，(7)：22］

（七）妇科疾病

1. 崩漏（功能性子宫出血）　吴某，女，46岁，1996年5月初诊。患者经乱无期，量时多时少近3年，曾于本市多家医院诊治，曾做妇检、B超、诊刮等检查未见明显异常，被诊断为功能性子宫出血。刻下患者面色苍白，精神不振，月经量多有块，伴口干、乏力、腰酸、五心烦热，经前乳房胀痛、黄带量多，脉沉稍滑，舌红苔白。诊为崩漏，为肝肾阴虚兼气虚血瘀型。治以补肝肾为主，兼益气活血宁血。以镇肝熄风汤加减：代赭石20g，白芍20g，天冬20g，玄参20g，龙牡各20g，黄芪20g，川楝5g，三七粉2g（包），龟板胶10g（包），芥穗炭10g，甘草5g。水煎，日服2次。3剂后血量减少，5剂血止，连服月余诸症消。后以六味地黄丸、逍遥丸等善其后，随访1年未复发。［李盈昌，殷炯辉．镇肝熄风汤妇科新用二则．中国民间疗法，1999，(8)：40］

2. 逆经　王某，女，30岁，1996年初就诊。患者经前衄血年余。14岁月经初潮，经期常提前，色红，量尚可，近1年来，每到经前鼻衄、量少，遇怒量多伴乳房胀痛，烦躁易怒，黄带量多，时有腰酸、腹胀，舌边尖红，脉滑数，诊为逆经，因肝郁火旺而致，治以固肝肾之本、降逆清热。处方：牛膝30g，龙牡各30g，茵陈10g，玄参20g，麦芽5g，川楝5g，杭芍20g，天冬20g，龟板20g，赭石20g，甘草5g。水煎服月余，未见逆经。［李盈昌，殷炯辉．镇肝熄风汤妇科新用二则．中国民间疗法，1999，(8)：40］

【临床应用】

1. 血管性头痛　总有效率91.4%。基本方：生龙骨30g，生牡蛎30g，代赭石30g，麦芽30g，天冬20g，玄参20g，茵陈20g，川楝子12g，龟板12g，白芍20g，甘草6g。头痛骤发，风阳上旋者加钩藤30g，白芷25g；久痛入络，瘀阻经络者加丹参30g，川芎25g；头痛消失再加五味子10g。15天为1疗程，一般用1～2疗程。［彭暾．镇肝熄风汤治疗血管性头痛70例．中西医结合杂志，1989，9 (9)：563］

2. 血管性痴呆　痊愈5例（5/7），显效1例（1/7），好转1例（1/7）。基本方：天麻10g，钩藤30g，菊花6g，白芍12g，玄参12g，天冬10g，地龙6g，牛膝10g，生牡蛎（先下）30g，代赭石（先下）30g，生地20g，栀子

6g。心中烦热加黄芩、生石膏；高血压头痛重，加石决明、夏枯草；失眠多梦加珍珠母、夜交藤、茯神。10剂为1个疗程。[何苏民. 镇肝熄风汤与西医常规方法联用治疗血管性痴呆7例效果观察. 中国乡村医药杂志, 2008, 15（3）: 46]

3. 高血压性脑出血　总有效率90.7%。组成：白芍、玄参、天冬、龙骨、牡蛎、龟板各15g，代赭石30g，牛膝30g，胆南星6g。头痛较重者加水牛角、石决明；神昏者加郁金；热甚加黄芩、山栀子；便秘加大黄、芒硝；抽搐加地龙、僵蚕。昏迷或球麻痹者发病48小时以内直肠肛滴，48小时后鼻饲。21天为1疗程。[方无杰. 镇肝熄风汤治疗高血压性脑出血临床观察. 安徽中医临床杂志, 2001, 13（5）: 348]

4. 阴虚风动型脑梗死　总有效率96.3%。镇肝熄风汤组成：怀牛膝30g，代赭石30g（先煎），生龙骨10g（先煎），生牡蛎15g（先煎），龟板15g（先煎），生白芍15g，玄参15g，大冬15g，川楝子6g，生麦芽6g，茵陈6g，甘草5g。1周为1个疗程，连服4个疗程。[吴晓慧, 平启年. 镇肝熄风汤治疗阴虚风动型脑梗死临床观察. 中外医学研究, 2011, 9（28）: 59]

5. 高脂血症　总有效率88.33%，基本方：生龙骨30g，生牡蛎30g，茵陈30g，龟板10g，地龙10g，赤芍15g，白芍30g，牛膝10g，川楝子10g，炒麦芽15g，甘草10g，草决明45g，生山楂30g。若形体肥胖、痰湿内蕴者，加茯苓10g，福泽泻10g，丹参30g；形体消瘦、肝肾阴虚者，加生地、女贞子、丹参各30g。连服30天为1个疗程。[李秀忠. 镇肝熄风汤加减治疗高脂血症60例. 光明中医, 2000, 15（5）: 50-51]

6. 高血压肾病　镇肝熄风汤可改善血脂代谢，重建肾间质渗透梯度，调节肌酐代谢动力学，改善残存肾功能。药用：牛膝、白芍、生龟板、玄参、川楝子、天麻各12g，生代赭石、牡蛎、生龙骨各15g，天冬10g，砂仁、钩藤各9g，大黄、甘草各6g。肝火偏炽者加用龙胆草、夏枯草各12g，贫血者加阿胶6g（烊化），湿热蕴结改用半夏、陈皮、苍术、茯苓各12g，大黄9g，代赭石15g，每日1剂煎服，服药7剂停3~5天，两组均以3个月为1个疗程。[张伯科, 赵正辉. 镇肝熄风汤治疗高血压肾病临床研究. 中国中西医结合杂志, 1996, 16（6）: 333-335]

7. 早泄　总有效率91.1%。方药：怀牛膝30g，代赭石30g，龙骨30g，牡蛎30g，天冬15g，五味子9g，龟板15g，玄参15g，蜈蚣3条，甘草9g。兼见肝经湿热者加龙胆草、泽泻，阴虚火旺者加知母、黄柏，肾气不固者加山药、山茱萸、熟地黄。4周为1个疗程。[张培永, 宋景贵, 高兆旺. 镇肝熄风汤加减治疗早泄45例临床观察. 山东中医杂志, 2003, 22（5）: 274]

8. 支气管扩张　总有效率83.33%。药用：牛膝20g，赭石20g，龙骨20g，牡蛎20g，龟板10g，杭白芍30g，玄参10g，天冬10g，川楝子10g，麦芽 10g，茵陈 10g，川楝子 10g，生甘草 5g。[赵东凯，王檀. 应用镇肝熄风汤治疗支气管扩张 60 例临床观察. 中国医学工程，2010，18（4）：140]

9. 呃逆 12 例除 2 例贲门癌 1 周后复发，全部治愈。组方：怀牛膝、代赭石、龙骨、牡蛎、龟板、川楝子、麦芽、白芍、玄参、天冬、茵陈、甘草。随症加味：偏寒加炮姜、吴茱萸；偏热加黄芩、黄连；气虚加人参或党参；阴盛加西洋参或太子参；气滞加砂仁、苏梗；痰浊加姜半夏、竹茹；血瘀加旋覆花、红花。连续服用 3～5 剂。[金肖金. 镇肝熄风汤治疗顽固性呃逆 12 例. 中国乡村医药，1995，2（4）：172－173]

10. 慢性乙型病毒性肝炎谷丙转氨酶长期或反复异常 总有效率 90%。药用：玄参、天冬、川楝子各 15g，白芍、牛膝、麦芽各 20g，茵陈、牡蛎各 15～30g，龟板 10g（研粉冲）、代赭石（先煎）、龙骨（先煎）各 10～30g，甘草 10g。辨证加减：脾虚湿阻者加苍术、白术、茯苓、薏苡仁、黄芪；肝阴不足者加当归、首乌、枸杞子、生地；气滞血瘀者加丹参、郁金、三七、鸡内金；湿热壅遏者加虎杖、黄芩、蒲公英、连翘。[刘昱. 镇肝熄风汤治疗慢性乙型病毒性肝炎持续高酶. 湖北中医杂志，2003，25（8）：29]

【药理研究】

1. 降压作用 镇肝熄风汤对自发性高血压大鼠（SHR）具有稳定而可靠的降压作用。[周荣峰，景光光，邓茜. 镇肝熄风汤对自发性高血压大鼠血压及血清游离钙的影响. 中国实用医药，2008，3（19）：31] 其降压机制可能与降低 SHR 血浆及心肌组织中 AngII、脑组织中 ET 含量有关。[孟云辉，吴艳霞，余欣，等. 镇肝熄风汤对自发性高血压大鼠血管紧张素 II、内皮素的影响. 中国临床药理学与治疗学，2006，11（5）：550－552]

2. 脑保护作用 镇肝熄风汤可显著降低脑出血大鼠的神经缺损症状积分、脑含水量和脑指数，产生脑保护作用。其机制与降低大鼠脑组织中 MDA 含量，提高 SOD 活性，清除自由基，以及促进 PPARγmRNA 表达，降低脑中 ET 含量等有关。[党全伟，王晓丽，马秀霞. 镇肝熄风汤对急性脑出血大鼠模型抗脑水肿作用研究. 中医研究，2010，23（10）：21－23][孟云辉，涂欣，吴艳霞. 镇肝熄风汤对自发性高血压大鼠脑保护作用的研究. 北京中医药大学学报，2007，30（2）：101]

3. 镇静催眠 镇肝熄风汤能减少小鼠自发活动，与阈下戊巴比妥钠有一定协同作用。[俞晶华，赵智强，陆跃鸣. 镇肝熄风汤与建瓴汤的镇静及催眠作用的实验研究. 中医药信息，1999，（4）：44－45]

【临证提要】 本方有平肝熄风的作用，用于眩晕、耳鸣、中风等的治疗。现用于神经精神系统疾病、心脑血管疾病，以及皮肤病、妇科疾病、呼吸系统疾病、消化系统疾病的治疗，临床应用不断拓展。本方的使用以面色潮红、眩晕脑胀、脉弦长有力为辨证要点。用于高血压病时，本方改善症状快，但降低血压稍缓，初服几剂血压下降不明显，10余剂以后血压始见下降。在使用时，当重用怀牛膝为主药，以其性下行，能折其阳亢且能补益肝肾，可重用至30g以上，未见不良反应报道。此外，肝为刚脏，在重用镇肝平肝的同时，还需配用少量疏肝之品。张锡纯加减法包括："心中热甚者，加生石膏一两。痰多者，加胆星二钱。尺脉重按虚者，加熟地黄八钱、净萸肉五钱。大便不实者，去龟板、赭石，加赤石脂一两。"

加味补血汤

【来源】《医学衷中参西录·治内外中风方》。

【组成】生箭芪一两　当归五钱　龙眼肉五钱　鹿角胶三钱，另炖同服　丹参三钱　明乳香三钱　明没药三钱　甘松二钱

【用法】水煎服。

【功效】益气补肾，养血活血。

【主治】身形软弱，肢体渐觉不遂，或头重目眩，或神昏健忘，或觉脑际紧缩作疼。甚或昏仆，移时苏醒致成偏枯，或全身痿废，脉象迟弱，内中风证之偏虚寒者，此即西人所谓脑贫血病也。久服此汤当愈。

【方解】本证因气虚血瘀所致，故用生黄芪补气，当归、龙眼肉养血，鹿角胶补肾阳、养精血，丹参、乳香、没药活血化瘀通络。

【验案精选】

中风　高姓叟，年过六旬，渐觉两腿乏力，浸至时欲眩仆，神昏健忘。恐成痿废，求为延医。其脉微弱无力。为制此方服之，连进十剂，两腿较前有力，健忘亦见愈，而仍有眩晕之时。再诊其脉，虽有起色，而仍不任重按。遂于方中加野台参、天门冬各五钱，威灵仙一钱，连服二十余剂始愈。用威灵仙者，欲其运化参之补力，使之灵活也。(《医学衷中参西录》)

【临床应用】

1. 椎-基底动脉缺血性脑病　方药：生黄芪30g，当归15g，龙眼肉12g，鹿角胶12g（烊化冲服），丹参30g，乳香6g，甘松9g，天麻12g。加减：低血压加桂枝15g；颈椎病加鹿衔草30g；高脂血症、脑动脉硬化加何首乌30g，草决明30g；肢体麻木加秦艽12g，威灵仙15g；头痛头重加川芎12g，羌活9g；苔黄腻加黄连6g，胆南星9g。3天为1疗程。[高宝海，吕绍起，王忠慧. 加味补血汤治疗缺血性脑病. 山东中医药杂志，1994，13 (9)：405]

2. 中老年人眩晕　总有效率95.1%。颈椎增生明显者，原方加葛根30g，丹参改为30g；脉弦、面红、大便干、血压高者，加生大黄6g，钩藤60g，菊

花15g、川牛膝15g；舌质暗、脉涩弱、面色黄属气虚血瘀者，黄芪60～90g，加水蛭6g、地龙10g、川芎15g；口黏腻、舌苔厚腻者，加天麻10g、泽泻15g、胆南星15g、茯苓20g；口干、舌苔少、脉弦、耳鸣者，加生地黄20～30g、山茱萸10g、桑椹子10g。5天为1个疗程。[吕佳瑞，闫凤婷，高燕．加味补血汤治疗中老年人眩晕41例．山东中医杂志，2001，20（6）：349]

【临证提要】 本方有补气养血、活血通络之功，用于脑缺血，以及肢体痿废等。张锡纯加减法："服之觉热者，酌加天花粉、天冬各数钱。觉发闷者，加生鸡内金钱半或二钱。服数剂后，若不甚见效，可用所煎药汤送服麝香二厘或真冰片半分亦可。若服后仍无甚效，可用药汤，送制好马钱子二分。"此外，若瘀血较重者还可加入当归、三七、赤芍、丹参、鸡血藤、益母草、生山楂之类活血化瘀之品，也可使用虫类药如䗪虫、地龙、水蛭等。

定风丹

【来源】《医学衷中参西录·治小儿风证方》。

【组成】 生明乳香三钱　生明没药三钱　朱砂一钱　全蜈蚣大者一条　全蝎一钱

【用法】 共为细末，每小儿哺乳时，用药分许，置其口中，乳汁送下，一日约服药五次。

【功效】 活血祛风通络。

【主治】 初生小儿绵风，其状逐日抽掣，绵绵不已，亦不甚剧。

治小儿绵风或惊风。

【方解】 本证因肝风内动、心火扰神所致，故用朱砂清心安神，蜈蚣、全蝎熄风止痉，乳香、没药活血通络。

【验案精选】

小儿惊风　薛某某，男，18个月。1992年11月15日就诊。家长诉：患儿久泻缠绵未愈，2日前忽四肢厥冷，抽搐不休，喉中漉漉有声。经住院，多次使用解痉药，仍抽搐不止，察其指纹色淡紫，目光呆滞，脉浮小无力。证因患儿久泻脾虚，不能通调水道，积液成痰，致痰涎壅盛肝风因虚内动。遂先取定风丹0.3g冲服，再配益气熄风汤药，以补气涤痰，平肝熄风。药用：生龙骨、怀山药各10g，生牡蛎12g，石决明、生黄芪、西洋参、胆南星各6g，双钩藤、山茱萸、清半夏各5g，薄荷叶、羚羊角各3g。上药煎汤再调服定风丹0.3g。1剂风熄偶有惊跳，2剂痉止，继以健脾止泻剂调治而愈。[许良生．小儿惊风验案二则．四川中医，2000，18（6）：41]

【临证提要】本方具有安神熄风、活血通络之功，用于惊风。张锡纯云：
"能因证制宜，再煮汤剂以送服此丹，则尤效。"今人此方常根据辨证配合汤
药治疗。许仕扬名老中医以本方为基础加减治疗惊风，药用乳香、生没药、
双钩藤各 10g，朱砂 2g，全蜈蚣 1 条，全蝎 3g，共研细末，每服 0.3g，或置
口中，乳汁送服。可供参考。

加味磁朱丸

【来源】《医学衷中参西录·治痫风方》。

【组成】磁石二两，能吸铁者，研极细水飞出，切忌火　　赭石二两　　清半夏二两
朱砂一两

【用法】上药各制为细末。再加酒曲半斤，轧细过罗，可得细曲四两。炒
熟二两，与生者二两，共和药为丸，桐子大。铁锈水煎汤，送服二钱，日
再服。

【功效】平肝化痰。

【主治】痫风。

【方解】本证因肝风内动、挟痰火上冲所致，故用磁石平肝，朱砂清心，
半夏、代赭石降逆化痰。

【验案精选】

癫痫　徐某某，男，37 岁。该病人自 1954 年 7 月因暴怒后，突然昏倒，
两目直视，头项强直，四肢抽搐，不省人事，小便失禁；从 1959 年以来，发
作逐渐频繁，每隔 2～3 天发作 1 次，每次发作达 15 分钟左右。醒后头晕头
痛，四肢麻木，经营城煤矿职工医院确诊为癫痫。经服加味磁朱丸 1 个月后
发作次数减少，继续服药 2 个月，发作完全停止，恢复工作，遂访 1 年，未
见复发。

加味磁朱丸药物组成及用量用法：南星 100g，半夏 15g，磁石 100g，生
赭石 100g，朱砂 100g，全虫 100g，蜈蚣 30 条，白芍 200g，神曲 200g，甘草
200g。以上药物共为细面，炼蜜为丸，每丸 15g 重。日服 3 次，每次 1 丸，铁
锈水送服，小儿减半，疗程 90 天。一般需服药 3 个月至半年。[尤洪范．加味磁
朱丸治疗癫痫．吉林中医药，1981，(2)：47]

【临床应用】

癫痫　总有效率为 97%。药物组成：磁石 60g，代赭石 60g，清半夏 60g，
朱砂 30g，神曲生熟各 60g。上药各为极细末，充分混匀，和药为丸成桐子大，
每日 2 次，每次白水送服 6g。小儿酌减。服药方法：30 天为 1 个疗程，服本

方第 1 个疗程时，必须同时服用抗癫病西药，第 2 个疗程开始减去西药 1/2 量，第 3 个疗程减 2/3 量，第 4 个疗程停服西药。出现疗效时间为 3~6 疗程。在控制症状后仍需服用本方 1 年，可达到治愈目的。[陈纪娟. 加味磁朱丸治疗癫痫. 山东中医杂志，1996，15（9）：424]

【临证提要】此方为磁朱丸以酒曲易神曲，加赭石、清半夏而成。具有平肝清火降逆化痰之功，现代主要用于治疗癫痫。

干颓汤

【来源】《医学衷中参西录·论脑贫血痿废治法》。

【组成】生箭芪五两　当归一两　甘枸杞果一两　净杭萸肉一两　生滴乳香三钱　生明没药三钱　真鹿角胶六钱捣碎

【用法】先将黄芪煎十余沸，去渣。再将当归、枸杞、萸肉、乳香、没药入汤同煎十余沸，去渣。入鹿角胶末融化取汤两大盅，分两次温饮下。

【功效】益气补肾活血。

【主治】肢体痿废，或偏枯，脉象极微细无力者。

【方解】本证因脾肾两虚，脉络不通所致，故重用黄芪补气通络，当归补血活血，鹿角胶、山茱萸、枸杞子补肾养筋，乳香、没药活血通络。

【验案精选】

眩晕（脑供血不足）　刘某，女，52 岁。1998-03-05 就诊。患者 5 年来每因劳累或情绪波动时头晕目眩反复发作，曾经中西药治疗后好转。1 周前复因情绪激动头晕目眩复作，伴恶心呕吐。于当地医院静脉点滴脉络宁注射液后症状不减而来我院，经脑 CT 检查及五官科检查均未见异常，经颅多普勒检查示脑供血不足。诊断为眩晕。予干颓汤加味治疗。处方：生黄芪 50g，当归 10g，枸杞子 10g，萸肉 10g，鹿角胶 15g，乳香 10g，没药 10g，葛根 10g，羌活 10g，生龙骨 30g，生牡蛎 30g。水煎服，日 1 剂。10 剂后眩晕止，临床症状消失，继服上方 10 剂以巩固疗效。1 个月复查经颅多普勒示大脑供血明显好转。[李秀华. 干颓汤治疗脑供血不足眩晕 91 例. 河北中医，2002，24（8）：598]

【临床应用】

脑供血不足眩晕　总有效率为 86.8%。药物组成：生黄芪 50g，当归 10g，枸杞子 10g，山茱萸 10g，鹿角胶 15g，乳香 10g，没药 10g。颈项强痛加葛根 10g、羌活 10g；风阳上扰加生龙骨、生牡蛎各 30g。鹿角胶打碎，黄芪先煎 15 分钟。纳入诸药水煎去渣，入鹿角胶烊化取汁 300ml，分 2 次早晚温服。10 日为 1 个疗程。[李秀华. 干颓汤治疗脑供血不足眩晕 91 例. 河北中医，2002，

24（8）：598]

【临证提要】本方具有补气养血，活血活络之功效，用于肢体痿废、中风偏枯。今用于脑供血不足眩晕有效。

补脑振痿汤

【来源】《医学衷中参西录·论脑贫血痿废治法》。

【组成】生箭芪二两　当归八钱　龙眼肉八钱　杭萸肉五钱　胡桃肉五钱　䗪虫三枚大者　地龙三钱，去净土　生乳香三钱　生没药三钱　鹿角胶六钱　制马钱了末二分

【用法】共药十一味，将前九味煎汤两盅半，去渣，将鹿角胶入汤内融化，分两次送服制马钱子末一分五厘。

【功效】益气补肾，活血通络。

【主治】肢体痿废偏枯，脉象极微细无力，服药久不愈者。

【方解】本证因气虚肾虚，经络不通所致，故重用黄芪补气行血，当归补血活血，龙眼肉养血安神，山茱萸、胡桃肉、鹿角胶补肾强筋，乳香、没药、地龙、䗪虫活血通络，制马钱子开通经络，透达关节。

【验案精选】

痿证　某，年过四旬，自觉呼吸不顺，胸中满闷，言语动作皆渐觉不利，头目昏沉，时作眩晕。延医治疗，投以开胸理气之品，则四肢遽然痿废。再延他医，改用补剂而仍兼用开气之品，服后痿废加剧，言语竟不能发声。愚诊视其脉象沉微，右部尤不任循按，知其胸中大气及中焦脾胃之气皆虚陷也。于投以拙拟升陷汤加白术、当归各三钱。服两剂，诸病似皆稍愈，而脉象仍如旧。因将黄芪、术、当归、知母各加倍，升麻改用钱半，又加党参、天冬各六钱，连服3剂，口可出声而仍不能言，肢体稍能运动而不能步履，脉象较前有起色似堪循按。因但将黄芪加重至四两，又加天花粉八钱，先用水六大盅将黄芪煎透，去渣，再入他药，煎取清汤两大盅，分两次服下，又连服三剂，勉强可作言语，然恒不成句，人扶之可以移步。遂改用干颓汤，惟黄芪仍用四两，服过十剂，脉搏又较前有力；步履虽仍需人，而起卧可自如矣；言语亦稍能达意，其说不真之句，间可执笔写出，从前之头目昏沉眩晕者，至斯亦见轻。俾继服补脑振痿汤，嘱其若服之顺利，可多多服之，当有脱然全愈之一日也。（《医学衷中参西录》）

【临床应用】

缺血性中风后遗症　总有效率96.67%。药用补脑振痿胶囊，0.5g/粒，

每次 6 粒，每天 3 次，连服 30 天为 1 个疗程。[姜守军，晏军，崔勇.补脑振痿胶囊治疗缺血性中风后遗症的临床研究.河南中医，2001，21（5）：26 - 28]

【药理研究】

脑保护、抗血栓 对大鼠双侧颈总动脉急性不完全性脑缺血模型，补脑振痿胶囊能减轻脑水肿，降低脑缺血后脑血管的通透性。补脑振痿胶囊能延缓因电刺激而致的血管内血栓形成。以上作用表明该方具有治疗缺血性脑中风的作用。[晏军，姜守军，赵晶，等.补脑振痿胶囊对实验性脑缺血大鼠的保护作用及抗动脉血栓形成的影响.中国中医基础医学杂志，2001，7（1）：23 - 25]

【临证提要】 本方具有补气养精，化瘀通络之功，用于肢体痿废。今改剂型为胶囊，用于脑缺血的治疗。张锡纯云："此方与前方（干颓汤）若服之觉热者，皆可酌加天花粉、天冬各数钱。"

振颓汤

【来源】《医学衷中参西录·治肢体痿废方》。

【组成】 生黄芪六钱　知母四钱　野台参三钱　白术三钱　当归三钱　生明乳香三钱　生明没药三钱　威灵仙钱半　干姜二钱　牛膝四钱

【用法】 水煎服。

【功效】 益气健脾，活血祛风。

【主治】 痿废。

【方解】 本证因气虚络阻所致，故用生黄芪大补元气，党参、白术健脾胃，当归活血补血，乳香、没药活血化瘀，威灵仙祛风通络，牛膝补肾强筋，知母清热润燥，干姜温中助运。

【验案精选】

脑缺血偏瘫 陈某某，男，68 岁。1999 年 3 月 12 日初诊。患高血压病、脑动脉硬化 10 余年。1 月前突然晕倒，意识模糊，伴右侧上下肢瘫痪。急送市某医院救治，经 CT 检查等，诊为急性脑梗死。住院治疗 20 余天，神智转清，言语如常，但右侧肢体瘫痪、口眼歪斜未见明显好转，遂来求诊于中医。诊见神疲乏力，头晕，有时耳鸣，右侧肢体肌张力增高，右上下肢肌力均为Ⅰ级，右侧各腱反射略亢进，右侧巴彬斯基征阳性。舌质淡、边见紫黯、苔白滑，脉弦。测血压 165/92mmHg。辨为气虚血瘀，阻塞经络。治拟益气活血，通脉振颓，用益气活血振颓汤加减：生黄芪45g，石决明、钩藤各30g，当归、赤芍、白蒺藜、炒僵蚕各12g，炒白术、川芎、桂枝各9g，干地龙、西秦艽、川牛膝各15g，制乳香、制没药各6g。每日1剂，水煎服。服药20天，患者自觉患肢轻松，右下肢已能自主屈伸、抬起，右上肢也已能水平摆动；查肌力，右上肢Ⅱ级，右下肢Ⅲ级。1个月后，患者已能自主站立及下地扶拐行走，治疗3个月，诸症消失。随访至今，肢体活动功能如常。[李勇. 益气活血振颓汤治疗缺血性中风偏瘫57例. 浙江中医杂志，2002，37（9）：384]

【临床应用】

缺血性中风偏瘫 总有效率达89.47%。药物组成：生黄芪45g，当归、干地龙、赤芍各12g，炒白术、川芎、制乳香、制没药各9g，西秦艽、川牛膝各15g，鸡血藤20g，桂枝6g。加减：肝阳上亢，血压偏高者，去桂枝，加石决明、钩藤各30g，茺蔚子、白蒺藜各12g；痰涎较盛者，加石菖蒲、胆南星各9g；口眼歪斜者，加炒僵蚕12g，全蝎4g；夜寐不宁者，加炒枣仁15g，远志9g。每日1剂，水煎服。治疗1个月为1疗程。疗1～3个疗程。[李勇. 益气活血振颓汤治疗缺血性中风偏瘫57例. 浙江中医杂志，2002，37（9）：384]

【临证提要】本方具有益气活血通经活络之功，用于偏枯，现用于脑缺血后遗症的治疗。张锡纯云："热者，加生石膏数钱，或至两许。寒者去知母，加乌附子数钱。筋骨受风者，加明天麻数钱。脉弦硬而大者，加龙骨、牡蛎各数钱，或更加山萸肉亦佳。骨痿废者，加鹿角胶、虎骨胶各二钱（另炖同服）。然二胶伪者甚多，若恐其伪，可用续断、菟丝子各三钱代之。手足皆痿者，加桂枝尖二钱。"此外，"若其痿专在于腿，可但用牛膝以引之下行。若其人手足并痿者，又宜加桂枝兼引之上行。"加减法中，石膏清热，附子散寒，龙骨、牡蛎、山萸肉熄风，鹿胶、虎胶补骨，天麻熄风通络，牛膝下行补骨，桂枝上行祛风。

振颓丸

【来源】《医学衷中参西录·治肢体痿废方》。

【组成】人参二两　白术二两炒　当归一两　马钱子一两，法制　乳香一两　没药一两　全蜈蚣大者五条，不用炙　穿山甲一两，蛤粉炒

【用法】将马钱子先去净毛，水煮两三沸即捞出。用刀将外皮皆刮净，浸热汤中，旦、暮各换汤一次，浸足三昼夜取出。再用香油煎至纯黑色，擘开视其中心微有黄意，火候即到。将马钱子捞出，用温水洗数次，将油洗净。再用沙土，同入锅内炒之，土有油气，换土再炒，以油气尽净为度。

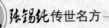

共轧细过罗，炼蜜为丸如桐子大。每服二钱，无灰温酒送下，日再服。

【功效】通络活血益气。

【主治】前证之剧者，可兼服此丸，或单服此丸亦可。并治偏枯、痹木诸证。

【方解】本证因气虚络阻所致，故用马钱子、蜈蚣、穿山甲开通筋络、透达关节，乳香、没药活血化瘀，人参、白术、当归益气养血，助上药的开通化瘀之力。

【临床应用】

神经系统疾病 包括脊萎缩侧索硬化，胸腰段外伤性脊髓损伤，脑血栓致半身偏瘫，腰椎间盘脱出压迫坐骨神经，椎管狭窄下肢麻木、无力等。总有效率为93.75%。组方如下：人参90g，炒白术90g，当归45g，制马钱子45g，乳香45g，没药45g，全蜈蚣7条，炒穿山甲45g。以上诸药磨碎后过细筛，和蜜为丸，每丸6g，每次服1丸，每日2次。治疗6个月。[岳晋萍.振颓丸在治疗神经系统疾病中的应用.中西医结合心脑血管病杂志，2003，1（5）：303]

【临证提要】本方有补气活血通络之功，用于偏枯、麻木诸症。方中马钱子为主药，但有剧毒，临床使用时一定要注意通过适当炮制以减毒，文献报道其炮制方法如下：取马钱子45g与1000g绿豆用水浸泡2昼夜，换水后一起煮沸，直至绿豆开花即可，将马钱子捞出净皮毛，晾干，用黄土慢火同炒，致马钱子外微黑，掰开内部微黄为度。可供参考。

理冲汤

【来源】《医学衷中参西录·治女科方》。

【组成】生黄芪三钱　党参二钱　白术二钱　生山药五钱　天花粉四钱　知母四钱　三棱三钱　莪术三钱　生鸡内金三钱，黄者

【用法】用水三盅，煎至将成，加好醋少许，滚数沸服。

【功效】补气活血。

【主治】妇女经闭不行或产后恶露不尽，结为癥瘕，以致阴虚作热，阳虚作冷，食少劳嗽，虚证沓来。服此汤十余剂后，虚证自退，三十剂后，瘀血可尽消。

室女月闭血枯。

男子劳瘵，一切脏腑癥瘕、积聚、气郁、脾弱、满闷、痞胀、不能饮食。

【方解】本证因气虚血瘀所致，故用黄芪、党参、白术、山药益气补正，三棱、莪术、鸡内金活血化瘀，参芪得棱莪之流通，则补而不滞，棱莪得参芪扶正，则攻邪而不伤正，知母、天花粉既防参芪等温燥，又能养阴散结。

【验案精选】

1. 妇科病

（1）子宫肌瘤　杨某，40岁，工人，1998年5月5日初诊。患者月经紊乱，经量多1年余。B超提示：子宫肌瘤，约3.5cm×2.8cm×1.9cm。症见经血淋漓17天，量多，色紫暗夹有血块，时有小腹疼痛，头晕腰酸，下肢无力，带下量多，色黄白相兼，有异味，大便秘结，舌质紫暗，舌苔白腻，脉细滑。辨证为脾肾气虚，血行不畅，瘀积结于胞宫。治以扶正益气，破血消癥。方选理冲汤加减：黄芪30g，党参15g，白术15g，天花粉15g，知母12g，三棱15g，莪术15g，鸡内金10g，夏枯草20g，肉苁蓉15g，生牡蛎30g，三七粉（冲）3g，生水蛭粉（冲）3g。每日1剂，水煎服。服5剂血止，守方加减连服3个月，诸症渐减。B超复查：子宫大小正常。1年后随访，未再复发。[李云端．理冲汤治妇科癥瘕验案3则．国医论坛，2000，15（3）：37]

（2）双侧输卵管肿块　王某，37岁，农民，1998年8月10日初诊。患者带下量多，小腹坠痛2年余。近期B超提示：双侧输卵管增粗，左右分别有一2.0cm×1.7cm和2.3cm×1.8cm的肿块。曾服氟哌酸胶囊、静滴甲硝唑治疗月余，疗效不著，始求余诊治。现症：两侧少腹坠痛，得温则舒，经期加重，带下量多，色白质稀，腰酸肢软，大便不实，舌淡暗，苔白根腻，脉缓弱。辨证为脾肾两虚，寒凝湿阻，瘀积脉络。治宜温补脾肾，破血散结，化湿止带。方选理冲汤加减：黄芪30g，党参15g，炒白术20g，天花粉15g，三棱15g，莪术15g，鸡内金9g，夏枯草20g，橘核10g，薏苡仁20g，补骨脂15g，狗脊15g，生水蛭粉3g（冲服）。每日1剂，水煎分2服，连服80余剂，诸症悉除。B超复查：未见异常。[李云端．理冲汤治妇科癥瘕验案3则．国医论坛，2000，15（3）：37]

（3）附件肿块　吴某，女，29岁，彭泽县马当镇人。下腹疼痛，以左侧甚，腰背酸胀，纳差，小便坠胀，月经量少，呈暗紫色，并有少许瘀块。足月顺产1女已6岁。2003年12月29日彭泽县人民医院B超示：左侧附件炎性见33mm×30mm液性团，界欠清。诊断为："左侧附件炎性肿块"。经抗炎，金刚藤口服及桂枝茯苓胶囊治疗效果欠佳。于2004年3月3日来我所求为诊治。刻诊：患者颊部长有少许黄褐斑，腹平，下腹压痛，左侧为甚。舌淡白，脉弦细。治则：健脾和胃，滋补肝肾，行气化瘀消痰。药用：党参10g，黄芪30g，山药20g，三棱20g，莪术20g，知母10g，天花粉20g，生鸡内金20g，炒白术10g，熟地25g，山萸肉10g，水蛭10g（研末分冲）。随症加减服 28 剂后诸症均安。于同年 4 月 1 日彭泽县人民医院 B 超示：双侧附件未见明显异常。为巩固治疗及预防复发加服理冲丸 1 付，随访至今未见复发，并于 2006 年元月顺产 1 子。［魏述炎. 理冲汤的临床应用. 江西中医药，2006，37 (284)：57]

（4）卵巢囊肿　傅某，女 42 岁。1993 - 10 - 08 诊。自述近年月经紊乱，经色紫黑有块，印堂或前头部晕痛、耳鸣、眼花、失眠、心悸、健忘、焦虑不安、胸胁胀闷、腰腿酸软、少腹胀满并冷，妇检发现左侧卵巢囊性肿块如鹅蛋大，质软，表面光滑，边缘清楚，活动良好，B 超探查证实为囊性肿物，大小同前，建议手术。患者苦于手术而就诊。刻下：症同前，形寒，面白，白睛郁蓝，舌淡苔白薄，脉弦涩。证属气滞血瘀并寒客冲任之络。类似《灵枢·水胀》肠覃之论述，拟锡纯"理冲汤"合"四逆散"加减，药用：生黄芪 30g，炒白术 20g，党参 30g，鸡内金 10g，三棱、莪术、炒白芥子、生白芍、肉桂各 15g，柴胡 12g，炒枳壳 10g，生甘草 6g，制附子 20g。日 1 剂，水煎服。外用星芥散 50g，装纱布袋加黄酒适量蒸热，每晚放置左少腹上，用特制月经带固定。旬日后复诊诉，药服 10 剂时，突然带下淋漓，细察之，均似黄水样，即感全身舒畅，用手按少腹，似囊肿消失，数天后，B 超探查已无囊肿，追访至今无复发。［邱志济，邱江峰，邱江东. 理冲汤合外敷星芥散治疗妇科肿块验案三则，1998，25 (1)：39]

（5）乳腺增生　朱某，女，35 岁。1994 - 09 - 10 诊。自述 3 年来两侧乳房肿块逐年增大，乳头常有淡黄液体渗出，现已扪及鸡蛋大肿块，有压痛，表面光滑，质中，经红外线热象仪检查为乳腺囊性增生，不愿手术而来诊。刻下：述近年带下色白量多，腰酸背痛，胃脘痞满，恶寒，常有呕恶，印堂隐痛不适，舌淡白，薄腻苔，脉沉涩。证属冲任损伤导致厥阴肝经瘀滞而成乳癖。拟理冲汤，药用：生黄芪、党参、淮山药各 30g，鸡内金 12g，鹿角霜、炒白术各 20g，三棱 10g，莪术 12g，生半夏 15g，生南星 10g。日 1 剂，水煎服，加外用"星芥散"40g，分放两纱布袋，每日加小量黄酒蒸热后放入胸罩内靠肿块处，每 2 天换新药，内服外敷 1 个月，两侧肿块均消失，追访至今无复发。［邱志济，邱江峰，邱江东. 理冲汤合外敷星芥散治疗妇科肿块验案三则，1998 年 1 月，25 (1)：39]

（6）慢性盆腔炎　刘某某，25 岁，工人，1974 年 10 月 15 日初诊。3 年前第一胎足月产后 20 天开始发热、腹痛，经某医院诊为"盆腔炎"住院，经用抗生素治疗好转出院。其后常感腰酸，下腹疼痛，连及少腹胸胁胀痛。月经周期提前、量多、色红有块，经前及经期腰腹疼痛加重，不能坚持工作。平时带下量多，色黄气臭。纳差，口干而苦，渴不多饮，心烦易怒，小便色黄，大便不爽。末次月经 10 月 4 日来潮，周期 23 天，持续 9 天净。体检：形体较弱，面色萎黄，舌质暗红，边尖有瘀斑，苔黄腻，脉弦滑略数。妇检：宫颈充血，分泌物黄色量多，子宫后倾，活动不良，宫旁组织肥厚，左侧附件可扪及鹅卵大肿物，软硬不匀，压痛明显，活动不良，右侧附件对合良好。诊断为慢性盆腔炎，继发性痛经。中医辨证：产后气血不足，邪毒内侵，损伤冲任，瘀血停留，气滞血瘀，积久成癥，而为痛经、癥瘕之证，治当活血化瘀，兼以清热解毒，方用党参、黄芪、三棱、鸡内金各15g，知母、天花粉、莪术各20g，败酱草、白薇、薏苡仁各50g。8剂后纳谷转香，气力增加，腹痛减轻，带下量减，二便正常，舌质暗红，边尖仍有瘀斑，黄腻苔已退，脉弦滑不数。妇检：附件肿块略缩小，宫颈光滑，分泌物白色中等量。湿热虽清，瘀血未化，宜集中力量益气化瘀，前方减败酱草、白薇、薏苡仁，加夏枯草25g，䗪虫、白术各15g，莪术改为30g，进6剂后，月经于10月31日来潮，经前及经期疼痛减轻，经量减少，持续7天净，经期及经后，照常服药。12月4日来诊，自述11月29日月经来潮，周期28天，量、色、质均正常，持续6天净，经前及经期，除轻度腰酸外，余无所苦，面色已转红润，舌红，边尖瘀斑已消，苔薄白，脉缓滑平和。妇检正常。先后服药38剂而愈，此后月经未潮而孕。［王耀廷．理冲汤治疗慢性盆腔炎51例小结．1980，(3)：14－15］

（7）不孕症 方某，38岁，2005年1月30日初诊。结婚15年，继发不孕7年，自然流产3次，近3年自感双侧少腹痛，月经延期，量少色淡红，畏寒肢冷，神疲乏力，语声低怯，腰膝酸软，小腹疼痛，经期加重，食欲不振，大便尚可，小便清长，舌淡红，苔薄白，脉沉细。输卵管通液术示双侧输卵管欠通畅，测基础体温为单相，诊刮术后病理回报：子宫内膜单纯增生过长，西医诊断为：排卵功能障碍兼输卵管不全通畅，给予2次输卵管通液术后，示双侧输卵管通畅，测基础体温仍为单相，中医辨证为肾阳不足，瘀阻胞宫，宫寒不孕，治以温肾健脾、行气活血，方选理冲汤加味。处方：党参25g，白术15g，黄芪30g，山药25g，三棱15g，莪术15g，败酱草25g，薏苡仁25g，牛膝15g，车前子15g，蜈蚣2条，䗪虫10g，鸡血藤50g，桂枝15g，茯苓25g，甲珠10g，皂角刺10g。水煎浓缩至150ml灌肠，日1次，每天配合灸疗神阙穴30分钟。连续治疗3个月后，患者于2005年7月妊娠，2006年4月足月剖腹产1健康男婴。［孙腊梅，张红．理冲汤灌肠配合灸疗神阙穴治疗不孕症100例．吉林中医药，2007，27（4）：36］

2. 早期肝硬化 黄某，男，71岁，农民。纳差，腹胀，乏力1～2月，于2004年6月29日来我所诊治。诊见：患者营养状况较差，消瘦，精神不振，动则气短。皮肤干枯，未见蜘蛛痣及肝掌，面色暗无光泽。心肺正常，腹平，肝肋下1横指，剑突下2.5横指，质中。B超示：早期肝硬化，余

（－）。舌淡、苔薄黄、津多，脉弦滑略数。治则：滋补肝肾，活血化瘀，益气健脾。药用：党参10g，黄芪10g，山药30g，生鸡内金20g，菟丝子10g，麦芽30g，谷芽30g，炒白术15g，泽泻10g，丹皮10g，山茱萸10g，茯苓10g，神曲10g，陈皮5g，丹参20g，甘草5g。服上药9剂后，除乏力外，余症均安。后取理冲汤原方去三棱、莪术，加重生鸡内金的用量，研细末装0号胶囊，每服6粒，每日3次。21金维他1粒（浙江民生制药），每日服2次。2月后余症皆消，随访至今未见复发。［魏述炎.理冲汤的临床应用.江西中医药，2006年8月，37（284）：57］

3. 前列腺肥大　朱某，男，68岁，技术干部。1997年10月12日就诊。自诉近1年来出现尿频尿急，夜尿次数增多，尿有余沥不尽，曾在诊所服用氟哌酸等消炎药治疗，效果不好，且症状渐加重。沁尿外科医生直肠指诊示：前列腺Ⅱ度增生，表面光无结节，边缘清楚，质中弹性一般，中央沟消失。B超检查示：前列腺良性肥大，排尿后膀胱残余尿量约60ml。外科医生建议手术切除，因患者不同意而转来本科就诊。舌质暗紫，苔薄，脉细涩。予生黄芪、天花粉各30g，党参、白术、生山药、三棱、莪术、生鸡内金、威灵仙各15g，水蛭10g，白芍、补骨脂、益智仁各15g，每日1剂，分早晚煎服，连续用药2疗程。复诊诉夜尿次数明显减少，查B超示：前列腺体积较前明显缩小，排尿后膀胱内未见残余尿。［刘邵峰.理冲汤治疗前列腺肥大32例.四川中医，2000年，18（4）：31－32］

【临床应用】

1. 子宫肌瘤　总有效率为93.55%。药物组成：黄芪30g，党参15g，天花粉15g，白术10g，山药20g，知母15g，三棱10g，莪术15g，鸡内金15g。加减：伴有盆腔炎症重者加红藤、败酱草、马鞭草；青年女性患者伴有心烦易怒，乳房胀痛者加调肝清肝之品：柴胡、香附、玫瑰花；中年女性更年期前后加调节冲任之品：鹿衔草、仙茅、淫羊藿、巴戟；白带多者加苍术、黄柏、鸡冠花；月经量多色鲜红，经期延长或提前者加仙鹤草、贯众炭、生地、海螵蛸；痛经严重者加炒蒲黄、炒灵脂、炒川楝子、（醋制）元胡；少腹冷痛胀者加吴茱萸、乌药、炮姜、荔枝核；体态肥胖伴有痰浊者加半夏、陈皮、海藻、昆布。20剂为一疗程。［曹文.理冲汤治疗子宫肌瘤62例疗效观察.中国中医药现代远程教育，2010，8（17）：36］

2. 慢性盆腔炎　总有效率为97.5%。治疗方药：鸡血藤50g，黄芪30g，党参、茯苓、山药、败酱草、薏苡仁各25g，白术、三棱、莪术、牛膝、车前子、芥穗各15g；肝郁明显者加香附15g，郁金10g，川楝子20g；腰痛甚者加川续断15g，杜仲5g；小腹发凉者加炮姜10g，小茴香10g，每于月经净后3天始服，每剂分3次服用，日服2次，早晚分服，每月8～10剂。1个月为1

个疗程，治疗 3 个疗程。[许学风，王兵. 理冲汤治疗慢性盆腔炎 120 例. 陕西中医，1994，15（12）：550]

3. 卵巢早衰 能明显改善血清激素 FSH、LH、E_2 水平，促进月经恢复，减轻更年期症状，改善卵巢功能。于孕激素撤退出血第 5 天始服用理冲汤加减：党参 15g，白术 15g，黄芪 15g，山药 15g，生地 12g，当归 10g，白芍10g，三棱 6g，莪术 6g，鸡内金 9g，牛膝 12g，甘草 10g。肾阴虚加龟板 9g、鳖甲 9g、女贞子 30g、旱莲草 15g；肾阳虚，腰困、腰痛明显将生地改为熟地，加菟丝子 10g、桑寄生 9g、川续断 9g；气郁明显加郁金 6g；气弱而郁则三棱、莪术减半；身体羸弱、脉虚数者去三棱、莪术，鸡内金改为 15g。10剂为 1 个疗程，连用 3 个疗程。[许学风. 理冲汤联合激素替代治疗卵巢早衰 32 例临床分析. 中国妇幼保健，2008，23（13）：1883-1884]

4. 肠粘连 总有效率为 90%。理冲汤：黄芪、党参、白术、山药各 20g，三棱、莪术、鸡内金、知母各 10g，天花粉 12g。辨证加减：阳虚去天花粉、知母，加肉桂 3g，熟附子 10g；阴虚加生地 20g，天冬 10g；痛血甚加制水蛭6g，丹参 20g；腹胀甚去天花粉、知母，加莱菔子 30g；腹泻去知母，加白芍11g；恶心呕吐，加姜半夏 10g。10 剂为 1 疗程，一般 1~3 疗程，最长 4 疗程。[王寄鸿. 理冲汤治疗肠粘连 22 例. 陕西中医，1998 年 1 月，19（1）：28-29]

5. 前列腺肥大 总有效率 90.7%。药用：生黄芪、天花粉各 30g，党参、白术、生山药、知母、三棱、莪术、生鸡内金、威灵仙各 15g，水蛭 10g。随症加减：脾虚便溏者，以白芍代知母，肾虚怕冷者加肉桂、补骨脂，小便失禁者加益智仁、桑螵蛸，便涩痛明显者加竹叶、黄柏，血尿者加白茅根、琥珀粉。[刘邵峰. 理冲汤治疗前列腺肥大 32 例. 四川中医，2000 年，18（4）：31-32]

【药理研究】

抗肿瘤 理冲汤可以使实验性子宫肌瘤大鼠子宫体积缩小，改善子宫肌瘤细胞的超微结构，使其接近正常细胞结构。[邹小丽，李冬华，王亚松，等. 理冲汤对子宫肌瘤大鼠细胞超微结构的影响. 中医药导报，2011，17（11）：3-5] 理冲汤对子宫肌瘤 P53 信号通路的细胞凋亡、细胞周期、细胞生长增殖和分化、DNA 修复等相关基因均有调节作用。[李冬华，谢小磊，张业兰，等. 理冲汤对体外培养人子宫肌瘤细胞 P53 信号通路基因表达谱的影响. 中国实验方剂学杂志，2011 年 11月，17（21）：95-99]

【临证提要】 理冲汤具有补气活血消癥之功，用于妇女经闭不行，或产后恶露不尽，以及癥瘕。现代常用于治疗子宫肌瘤、慢性盆腔炎等常见妇科疾病。还可以用于治疗肠粘连、前列腺肥大、早期肝硬化等疾病。张锡纯提出本方加减化裁方法："服之觉闷者，减去白术。觉气弱者，减三棱、莪术各一钱。泻者，以白芍代知母，白术改用四钱。热者，加生地、天冬各数钱。凉者，知母、花粉各减半，或皆不用。凉甚者，加肉桂（捣细冲服）、乌附子各二钱。瘀血坚甚者，加生水蛭（不用炙）二钱。若其人坚壮无他病，惟用以消癥瘕积聚者，宜去山药。室女与妇人未产育者，若用此方，三棱、莪术宜斟酌少用，减知母之半，加生地黄数钱，以濡血分之枯。若其人血分虽瘀，而未见癥瘕或月信犹未闭者，虽在已产育之妇人，亦少用三棱、莪术。若病患身体羸弱，脉象虚数者，去三棱、莪术，将鸡内金改用四钱，因此药能化瘀血，又不伤气分也。迨气血渐壮，瘀血未尽消者，再用三棱、莪术未晚。若男子劳瘵，三棱、莪术亦宜少用或用鸡内金代之亦可。"

方中三棱、莪术多用久用可破气破血，张锡纯于其用法解释甚详。但临床报道二药用量较大，最多有达50g，未见明显副作用，其原因可能与黄芪、党参等并用有关。此外，治疗时加用䗪虫、水蛭等软坚搜剔之虫类药，常可缩短疗程。

理冲丸

【来源】《医学衷中参西录·治女科方》。

【组成】水蛭一两，不用炙　生黄芪一两半　生三棱五钱　生莪术五钱　当归六钱　知母六钱　生桃仁六钱，带皮尖

【用法】上药七味，共为细末，炼蜜为丸桐子大，开水送服二钱，早晚各一次。

【功效】补气活血。

【主治】同理冲汤。

【方解】本证气虚血瘀所致，故用水蛭、三棱、莪术、当归、桃仁活血逐瘀，黄芪益气，知母清热润燥。

【验案精选】

闭经　李某，29岁，乌鲁木齐甘厂职工，1996年6月28日初诊。婚后4年不孕，闭经3年。月经史：13，5/28，量可，色鲜，1993年5月因其母患病，思想负担较重，情志忧郁，不思饮食，之后月经渐渐后期，发展成闭经。查阴道雌激素水平正常，FSH26 IU/L，LH18 IU/L，蝶鞍相检查阴性，B超探查子宫、卵巢未见异常，测基础体温3个月皆呈单相型。经常肌内注射黄体酮维持月经周期，之后又在市某医院服中药1年，服药期间月经按时来潮，但停药又闭止。现症：情志忧郁，面色晦暗，肌肤甲错，畏寒肢冷，厌食乏力，舌质淡有瘀点、苔少，脉沉细，根据月经史、闭经史及相应检查资料，

诊断为下丘脑中枢神经性闭经。用理冲丸加紫河车粉100g，醋香附60g，1月后月经来潮，饮食大增，面色红润，畏寒消除。继服2月，第五个月即妊娠，随访至今月经正常。[高廷社，伍兴才. 理冲丸治疗下丘脑中枢神经性闭经98例体会. 北京中医，1998，1（1）：30-31]

【临床应用】

下丘脑中枢神经性闭经　98例中痊愈62例，半年内随访，妊娠42例，有效33例，无效3例。理冲丸组成：生水蛭30g，生黄芪45g，生莪术15g，生三棱15g，当归18g，知母18g，生桃仁18g。上药为细末，炼蜜为6g/丸，一日2次，1次一丸。肝肾亏损型加紫河粉100g；肝气郁结型加醋香附60g；痰湿阻滞型加瓜蒌60g，生山楂60g。治疗1~3个月。[高廷社，伍兴才. 理冲丸治疗下丘脑中枢神经性闭经98例体会. 北京中医，1998，1（1）：30-31]

【临证提要】　理冲丸具有逐瘀通经之功，用于治疗闭经、癥瘕。

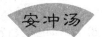

【来源】《医学衷中参西录·治妇科方》。

【组成】 白术六钱，炒　生黄芪六钱　生龙骨六钱，捣细　生牡蛎六钱，捣细　生地六钱　生杭芍三钱　海螵蛸四钱，捣细　茜草三钱　川续断四钱

【用法】 水煎服。

【功效】 补气清热，敛阴止血。

【主治】 妇女经水行时多而且久，过期不止或不时漏下。

【方解与方论】 本证因脾肾不足，经水不固所致，故用黄芪、白术补气健脾，生地、白芍补肝养血，川续断补肾固涩，龙骨、牡蛎、海螵蛸、茜草敛冲止血，茜草又可化瘀行血。

张锡纯云："（茜草、海螵蛸）大能固涩下焦，为治崩之主药也。"

【验案精选】

1. 功能失调性子宫出血　陈某，43岁，初诊时间2007年11月8日。患者以阴道间断出血3个多月，血量增多3天就诊。平素月经规律，4~5/28天，量、色、质均正常。G2P1+1。末次月经2007年6月21日。就诊前3天始血量增多，色黯红，夹血块。伴腰酸小腹胀，纳眠差，阵发潮热汗出，全身乏力，头晕耳鸣，四肢欠温，大便溏，小便调。舌淡红，苔薄黄，脉沉细。既往体健。辅查：血常规示PLT 111×10⁹/L，HGB85g/L。B超示：子宫前后径3.5cm，内膜厚0.6cm，余（-）。中医诊断为崩漏（脾肾两虚证），西医诊断：围绝经期功血；继发贫血。治法补肾健脾，清热凉血，固冲止血。处

方安冲汤化裁：黄芪 30g，炒白术 12g，黄芩 12g，焦栀子 12g，干地黄 12g，白芍 12g，山茱萸 15g，炒川续断 15g，茜草 15g，仙鹤草 30g，陈皮 12g，桑寄生 15g，炒地榆 15g，生牡蛎 30g，上方共 4 剂，水煎服，每日 1 剂，分 3 次服。血止后服中成药八珍颗粒，每次 3.5g，每日 2 次冲服。注意阴部清洁卫生，放松紧张情绪。二诊（2007 年 11 月 12 日）：服药 3 剂后阴道流血已干净，纳谷渐增，觉阴部微痒，偶有潮热汗出，腰酸，大便不实，舌质仍淡红，脉沉细。治则补肾健脾，养血调经。方药：黄芪 30g，当归 12g，炒白术 12g，干地黄 12g，山药 15g，枣皮 15g，炒续断 15g，桑寄生 15g，女贞子 15g，旱莲草 15g，补骨脂 15g，陈皮 12g，6 剂，煎服方法同前，继服八珍颗粒，同时予皮肤康洗液清洗外阴。三诊：（2007 年 11 月 22 日）药后大便得实，寐食俱佳，腰酸乏力有所好转，潮热汗出减轻，无阴痒，继用上方，去续断、桑寄生，加五味子 8g，枸杞子 15g。5 剂，煎服方法同前，继用八珍颗粒。停药后观察数月，经事正常，余症皆愈。[罗春艳，方英，季青云，等．吴克明教授运用安冲汤化裁治疗崩漏经验介绍．第十次全国中医妇科学术大会论文集，2010，54－55]

2. 月经先期 张某，女，20 岁。团结银行营业所职工。1984－3－21 初诊。半年来月经超前，每次提前 10 余天，经来量多，色深红，时有小血块，每次带经 7、8 天干净，经行小腹及乳房胀痛，伴倦意乏力，头晕心悸，失眠多梦，胸胁胀闷，食少纳呆，尿黄赤，大便不调，面色萎黄，舌红瘦无苔，脉弦细而数。证属阴虚血热，肝郁脾盛，冲任不固。治宜养阴清热，疏肝补脾，益肾固冲。处方：生地 30g，地骨皮 20g，党参 20g，黄芪 30g，白术 25g，白芍 15g，柴胡 15g，川续断 20g，生龙牡各 25g，海螵蛸 20g，茜草 10g。服 7 剂后值月经来潮，距上次月经为 24 天，经量略多，仍小腹胀痛，头晕目眩，舌淡红，脉弦细略数。原方去地骨皮，生地减为 20g，加醋香附 10g，旱莲草 20g，女贞子 20g，服 5 剂后诸症俱除。随访半年，经水复常。[孙延昭．安冲汤在妇科的临床应用．黑龙江中医药，1991，（2）：33]

3. 放环后月经紊乱 患者魏某，女，28 岁，1990 年 12 月 10 日因放环后月经延期来就诊。患者 16 岁初潮，月经周期为 28～30 天，每次 3～4 天，色淡量适中。1990 年 2 月 5 日放节育环，10 天后环脱落，3 月 9 日第 2 次放环，其后半月经水来潮并延期，以后呈不规则型，30～40 天为一周期，每次来潮 2～3 天，某医院诊为"放环后月经不调"，曾给予维生素 K₄ 及 6－氨基己酸等止血剂及抗炎治疗，效果不佳。刻下经行 15 天，量多色暗红，有血块，并伴少腹隐痛，腰酸腿困，小便黄，大便正常，舌淡少苔脉沉迟。证属冲任不固，瘀血阻滞。用安冲汤加味：炒白术 18g，黄芪 18g，炒生龙骨、生牡蛎各 18g，生地 18g，生白芍 18g，海螵蛸 12g，茜草 9g，川续断 12g，益母草 10g，元胡 15g，川楝子 10g，水煎服。二诊：12 月 15 日，服药 3 剂后血量及血块减少，腹痛愈。予以原方再进 5 剂。三诊：12 月 18 日服完第 5 剂血止。原方去元胡继进 3 剂以巩固疗效。四诊：1991 年元月 6 日，月经来潮，仍予上方调服，10 日后经净。连续调治 3 个周期，月经正常而告愈，随访 1 年未复发。

[杨恂. 安冲汤治愈放环后月经紊乱 2 例. 甘肃中医，1994，7（3）：38]

4. 人流术后流血不止 患者，女，31 岁，2003 年 3 月行无痛负压吸宫术后阴道出血不止近 20 天，量少色黯夹小血块，腰酸无力，小腹隐痛，无发热，据诉有多次妊娠史。近期人流史手术记录提示：宫体软，手术困难，1 周后复查 B 超见宫体后位，宫内见略强回声团 20mm×15mm，嘱再次刮宫，患者惧怕手术，遂来我处诊治。查体：小腹隐痛，神疲乏力，面色白，苔薄质黯边有瘀点，脉细涩。妇科检查：外阴已婚式，阴道内有少量黯褐色血液；宫颈轻度糜烂；宫体后位，正常大小，质软，有压痛，附件阴性。治宜益气活血、祛瘀止血。药用炒白术 18g，生黄芪 18g，生龙骨 18g，生牡蛎 18g，生地 18g，海螵蛸 12g，川续断 12g，白芍 9g，茜草 9g，水煎服，每日 2 次。2 剂后阴道出血明显减少，再服 1 剂后出血止，B 超示宫腔内少量积液（血）。4 月 15 日月经来潮，经量如常，无腹痛，6 天净，经后 B 超示子宫附件未见异常。[朱娟芳，周锦明. 安冲汤治疗人工流产术后出血不止 40 例疗效观察. 现代中西医结合杂志，2004 年 7 月，13（14）：1864]

5. 恶露不绝 张某某，女，35 岁。1985 年 4 月已怀孕 3 月，无任何原因突然流产，下血紫暗有块，20 余日不止，妇科医师做清宫术后，经中西药治疗而止。1987 年 5 月怀孕 3 个月又自然流产，予服生化汤丸、土霉素治疗月余，阴道下血仍然不断，挟血块少许。血常规：血色素 7.5g，红细胞 3.5×10^{12}/L。出血时间 1 分，凝血时间 3 分，血小板 170×10^9/L。症见下血淡红，量多，间挟血块少许，无臭气，小腹坠胀，腰痛，头晕，心悸，胃脘隐痛，食欲不振，面色少华。舌质淡红、苔薄白，脉沉缓。此乃肾气不足，冲任不固。治宜益气养血，固摄冲任，安冲汤加味：白术 20g，党参、川续断、白芍各 12g，黄芪、生龙牡各 25g，乌贼骨、熟地各 15g，杜仲、阿胶（洋化）、茜草各 10g，炙甘草 6g。每日 1 剂。服药 3 剂，下血停止，腰痛略轻。上方去乌贼骨、茜草，加炒枣仁 15g，砂仁 6g，连治 2 周，心悸得平，食欲增进，身体康复。[官伟星. 安冲汤治疗恶露不绝. 四川中医，1990，（3）：37]

【临床应用】

1. 月经过多、经期延长 总有效率为 86.7%。对安冲汤：炒白术 12g，生黄芪 12g，生龙骨 15g，生牡蛎 15g，生地 12g，白芍 9g，海螵蛸 10g，茜草 9g，川续断 10g。月经过多者，自经量明显增多日始服；经期延长者，自出血第 5 天开始服药，直至血止。连续观察 3 个周期。安冲汤能显著降低卵泡刺激素（FSH）、子宫内膜生长因子（EGF）、血管内皮生长因子（VEGF）升高，子宫内膜雌激素受体（ER）、孕激素受体（PR），能通过促进子宫内膜血管生长，促进创面修复而止血。[徐慧军，王莉，薛辉，等．安冲汤止血调经的临床观察及机制研究．世界中西医结合杂志，2010，5（10）：868－871]

2. 放环后月经过多、经期延长　总有效率为97.9%。药物组成：白术12g，黄芪20g，生龙骨30g，生牡蛎30g，白芍10g，海螵蛸20g，茜草根10g，续断10g，阿胶10g，艾叶5g。经血量多、色红，宫内郁热者，加生地黄30g，侧柏炭10g；阴虚有热，量不多色红，加女贞子10g，墨旱莲10g；色暗有块，伴少腹痛有瘀滞，加益母草10g，三七粉3g。服药时间于月经来潮的第3天开始，5剂为1个疗程，经净药停，若不愈可连续服用2个疗程；下次月经来潮时，经血恢复正常，可停药；如仍不正常，可按上述方法继续服用。[孙秀玲，于广宇．安冲汤治疗月经不调146例．山东中医药杂志，2001，20（4）：220]

3. 功能性子宫出血　总有效率95.3%。方药组成：炒白术、黄芪、龙骨、牡蛎、生地黄各10～30g，白芍、茜草各10～20g，炒川续断、乌侧骨各10～15g。气虚者重用黄芪，加党参、山药、龙眼肉。气滞血瘀者去龙牡、乌贼骨，加川楝子、丹皮、柴胡、水蛭、侧柏叶。血热伤络者加黄芩、黄连、丹皮、赤芍。血崩如注者加大黄、侧柏炭、血余炭。[罗玉国．安冲汤治疗功能性子宫出血47例观察．实用中医杂志，1994，（4）：18]

【临证提要】本方具调冲任、补肝肾、收涩止血之功，用于妇科月经病，如功能性子宫出血、月经过多、术后流血不止等病。临床以经血量多，色鲜红或深红，神疲肢倦，少气懒言，头晕目眩，心悸少寐，口燥咽干或五心烦热，舌红少苔，脉细数等为辨证要点。方中海螵蛸、茜草不可随意减去，且其用量比例宜按原书所载4∶3或5∶2，常用海螵蛸15g，茜草6g，取效较好。

临床报道本方加减法包括：气虚者重用黄芪、白术，加党参；气陷者酌加升麻、柴胡；偏阴亏血热者酌加玄参、地骨皮，重用生地，黄芪、白术用量宜小；肝郁者加柴胡，化热者加丹皮、栀子；肾虚者重用川续断，酌加菟丝子、桑寄生、山萸肉、杜仲等；肝肾阴虚者加二至丸；崩漏不止者选加棕榈炭、仙鹤草、阿胶、地榆炭等。

固冲汤

【来源】《医学衷中参西录·治女科方》。

【组成】白术一两，炒　生黄芪六钱　龙骨八钱，煅捣细　牡蛎八钱，煅捣细　萸肉八钱，去净核　生杭芍四钱　海螵蛸四钱，捣细　茜草三钱　棕榈炭二钱　五

倍子五分，轧细药汁送服

【用法】水煎服。

【功效】补气敛阴止血。

【主治】妇女血崩。

【方解与方论】本证因气虚不固所致，故用白术、生黄芪健脾益气，山萸肉、生白芍敛阴止血，龙骨、牡蛎、乌贼骨、五味子、棕榈炭收敛止血，茜草止血祛瘀。

【验案精选】

（一）妇科病

1. 功能性子宫出血 患者，女，45 岁，2001 年 10 月 9 日初诊。主诉：行经紊乱半年余，阴道流血不止 20 天。患者近 1 年来，自觉情绪不佳，喜生闷气，心烦易怒，体倦乏力，头晕头痛，面部阵发性烘热汗出。月经先期，每次出血达 20 余天不止，量时多时少，伴腰酸乏力、小腹胀痛、纳差，曾在他院妇科行诊刮性刮宫，病检结果提示子宫内膜增生过长，血常规检查提示轻度贫血，其他未发现异常。西医诊断为功能性子宫出血，给予西药激素治疗无效，转诊中医。刻诊：面色微黄、舌质淡黯、边有瘀点、舌下静脉怒张、舌质淡、苔薄白、脉沉细无力。证属脾气虚弱，脾不统血。治宜补气健脾，固冲摄血，兼以祛瘀。药用：党参 30g，白术 30g，生黄芪 18g，龙骨 24g，牡蛎 24g，山萸肉 24g，生白芍 12g，乌贼骨 12g，茜草 9g，棕榈炭 6g，五味子 1.5g（研末送服）、益母草 30g。给予 3 剂，水煎服。服药后阴道出血量明显减少，药中病机，守方再进 6 剂，阴道出血停止。为巩固疗效，随症加减继服 10 剂。前后共服药 20 剂。药后月经周期恢复正常，未见复发。[陶兆敏. 固冲汤治疗更年期子宫出血 84 例疗效观察. 中外医疗，2010，（8）：118]

2. 青春期无排卵性子宫出血 患者，14 岁，中学生。2001 年 11 月 2 日初诊。月经 40~50 天来潮一次，量大持续 2 周，已有 2 年。症见：月经量多，淋漓不断十多天，经色淡而稀；面色苍白、头晕心慌、气短无力、四肢不温；纳少脘闷、舌质淡胖有齿印、苔薄白；脉细无力。证属脾虚崩漏型。治宜补脾益气、养血止血。炒白术 30g，黄芪 18g，煅龙骨、煅牡蛎各 24g，萸肉 24g，白芍 12g，海螵蛸 12g，茜草 9g，棕榈炭 6g，焦楂 15g，荆芥炭 4g，金银花 18g，龙眼肉 15g，巴戟天 15g，藕节炭 10g（后下为引）。连服 2 周后诸症尽除，1 年后随访未复发。[李洪功. 固冲汤治疗青春期脾虚崩漏 60 例. 中国实用乡村医生杂志，2005，12（3）：45]

3. 阴吹 黎某，女，28 岁，1992 年 9 月 15 日初诊。患者 2 月前，初产一婴，产后渐觉有气下行阴道，响声频频，状如矢气而无臭，动则益甚，曾服中药十全大补、补中益气之类 50 余剂，未瘥，邀余往诊。刻下：精神不振、少气懒言、心悸、自汗、嗜卧、腰膝酸软，大便时干时溏，带多质稠，间杂血缕。舌淡苔白，脉沉细。证属妇人产后脾肾虚惫，冲任失固而成。投固冲汤益气健脾，补肾固冲。处方：黄芪 50g，炒白术 30g，山萸肉 15g，煅龙骨 50g（先煎），煅牡蛎 50g（先煎），白芍 15g，乌贼骨 30g，茜草 10g，棕榈炭 10g，五倍子 5g（冲），升麻 10g，柴胡 10g。3 剂，日 1 剂，水煎分 3 次服。9 月 19 日二诊，自述 3 剂药尽，阴中作响明显减轻，发作次数明显减少，精神略好，带下血缕已止。药已中病，效不更方，继进 6 剂痊愈，追访 3 年未复发。[王凤学. 固冲汤治疗产后阴吹. 甘肃中医学院学报，1995，12（4）：18]

4. 更年期综合征　　患者，女，46 岁，因"阵发性烘热、多汗 3 月"于 2010 年 3 月就诊。患者 3 月前无明显诱因出现阵发性烘热、多汗；月经周期正常，经量不固定，经前乳房胀痛、腰膝酸软；急躁、易怒、失眠。妇科诊断为"更年期综合征"，予口服"知柏地黄丸"，服药后未见效，遂再次就诊。症见：体格消瘦，面晦暗，口唇色稍暗，性情急躁；潮热，自汗，汗液量多、清稀，偶伴盗汗；平素畏寒，手足冷，汗出后畏寒症状明显。入睡困难，多梦，易惊醒；夜尿 2～3 次。舌质嫩红，少苔，脉细弦，两尺脉弱。辨证属肝肾亏虚，阴虚火旺。予固冲汤加减：山茱萸 24g，黄芪 10g，生龙骨 25g，生牡蛎 25g，炒白术 10g，生白芍 15g，紫丹参 15g，海螵蛸 10g，夏枯草 10g，郁金 10g。服药 7 剂后复诊，汗出明显减少，入睡时间缩短，少梦；仍有面部烘热。原方基础上加知母 10g，黄柏 10g，熟地黄 15g，服药 1 个月，症状缓解明显，改为"知柏地黄丸"巩固疗效。[王媛媛，王长松. 临床活用固冲汤三例. 中华中医药杂志，2010 年 12 月，25（12）：2041－2043]

（二）消化系统

1. 胃脘痛（胃溃疡合并出血）　　张某，男，46 岁。1988 年 4 月 7 日初诊。患胃脘痛 10 年余，每因饮食不节，疼痛复发，时轻时重，时作时休，此次发作，已近月余。柴胡舒肝、香砂养胃之类已进 20 余剂，虽略有好转，而终无全功。刻下：胃痛隐隐，嗳气反酸，食少口干，不欲多饮，面色萎黄，神疲乏力，大便呈柏油样。舌质淡，边有少许紫斑，脉象虚软。查大便潜血试验阳性，血色素 7.8g/dl，X 线透视示胃小弯近幽门部有一块 1.4cm×1.0cm 的龛影，确诊为胃溃疡。辨证属脾胃虚弱，升降失司，摄纳无权。治拟益气健脾和胃，固摄止血。投固冲汤加减：黄芪 50g，炒白术 30g，白芍 15g，煅龙骨 50g，煅牡蛎 50g，茜草 15g，棕榈炭 15g，五倍子 5g（冲），乌贼骨 30g，三七粉 5g（冲），甘草 6g。5 剂，一日 1 剂，水煎服，每服 150ml。二诊：4 月 12 日，药进 5 剂，反酸减少，疼痛基本消失。守方继进 5 剂，反酸已止，疼痛消失，纳食增加，大便正常，潜血试验（－）。守法调理30余剂，复查血常规，血色素为124g/L，体重明显增加，X线透视复查，龛影消失。追访3年，除因饮食不当，胃脘部偶有不适外，疼痛再未复发。[王凤学．固冲汤的临床应用．甘肃中医，1996，（4）：35－36]

2. 泄泻　冶某，男，45岁。1987年8月30日初诊。患者1978年因居住潮湿，经常下水劳动，遂患鸡鸣泄10年，每日大便4~5次，腹胀肠鸣，食欲不振，脐下作痛，泻下即安，顽固不化，肢冷畏寒，腹部尤甚，舌质淡，治当温补脾肾，涩肠止泻，投固冲汤加减，炒白术30g，炙黄芪50g，白芍15g，煅龙骨50g，煅牡蛎50g，五倍子5g（冲），乌贼骨30g，吴茱萸6g，炙附子10g，煨葛根15g，广木香10g，鸡内金15g。上方加减服药40余天而愈。追访1年未见复发。[王凤学．固冲汤的临床应用．甘肃中医，1996年9月，（4）：35－36]

（三）泌尿系统

1. 遗尿　王某，男，18岁。1984年5月6日初诊。尿床已近5年，近半年来加重，从未诊治。每周尿床3~4次，多在后半夜尿床，并不易叫醒。患者神疲乏力，大便溏，日行1~2次，常感小腹发凉，自汗，舌质淡，苔白微腻，脉缓。证属脾肾气虚，膀胱失约。治拟健脾益肾，醒神固涩。投固冲汤加减：炒白术30g，黄芪30g，山萸肉15g，煅龙骨40g（先煎），煅牡蛎40g（先煎），五倍子5g（冲），桑螵蛸15g，菖蒲10g，远志10g，白果10g，制附子10g。一日1剂，水煎分服。1984年5月12日二诊，服药3剂后，夜间易叫醒，2天来未再尿床，舌脉仍同前。再拟益肾健脾，培补下元。上方去远志、山萸肉，加补骨脂15g，益智仁15g。服药5剂后，10天来尿床2次，上方继服5剂而愈。后嘱服补中益气丸，附子理中丸月余，以巩固疗效。追访3年未再复发。[王凤学．固冲汤的临床应用．甘肃中医，1996，（4）：35－36]

2. 慢性肾炎　患者某，男性，35岁，发现"慢性肾炎"1个月，来诊诉腰酸不适、易疲劳，无其他明显不适，测血压19.95/11.30kPa（150/85mmHg），舌质淡，苔薄白腻，脉滑。尿常规示：镜检红细胞（＋＋＋），尿蛋白（＋）；彩超双肾、输尿管、膀胱未见明显异常；长期服用福辛普利钠片（1片，1次/日），百灵胶囊（3粒，3次/日）。一诊组方如下：生黄芪、炒白芍、炒白术、山萸肉、煅龙骨、煅牡蛎、海螵蛸、茜草、凤尾草、天麻、白茅根、石决明、益母草、蝉蜕、紫草、土茯苓、桃仁、六一散（包），14剂，水煎服，分2次服，嘱患者余药治疗同前。二诊：患者诉仍有腰酸不适，但较前减轻，疲劳感减轻，舌质淡，苔薄白，脉滑；复查尿常规：镜检红细胞（＋＋），尿蛋白（＋）。调整药物：加大生黄芪用量，去桃仁、六一散，加用熟地黄、怀山药、鸡血藤，14剂，水煎服，分2次服。三诊：患者诉腰酸不适及疲劳感明显减轻，舌质淡苔薄白，脉滑；复查尿常规：镜检红细胞（＋），尿蛋白（＋）。调整药物：去土茯苓、熟地黄，加用楤木、藤梨根，14剂，水煎服，分2次服。四诊：患者诉每日傍晚至睡前略有腰酸不适伴乏力，舌质淡，苔薄白，脉滑；复查尿常规：镜检红细胞（－），尿蛋白（±）。效不更方，继用前方治疗14剂。五诊：患者腰酸不适不明显，舌质淡，苔薄白，脉滑；复查尿常规：镜检红细胞（－），尿蛋白（－）。效不更方，继用前方治疗14剂。此后，患者每年不规律服用上述处方加减治疗3～4个月，随访尿常规：镜检红细胞（±），尿蛋白（－）。[唐峰. 叶新苗应用固冲汤治疗慢性肾炎经验. 世界中医药，2011，5（6）：410－411]

（四）鼻衄

患者，女，67岁。因"反复鼻出血6年"于2009年5月就诊。患者6年前于上呼吸道感染后突发鼻出血，出血量大，于耳鼻喉科填塞止血。此后每遇喷嚏或体位变动过大时即发生鼻出血，耳鼻喉科诊断为"过敏性鼻炎、萎缩性鼻炎、鼻黏膜出血"，出血时予填塞止血，平素口服"开瑞坦"等药物治疗。6年内症状反复发作，期间曾多次服用中药治疗，多为"补中益气汤"、"十灰散"、"犀角地黄汤"等方剂加减，病情未见明显好转。症见：形体消瘦，面色白，口唇色淡，不耐寒热，手足欠温，乏力，纳差；多汗，动则益甚；眠差，多梦，夜休体位变动时易引发鼻出血。小便频急、泡沫多，大便稍干结。舌暗红苔白，脉细弦长。辨证属肝肾不足，气虚失摄，冲气上逆。予固冲汤加减：山茱萸20g，黄芪10g，生龙骨25g，生牡蛎25g，炒白术10g，生白芍10g，茜草10g，炒蒲黄10g，炙甘草5g，陈皮6g，柴胡10g，龟板10g。患者回馈：服用上方1剂后，夜间鼻出血停止，晨起有多次、少量出血；服药3天后出血次数明显减少，乏力症状改善，夜休佳。复诊后原方基础上改山茱萸24g，龟板15g，加海螵蛸10g，考虑柴胡升发之性，减柴胡为3g，服药3月后症状改善明显，出血基本消失，偶有少量出血亦可自行缓解。[王媛媛，王长松. 临床活用固冲汤三例. 中华中医药杂志，2010，25（12）：2041－2043]

（五）多汗症

患者某，女，72岁。因"突发左侧肢体活动障碍1天"，于2009年11月入本院神经内科。脑MRI提示：双侧基底节区多发缺血灶；脑萎缩。既往有高血压病史多年，平素口服"拜新同"，血压控制良好。入院诊断：①脑梗死；②高血压病2期（极高危）；③脑萎缩。入院后给予营养脑细胞、改善脑循环、降压等治疗。入院5天后出现明显自汗、盗汗，汗液清稀，量多，活动后症状加剧。首次会诊予"补中益气汤加牡蛎汤"治疗7天，症状未见明显改善。症见：体格中等，面红，口唇色暗，轻微恶风，乏力明显，口干喜饮，大便无力。舌淡胖大，舌质紫，苔薄，脉芤。辨证属气虚外脱，血瘀，津亏。予固冲汤加减：山茱萸25g，黄芪10g，生龙骨25g，生牡蛎25g，炒白术10g，生白芍10g，炙甘草5g，当归10g，紫丹参15g，海螵蛸10g，五味子3g。服药5剂后复诊，汗液明显减少，乏力症状改善，大便通畅，舌淡稍胖大，苔少，脉细。原方续用2周后症状明显缓解，出院后改口服"补中益气丸"巩固疗效。[王媛媛，王长松.临床活用固冲汤三例.中华中医药杂志，2010，25（12）：2041－2043]

【临床应用】

1. 崩漏 总效率为97.4%。处方：党参、炒白术各30g，生黄芪、煅龙骨、煅牡蛎、山茱萸各24g，白芍、海螵蛸各12g，茜草、棕榈炭各10g，五倍子（研粉冲服）5g。加减：病程较长，出血量多，肢冷汗出，脉欲绝者，重用黄芪50～100g，去党参加红参、熟附子各9g；出血量多，色暗夹血块，加当归12g，川芎10g。10天为1疗程，治疗2疗程。[张彦军.固冲汤治疗崩漏152例.新中医，2009，41（3）：65]

2. 胃及十二指肠球部溃疡 表现为胃脘疼痛，泛吐酸水、纳呆乏力、大便色黑等。有效率为93.30%。方法：黄芪30g，炒白术30g，白芍10g，煅龙骨50g，煅牡蛎50g，茜草15g，乌贼骨30g，五倍子3g（冲），棕榈炭15g。疼痛明显者加元胡20g，川楝子10g；反酸甚者加煅瓦楞15g；胀满者加木香10g，枳壳15g；无便血者去茜草、棕榈炭。10天为一疗程，最少2个疗程，最多5个疗程。[王凤学.固冲汤治疗消化性溃疡30例.甘肃中医学院学报，1995，12（3）：16－17]

【临证提要】固冲汤具有益气固冲摄血之功，主要用于崩漏，月经失调。现代即用于治疗功能性子宫出血、产后出血过多等疾病。张锡纯提出本方加减："脉象热者加大生地一两；凉者加乌附子二钱。"

本方有益气健脾、制酸止痛、固摄止血之功，可用于消化性溃疡或伴有出血者。本方尚能益气收涩，补肾止血，故也用于慢性肾炎尿红细胞、尿蛋白，以及自汗等的治疗。

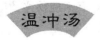

温冲汤

【来源】《医学衷中参西录·治女科方》。

【组成】生山药八钱　当归身四钱　乌附子二钱　肉桂二钱，去粗皮后入　补骨脂三钱，炒捣　小茴香二钱，炒　核桃仁二钱　紫石英八钱，研　真鹿角胶二钱，另炖，同服，若恐其伪可代以鹿角霜三钱

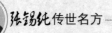

【用法】水八杯，加入鹿茸，酒煎成三小杯，日三服。

【功效】温肾助孕。

【主治】妇人血海虚寒不育。

【方解】本证因下元虚寒所致，故用山药补肾养阴，当归养血活血，附子、肉桂、补骨脂、核桃仁、小茴香、紫石英、鹿角霜温肾散寒暖宫助孕。

【验案精选】

1. 不孕症 张某，女性，25 岁，1998 年 4 月 15 日初诊。患者婚后 3 年未避孕而未孕，月经周期基本正常，每次经前 1～2 天小腹冷痛，喜温喜按。经量中等，色紫黑，偶有小血块。平素带下量多，劳累后腰酸，下肢无力，秋冬季节下肢发凉。曾服西药无效。诊见舌淡，苔薄白，脉沉细无力。妇科检查均属正常。证属肾阳虚衰，冲任虚寒，宫冷不孕。治宜温补肾阳以暖下元。方用温冲汤（见临床应用）加杜仲 20g、淫羊藿 15g，每日 1 剂水煎分 2 次服。嘱于每次月经干净后服 10 剂。连服 3 个月后，第 4 个月，月经未潮，妊娠试验阳性，B 超提示已孕。[李云端 . 温冲汤治疗不孕症 15 例 . 中国民间疗法，2000 年 4 月，8（4）：42]

2. 月经后期 岳某，女，34 岁，1992 年 11 月 10 日初诊。患者月经每 40～48天一至已 1 年余，量少色淡红，质清稀，每次来潮腰酸无力，头晕目眩，下肢轻度浮肿，小腹冷痛，喜暖喜按，畏寒肢冷。舌淡、苔薄白，脉沉细无力。曾服至宝丹、温经汤等，效不显。证属下元亏损，治宜温经通脉，试拟温冲汤加减。处方：当归、紫石英各15g，川芎、附子、炒补骨脂、小茴香、杜仲各12g，鹿角霜30g，牛膝10g，肉桂、炮姜各6g。服药 7 剂，月经始潮，距上次月经 36 天，量多挟紫块，小腹坠胀，尔后每经停 25 天即服上方，直至月经来潮，4 个周期后，诸症消失，随访 1 年，月经每 29～32 天来潮。[杨丁友 . 温冲汤证治举隅 . 新中医，1996，(11)：16]

3. 痛经 夏某，女，19 岁，1992 年 4 月 19 日初诊。患者 14 岁月经初潮，经行小腹冷痛，连及腰脊疼痛，经量少，色黯带块，小便清长，大便稀薄，近 3 月每至经期则注射哌替啶以缓绞痛。询其因，缘于 3 月前冒风雪返校，时至经期，上症加重，平素稍受风寒易感冒并缠绵难愈。舌淡、苔薄白，脉沉缓无力。拟温中汤加减。处方：鹿角霜30g，肉桂6g，干姜3g，炮附子、当归、酒白芍、元胡、小茴香、补骨脂、炒淮山药各12g，紫石英15g。服药 6 剂，上症明显好转，因住宿学校服汤剂不便，遂将上药共为细末，每次 4～6g，每日 3 次，2 月后，告已愈。[杨丁友 . 温冲汤证治举隅 . 新中医，1996，(11)：16]

4. 产后腹痛 刘某，女，27 岁，1992 年 12 月 22 日初诊。患者于半月前分娩时，时值寒冬，室内未生炉火保暖，加之营养欠丰，情怀不畅，小腹疼痛渐加重，甚时双手护腹呻吟，得热痛缓，四肢时有冷感，已服益母草膏、生化汤等药，并肌内注射"强痛定"，疗效不佳。述孕期时感下腹冷痛，素日畏寒怕冷，腰痛，舌淡、苔白滑，脉沉紧。治以温经祛寒，拟温冲汤加减。处方：炮附子、鹿角胶（烊化）、当归、制香附、乌药、补骨脂各12g，黄芪、紫石英各15g，肉桂、高良姜、川芎、小茴香各6g，黄酒1盅为引。3剂尽，腹痛若失，四肢渐温，下紫黯色恶露数块，继服5剂而愈。[杨丁友.温冲汤证治举隅.新中医，1996，(11)：16]

【临床应用】

不孕症　15例中，1个月后怀孕者1例，3个月怀孕者2例，6个月怀孕者3例，6～12个月内怀孕者6例，余3例6个月后症状减轻，2年后怀孕。温冲汤方：山药24g，当归身12g，附子6g，肉桂6g，补骨脂9g，小茴香6g，核桃仁6g，紫石英24g，鹿角霜9g。经行腹痛者加元胡12g，香附10g；兼肝郁者加柴胡10g，郁金12g；兼脾虚者加炒白术20g，茯苓15g；腰痛加炒杜仲20g，菟丝子20g，淫羊藿15g。行经期间停服。[李云端.温冲汤治疗不孕症15例.中国民间疗法，2000年4月，8(4)：42]

【临证提要】　温冲汤具有补肾活血通阳助孕之功，用于不孕。今临床上也用于治疗痛经、月经不调以及产后腹痛等妇科病因下元虚寒所致者。

张锡纯治冲5方，理冲汤益气化瘀，用于气虚血滞者；理冲丸化瘀调冲，寓攻于补，用于瘀滞冲任者；安冲汤益气凉血固涩，用于气虚血热冲脉不固者，漏下不止者；固冲汤益气收敛固涩，用于气虚冲脉不固，崩漏量多者；温冲汤温补下元，用于虚寒不孕。

清 带 汤

【来源】《医学衷中参西录·治女科方》。

【组成】　生山药一两　生龙骨六钱，捣细　生牡蛎六钱，捣细　海螵蛸四钱，去净甲，捣　茜草三钱

【用法】　水煎服。

【功效】　收涩止带。

【主治】　妇女赤白带下。

【方解与方论】　本证因冲任不固所致，故用山药益脾肾敛精气，生龙牡收敛固涩，乌贼骨固精止带止血，茜草凉血止血。

张锡纯云："此方用龙骨、牡蛎以固脱，用茜草、海螵蛸以化滞，更用生山药以滋真阴固元气。"

【验案精选】

1. 妇科病

（1）白带　陈某某，女，28 岁，务农，1990 年 10 月 3 日初诊。自诉近年来带下增多，色白而清稀，无腥臭，伴食欲不振，形体消瘦，精神疲倦，月经后期，量少色淡。大便溏泻，小便正常，经本院妇产科检查未发现器质性病变，白带涂片，霉菌、革兰菌均阴性。舌质淡苔薄白，脉沉细。此乃素体脾胃虚弱，运化无常，而致食减泄泻，脾主四肢，脾虚生化无权，四肢失养而消瘦，脾虚水湿不运，滞湿于里，湿浊下注，任带失约则为白带。治以健脾益气，利湿通滞，收涩止带。处方：淮山药 15g，龙骨 15g，牡蛎 15g，海螵蛸 15g，茜草 10g，党参 15g，茯苓 10g，炒白术 10g，陈皮 10g，砂仁 6g，鸡冠花 15g，白果 10g。3 剂。10 月 10 日二诊：服后饮食增加，腹泻减少，白带顿减，时觉腰酸。照原方去砂仁加杜仲 15g。3 剂。10 月 15 日三诊：白带除，精神佳。服香砂六君子丸调理善后。[蔡光斗，林合禧．蔡友敬教授应用清带汤的经验掇拾．福建中医药，1994，25（5）：3－5]

（2）黄带（宫颈炎）　王某某，女，36 岁，职工，1992 年 1 月 6 日初诊。带下如经水来潮已 10 余天，色黄如脓，气味腥臭，外阴瘙痒，伴食欲不振，口苦口臭，易烦善怒，小便短赤。经某医院检查诊断子宫颈炎。白带涂片提示霉菌感染。月经前期量多色红。舌质红，苔黄，脉细数。此乃脾土虚，湿之所积；肝木郁，热之所生，湿热瘀积，任带侵淫，秽浊下注而成。投以清带汤加味。处方：淮山药 15g，海螵蛸 15g，龙骨 15g，牡蛎 15g，茜草 10g，黄柏 10g，苍术 6g，车前 15g，薏苡仁 15g，鱼腥草 15g，苦参 10g，紫草 15g，椿根 10g，3 剂。1 月 10 日二诊：药后黄带大减，瘙痒已除，原方去苦参，加鸡冠花 15g，再进 3 剂。1 月 13 日三诊：带下已净，但头晕腰酸，口苦溲赤，改投知柏地黄汤以善其后。[蔡光斗，林合禧．蔡友敬教授应用清带汤的经验掇拾．福建中医药，1994，25（5）：3－5]

（3）白崩　魏某，女，73 岁，家务。1991 年 12 月 21 日初诊。近月来白带如崩，清稀如水，形体消瘦，面色苍白，食欲减退，多食则胀，腰膝酸软，疲乏畏冷，少腹坠胀，小便清长，大便溏薄，舌质淡，苔薄白，脉沉细尺弱。经妇产科检查未发现器质性病变。此乃脾肾阳虚，督脉不固，任带虚寒，寒滞于里，精液而下。宜补肾温阳，通滞固脱。投以清带汤加味。处方：淮山药 15g，龙骨 15g，牡蛎 15g，海螵蛸 15g，茜草 10g，仙灵脾 15g，仙茅 10g，鹿角霜 10g，肉苁蓉 10g，黄芪 15g，党参 15g，炒白术 10g，桑螵蛸 15g，3 剂。12 月 25 日二诊：白带锐减、腰酸畏冷已除，食欲增加，药已获效。再进 3 剂。1992 年 1 月 2 日三诊：白崩已除，时腹胀，用桂附理中汤温补脾胃，以固其本。[蔡光斗，林合禧．蔡友敬教授应用清带汤的经验掇拾．福建中医药，1994，

25（5）：3－5]

（4）功能性子宫出血　靳某，女，28 岁，农民，已婚，宝鸡市陈仓区虢镇大众村人。主诉：月经提前量多，经期长，或一月二至，或二月三至，伴腰痛乏力半年有余。妇检：子宫发育正常略后位，B 超检查正常。诊断为功能性子宫出血。经人工激素调节月经周期及口服止血宝、乌鸡白凤丸等药治疗，效果不显，后寻余诊治，辨证为脾虚不固，冲任失养之崩漏症。治疗：补脾固涩，调养冲任。方用清带汤加味：山药 30g，龙牡各 20g，茜草 9g，海螵蛸 15g，杜仲 15g，川续断 15g，仙鹤草 15g，阿胶 9g（烊化），三七粉 5g（冲服），7 剂，每日 1 剂，水煎服。嘱在月经来前 1 周服用至月经来，连服 3 个月经周期。忌劳累、生冷。半年后随访，月经正常，无不适感，后嘱服乌鸡白凤丸 3 月，以资巩固。[史春贤，春利侠．清带汤治验五则．现代中医药，2005，25（4）：52－53]

（5）更年期综合征　王某，女，49 岁，已婚，宝鸡市陈仓区冶修厂退休女工。患者闭经后发作性五心烦热，伴失眠汗出半年，加重 1 周。半年前患者闭经后，渐感精神不佳，时常因一些琐事发脾气，伴失眠烦燥，五心烦热，一遇事自感有一股热浪从小腹上冲于胸，浑身躁热不安，汗出，痛苦难当，过后如常人。经西医检查诊断为更年期综合征，先后服用更年康、肌苷片、刺五加片及镇静安神片等药，疗效欠佳。近 1 周来上述症状发作频繁且日益加重，前来寻求中医治疗。现症：面色潮红，神情不稳，失眠汗出，五心烦热，急躁易怒，怕热，舌边尖红，苔薄白，脉细数。中医辨证为心肝肾精血亏虚，虚热内扰。治疗滋阴补肾降火，平肝潜阳安神，方用清带汤加减：山药 20g，龙骨 20g，牡蛎 20g，山茱萸 24g，鳖甲 20g，胡黄连 10g，知母 10g，黄柏 10g，酸枣仁 30g，麦冬 10g，五味子 10g，3 剂，水煎服，日 1 剂。3 剂服后，患者精神状态大为改观，五心烦热，遇事汗出及怕热明显减轻，原汤剂继服，1 月后症状消失，后改汤剂为丸剂服用，半年后随访，无发作。[史春贤，春利侠．清带汤治验五则．现代中医药，2005，25（4）：52－53]

2. 泌尿系统疾病

（1）蛋白尿　任某，男，46 岁，干部。近 2 年来反复腰痛，目胞浮肿，伴有失眠多梦，阳痿，面色晦暗，形体清瘦，舌质淡红，苔薄白，脉浮大无力，尿镜检蛋白（＋＋＋），上皮细胞、脓球少许，西医诊为慢性肾炎，此证乃肾气不足，精关不固，膏脂暗流，方用清带汤（生山药 30g、生龙牡各 18g、海螵蛸 12g、茜草 9g）加桂枝 6g，白芍 9g，取《金匮》桂枝龙牡汤之意。服药 3 剂，腰疼大减，效不更方，继服 6 剂，高倍镜检查：蛋白（－），白细胞 0～2 个，尿蛋白消失，但有失眠，阳痿证，更方为桂枝龙牡汤加巴戟天、仙灵脾，益肾安神，固锁精关。[李兴福，乔瑞清，潘学孟．清带汤在临床中的

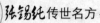

应用. 山东中医药, 1995, (2): 33]

(2) 神经性尿频、尿失禁　秦某, 男, 60 岁, 已婚, 宝鸡市陈仓区氮肥厂退休工人。主诉: 尿频尿急伴遗尿 3 年, 加重 1 个月。患者退休前系一名电器修理工, 常因工作忙, 有憋尿习惯, 等工作忙完上厕所则尿无力, 尿不尽, 近 3 年来渐感尿频、尿急且夜晚有遗尿现象, 遇事则加重, 厂卫生所化验检查尿常规正常, 后按泌尿系感染治疗, 先后服用抗菌消炎药多种, 终无效, 又建议做 B 超复查前列腺, 多家医院检查均正常, 前列腺液无异常, 后诊断为神经性尿频。西药治疗乏效, 前来求助中医。现症: 尿频、尿急; 但尿畅无阻塞, 睡眠梦多伴腰困乏力, 精神不振, 舌淡苔薄白, 脉沉细。辨证为脾肾亏虚, 精气下陷之尿频症。治疗: 升补脾气, 固涩精气, 方选清带汤加味。方如下: 山药 30g, 龙骨 20g, 牡蛎 20g, 茜草 9g, 乌贼骨 15g, 山茱萸 15g, 益智仁 10g, 金樱子 15g, 芡实 20g, 桑螵蛸 10g, 5 剂, 水煎服。3 剂知, 5 剂大效, 坚持服药 30 剂, 尿频消失如常人, 后原汤剂 3 倍研粉做蜜丸常服, 1 年后随访, 无反复。[史春贤, 春利侠. 清带汤治验五则. 现代中医药, 2005, 25 (4): 52 - 53]

3. 早泄　李某, 男, 33 岁, 职员。失眠多梦年余。近半年来阳痿早泄, 伴有头晕、腰酸畏寒、舌质淡、苔薄白、脉沉细, 两尺尤弱, 用清带汤加半夏、夏枯草 3 剂, 能熟睡, 早泄也有起色, 嘱其节制房事, 上方继服 6 剂, 射精已基本能控制。[李兴福, 乔瑞清, 潘学孟. 清带汤在临床中的应用. 内蒙古中医药, 1995, (2): 33]

4. 慢性前列腺炎　彭某, 男, 22 岁, 未婚。尿后或大便努责时, 尿道口有黏液流出, 状若脓涕, 尿后余沥, 性欲亢进, 腰膝酸软, 左侧睾丸坠胀痛, 头晕, 耳鸣, 手足心热, 舌质红, 苔根稍腻。曾就诊于某医院, 予以知柏地黄丸、罗红霉素治疗, 无效。既往有频繁手淫史 3 年。肛门指诊: 前列腺饱满, 中央沟存在, 有轻微压痛。前列腺液镜检: 白细胞 20 ~ 25 个/高倍视野, 卵磷脂小体少量, 精子 0 ~ 3 个/高倍视野。诊断: 慢性前列腺炎。辨证: 肾虚不固, 下焦湿热, 兼败精瘀血阻滞精道。治法: 补肾固脱, 清热化湿, 化瘀通滞。予以清带汤加知母、黄柏各 10g。服药 7 剂后诸症均减, 惟尿后余沥仍明显。于所服方中加甘草 10g, 继服 7 剂后, 症状消失, 前列腺液镜检及肛门指诊正常, 嘱继服知柏地黄丸以巩固疗效, 随访 1 年未见复发。[范占民, 李春蕾, 田勇清. 清带汤加味治疗慢性前列腺炎 40 例. 四川中医, 2001, 19 (5): 33]

5. 自汗、盗汗　赵某, 男, 4 岁, 宝鸡市陈仓区车站理发店居住。2002年 11 月 2 日初诊, 浑身冒汗, 动则加重 2 月。据其父母讲, 患儿 2 月前开始睡眠不稳, 常常踢被乘凉, 动则汗出蒸蒸, 夜晚盗汗, 吃饭不香, 形体消瘦, 早期误认为有虫, 口服"宝塔糖", 症状不减, 后又补钙口服"葡萄糖酸钙"及多种钙片, 症状仍不减轻, 后求中医诊治, 辨证为心脾气虚, 营卫不和。

治疗：健脾益气，调和营卫。方用清带汤加味。方如下：山药 15g，山茱萸 15g，龙牡各 10g，桂枝 6g，白芍 9g，炙黄芪 6g，白术 6g，生姜 2 片，大枣 1 枚，茜草 6g，乌贼骨 9g，3 剂，日 1 剂，连服 7 剂，大功告成。[史春贤，春利侠．清带汤治验五则．现代中医药，2005，25（4）：52 – 53]

【临床应用】

1. 带下病　34 例，治愈 12 例，好转 22 例。组成：生山药 30g，生龙骨 30g，生牡蛎 30g，海螵蛸 30g，茜草 12g。一般服药最多 10 剂，最少服药 2 剂，平均 6 剂，均可见效。[孙芳．加味清带汤治疗带下病 34 例．云南中医中药杂志，2008，29（6）：32 – 33]

2. 慢性盆腔炎　有效率为 90.12%。处方：当归、白芍、白术、茯苓、茜草、乌贼骨、龙骨、牡蛎各 20g，柴胡、贯众各 10g，山药、狗脊、败酱草各 30g，甘草 6g。1 月为 1 个疗程。[杨红丽．逍遥清带汤治疗慢性盆腔炎 81 例．河南中医，2005，25（7）：56]

3. 慢性前列腺炎　总有效率为 92.5%。药物组成：生山药、红藤、茯苓各 30g，生龙骨、生牡蛎、菟丝子、黄芪各 15g，生水蛭粉 2g（冲），海螵蛸、茜草各 12g。加减：睾丸精索胀痛者加橘核、荔枝核；尿道刺激症明显者加木通、苦参；性欲亢进者加知母、黄柏；性欲减退者加韭子；阴部潮湿而臭者去龙牡，加苍术、黄柏、牛膝。14 日为 1 疗程，2～3 个疗程。[范占民，李春蕾，田勇清．清带汤加味治疗慢性前列腺炎 40 例．四川中医，2001，19（5）：33]

【临证提要】清带汤具有补肾固涩，止血固精止带之功，用于带下证。现代也用于治疗蛋白尿、尿频、遗精、汗证等疾病。张锡纯提出本方加减："单赤带，加白芍、苦参各二钱；单白带，加鹿角霜、白术各三钱。"此外，白带可加党参、茯苓、白术、白果、鸡冠花等；黄带加黄柏、苍术、车前、薏苡仁、紫草、椿根等；白崩加仙灵脾、仙茅、从蓉、桑螵蛸、鹿角霜等。此外，虚热者加生地、白芍、青蒿、地榆、阿胶、旱莲草、龟板等。气虚者加党参、白术、莲子、黄芪、山药、芡实等。肾虚者加川续断、怀牛膝、桑寄生、杜仲、巴戟天、金樱子、复盆子等。

加味麦门冬汤

【来源】《医学衷中参西录·治女科方》。

【组成】麦冬五钱，带心　野台参四钱　清半夏三钱　生山药四钱，以代粳米　生杭芍三钱　丹参三钱　甘草二钱　生桃仁二钱，带皮尖捣　大枣三枚，瓣开

【用法】水煎服。

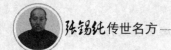

【功效】益气养阴，降逆敛冲。

【主治】妇女倒经。

【方解与方论】本证因冲气上逆所致，故用麦冬、山药补肾滋阴，白芍敛阴平肝，半夏降逆和胃，党参、甘草健脾益气，大枣养血和英。丹参、桃仁活血通经。

张锡纯云："麦门冬汤，于大补中气以生津液药中，用半夏一味，以降胃安冲，且以山药代粳米，以补肾敛冲，……又加芍药、丹参、桃仁以开其下行之路，使至期下行，毫无滞碍。"

【临床应用】

1. 倒经　治愈率为 85.7%。药用：麦冬 15g，党参 12g，清半夏 9g，甘草 6g，山药 12g，生杭芍 9g，丹参 9g，生桃仁 6g，大枣 3 枚。肝经郁火型加香附 9g，丹皮 9g，炒山栀 9g，生白芍加至 15g。胃热实火型加麸炒黄连 3g，生石膏 15g，炒莱菔子 9g，丹皮 9g。肺肾虚火型加生熟地各 12g，山萸肉 9g，知母 9g，女贞子 9g。发作期加入牛膝 15g，半夏加至 15g，枳实 9g，代赭石 9g。［王璞，闻天才，邓连喜. 加味麦门冬汤系列方治疗倒经. 光明中医，1999，14 (83)：48－49］

2. 阴虚火旺型口腔溃疡　总有效率 90.0%。加味麦门冬汤：麦冬 15g，党参 15g，半夏 9g，山药 12g，白芍 9g，丹参 9g，甘草 6g，桃仁 6g，大枣 3 枚。以 2 周为 1 个疗程，共治疗 2 个疗程。［韩燕，贺瀛. 加味麦门冬汤治疗阴虚火旺型复发性口腔溃疡 60 例. 中国中西医结合杂志卷，2007，27 (7)：662］

【临证提要】加味麦门冬汤具有益气养阴降逆敛冲之功，用于倒经。现代用于复发性口腔溃疡有效。

寿胎丸

【来源】《医学衷中参西录·治女科方》。

【组成】菟丝子四两，炒炖　桑寄生二两　川续断二两　阿胶二两

【用法】上药将前三味轧细，水化阿胶和为丸一分重（干足一分）。每服二十丸，开水送下，日再服。

【功效】补肾养阴安胎。

【主治】滑胎。

【方解与方论】本证因肾虚而致滑胎、胎动不安、胎萎不长。方中重用菟丝子为君，补肾益精安胎，桑寄生补肝肾、固冲任安胎，续断补肝肾、止血安胎，阿胶滋阴补血止血。

【验案精选】

1. 妊娠病

（1）胎动不安（先兆性流产）　温某，女，30 岁，以"停经 38 天，腰酸伴阴道流血少量 1 天"为主诉来诊。患者平素月经 25～35 天一潮，2009 年 8 月于孕 40 余天自然流产 1 次，此后未查流产原因，2010 年 6 月 4 日，期量同以往。平素腰膝酸软，带下量多清稀。停经 35 天自测尿 HCG（＋），次日于省妇婴医院查血 β－HCG4372mIU/ml，血 P13.8ng/L，彩超示：宫内囊性改变。舌红苔薄白，脉滑细尺弱，大便干。恐再一次流产，要求保胎治疗。四诊合参，证属肾气虚之胎动不安。予补肾安胎、固冲止血之寿胎丸加减：菟丝子 25g，桑寄生 20g，川续断 20g，阿胶 15g，山茱萸 20g，熟地 20g，枸杞 15g，狗脊 20g，党参 20g，白芍 20g，麦冬 20g，藕节 25g，仙鹤草 30g，杜仲炭 15g，地榆炭 20g，炙甘草 15g，白术 15g，黄芩 20g，7 剂水煎服。患者服药 1 周后复诊，腰酸症状好转，阴道无流血，测血 β－HCG29090mIU/ml，血 P32.91ng/L，予继服原方 3 剂后复查彩超：提示早孕，单胎存活。[李俊，梁学林. 梁学林教授应用寿胎丸治疗胎动不安病验案二则. 辽宁中医药大学学报，2011，13（6）：169－170]

（2）滑胎（习惯性流产）　孙某，27 岁，1996 年 9 月 20 日初诊。结婚 3 年，人工流产 1 次，连续自然流产 3 次，时间均在孕 2 月内，末次自然流产 1996 年 5 月。患者平时头晕乏力，畏寒，易感冒，形体瘦弱，腰膝酸软，面色无华，月经 30～40 日一行，量偏少，舌质淡，苔薄，脉沉弱。妇科检查：宫颈轻度糜烂，余未见异常。辨证属脾肾两虚，精气不足，肾虚则无力系胞，脾虚则统摄无权。诊为滑胎。治宜补肾健脾，养血固冲。药用寿胎丸加味：桑寄生、续断、菟丝子各 15g，阿胶、鹿角胶、龟板胶各 10g（烊化），紫河车粉 3g（吞），人参 6g（另炖），黄芪、枸杞子、当归、白芍药、山药各 15g，佛手 10g。经净后开始服药，水煎服，每日 1 剂，每月 10 剂。如此调理并避孕半年，1997 年 4 月 10 日复诊：停经 47 日，子宫少量出血 2 日，色淡红，恶心欲吐，晨起口淡，神疲乏力。尿妊娠试验阳性，B 超提示：子宫增大，宫腔内探及孕囊，未见心管搏动。苔薄白，舌质稍红，脉细滑。证属肾虚气弱，胎元不固。治宜滋肾益气，止血安胎。方用寿胎丸加味：桑寄生、续断、菟丝子各 15g，阿胶（烊化）10g，山茱萸 10g，生白术 10g，墨旱莲 15g，桑叶 15g，生地榆 15g，苎麻根炭 15g，苏梗 6g。服药 5 剂并卧床休息，测基础体温。1997 年 4 月 15 日复诊：未见子宫出血，基础体温维持在 37.10℃～37.12℃之间，口干便秘。予寿胎丸加石斛、麦门冬养阴安胎。服药至孕 2 月后改为隔日 1 剂，孕 3 月时 B 超复查：宫内早孕，活胎。停药观察。于 1997 年 11 月剖腹产一女婴。[王飞儿. 寿胎丸加味治疗胎漏、胎动不安、滑胎 31 例. 河北

中医，2000，22（4）：262]

（3）妊娠伴宫腔积血　韦某某，女，31岁，已婚。患者因停经3月，阴道出血半天于2001年10月4日入院。既往于2000年曾有孕3月自然流产史1次。妇检：阴道内见少于月经量积血，色黯红，宫颈轻度糜烂，子宫前位，如拳头大，质软，活动，无压痛。B超提示子宫增大，宫腔内见一孕囊回声，孕囊内见胎儿，胎儿双顶径2.4cm，见胎心搏动及胎动，胎盘位于子宫后壁，羊水液平3.0cm，在子宫内口，羊膜囊与子宫之间见一范围为6.2cm×3.3cm×2.0cm的无回声区，双附件区未见异常。诊断：早期妊娠，宫腔积血。入院后按常规劝其终止妊娠，但患者及家属要求暂时安胎治疗观察，予硫酸镁、硫酸舒喘宁等治疗，1周后复查B超示宫腔积血范围较前缩小，胎儿较前有生长（双顶径2.6cm），但阴道反复有少量出血。10月23日再次复查B超示胎头位置耻上，胎儿双顶径3.3cm，胎心搏动好，胎盘附着后壁，于宫颈附近见范围为7.0cm×4.6cm×1.3cm的月牙形无声区与胎盘相连。提示中期妊娠、宫腔异常无回声区（积血，考虑胎膜早剥可能性大），再次劝其终止妊娠，患者坚持要求继续保胎，遂请中医会诊。症见面色白，精神不振，阴道少量出血，色黯红，稍腰酸，下腹坠胀，胃脘作胀，稍进油腻之品则大便溏烂。舌淡黯、苔薄，脉细略弦。证属肾脾两虚兼瘀，治宜益肾安胎，健脾益气，化瘀止血，方用寿胎丸加味：菟丝子、川续断、山萸肉、党参各12g，桑寄生、阿胶、陈皮、白芍各15g，枸杞子20g，黄芪40g，白术、巴戟天各9g，砂仁6g，三七粉（冲服）3g。3剂后精神好转，无腰酸，阴道出血量减少，仅于晨起时出现，下腹稍坠胀，大便烂，日1～2行，暂停服牛奶及猪骨头汤等滋腻之品，守上方去阿胶，把白术加至12g，三七粉改为口服三七总苷片，续服5剂，阴道出血止，再进5剂，面色润泽，精神佳，腰腹已无不适感，二便已调。11月13日再次复查B超示中期妊娠，双顶径为4.9cm，胎盘低置，胎盘位于子宫后壁，在宫颈的左缘向子宫的左前壁延伸，长度约为5.0cm。胎盘与子宫壁之间连续尚光滑。提示宫腔积血已消失，胎儿生长符合孕周。守方再服5剂巩固后回家。此后患者仅在孕7月余时曾出现短时间阴道少许出血，经予止血安胎治疗1周后痊愈。B超多次检查均未发现宫腔积血。于2002年4月8日足月顺产1男婴，母婴安康。[卢英翔.寿胎丸加味治疗妊娠伴宫腔积血验案.浙江中医杂志，2003，（8）：327]

2. 月经病

（1）月经先期　严某，女，18岁，学生，2001年3月1日初诊。患者于12岁月经初潮，其后先后不定期，15～80天行经1次。约2年前月经基本18～20天一行。曾经中医及西医治疗（具体治疗经过不详），但疗效欠佳。刻诊：平素身体健康，每次行经4～5天，量中等，色黑红无块，行经第1天有腰腹坠胀感，余无明显不适，末次月经为 2 月 24 日，今始净。予菟丝子 20g，续断 15g，桑寄生 12g，阿胶（烊）12g，淫羊藿 10g，杜仲 12g，柴胡 6g，麦芽 20g，甘草 5g。共 6 剂。嘱自月经第 14 天复诊。4 月 8 日再次来院复诊，诉月经于 3 月 26 日来潮，共行经 4 天，服药后无不适感，再予上方 6 剂连服，于 5 月 11 日再诊，诉月经于 4 月 25 日来潮，行经 5 天，再予上方 6 剂，月经于 5 月 26 日来潮。停药后经半年随访，月经周期规律，每 30～32 天一行。[战美玲，张静. 寿胎丸新用. 中国中医药信息杂志，2005，12（4）：82-83]

（2）月经后期、月经过少　王某某，女，28 岁。2005 年 9 月 23 日初诊。主诉：月经周期错后 9 天且经量少 3 个月。患者既往月经正常，2005 年 5 月份人流术后开始出现月经量明显减少，不足以往正常月经量的一半，用 2～3 片卫生巾即可，经行时间由原来 5～6 天缩短为 2～3 天，周期错后 9 天。末次月经 2005 年 9 月 22 日。刻诊：经量极少，点滴而下，仅用卫生护垫即可，血色淡黯，伴腰酸腰痛，腿软，神疲乏力，夜间尿频，夜尿 3 次，舌质淡，苔薄白，脉沉细。证属肾气不足，气血亏虚，治宜补益肾气，调理气血，拟寿胎丸加味。处方：菟丝子 25g，桑寄生 15g，续断 12g，阿胶（烊化）10g，当归 10g，川芎 10g，鸡血藤 15g，益智仁 10g，甘草 6g。3 剂，日 1 剂，水煎服。药后夜尿消失，腰酸腰痛好转。继依上方加女贞子 10g，益母草 12g。10 剂，水煎服。2005 年 10 月 24 日月经来潮，经色暗红，量趋正常，经期 5 天，腰痛消失。[周金花. 寿胎丸临证体会. 光明中医，2009，24（10）：1961-1962]

（3）崩漏　陈某，女，15 岁。2002 年 4 月 24 日初诊。主诉：阴道持续不规则流血 17 天。患者平素月经不规律，经量偏多，经期延长，或长达半月。末次月经 2002 年 4 月 7 日来潮，量时多时少，至今未净，曾服“独一味胶囊”等止血药不效。诊见：月经量少，色淡红，伴腰酸痛，头晕耳鸣，舌淡苔白，脉沉缓。查尿 HCG 阴性，B 超子宫正常大，双侧附件未见异常包块。证属肾气不足，冲任不固，治宜补肾固冲，止血调经，拟寿胎丸加味。处方：菟丝子 30g，续断 10g，阿胶（烊化）10g，党参 12g，黄芪 30g，桑寄生 15g，山萸肉 12g，海螵蛸 15g，蒲黄炭 10g，益母草 10g，甘草 3g。3 剂，日 1 剂，水煎服。2002 年 4 月 27 日复诊：经血已止，尚觉头晕，腰酸。继以寿胎丸加减调理 2 个月，月经周期正常，经期 5～7 天。随访半年未复发。[周金花. 寿胎丸临证体会. 光明中医，2009，24（10）：1961-1962]

3. 带下病　王某某，42 岁，已婚，孕 2 产 2，2001 年 5 月 8 日初诊。自述 10 年来带下量多，色白质清稀，绵绵不断，不能自止，每天劳累后加重，腰酸如折，两腿乏力，头晕耳鸣，月经周期基本正常，经量略多，舌质淡红，舌苔薄白，脉沉细无力，白带常规检查：未见滴虫、霉菌等，妇检无阳性体征，曾用甲硝唑、氟哌酸等西药治疗病情无好转。辨其脉证，乃属肾气不足，带脉失固，治宜补肾止带，方取寿胎丸加味：菟丝子20g，桑寄生10g，续断10g，阿胶10g，鸡冠花10g，乌贼骨30g，芡实15g，党参15g，茯苓10g，扁豆10g，甘草3g。上方服7剂后，带下大减，腰酸诸症减轻，乃守上方减扁豆、鸡冠花，加杜仲10g，白术10g。嘱服15剂，诉白带量少，诸症消失。

[潘意坚. 寿胎丸运用临证心得. 福建中医药，2003，34（4）：33-34]

4. 产后恶露不绝 宋某某，女，28岁，2001年7月2日初诊。主诉：剖宫产术后阴道流血35天未净。患者2001年5月28日施行剖宫产术，术后阴道流血淋漓未净，量少，色暗红或淡红，质稀，无臭味，伴下腹隐痛，腰酸软，气短乏力，面色苍白，舌暗淡，舌边有瘀点，苔薄白腻，脉沉弱。证属肾虚血瘀，冲任不固，治宜补肾化瘀摄血，拟寿胎丸加味。处方：菟丝子20g，黄芪30g，桑寄生15g，续断12g，阿胶（烊化）10g，蒲黄炭10g，五灵脂10g，当归10g，川芎10g，益母草15g，甘草6g。3剂，日1剂，水煎服。7月7日复诊：药后阴道流血已止，劳累时仍觉腰酸，乏力。继原方去蒲黄、五灵脂、益母草加补骨脂、杜仲再进剂调理善后。[周金花. 寿胎丸临证体会. 光明中医，2009，24（10）：1961-1962]

5. 不孕症 治疗不孕症，有效率90%。药物组成：菟丝子30g，桑寄生20g，川续断20g，阿胶10g。若偏肾阳虚则选加巴戟天、鹿角霜，阴虚加山萸肉、枸杞子、黄精，阴虚火旺加知母、生地，血瘀加红花、路路通，痰湿加法半夏、苍术。经期停服，3个月为1个疗程。

典型病例：梁某，女，30岁，工人。婚后3年，夫妻同居，未避孕至今仍未孕。3年来径自找中西药、草药屡次治疗无效。于1994年5月就诊。初潮14岁，经量少，行经期2天，色淡，腰酸胀，面色少华，苔质淡薄白，脉沉弱。妇检子宫稍小，附件（-），诊刮黄体酮功能不全（其夫精液检查正常），授予寿胎丸3个月，于1994年9月停经，尿妊娠试验（+），于1995年7月顺产男婴。[黄月玲. 寿胎丸治疗不孕症20例. 右江民族医学院学报，1996，（2）：237)]

6. 更年期综合征 林某某，43岁，2002年8月2日初诊。主诉：月经周期紊乱，潮热汗出半年。患者半年来，月经周期缩短、频发，经净1周左右，又见阴道下血，经量多，色鲜红，挟少许血块，行经天数1周左右。伴有潮热汗出，五心烦热，头晕寐差，口干便秘，曾用西药消炎止血，未见明显效果。既往月经正常，妇科检查：外阴、阴道尚无明显萎缩，宫颈轻糜，宫体前位，大小正常，附件（-）。B超：子宫大小7.2cm×4.5cm×3.7cm，回声均匀；附件：左1.9cm×1.7cm，右2.1cm×1.8cm。血生化：FSH56μg/L，$E_2$118.4pmol/L。西医诊断：更年期综合征。就诊时诉：末次月经7月20日，1周净，昨日又见阴道下血，量略多，舌偏红，苔微黄，脉细数。辨证为阴虚内热，冲任不固；治宜滋阴固冲；方用寿胎丸（菟丝子20g，桑寄生10g，续断 10g, 阿胶 10g) 合二至丸加地骨皮 10g, 地榆 10g, 阿胶 10g。7 剂。服药第 3 剂血止,潮热减轻,仍口干寐差。上方减地榆、旱莲草,加酸枣仁 10g,麦冬 10g, 7 剂。此后守上法给予调理 3 个月, 10 月起月经周期 30~40 天一潮,经量中,潮热汗出消失。血生化: FSH26μg/L, E2473.6pmol/L,随访半年无复发。[潘意坚. 寿胎丸运用临证心得. 福建中医药, 2003, 34 (4): 33-34]

7. 男科疾病

(1) 精少不育 陈某,男, 28 岁。婚后 3 年不育,其妻多次检查未见异常。患者多次精液检查,精液量均少于 2ml,精子总数 $10 \times 10^6/ml$,精子活动能力Ⅰ级。舌淡苔薄白,脉沉。方药:菟丝子、桑寄生各 20g,续断、杜仲、阿胶、覆盆子、枸杞子各 12g,何首乌 20g,仙灵脾 9g,甘草 6g。服药 26 剂后精子数、精液量、精子活动均正常。嘱其服五子补肾丸半月以资巩固。3 个月后告知其妻已怀孕。[张春敬. 寿胎丸临床新用. 湖北中医杂志, 2001, 23 (9): 34]

(2) 遗精 梁某,男, 53 岁, 1992 年 4 月 3 日初诊。夜间遗精,数日 1 次,甚时隔日 1 次,已有 5 年之久,伴腰膝酸软,神疲懒言,体倦乏力,头晕耳鸣,面色无华,消瘦等,舌淡红、苔薄白,脉细稍数。患者曾有婚史,离异 10 余载未再婚。证属肾气虚弱,精关不固之遗精。治宜补肾壮腰,固涩止遗,拟寿胎丸加味。处方:桑寄生 15g,菟丝子、续断、山萸肉各 12g,覆盆子 20g,阿胶 (烊化) 10g。药服 6 剂,腰酸膝软,头晕耳鸣等症明显减轻,6 天内仅遗精 1 次,但精量减少。二诊上方重用桑寄生、菟丝子各 35g,加黄芪 18g,续服 6 剂。三诊时已无遗精,且精神转佳,守方再服 10 余剂善其后。3 个月后追访,病人多月仅有 1~2 次遗精,余症均失。[邵江东. 寿胎丸新用. 新中医, 1995, (11): 49]

8. 眩晕 (高血压) 许某,女 44 岁, 1991 年 10 月 25 日初诊。头晕目眩 2 年余,每因突然改变体位或操劳时加剧,伴腰膝酸软,多梦失眠,面色不华,精神不振。素有高血压病,曾长期服用复方降压素等西药疗效不显,近 1 月来眩晕症状加重, BP180/110mmHg,舌淡、苔白稍厚,脉弦细。证属肾精不足,脑髓失养之眩晕。治宜补肾填精,养髓安神,拟寿胎丸加减。处方:菟丝子 30g,桑寄生、续断、山萸肉、五味子各 15g,阿胶 (烊化) 10g,茯神 25g。水煎服,日 1 剂。连服 6 剂后,诸症皆减, BP140/105mmHg,效不更方。前方续进 9 剂后,眩晕症状基本消失,夜能安卧,腰酸软症无存。守法再调理 10 余剂,停药观察,嘱其忌酒节房事,避情绪冲动,半年后随访眩晕症基本无发作,血压稳定在 135~120/95~90mmHg 之间。[邵江东. 寿胎丸新用. 新中医, 1995, (11): 49]

9. 腰腿痛 (坐骨神经痛) 简某,女, 48 岁, 1989 年 5 月 15 日初诊。

腰部酸痛，向右大腿、足跟放射，绵绵不已，喜揉喜按，反复发作 1 年余，行走不便，遇劳累时加重，卧床休息或经按摩后可稍缓解，曾在某医院行 X 线摄片，诊为第 4、5 腰椎增生性肥大，坐骨神经痛。服抗骨质增生丸 1 月余疗效不显而来诊。诊见：精神欠佳，懒言短气，纳差健忘，时有耳鸣，舌淡、苔薄白、脉沉细无力。证属肾气不足，腰脊失养之腰腿痛。治宜补肾益气，壮腰强筋，拟寿胎丸加减。处方：桑寄生 30g，续断、菟丝子、党参、山萸肉各 15g，牛膝、杜仲各 12g。日 1 剂，水煎早晚分服，药进 6 剂后，自觉症大减，精神转佳，守方续服 20 余剂后，腰腿痛症基本消失，半年后追访未见复发。[邵江东. 寿胎丸新用. 新中医，1995，(11)：49]

10. 夜盲 陈某，女，30 岁。患者患夜盲十余年。时轻时重。近因家中有事劳累，致入夜视物不清尤甚，天黑即不敢行走。患者曾流产 2 次，17 岁因"肾结核"手术治疗。舌淡红，脉沉细。处方：菟丝子、桑寄生各 30g，续断 12g，阿胶 9g（烊冲），枸杞子、白芍、熟地、女贞子、决明子各 12g，9 剂后夜间视物已清，随访 2 年未再复发。[张春敬. 寿胎丸临床新用. 湖北中医杂志，2001，23（9）：34]

11. 乙肝 张某，女，16 岁，咸阳某中学高三学生。发现乙肝"大三阳"3 年余，曾间断治疗 1 年，无效。2004 年 3 月，患者无任何临床症状，因面临高考来我院门诊就治，经查肝功正常，乙肝系列：HBsAg（+），HBeAg（+），抗-HBc（+），PCR-HBV-DNA3.47 × 10^7 拷贝/ml，B 超：肝、胆、脾、胰未见异常。血、尿、粪、心电图均正常，舌淡红，脉沉细。投以加味寿胎丸方 28 剂［桑寄生 40g，续断、菟丝子、淫羊藿各 15g，阿胶（烊化）、柴胡、青蒿、丹皮各 10g］。服完 28 剂查肝功：ALT162U/L、AST108U/L，余正常，PCR-HBV-DNA1.26 × 10^6 拷贝/ml。病人无任何不适，加用干扰素（安福隆）500MU 肌内注射，1 天 1 次，连用 30 天，后改为隔日 1 次，肌内注射 2 月，治疗 3 月后复查肝功正常，乙肝系列：HBsAg（+）、抗－HBe（+）、抗－HBc（+），PCR-HBV-DNA0.01 × 10^3 拷贝/ml，临床痊愈。[黄峰，刘凤莉. 加味寿胎丸抗乙肝免疫耐受的临床研究. 陕西中医，2006，27（1）：5－6]

【临床应用】

1. 习惯性流产 有效率为 94.74%。基本药物：菟丝子 10g，桑寄生、阿胶（烊冲）各 15g，川续断 12g。加味：热者加用黄芩、白术；体弱气虚者加党参或太子参、炙黄芪；漏红者加苎麻根、仙鹤草、地榆炭、大蓟、小蓟；腰疼者加杜仲；呕吐者加姜竹茹；纳差者加神曲；眠差者加制远志。治疗 28 天。[钱正伟. 寿胎丸加味治疗习惯性流产 76 例. 浙江中医杂志，2009，44（9）：677]

2. 先兆性流产 有效率为 95%。基本方：菟丝子 30g，续断、太子参各 20g，桑寄生、杜仲、山药、旱莲草各 15g，阿胶（烊）、陈皮、苎麻根各

10g，甘草6g。随症加减：腹痛甚者重用白芍30g，出血多者加地榆炭15g，阴虚血热者加生地20g，恶阻者加砂仁9g。[朱勤芬.寿胎丸加味治疗先兆流产101例.实用中医药杂志，2004，20（9）：493]

3. 提高体外受精－胚胎移植临床妊娠率　临床妊娠率为57.5%，足月活婴率为73.9%，疗效优于单纯用黄体酮治疗。方药为：菟丝子15g，桑寄生15g，续断15g，阿胶15g，党参30g，白术15g，黄芪30g，黄芩10g，鹿角霜10g，熟地黄10g，砂仁5g。腰酸明显者加杜仲10g，大便秘结可加肉苁蓉10g，心烦不安、口苦咽干热象明显者去鹿角霜，减党参、黄芪药量，加白芍15g、生地黄15g。[许志芃，单志群，潘纪华，等.寿胎丸对提高体外受精－胚胎移植临床妊娠率的影响.中国中医药信息杂志，2009，16（5）：17－18]

4. 黄体功能不全性不孕　总有效率为92.1%。基本药物：菟丝子20g，桑寄生10g，川续断10g，阿胶10g，仙灵脾20g，覆盆子15g，党参15g，黄芪10g，白术10g，甘草3g。加味：如兼有肝郁气滞加柴胡、郁金；血虚加首乌、枸杞；血瘀加泽兰、益母草；痰湿加半夏、陈皮；白带多加鸡冠花、金樱子。治疗3个月经周期，可使黄体功能不全者基础体温及月经周期正常并妊娠。[潘意坚.寿胎丸加味治疗黄体功能不全性不孕38例.福建中医药，1995，26（4）：25]

5. 崩漏　总有效率100%。出血期方：菟丝子20g，川续断10g，桑寄生20g，阿胶（烊化）10g，鹿角霜10g，乌贼骨10g，茜草10g，三七粉5g（冲服），益母草15g。量多如注者加棕榈炭10g、血余炭10g；神疲乏力，气短自汗，偏气虚者加黄芪15~30g，人参10g，五味子15g；唇舌色淡，头晕，心悸，偏血虚者加熟地10g，当归10g，白芍15g；暴崩血脱者，急予独参汤（高丽参30g浓煎顿服）或参附汤（生晒参30g，熟附子15g浓煎顿服）；心烦耳鸣加龟甲10g，生牡蛎20g；小腹胀痛，以痛为主，瘀血下则痛减偏血瘀者去阿胶，加生炒蒲黄各10g，生炒五灵脂各10g。缓解期方：菟丝子30g，川续断10g，桑寄生30g，阿胶（烊化）10g，黄芪20g，当归10g，熟地、白芍10g，仙茅、仙灵脾10g，龟甲10g，砂仁10g。兼肝郁气滞者去仙茅、熟地，加柴胡、枳壳、香附；肝肾阴虚者，加枸杞子；其他可参考出血期方的加减。服法：出血期服出血期方，血止3天后改服缓解期方，若再度出血仍服出血期方。1个月为1个疗程，治疗3个疗程后判断疗效。[王彩云，左献泽.寿胎丸加味治疗室女崩漏64例.光明中医，2006，21（3）：31－32]

6. 孕妇腰椎间盘突出症　总有效率97.5%。药用：菟丝子20g，桑寄生20g，续断20g，鹿角胶10g（烊化），杜仲20g，熟地15g，砂仁10g，白术10g，当归15g，芍药10g，治疗20天，配合卧硬板床休息，腰部垫薄枕调护，可改善孕妇腰椎间盘突出患者腰部活动功能，腰腿疼痛减轻。[何悦硕.寿胎丸治疗孕妇腰椎间盘突出症40例.中医药导报，2009，15（2）：47]

7. 慢性移植肾肾病 有效率85%。药物组成：杜仲15g，续断15g，菟丝子15g，桑寄生20g，阿胶（烊化）10g，黄芪40g，太子参10g，当归15g，白芍药15g，红花20g，益母草30g，甘草6g。血肌酐>265μmol/L，加用尿毒清5g，每日2次口服，或大黄10g、生牡蛎60g、熟附子10g、蒲公英30g，水煎取汁200ml保留2小时高臀位灌肠。长期低热加白花蛇舌草60g、青蒿30g、黄芩20g；移植肾肿痛加桃仁15g、地龙15g、防己15g、泽泻10g、元胡15g；血尿明显加蒲黄10g、生地黄15g、何首乌20g、三七粉3g；24小时蛋白尿定量>3500mg加金樱子20g，芡实20g。3个月为1个疗程，2个疗程后观察疗效。[杨存科，王桂英，田曼霖．加味寿胎丸配合免疫抑制剂治疗慢性移植肾肾病20例．河北中医，2007，29（6）：521－522]

【药理研究】

1. 促孕、维持妊娠 寿胎丸能促进肾虚不孕大鼠的卵泡发育及排卵。[尹胜，尤昭玲．寿胎丸对肾虚不孕大鼠卵泡发育及排卵的影响研究．湖南中医杂志，2007，23（3）：92－93]寿胎丸能显著降低大鼠的流产率、增加胚胎数，提高血清雌二醇（E_2）及孕酮（P）内分泌水平，上调PR mRNA表达，增强黄体功能。[郜洁，罗颂平，赵颖．寿胎丸对肾虚－黄体抑制大鼠流产模型黄体功能的影响．中药材，2011，34（7）：1113－1116]

2. 抗卵巢移植排斥反应 寿胎丸水煎剂可促进大鼠同种异体移植卵巢的成活，使其重量和体积增加，起到抗同种异体卵巢移植模型急性排斥反应的作用。[唐丽丽，罗颂平．寿胎丸抗大鼠同种异体卵巢移植模型急性排斥反应的研究．中华中医药学刊，2009，27（10）：2099－2101]

3. 抗畸胎 寿胎丸水煎剂对环磷酸胺诱发小鼠脾细胞DNA损伤具有极明显的防护作用，可能与减少畸胎发生有关。[高薇，陈裕明，刘启福，等．寿胎丸对小鼠脾细胞DNA损伤的防护作用的实验研究．河南中医，1994，14（6）：（17）347－（18）348]

寿胎丸（40g/kg剂量浓度以下）对健康育龄大耳白孕兔生殖功能及其胚胎发育无明显毒性。[赵新广，尤昭玲，刘丹卓，等．寿胎丸对大耳白孕兔生殖功能及其胚胎发育毒性的研究．辽宁中医杂志，2009，36（12）：2185－2187]

【临证提要】寿胎丸具有补肾安胎之功效，用于滑胎。若脾肾两虚加人参、黄芪、杜仲、山药、山茱萸；血热加生地黄、黄芩、麦门冬、石斛、玄参；有外伤诱因加生牡蛎、砂仁；腹痛较频者加白芍药、佛手；子宫出血加苎麻根、生地榆、桑叶、墨旱莲、仙鹤草等；小腹坠胀明显加重黄芪用量，并加入升麻；呕恶加苏梗、竹茹；纳呆加鸡内金、麦芽。屡孕屡堕者，需要避孕半年，并以寿胎丸加人参、鹿角胶、龟板胶、紫河车、黄芪、当归、白芍药、枸杞子等，每日1剂，经净后水煎服，每月10～15剂。孕后仍可继续服用，服至前几次流产的月份后递减服药。张锡纯提出的本方加减法："气虚者加人参二两，大气陷者加生黄芪三两，食少者加炒白术二两，凉者加炒补骨脂二两，热者加生地二两。若胎气已动，或至下血者，急救之方：生黄芪、生地黄各二两，白术、山萸肉（去净核）、龙骨（捣）、牡蛎（捣）各一两，煎汤一大碗，顿服之。"

本方使用时，要把握住肾虚这一主要病机，灵活使用，包括月经先期、崩漏、月经后期、月经过少、更年期综合征、带下病、产后恶露不绝、不孕症等。临床报道，月经先期患者在服上方 6 剂后，月经周期平均可向后推迟 5~10 天，连续服用 3 个周期后，月经周期基本稳定在（28±2）天。此外，本方也可用于眩晕、腰腿痛、夜盲。寿胎丸尚可治疗男子精少不育、遗精。临证可酌加枸杞子、山药、覆盆子、仙灵脾等。

安胃饮

【来源】《医学衷中参西录·治女科方》。

【组成】清半夏一两，温水淘洗两次毫无矾味然后入煎　净青黛三钱　赤石脂一两

【用法】用做饭小锅，煎取清汁一大碗，调入蜂蜜二两，徐徐温饮下。一次只饮一口，半日服尽。若服后吐仍未止或其大便燥结者，去石脂加生赭石（轧细）一两。若嫌青黛微有药味者，亦可但用半夏、赭石。

【功效】降逆安胃。

【主治】恶阻。

【方解】本证因冲胃气逆所致，故用半夏降逆和胃，青黛平肝清热，赤石脂降逆收敛，蜂蜜甘补凉润和中。

【验案精选】

妊娠恶阻　王某某，女，24 岁，社员。1980 年 4 月 16 日初诊。怀孕 2 月余，呕吐已 14 日，经中西医治疗无效，某医院检查后建议终止妊娠，患者因系初生子，未曾同意，乃要求服中药治疗，病者脾胃虚弱，四肢沉重，痰浊壅盛，心中愦闷，呕吐不能食，吐出黏液及血丝，脉弱无力，病情较重，予张氏安胃饮加味。处方：清半夏 30g（温水漂洗二三次至毫无矾味然后入煎），净青黛 9g，赤石脂 30g，焦白术 9g，陈皮 9g，茯苓 12g，生姜 3 片。服法：煎取药汁 30ml，加蜂蜜 60g，徐徐温服，服法同前。药后呕吐即止，当即停服上药，续予小半夏加茯苓汤健脾和胃，降逆止呕，愈后且不复作。[刘宗敏.张氏安胃饮治疗妊娠呕吐的体会.黑龙江中医药，1983，(1)：35-36]

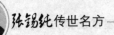

【临证提要】安胃饮具有降逆止呕之功，用于妊娠恶阻。此方服法尤为重要，清半夏要用温水漂洗两三次，至毫无矾味后入药，徐徐温饮，一次只饮一口，半日服尽。方中蜂蜜养阴止逆，缓和诸药，如不用亦难获效。

和血熄风汤

【来源】《医学衷中参西录·治女科方》。

【组成】当归一两　生黄芪六钱　真阿胶四钱，不炒　防风三钱　荆芥三钱　川芎三钱　生杭芍二钱　红花一钱　生桃仁钱半，带皮尖捣

【用法】水煎服。

【功效】养血活血，益气祛风。

【主治】产后受风发搐。

【方解】本证因产后瘀阻未尽、气血不足受风所致，故用黄芪补气固表，当归、白芍养血活血，防风、荆芥祛风解表，桃仁、红花、川芎活血化瘀。

【验案精选】

产后感冒　王某，26岁，1982年10月顺产一男婴，产后不慎感受风寒。发热（T38℃）恶寒，全身无力，不欲食，脉浮，重按无力，舌苔白腻，遂予大补气血，疏散风寒。处方：当归30g，生黄芪15g，阿胶15g，防风12g，荆芥10g，川芎12g，红花6g，生桃仁6g，乌药10g，藁本10g，细辛6g，蔓荆子10g。1剂病大减，继服1剂痊愈。[崔清汉，崔衍风.和血熄风汤加味治产后感冒头痛500例.江西中医药，1995，（增刊）：54]

【临证提要】和血熄风汤具有补虚祛风活血之功，用于产后受风证。

滋乳汤

【来源】《医学衷中参西录·治女科方》。

【组成】生黄芪一两　当归五钱　知母四钱　玄参四钱　穿山甲二钱，炒捣　路路通大者三枚，捣　王不留行四钱，炒

【用法】用丝瓜瓤作引，无者不用亦可。若用猪前蹄两个煮汤，用以煎药更佳。

【功效】益气养血通乳。

【主治】少乳。

【方解】本证因气血不足、经络瘀阻所致，故用黄芪、当归补养气血，穿

山甲、路路通、王不留行通络下乳，知母、玄参滋阴清热。

【验案精选】

产后缺乳 矫某，女，25岁，2010年5月10日初诊。患者于3月前行剖腹产手术生下一足月健康男婴，产后母子平安，母亲乳汁充盈。但2周前母亲得了重感冒，并咳嗽、低热，惟恐染上甲型H1N1流感，便主动与婴儿隔离，提前断奶，改为人工喂养。谁知婴儿很不适应，经常哭闹，仅1周时间，孩子消瘦许多，母亲非常焦急，待感冒痊愈后，想重新恢复母乳喂养，却不能如愿，再也挤不出乳汁，便从深圳赶来长沙求医。刻查：面色欠华，体态丰腴，饮食二便正常，舌苔薄白，脉细带数。既往体检发现左侧有轻度乳腺小叶增生。辨证：剖腹产伤及气血，加之人为提前断乳，乳汁郁滞，乳络不通。治法：气血双补，宜通乳络。方药：黄芪20g，当归15g，太子参15g，王不留行15g，路路通15g，炮山甲10g，通草10g，丝瓜络20g，麦冬10g。7剂，1剂/天，煎服2次。并嘱多喝猪脚炖汤或鲫鱼汤。2010年5月16日复诊：药后乳汁虽通，但量仍不够多，遂加大黄芪用量至30g，炮山甲至15g，王不留行至30g，又增加漏芦15g。7剂，1剂/天，与猪脚500g（自备）同炖2小时，吃肉喝汤。后来电话得知，复诊7剂只服下3剂，乳汁增多，7剂服完，已恢复到断乳前水平。[陈大舜.古方今用验案存真（五）.湖南中医药大学学报，2010，30（11）：40-41]

【临床应用】

缺乳症 在滋乳汤基础上加冬葵子为冬葵滋乳汤，治疗100例，效果颇为理想。服3剂见效者46例，服6剂见效者32例，服9剂见效者14例，无效者8例。92例见效者中，药后乳汁下如涌泉者48例，下乳中等者32例，下而不爽不够婴儿食量者12例。[王乃汉.冬葵滋乳汤治疗缺乳症100例.浙江中医杂志，1996，（1）：8]

【临证提要】 滋乳汤气血双补、通络下乳之功，用于产后缺乳。面色无华，神疲纳少，气血两虚者，去知母、玄参，加党参30g，陈皮10g；寡欢多虑，两乳胀满作痛，肝气郁结者，加柴胡、青皮各6g，桔梗3g。此外，尚可加冬葵子、漏芦、通草、丝瓜络、猪蹄等下乳之品，增强本方疗效。

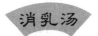

消乳汤

【来源】《医学衷中参西录·治女科方》。

【组成】 知母八钱 连翘四钱 金银花三钱 穿山甲二钱，炒捣 瓜蒌五钱，切丝 丹参四钱 生明乳香四钱 生明没药四钱

【用法】水煎服。

【功效】解毒活血，散结消肿。

【主治】结乳肿疼或成乳痈新起者。

并治一切红肿疮疡。

【方解】本证因热毒壅滞，痰瘀内阻所致，故用金银花、连翘、知母清热解毒泻火，瓜蒌清热化痰，穿山甲、丹参、乳香、没药活血化瘀。

【验案精选】

乳痈 患者刘某，1990 年 9 月 5 日就诊。初产后 40 天有余，左乳焮红高肿，扪及块物如鸡蛋大，胀痛拒按，乳汁通之不畅，发热恶寒，头身疼痛。经服清热解毒汤、消炎片及抗生素后，其症无减，更现左乳亦痛，查：T39℃，情绪烦躁，食寝俱废，口苦咽干，二便不畅，舌苔黄厚腻，脉象弦数。投以消乳汤加味：紫丹参、金银花、蒲公英各 30g，连翘 15g，全瓜蒌、知母各 20g，制乳香、没药、漏芦各 12g，炒山甲 10g。3 剂内服。另加芒硝50g，大黄 6g，焙干加工成粉末，分若干份，每份用鸡蛋清搅拌均匀后，用净纱布敷于痛处，待干更换。3 剂后症状显减，6 剂后痊愈。[乔云岚，黄玉阁．消乳汤治疗乳痈体会．新疆中医药，1998，16（4），63－64]

【临床应用】

乳痈 68 例，59 例消散而愈。药用：知母 24g，连翘 12g，金银花 9g，穿山甲片 6g，瓜蒌 15g，丹参 12g，生乳香 12g，生没药四钱。加减法：憎寒壮热者，加荆芥、防风；哺乳期乳汁壅滞者，加鹿角霜、王不留行、木通之类；产妇无儿吮乳或断奶后，以致乳汁壅胀者，加焦山楂、焦麦芽之类以回乳；新产妇恶露未尽者，减寒凉之品，加当归、川芎、益母草、红花、桃仁之类。[张世道，董长平．以加味消乳渴为主治疗乳痈 68 例．上海中医药杂志，1966，（5）：187－188]

【临证提要】消乳汤散瘀消肿之功，用于乳痈。本方取效迅速，张锡纯谓："一服即消。若已作脓，服之亦可消肿止疼，俾其速溃。"临床报道起效大约在 3 剂左右。

升肝舒郁汤

【来源】《医学衷中参西录·治女科方》。

【组成】生黄芪六钱　当归三钱　知母三钱　柴胡一钱五分　生明乳香三钱
生明没药三钱　川芎一钱五分

【用法】水煎服。

【功效】补气升阳活血。

【主治】妇女阴挺，亦治肝气虚弱，郁结不舒。

【方解】本证因气血不足、肝郁下陷所致，故用黄芪补气升陷，柴胡、川芎补肝升阳，当归、乳、没养血活血，知母滋阴润燥，制约黄芪温热。

【验案精选】

子宫脱垂 刘某，女性，33岁。平时易怒，因生产时用力太过而致子宫脱垂。予生黄芪18g，全当归9g，知母9g，柴胡5g，生明乳香9g，生明没药9g，川芎5g。每日1剂水煎分2次服。另服复方阿胶浆10ml，每日3次口服；配合针刺百会、长强、三阴交、子宫、气海等穴，治疗10余次获愈。［孙彦民.升肝疏郁汤配合针刺治疗子宫脱垂.中国民间疗法，2000，8（12）：25］

【临床应用】

阴挺 治愈率83.3%。治疗方药：生黄芪30g，人参、白术、当归、生乳香、生没药、知母各10g，柴胡6g，川芎4.5g。气郁胸痛者加郁金、枳壳、青皮等，饮食不佳者加焦三仙、鸡内金等，肾虚腰痛者加山萸肉、桑椹、杜仲等，气陷者加升麻，腹痛者加木香、元胡。［效守成.升肝舒郁汤治疗阴挺24例.陕西中医，1992，13（12）：551］

【临证提要】升肝疏郁汤具有补气养血、疏肝解郁之功，用于子宫脱垂。

滋生通脉汤

【来源】《医学衷中参西录·治女科方》。

【组成】白术三钱，炒　生怀山药一两　生鸡内金二钱，黄色的　龙眼肉六钱　山萸肉四钱，去净核　枸杞果四钱　玄参三钱　生杭芍三钱　桃仁二钱　红花钱半　甘草二钱

【用法】水煎服。

【功效】健脾补肾，养血活血。

【主治】室女月闭血枯，饮食减少，灼热咳嗽。

【方解】本证因脾肾不足、血行不畅所致，故用白术、山药、甘草健脾养阴，鸡内金消食和胃，山萸肉、枸杞补益肝肾，龙眼肉养血安神，玄参、芍药清热滋阴，桃仁、红花活血通脉。

【验案精选】

闭经 马姓女十七岁。自十六岁秋际，因患右目生内障，服药不愈，忧思过度，以致月闭。自腊月服药，直至次年孟秋月底不愈，求为延医。其人体质瘦弱，五心烦热，过午两颧色红，灼热益甚，心中满闷，饮食少许，即停滞不下，夜不能寐。脉搏五至，弦细无力。为其饮食停滞，夜不能寐，投

以资生通脉汤,加生赭石(研细)四钱,熟枣仁三钱,服至四剂,饮食加多,夜已能寐,灼热稍退,遂去枣仁,减赭石一钱,又加地黄五钱,丹皮三钱,服约十剂,灼热大减。又去丹皮,将龙眼肉改用八钱,再加怀牛膝五钱。连服十余剂,身体浸壮健。因其月事犹未通下,又加䗪虫五枚,樗鸡十枚。服至五剂,月事已通。然下者不多,遂去樗鸡、地黄,加当归五钱,俾服数剂,以善其后。(《医学衷中参西录》)

【临证提要】 滋生通脉汤补益肝肾、活血通经之功,用于闭经。张锡纯加减法:"灼热不退加生地黄六钱或至一两。咳嗽者加川贝母三钱,米壳二钱。泄泻者,去玄参,加熟地黄一两,茯苓片二钱,或更酌将白术加重,服后泻仍不止者,可于服药之外,用生淮山药细末煮粥,搀入捻碎熟鸡子黄数枚,用作点心,日服两次,泻止后停服,大便干燥者,加当归、阿胶各数钱。小便不利者,加车前子三钱,地肤子二钱或将芍药加重。肝气郁者,加生麦芽三钱,川芎、莪术各一钱。汗多者,将萸肉改用六钱,再加生龙骨、生牡蛎六钱。"

咀华清喉丹

【来源】《医学衷中参西录·治咽喉方》。

【组成】 生地黄一两,切片　蓬砂钱半,研细

【用法】 将生地黄一片,裹蓬砂少许,徐徐嚼细咽之,半日许宜将药服完。

【功效】 清热解毒。

【主治】 咽喉肿疼。

【方解与方论】 本证因虚热上攻所致,故用生地滋阴清火,蓬砂消肿止痛。

张锡纯云:"生地黄之性能滋阴清火,无论虚热实热服之皆宜。蓬砂能润肺,清热化痰,消肿止疼。二药并用,功力甚大。而又必细细嚼服者,因其病在上,煎汤顿服,恐其力下趋,而病转不愈。且细细嚼咽,则药之津液常清润患处也。"

【临床应用】

急性咽喉炎 可消除或改善咽部充血肿胀疼痛等症状,痊愈率为89%。方用咀华清喉丹(生地黄、蓬砂)配合清咽利喉汤(生地、玄参、麦冬、射干、知母各12g,玉蝴蝶、桔梗、杏仁、山豆根、黄芩各10g),治疗5天。
[李秋云.咀华清喉丹治疗急性咽喉炎27例.湖北中医杂志,1996,18(5):40]

【临证提要】 咀华清喉丹具有清热消肿止痛之功，用于阴虚火旺之咽喉肿痛。

消瘰丸

【来源】《医学衷中参西录·治疮科方》。

【组成】 牡蛎十两 生黄芪四两 三棱二两 莪术二两 朱血竭一两 生明乳香一两 生明没药一两 龙胆草二两 玄参三两 浙贝母二两

【用法】 上药十味，共为细末，蜜丸桐子大。每服三钱，用海带五钱，洗净切丝，煎汤送下，日再服。

【功效】 益气活血，软坚清热。

【主治】 瘰疬。

【方解】 本证因痰湿气滞血瘀所致，故用牡蛎、海带散结软坚，生黄芪补气托毒，三棱、莪术、血竭、乳香、没药行气逐瘀、消肿止痛，龙胆草清热燥湿，玄参滋阴解毒，浙贝母清热化痰。

注： 张氏消瘰丸是在《医学心悟》消瘰丸基础加减而成，即加用黄芪、三棱、莪术、血竭、乳香、没药、海藻、龙胆草，本方补气活血之功较强。

【验案精选】

1. 乳腺增生 张某，女，36 岁，于 2000 年 10 月 6 日初诊。因"乳房胀痛 8 月，加重 12 天"来诊。一年半前生一男孩，乳汁量多，正常。孩子 9 个月时，在某医院注射己烯雌酚后 1 周断奶。但自觉双侧乳房胀痛不舒，心烦易怒。查：触及大小不等、质地韧而不硬、与周围组织分界不清的结节，且有触痛，红外线检查：结节 0.9cm×1.5cm，全身浅表淋巴结未触及，血压 110/80mmHg，全身乏力，面黄，苔薄，脉弦。治宜疏肝理气、活血通络止痛。方用消瘰丸加减。组方：牡蛎30g，生黄芪12g，三棱6g，莪术6g，血竭6g，没药6g，龙胆草12g，玄参20g，路路通10g，蒲公英10g，王不留行15g，水煎服。服 14 剂后见乳房胀闷疼痛消失，结节缩小，压之轻微痛。再服 6 剂后诸症皆消，随访半年未复发。[周晓眉．消瘰丸加减治疗乳腺增生 58 例．甘肃中医学院学报，2005，22（3）：39-40]

2. 甲状腺癌 马某某，男，45 岁，军医，1977 年 9 月 20 日初诊。患者于 1970 年 11 月因甲状腺乳头状瘤作了手术切除。1978 年发现甲状腺乳头状腺癌，1978 年 8 月两次进行右甲状腺全切，左甲状腺部分切除以及右颈淋巴清除术。术后经病理证实为甲状腺乳头状腺癌及颈淋巴结转移，由于手术部位大，造成严重声哑，颈极度肿胀，质地坚硬，功能受碍，鉴于患者体质极为虚弱，某医院建议中医诊治而求诊于师。诊见患者颈部肿胀不能转折，情绪不稳，性急且思想负担过重，声嘶，心悸，面容消瘦，手术瘢痕坚硬，触之则疼痛加剧，舌红少津，苔薄黄，脉虚弱，宜内外合治。内服药：丹皮9g，栀子9g，柴胡9g，当归12g，白芍12g，玄参15g，牡蛎15g，夏枯草15g，海藻15g，昆布15g，乳香9g，没药9g，半枝莲30g，白花蛇舌草30g，川贝9g（另包，研末冲服）外用药……调敷颈部，外用药连续应用，内服药每日1剂，进50剂，食欲精神逐渐好转，体力日益恢复，伤口肿胀消退，声音仍然嘶哑。内服药不变，外用药中丹皮易姜黄15g、天花粉24g。另嘱每日以黑豆半斤磨豆浆内服，持续1月，内服药共进70剂。半年后，经北京五个医院检查，无癌化，精神佳，预后良好，患者喜信告之。［王绪前．熊魁梧治疗甲状腺疾病的经验．湖北中医杂志，1985（3）：8－10］

【临床应用】

乳腺增生　治愈率为100%。消瘰丸加减：牡蛎30g，生黄芪12g，三棱6g，蒲公英30g，莪术6g，乳香6g，没药10g，龙胆草12g，玄参20g，浙贝母15g。加减：肝郁气滞型予逍遥散加减；肝郁脾虚型予四物汤加减；气郁痰凝型，酌加蜂房、山慈菇、穿山甲、柴胡、郁金、青皮、橘叶、制香附、夏枯草；气滞血瘀型，药用当归、赤芍、白蒺藜、昆布、海藻、鹿角霜、丹参、山楂、制香附。3个月为1个疗程。［周晓眉．消瘰丸加减治疗乳腺增生58例．甘肃中医学院学报，2005，22（3）：39－40］

【临证提要】　消瘰丸具有活血散结之功，主治瘰疬。现代用于治疗乳腺增生、甲状腺癌等。

内托生肌散

【来源】《医学衷中参西录·治疮科方》。

【组成】　生黄芪四两　甘草二两　生明乳香一两半　生明没药一两半　生杭芍二两　天花粉三两　丹参一两半

【用法】　上七味共为细末，开水送服三钱，日三次。若将散剂变作汤剂，须先将花粉改用四两八钱，一剂分作八次煎服，较散剂生肌尤速。

【功效】　益气活血消肿。

【主治】　瘰疬疮疡破后，气血亏损不能化脓生肌。或其疮数年不愈，外边疮口甚小，里边溃烂甚大，且有窜至他处不能敷药者。

【方解与方论】　本证因气虚血瘀所致，故用黄芪补气生血，托毒生肌；丹参、乳香、没药、芍药活血消痈；天花粉清热消肿；甘草益气解毒，调和诸药。

张锡纯云:"此方重用黄芪,补气分以生肌肉,有丹参以开通之,则补而不滞,有花粉、芍药以凉润之,则补而不热,又有乳香、没药、甘草化腐解毒,赞助黄芪以成生肌之功。况甘草与芍药并用,甘苦化合味同人参,能双补气血,则生肌之功愈速也。至变散剂为汤剂,花粉必加重者,诚以黄芪煎之则热力增,花粉煎之则凉力减,故必加重而其凉热之力始能平均相济也。至黄芪必用生者,因生用则补中有宣通之力,若炙之则一于温补,固于疮家不宜也。"

【验案精选】

1. 消化系统疾病

(1)慢性非特异性溃疡性结肠炎 历某,男,56岁,于1988年6月3日初诊。患者大便脓血黏液,伴右下腹疼痛,间断发作10余年,1982年9月经某医院下消化道钡剂灌肠造影、结肠镜检、病理切片,确诊为"慢性非特异性溃疡性结肠炎",多年来屡服中西药物不效,延余诊治。现症:腹泻1日3次,大便色暗褐夹有黏液,有时泻下之物如鱼脑肠样,污秽腥臭,伴有少许脓血,有里急后重感,右下腹呈阵发性疼痛,夜间加重,影响睡眠,痛处固定,查患者面色少华,心悸气短,每于劳累后加重,口干而渴,舌红晦暗有瘀斑,边有齿痕,舌苔黄厚略干,脉弦关尺小滑。大便镜检:脓球(+++),红细胞(++),此乃大肠湿热日久,热腐生疡,瘀血内阻。伤阴蕴毒,加之腹泻日久,脾气虚弱不能生肌长肉,致使肠黏膜溃腐久不平复。中医诊断:脏毒。治则:补气健脾,化瘀生新,解毒生肌。方药:内托生肌散加味,拟方:生黄芪25g,丹参25g,天花粉25g,白芍10g,生甘草10g,乳香6g,没药6g,生薏苡仁30g,蒲公英20g,丹皮10g,半夏10g,水煎服,1日1剂。服本方10剂,症状好转,停药又发,按上方加减共服45剂,大便恢复正常,腹痛亦除,体力大增,于1988年10月行下消化道钡剂灌肠造影,充盈良好,而告治愈。随访4年未有复发。[朱征.内托生肌散临床新用验案.甘肃中医,2002,15(6):14-15]

(2)消化性溃疡 患者,男,68岁。2001年8月13日初诊。胃痛发作20余年,曾先后到多家医院治疗。1999年5月16日,因上消化道出血住进某医院,胃镜检查确诊为十二指肠球部溃疡出血,住院治疗10天病情好转出院。但上腹隐痛时轻时重,长期服药无效,今来我处治疗。临床表现:上腹隐痛,泛吐清水,喜暖喜按,痛有定处,夜间为甚,饮食不振,神疲乏力,四肢不温。舌紫黯、苔薄白腻,脉迟缓无力。根据病史分析,患者年岁已高,体弱多病,脾寒胃弱,纳食不多,运化迟缓,故痛亦不甚而泛吐清水;得暖则安,为寒气稍散,故痛亦见减;脾主四肢,阳虚则四肢欠温,神疲乏力;脾阳不振,且久病入络,故舌紫黯、苔薄白腻,脉迟缓无力。诊为胃脘痛,证为脾胃虚弱，痰阻湿滞。治疗原则：补脾益气，行滞化瘀，温中止痛。方用内托生肌散加味。处方：黄芪50g，甘草、乳香、没药、丹参、天花粉、佛手、广木香、桂枝、元胡、乌贼骨、五灵脂各10g，党参、白芍、鸡血藤各30g，制附子、吴茱萸各6g。10剂。每日1剂，水煎，早晚分服。10天后复诊，自觉效果尚可，脘腹疼痛等症状减轻，饮食增加，精神较佳。上述基本方随证加减服80余剂，告愈。后经胃镜复查示溃疡面消失。[付明学，付宗信．内托生肌散治疗老年性消化性溃疡52例．浙江中医杂志，2008，43（1）：32]

（3）肛周脓肿　常某，男，30岁，1983年11月3日初诊，肛周发现一肿物，伴疼痛，影响排便半月余。检查：肛门后侧有一约3cm×5cm大小的肿块，触之较硬，皮色正常，舌红苔白滑，脉缓。仿内托生肌散加味：黄芪50g，甘草10g，乳香6g，没药6g，白芍10g，天花粉10g，丹参20g，金银花45g，连翘15g，炮山甲8g，皂角刺8g。服8剂而肿块消尽。[常学义．内托生肌散新用．甘肃中医，1994，7（2）：30-31]

2. 妇科疾病

（1）盆腔炎　马某，40岁，1980年10月4日初诊。患者因1980年3月份做人工流产术后过早从事体力劳动，且不忌房事而患急性盆腔炎。经用青霉素、链霉素、庆大霉素、激素、输液等治疗，因治疗不彻底，加之调养不周，致病情缠绵，时轻时重，求余诊治。患者少腹两侧疼痛，气短乏力，白带多，色黄白相兼，月经后期，量少，色紫有块，舌紫暗苔白，脉弦滑。妇科检查：两侧附件呈条索状改变，右侧可触及鸡蛋大小的囊性包块，活动度差，有压痛。B超见两侧输卵管增粗，右侧卵巢增大，呈5cm×6cm，边界不清，实质不均的炎性暗区，诊断为慢性盆腔炎及右侧卵巢囊肿。辨证属气虚血瘀，湿热壅滞，内结胞络。治则清热解毒，益气行瘀，消肿散结。内托生肌散加味：黄芪30g，甘草10g，乳香6g，没药6g，赤芍20g，天花粉10g，丹参30g，金银花30g，炮山甲10g。取6剂。水煎服。服上方后，诸症均明显好转，效不更方，继守上方15剂后，经妇科检查附件条索状改变及右侧包块均消失，B超复查未发现异常，随访1年无恙。[常学义．内托生肌散新用．甘肃中医，1994，7（2）：30-31]

（2）绝育术后综合征　魏某，女，34岁，汉族，于1984年4月12日初诊。患者自结扎后每次月经来潮即出现少腹疼痛，兼乳胀胁痛，急躁易怒，月经前后不定，腰痛，经量中等，色暗有块，经中西间断治疗1年余，效不显，故求余诊治。见其舌暗红苔白，脉弦紧，遂仿内托生肌散合当归芍药散化裁：菟丝子30g，䗪虫10g，黄芪30g，甘草10g，乳香6g，没药6g，白芍10g，天花粉10g，丹参20g，当归10g，川芎10g，茯苓10g，泽泻10g，柴胡6g，桂枝10g。取5剂共研细，每次服10g，早晚各服1次，温开水送下，缓

缓图之。服上方1料后，**诸证皆失，随访无恙**。[常学义．内托生肌散新用．甘肃中医，1994，7（2）：30–31]

3. 尿道综合征 侯某，女，38岁，1981年5月20日诊。患者1年前出现小便频急涩痛，迁延年余，多方治疗不效。诉尿频急涩痛，每因劳累加重，且肢软乏力，腰腹胀痛，小便微黄，日解小便30余次。伴心烦少寐，口苦干喜饮，舌淡隐现瘀斑，苔薄白欠润，脉弦细数，诊属劳淋（尿道综合征）。此乃脾肾气虚，瘀血阻络，上燥下寒之候。方用内托生肌散合瓜蒌瞿麦丸加减：生黄芪30g，天花粉、茯苓各20g，丹参、熟附子（先煎30分钟）各10g，生没药12g，生甘草6g，瞿麦、山药各15g。水煎内服，每日1剂。服药5剂，口渴止，小便通利，溲次明显减少，尚微觉腰酸痛，小腹坠胀，舌苔已润，脉尚弦细，示上燥下寒已趋平衡，但脾肾尚虚，脉络仍阻，遂以内托生肌散合六味归芪汤加减：生黄芪25g，丹参、山药、菟丝子、鹿角霜各15g，白芍、天花粉各20g，生没药12g，补骨脂、枸杞子、山茱萸各10g。10剂后，诸症消失。将药味稍事变化，量减半，续服2个月以巩固疗效，未复发。[田英，彭慕斌．内托生肌散加减治疗尿道综合征．湖北中医杂志，2001，23（9）：37]

4. 糖尿病足 患者，女，67岁，1995年10月20日初诊。有糖尿病（2型）病史19年，长年服用消渴丸、达美康等药治疗。3个月前因外伤致左足背部损伤，伤口日久不愈，后感染化脓，疮面扩大，在县医院用中药外敷后，脓液减少，仍不愈合，疼痛较重。诊见：全身乏力，面色无华，表情痛苦，口渴，尿频，下肢怕冷。疮面：7cm×4cm，肉芽暗红，脓液清稀，足部皮肤干燥脱屑，足背动脉搏动减弱，舌质暗淡，苔薄白，脉沉细。空腹血糖13.17mmol/L，尿糖（＋＋＋）。诊断为糖尿病足，乃气阴两虚，兼湿瘀血结。治以益气养阴，兼活血利湿解毒，通络止痛，处方：生黄芪20g，生乳香10g，生没药10g，甘草6g，生白芍12g，天花粉20g，丹参12g，金银花15g，蜈蚣3g，全蝎6g，黄芩9g，大黄9g。水煎服，每日1剂。配合服用消渴丸、达美康等药，并每日用生理盐水清洁换药，12剂后疼痛减轻，疮面无脓液，原方继服15剂后肉芽红润，足部痛轻，足背动脉搏动增强，空腹血糖7.8mmol/L，疮面5cm×3cm，原方继服20剂疮面愈合，伴随症状缓解。随访1年未见复发。[李云慧．内托生肌散为主治疗糖尿病足48例．广西中医药，2000，23（4）：26–27]

5. 外科疾病

（1）阑尾炎 余某，男，26岁。1985年6月1日初诊。因患化脓性阑尾炎，收住我院外科。手术20天后下腹又出现肿物，伴发热，疼痛，经用大量抗生素治疗1周效不显，邀余会诊。检查：右侧麦氏点处触及约4cm×5cm大小的包块，触痛，舌暗红苔白腻，细数，重按无力。此乃毒邪尚盛，气血凝滞。治以清热解毒，活血化瘀。仿内托生肌散加味：黄芪30g，甘草10g，乳香6g,没药6g,白芍10g,天花粉10g,丹参15g,金银花45g,连翘15g。取5剂水煎服。6月5日2诊:服上5剂后烧退,肿块消去一半,效不更方,继守上方5剂,痊愈出院。[常学义.内托生肌散新用.甘肃中医,1994,7(2):30-31]

(2)局限性化脓性腹膜炎 陈某,女,30岁,本市工具厂工人。患者因妊娠中毒症,胎盘早剥,于1985年6月16日行剖腹产,术后8天,伤口有脓汁溢出,下腹疼痛加重。经由青霉素、链霉素、卡那霉素等药物消炎治疗不见好转,体温持续升高。于6月30日,邀请中医会诊。查体:体温39.1℃,右下腹压痛明显,反跳痛(+),肌紧张(+),刀口有窦道,引流不畅,有清稀脓液及豆渣样白色分泌物。实验室检查:白细胞15.1×10^9/L,中性粒细胞0.8,淋巴细胞0.2。西医诊断:局限性腹膜炎、盆腔炎。患者面色黄,虚浮无华,腹皮拘急,木硬漫肿,疼痛不能转侧,拒按,大便干,小便黄赤灼热,食少,恶心欲吐,头晕乏力,舌质红暗,边尖红绛,舌苔浅黄厚腻,脉弦数,中医诊断:腹皮痈。患者乃产后气血两亏,毒热内蕴,脓已内溃,体虚邪实。治宜补气排脓,清热解毒。方用小柴胡汤合千金苇茎汤加减:柴胡15g,黄芪10g,半夏10g,太子参15g,甘草6g,桃仁15g,冬瓜仁30g,生薏苡仁30g,苇茎30g。1日1剂,水煎服。服上方3剂,体温恢复正常,6剂后腹痛减轻,食欲好转,能下床轻微活动。至7月8日,原闭合之窦道又有新稀脓液流出,舌质暗红舌体胖大苔白,脉弦细缓。为邪祛正虚,瘀血蕴毒伤阴。内托生肌散方加味与千金苇茎汤合用,以益气生肌排脓化痰。拟方:生黄芪18g,丹参18g,天花粉24g,白芍12g,丹皮9g,乳香6g,冬瓜仁30g,没药6g,桃仁10g,生薏苡仁15g,苇茎30g。水煎服1日1剂。共服8剂,并经扩创,常规清洁换药治疗后,诸症好转,8月12日复查血常规正常,又服内托生肌散原方4剂,伤口结痂愈合,痊愈出院。[朱征.内托生肌散临床新用验案.甘肃中医,2002,15(6):14-15]

(3)术后腹痛 李某,男,学生,25岁,于1970年1月20日就诊。自诉在4岁时曾因患肠瘘管病动过手术,自此在动手术部位经常作疼,饮食少进,直到现在,仍有隐痛,且皮肌索泽,肌体削瘦,面色晦黯无光,大便涩滞不畅。诊其脉沉涩,问其痛有如针刺否?曰然;问其记忆力如何?曰善忘。此皆腹内有瘀血之征,因投以内托生肌散作汤服(生黄芪15g,生甘草9g,生杭芍12g,天花粉12g,生乳香4.5g,生没药4.5g,丹参9g)。30日再诊,自云服前药10剂后,大便畅通,日2次,色黑,腹疼减轻,饮食增多,此是腹中有瘀血,得此药化解而出。乃于前方加陈皮一钱,以制约黄芪服后作胀之弊,嘱长期多服。到5月29日三诊,则面见华润,饮食大增,精神焕发,腹中已基本不痛。于前方加重黄芪量至30g,嘱其坚持多服,以期根治。[岳美中.溃疡治验.新中医,1974,(2):26-27]

【临床应用】

1. 消化性溃疡 总有效率为 97.12% 。处方：生黄芪 30g，生杭芍 10g，天花粉 15g，生乳香 6g，生没药 6g，丹参 15g，甘草 6g，浙贝母 10g，海螵蛸 15g，蒲公英 20g。随症加减：口苦呕吐酸水者加黄连 4g，吴茱萸 3g，煅瓦楞（先煎）20g；腹胀咳气频作者加砂仁 4g，绿梅花（后下）6g，佛手（后下）6g；腹痛较剧者加九香虫 6g，参三七末（分吞）4g；气虚明显者加党参 30g，白术 15g，茯苓 10g；畏寒怕冷者加制附子 10g，干姜 10g；消化不良加焦山楂 15g，建神曲 15g，鸡内金 10g，炒谷芽 15g，炒麦芽 15g；肠上皮化生者加刺猬皮 10g，炮山甲 10g。连服 28 天。[毛玉安. 内托生肌散加味治疗消化性溃疡 36 例. 辽宁中医杂志，2008，35（10）：1543]

2. 糖尿病足 治愈率为 60.14% ，总有效率为 93.17% 。组成为：生黄芪 20g，生乳香 10g，生没药 10g，甘草 6g，生白芍 12g，天花粉 20g，丹参 10g。若疼痛较重者加蜈蚣 3g，全蝎 9g，元胡 12g；若内热较重者加生地黄 20g。治疗 8 周。[李云慧. 内托生肌散为主治疗糖尿病足 48 例. 广西中医药，2000，23（4）：26 - 27]

【临证提要】 内托生肌散具有补气活血生肌之功效，用于疮疡破溃经久不愈者。本方现代应用较广泛，用于慢性非特异性溃疡性结肠炎、消化性溃疡、肛周脓肿、阑尾炎、局限性化脓性腹膜炎、盆腔炎、糖尿病足等疾病，临床上见体虚患者慢性炎症、疮疡者均可使用本方治疗。

本方治疗糖尿病足可加入银花、白蔹、白及等清热解毒、消肿生肌之品，以及全蝎通络之品（3~9g）。阴虚者重用天花粉，加生地、知母、麦冬；热毒重加蒲公英、紫花地丁、败酱草等；阳虚加附子、桂枝；血瘀加血竭、桃仁、红花、鸡血藤、失笑散等；湿热加二妙散、龙胆草、苦参等；便秘加大黄、麻子仁。

大黄扫毒汤

【来源】《医学衷中参西录·论治疗宜重用大黄》。

【组成】 大黄、天花粉各一两　皂角刺四钱　穿山甲、乳香、没药皆不去油，各三钱　薄荷叶一钱　全蜈蚣三大条

【用法】 水煎服。

【功效】 解毒通络。

【主治】 疗毒。

【方解】 本证因热毒蕴结，血脉不通，结成痈疮。故用大黄清泻热毒，蜈蚣通行经络，穿山甲、皂角天花粉散结排脓，乳香、没药活血生肌，薄荷宣

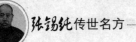

散郁热。

【验案精选】

1. 脱发 周某，男，37岁，1998年10月12日初诊。体态丰腴，喜食肥腻，嗜好烟酒。2年前头痒失眠，抓之涩黏脱屑，甚者粘连成束，渐之毛发稀疏，头顶部有片状毛发脱落。曾按脂溢性脱发，遍投中西药物外用内服，未能控制脱发。诊见头重如蒙，心烦健忘，失眠多梦，胸闷气短，腰膝酸软，口黏乏味，大便黏滞不畅，小便频数热痛，舌质红苔厚腻，脉沉数。查胆固醇7.2mmol/L，甘油三脂3.1mmol/L，血糖7.9mmol/L。证属痰湿瘀阻，化热成毒，灼伤阴精，侵蚀发根，发腐而脱。治宜泻热涤痰，解毒通络，佐以滋肾填精。处方：青黛、枸杞各20g，大黄、皂刺、薄荷、胆南星各10g，天花粉、泽泻各12g，炮山甲6g，制乳香、制没药各9g，蜈蚣1条，生地、夏枯草、山萸肉、绞股蓝各15g，日1剂，水煎服。服50余剂后诸症皆除，血脂、血糖复查正常，新发渐生，顽症告愈。[胡泓，刘统峰. 加味大黄扫毒汤治疗脱发举隅. 实用中医药杂志，2004，20（10）：580]）

2. 浅表蜂窝组织炎 唐某某，女，20岁。1989年10月诊。扭伤后右膝肿痛，活动受限，至当地医院内服外敷药物（药物不详）十余天，右膝病情无改善。症见右膝上、下皮肤红肿各10cm，与健康组织界限欠清，皮肤较湿润，膝周广泛性压痛，舌红苔薄黄，脉数。诊为：浅表蜂窝组织炎。因对青毒素、链霉素出现过敏反应，用大黄扫毒汤加味治疗：大黄、皂角刺各10g，黄芪25g，银花、连翘、菊花各15g，穿山甲、生甘草、牛膝、红花各6g。服3剂后，皮肤红润消失，转为暗黑色，肿痛大减，压痛（±），活动度恢复，续服3剂，痊愈。[刘银军. 大黄扫毒汤应用三则. 四川中医，1990，(6)：39]

3. 多发性疖肿、毛囊炎 刘某，女，1岁。1989年8月诊。头部长满疖肿20余天，患儿体质较差，营养欠佳，头部疖子大则3cm×2cm，小则0.2cm×0.2cm，啼哭不已，睡眠欠佳，食少纳差，大便稍结。经肌内注射"青霉素"内服清暑汤，外用苦参、白鲜皮、鱼腥草熏洗，不效。诊为多发性疖肿、毛囊炎。治以清热解毒利湿，兼以益气。药用大黄扫毒汤：黄芪15g，银花、连翘、大黄（后下）各6g，菊花5g，皂角刺、穿山甲各3g，甘草2g。服1剂后，啼哭大减，睡眠安稳，次晨解出腥臭黑便。2剂服完，红热减退，小疖肿隐没，大疖肿软化。3剂服完，软化之疖肿溃破，流出脓汁。续服2剂，痊愈。[刘银军. 大黄扫毒汤应用三则. 四川中医，1990，(6)：39]

【临床应用】

迁延性痈肿 32例患者全部治愈。基本方：生大黄9g，天花粉10g，穿山甲12g，没药6g，薄荷6g，皂角刺12g，蜈蚣1～2条；发于臀部者加土茯苓 30g，马勃 6g，浙贝 10g，发于臀部以下者加怀牛膝 12g，独活 3g，有化脓者加玄参 30g，白芷 12g。治疗 7～39 天。[杨宝贵. 大黄扫毒汤治疗迁延性痈肿 32例. 现代中西医结合杂志，2004，13（2）：280]

【临证提要】大黄扫毒汤具有荡涤瘀毒，活血通络之功，主治疗毒。今用于多种外科软组织感染性疾病。张锡纯云："方中用大黄通大便，不必大便多日未行，凡脉象沉紧，其大便不滑泻者，皆可用。若身体弱者，大黄可以斟酌少用。"

降胃镇冲汤

【来源】《医学衷中参西录·论冲气上冲之病因病状病脉及治法》

【组成】生龙骨　牡蛎　代赭石各八钱　生山药　生芡实各六钱　半夏生杭芍各四钱　苏子各二钱　厚朴　甘草各钱半　柏子仁　枸杞子各五钱

【用法】水煎服。

【功效】镇冲降逆。

【主治】冲气上冲，腹中膨闷、哕气、呃逆连连不止，甚则两肋疼胀、头目眩晕。其脉则弦硬而长。

【方解】本证肝肾不足，冲气上逆所致，故以"敛冲、镇冲为主，而以降胃、平肝之药佐之"。用代赭石、半夏降逆平冲，生龙骨、牡蛎、白芍镇冲敛冲，生山药、生芡实补肾敛冲，柏子仁、枸杞子补益肝肾，苏子、厚朴行气降逆，甘草和中。

【验案精选】

1. 贲门失弛缓症　李某，男，52 岁。1997 - 02 - 18 初诊。郁怒伤肝，胸膈满闷，饮食减少，时作哕逆，剧时觉有气自下上冲，阻塞咽喉，渐至吞咽困难，只能进流食，脘部拘急隐隐作痛，牵及右胁，大便燥结，已 5 个月。曾经某医院诊为贲门失弛缓症。刻诊：舌淡，苔白腻，右脉弦长，左尺稍弱。此乃肾虚冲气上冲，胃失和降转而上逆，怫郁伤肝，横逆犯胃，更助冲胃之气上逆所致。中医诊断：噎膈。治宜镇冲降胃，疏肝解郁。方用降胃镇冲汤、旋复代赭汤、四逆散化裁。药用：代赭石 30g，旋覆花 10g（包），生龙骨 15g，生牡蛎 30g，生山药 15g，半夏 10g，厚朴 10g，柴胡 3g，生白芍 15g，枳壳 10g，威灵仙 15g，橘叶 5g，玫瑰花 3g，甘草 3g。日 1 剂，水煎服。5 剂症减，哕逆止，胸部稍舒。继以前方随症加减，服 30 剂，诸症悉平。予逍遥丸每次 10g，每日 2 次善后。随访 2 年未复发。[刘敬从. 健胃镇冲汤临床应用举隅. 河北中医，2001，23（6）：450]

2. 消化性溃疡出血　程某，男，42 岁。1998 - 01 - 10 初诊。胸胁满闷，疼痛，两胁窜痛，嗳气，吞酸。时轻时重，反复发作已 3 年。曾经上消化道钡餐造影确诊为：胃及十二指肠壶腹部溃疡。因家事操劳过度，疼痛加剧，1998 - 01 - 09 晚吐血 1 次，呈咖啡色，夹有食物残渣，量约 100ml，解柏油样大便约 200g 左右。伴头晕乏力，胃脘部隐痛，面色苍白，冷汗，口臭，舌质淡有瘀点，苔黄腻，脉弦细而数。查血红蛋白 75g/L，大便潜血试验强阳性。此因过劳络损，血溢胃肠。中医诊断：吐血。治宜降胃镇冲，敛阴止血。方予降胃镇冲汤合寒降汤化裁。药用：生赭石 30g，生白芍 15g，清半夏 10g，生牡蛎 30g，瓜蒌 15g，枳壳 10g，厚朴 10g，煅瓦楞子 15g，白及 15g，三七粉 6g（冲），仙鹤草 15g，甘草 4.5g，竹茹 5g。日 1 剂，水煎服。5 剂后，面色好转，继服 5 剂，大便潜血试验阴性。予加味瓜蒌薤白半夏汤 5 剂以善后。随访 1 年未复发。[刘敬从．健胃镇冲汤临床应用举隅．河北中医，2001，23 (6)：450]

3. 梅尼埃病　王某，男，38 岁。1998 - 08 - 18 初诊。患梅尼埃病 3 年余，每因过于劳累、心情不畅或感冒后发病，每年发病数十次不等。发作时眩晕如坐舟车，自感天旋地转，房屋倾倒，不敢起床、转侧，目不能展视，脐腹有逆气上冲而频频泛恶，耳胀，耳鸣，情绪易于激动，夜不安寐。舌尖红，苔净，脉弦细。此乃肝肾阴虚，肝阳上扰，肾虚不摄，冲胃气逆所致。治宜柔肝养阴，降胃镇冲。方用降胃镇冲汤加减。药用：生代赭石 30g，旋覆花 10g（包），钩藤 15g（后下），刺蒺藜 10g，清半夏 10g，生龙骨 15g，生牡蛎 30g，生白芍 15g，枸杞子 10g，甘草 5g，日 1 剂，水煎服。5 剂后诸症明显减轻，15 剂诸症皆失。随访 1 年未复发。[刘敬从．健胃镇冲汤临床应用举隅．河北中医，2001，23 (6)：450]

4. 疝证　向某，女，32 岁，干部。1985 年 10 月 14 日诊。阵发性脐下攻冲疼痛，痛连两胁。两乳胀痛，心烦不安，甚则头晕目眩，频频干呕。每月必发 1~2 次，常持续 3~5 天。病已五载，服药鲜效。素性多怒，腰常酸痛，月经量少。经西医检查，未发现任何器质性病变。扪其脐下有一条状筋块扛起，弦急跳动，自述跳动愈烈则疼痛愈剧。舌红，苔薄黄，脉弦细。辨证为肝郁肾虚，冲气上攻之疝证，用降胃镇冲汤加减以镇冲缓急，益肾疏肝。药用生龙牡、生赭石各 30g，生淮山药、生芡实、白芍各 20g，枸杞、续断、杜仲各 15g，香附、半夏、炒川楝实各 12g，生甘草 6g。服药 1 剂，攻冲即平，疼痛亦减，2 剂药尽，诸症悉除。继以一贯煎加减巩固治疗 1 周，并嘱其避免急躁忿怒。至今未再发病。[向可璀，龙运元．降胃镇冲汤治疗疝证．实用中医药杂志，1988，(2)：14]

【临证提要】降胃镇冲汤能镇冲降逆，主治腹中膨闷、呃逆。辨证要点是脉弦硬而长。现用于贲门失弛缓症、消化性溃疡、以及梅尼埃病眩晕的治疗。

下 篇
被忽略的名方

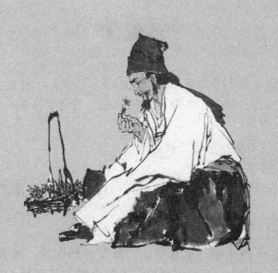

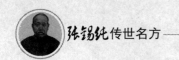

珠玉二宝粥

【来源】《医学衷中参西录·医方治阴虚劳热方》。

【组成】生山药二两　生薏苡仁二两　柿霜饼八钱

【用法】上三味，先将山药、薏苡仁捣成粗渣，煮至烂熟，再将柿霜饼切碎，调入融化，随意服之。

【功效】健脾养阴润肺。

【主治】饮食懒进，虚热劳嗽，并治一切阴虚之证。

【方解】本证因脾肺气阴不足所致，故用生山药补脾养阴，薏苡仁甘淡健脾，兼能利湿，且防止山药久服滋腻，柿霜润肺生津。

【验案精选】

咳嗽　一少年，因感冒懒于饮食，犹勤稼穑，枵腹力作，遂成劳嗽。过午发热，彻夜咳吐痰涎。医者因其年少，多用滋阴补肾之药，间有少加参、芪者。调治两月不效，饮食减少，痰涎转增，渐至不起，脉虚数兼有弦象，知其肺脾皆有伤损也。授以此方，俾一日两次服之，半月全愈。（《医学衷中参西录》）

【临证提要】本方能补气养阴利湿，用于食少、咳嗽。本方为食疗法，三味药物制成粥可常服、久服。

沃雪汤

【来源】《医学衷中参西录·医方治阴虚劳热方》。

【组成】生山药一两半　牛蒡子炒捣，四钱　柿霜饼冲服，六钱

【用法】水煎服。

【功效】补气养阴，清肺止咳。

【主治】虚劳嗽喘。

【方解】本证因阴虚肺热所致，故用山药、柿霜饼补肺脾肾之因，牛蒡子清肺止咳。

【验案精选】

喘　一人，年四十余，素有喘证，薄受外感即发。医者投以小青龙汤，一剂即愈，习以为常。一日喘证复发，连服小青龙汤三剂不愈。其脉五至余，右寸浮大，重按即无。知其从前服小青龙即愈者，因其证原受外感，今服之

而不愈者,因此次发喘原无外感也。盖其薄受外感即喘,肺与肾原有伤损,但知治其病标,不知治其病本,则其伤损必益甚,是以此次不受外感亦发喘也。为拟此汤服两剂全愈,又服数剂以善其后。(《医学衷中参西录》)

【临证提要】本方有滋阴清热止咳平喘之功,用于虚劳咳喘。

水晶桃

【来源】《医学衷中参西录·医方治阴虚劳热方》。

【组成】核桃仁一斤　柿霜饼一斤

【用法】先将核桃仁饭甑蒸熟,再与柿霜饼同装入瓷器内蒸之,融化为一,晾冷,随意服。

【功效】补肺肾,止咳喘。

【主治】咳嗽,或喘逆,或腰膝酸疼,或四肢无力,以治孺子尤佳。

【方解】本证因肺肾两虚所致,故用核桃仁补肾平喘,柿霜饼清肺润燥。

【临证提要】本方有补益肺肾之功,用于咳喘腰酸无力者。本方可以作为小儿食疗方,张锡纯云:"食之又甚适口,饥时可随便服之,故以治小儿尤佳也。"

镇摄汤

【来源】《医学衷中参西录·医方治阴虚劳热方》

【组成】野台参五钱　生赭石轧细,五钱　生芡实五钱　生山药五钱　萸肉去净核,五钱　清半夏二钱　茯苓二钱

【用法】水煎服。

【功效】健脾补肾降逆。

【主治】胸膈满闷,其脉大而弦,按之似有力,非真有力。

【方解】本证因脾胃不足、冲气上逆所致,故用代赭石、半夏、茯苓降逆平冲,人参健脾,山药、芡实、山萸肉健脾补肾敛冲。

【验案精选】

胸满气逆　一人,年近五旬,心中常常满闷,呕吐痰水。时觉有气起自下焦,上冲胃口。其脉弦硬而长,右部尤甚,此冲气上冲,并迫胃气上逆也。问其大便,言甚干燥。遂将方中赭石改作一两,又加知母、生牡蛎各五钱,

厚朴、苏子各钱半，连服六剂全愈。(《医学衷中参西录》)

【临证提要】本方有健脾降逆敛冲之攻，用于气逆、胸膈满闷等的治疗。本方的使用要点在于脉象，即脉象弦大而缺乏滑利流动之象，此乃肝木挟冲气上逆之征。然此证脾胃本虚，故不可过度攻伐，方中人参、山药、山萸肉、芡实等补敛之品不可缺少。张锡纯又指出："服药数剂后，满闷见轻，去芡实加白术二钱。"其目的也在于顾护脾胃。

薯蓣纳气汤

【来源】《医学衷中参西录·医方治喘息方》。

【组成】生山药一两　熟地五钱　山茱萸五钱，去净核　柿霜饼四钱，冲服　生杭芍四钱　牛蒡子二钱，炒捣　苏子二钱，炒捣　甘草二钱，蜜炙　生龙骨五钱，捣细

【用法】水煎服。

【功效】补肾清肺敛阴。

【主治】阴虚不纳气作喘逆。

【方解与方论】本证因肾不纳气而致喘，故用熟地、山茱萸、山药补肾纳气，白芍、龙骨敛阴降逆，苏子、牛蒡子、柿霜清肺降逆，甘草和中。

张锡纯云："方中用地黄、山药以补肾，萸肉、龙骨补肝即以敛肾，芍药、甘草甘苦化阴，合之柿霜之凉润多液，均为养阴之妙品，苏子、牛蒡又能清痰降逆，使逆气转而下行，即能引药力速于下达也。"

注：本方与参赭镇气汤均能治疗肾虚喘逆，但本方重用熟地以补肾阴纳气定喘为主，参赭镇气汤中则重用收敛降逆之品，用于喘脱重证。

【临证提要】本方能补肾纳气，清肺平喘，用于喘证。

滋培汤

【来源】《医学衷中参西录·医方治喘息方》。

【组成】生山药一两　白术三钱，炒　广陈皮二钱　牛蒡子二钱，炒捣　生杭芍三钱　玄参三钱　生赭石三钱，轧细　炙甘草二钱

【用法】水煎服。

【功效】健脾养阴清肺。

【主治】虚劳喘逆，饮食减少，或兼咳嗽，并治一切阴虚羸弱诸证。

【方解与方论】本证因气阴两虚，肺热痰阻所致，故用山药、白术、炙甘草补脾胃之阴阳，玄参、白芍养阴清热，陈皮、牛蒡子清肺祛痰，代赭石降逆平喘。

张锡纯云："重用山药以滋脾之阴，佐以白术以理脾之阳，……又宜以降胃之药佐之，方中之赭石、陈皮、牛蒡是也。且此数药之性，皆能清痰涩利肺气，与山药、玄参并用，又为养肺止嗽之要品也。用甘草、白芍者，取其甘苦化阴，大有益于脾胃，兼能滋补阴分也。"

【验案精选】

喘 一人，年二十二，喘逆甚剧，脉数至七至，一切治喘药皆不效，为制此方。将药煎成，因喘剧不能服，温汤三次始服下，一剂见轻，又服数剂全愈。(《医学衷中参西录》)

【临证提要】本方有健脾益气养阴之功效，兼能清肺中虚热，用于咳喘。本方对久咳不止者有效，脾虚便溏者可加人参。

安肺宁嗽丸

【来源】《医学衷中参西录·医方治肺病方》。

【组成】嫩桑叶—两　儿茶—两　蓬砂—两　苏子—两炒捣　粉甘草—两

【用法】上药五味为细末，蜜作丸三钱重，早晚各服一丸，开水送下。

【功效】清肺解毒。

【主治】肺郁痰火及肺虚热作嗽，兼治肺结核。

【方解与方论】本证因热毒蕴肺所致，故用桑叶清肺润肺，蓬砂、儿茶解毒生肌，苏子降气止咳，蜂蜜、甘草益气和中润肺。

张锡纯云："（桑叶）凉而宣通，最解肺中风热，其能散可知。又善固气化，治崩带脱肛，其能敛可知。敛而且散之妙用，于肺脏辟之机尤投合也。蓬砂之性凉而滑，能通利肺窍，儿茶之性凉而涩，能安敛肺叶。二药并用，与肺之辟亦甚投合。又佐以苏子之降气定喘，甘草之益土生金，蜂蜜之润肺清燥，所以治嗽甚效也。"

【临证提要】本方具有清肺止咳、解毒生肌之功，用于咳嗽、肺结核。

清凉华盖饮

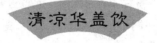

【来源】《医学衷中参西录·医方治肺病方》。

【组成】甘草六钱　生明没药四钱，不去油　丹参四钱　知母四钱

【用法】水煎服。

【功效】清肺活血。

【主治】肺中腐烂，浸成肺痈，时吐脓血，胸中隐隐作疼，或旁连胁下亦疼者。

【方解与方论】本证因肺热瘀阻所致，故用生甘草清热解毒，没药、丹参化瘀止痛，知母清热养阴。

张锡纯云："甘草为疮家解毒之主药，且其味至甘，得土气最浓，故能生金益肺，凡肺中虚损糜烂，皆能愈之。……特其性微温，且有壅滞之意，而调以知母之寒滑，则甘草虽多用无碍，且可借甘草之甘温，以化知母之苦寒，使之滋阴退热，而不伤胃也。丹参性凉清热，色赤活血，其质轻松，其味微辛，故能上达于肺，以宣通脏腑之毒血郁热而消融之。乳香、没药同为疮家之要药，而消肿止疼之力，没药尤胜，故用之以参赞丹参，而痈疮可以内消。"

【验案精选】

肺痈　一人，年三十余，昼夜咳嗽，吐痰腥臭，胸中隐隐作疼，恐成肺痈，求为延医。其脉浮而有力，右胜于左，而按之却非洪实。投以清金解毒汤，似有烦躁之意，大便又滑泻一次。自言从前服药，略补气分，即觉烦躁，若专清解，又易滑泻，故屡次延医无效也。遂改用粉甘草两半、金银花一两、知母、牛蒡子各四钱，煎汤一大碗，分十余次温饮下，俾其药力常在上焦，十剂而愈。后两月，因劳力过度旧证复发，胸中疼痛甚于从前，连连咳吐，痰中兼有脓血。再服前方不效，为制此汤，两剂疼止。为脉象虚弱，加野台参三钱，天冬四钱，连服十剂全愈。（《医学衷中参西录》）

【临证提要】本方清肺活血，用于肺痈。张锡纯云："病剧者加三七二钱（捣细送服）。脉虚弱者，酌加人参、天冬各数钱。"

清金二妙丹、清肺三妙丹

【来源】《医学衷中参西录·医论论肺病治法》。

【组成】清金二妙丹：粉甘草细末二两　远志细末一两

清肺三妙丹：二妙丹一两中加好朱砂细末，二钱

【用法】和匀，每服钱半。

【功效】止咳化痰。

【主治】肺病劳嗽，肺结核咳嗽不止。肺有热者，清肺三妙丹。

【方解】本证因肺虚热郁痰阻所致，故用甘草清热解毒止咳，远志化痰止咳，热毒重者加朱砂增强清热解毒之力。

【临证提要】本方有清肺止咳化痰之功，用于咳嗽。

变质化瘀丸

【来源】《医学衷中参西录·医论论胃病噎膈（即胃癌）治法及反胃治法》。

【组成】旱三七一两细末　桃仁一两炒熟细末　硼砂六钱细末　粉甘草四钱细末　西药沃剥十瓦　百布圣二十瓦

【用法】上药六味调和，炼蜜为丸，二钱重。服时含化，细细咽津。

【功效】活血化瘀解毒。

【主治】噎膈。

【方解】本证因血瘀热毒内阻所致，故用三七、桃仁活血化瘀，硼砂清热解毒，甘草和中解毒。

【临证提要】本方有解毒活血之功，常与参赭培气汤合用，治疗噎膈。其用法：可在服用上方的基础上，"每日口含化服变质化瘀丸三丸或四丸"。

温降汤

【来源】《医学衷中参西录·医方治吐衄方》。

【组成】白术三钱　清半夏三钱　生山药六钱　干姜三钱　生赭石六钱，轧细　生杭芍二钱　川厚朴钱半　生姜二钱

【用法】水煎服。

【功效】健脾降逆。

【主治】吐衄，脉虚濡而迟，饮食停滞胃口，不能消化。

【方解】本证因中阳不足，胃气上逆所致，故用白术、干姜、生姜温中健脾，清半夏、生赭石降逆和胃，生山药养阴敛阴，生杭芍平肝敛阴，均能并防止白术、干姜过于辛热动血，厚朴行气除满。其特点是用"温补开通之药，降其胃气"。

【验案精选】

衄血　岁在壬寅，邑之北境，有学生刘某者，年十三岁，一日之间衄血

四次。诊其脉甚和平，询其心中不觉凉热。因思吐衄之证热者居多，且以童子少阳之体，时又当夏令，遂略用清凉止血之品。衄益甚，脉象亦现微弱，知其胃气因寒不降，转迫血上逆而为衄也。投以拙拟温降汤，一剂即愈。(《医学衷中参西录》)

【临证提要】本方具有温中健脾降逆之功，用于吐衄、脘腹胀满等。

清降汤

【来源】《医学衷中参西录·医方治吐衄方》。

【组成】生山药一两　清半夏三钱　净萸肉五钱　生赭石六钱，轧细　牛蒡子二钱，炒捣　生杭芍四钱　甘草钱半

【用法】水煎服。

【功效】敛阴降逆清热。

【主治】吐衄不止，而致咳逆、喘，呃逆，眩晕，怔忡，惊悸不寐，自汗。

【方解与方论】本证因出血不止、阴血不足所致，故山药、山萸肉滋阴敛阴，清半夏、代赭石降逆，白芍平肝敛阴，牛蒡子清肺，甘草和中。

注：寒降汤、清降汤、温降汤均用于吐衄出血。三方均用代赭石、半夏、白芍降逆平肝，体现了张锡纯止血以镇冲降逆为先的经验。寒降汤、清降汤用于热证，故均用牛蒡子清肺，热重者用蒌仁、竹茹；阴虚者生山药、净萸肉敛降。温降汤用于阳虚证，故用白术、干姜温中健脾。

【临证提要】本方有滋阴清热降逆之功，用于吐衄，伴见喘逆、眩晕、怔忡、自汗者。

保元寒降汤

【来源】《医学衷中参西录·医方治吐衄方》。

【组成】生山药一两　野台参五钱　生赭石八钱，轧细　知母六钱　生地六钱　生杭芍四钱　牛蒡子四钱，炒捣　三七二钱，细轧药汁送服

【用法】水煎服。

【功效】益气滋阴，降逆清热。

【主治】吐血过多，喘促咳逆。脉上盛下虚，上焦兼烦热者。

【方解】本证属于阴虚气逆、上焦虚热，故用生山药敛阴，生地、知母、

白芍滋阴清热，代赭石降逆，人参、三七补气止血固脱，牛蒡子清肺。

【验案精选】

呕血 一叟，年六十四，素有劳疾，因劳嗽太甚，呕血数碗。其脉摇摇无根，或一动一止，或两三动一止。此气血虚极，将脱之候也。诊脉时见其所嗽吐者，痰血相杂。询其从前呕吐之时心中发热。为制此汤，一剂而血止，又服数剂脉亦调匀。(《医学衷中参西录·医方治吐衄方》)

【临证提要】本方有补气敛阴、降逆清热之功效，用于吐血过多，阴虚内热、气逆欲脱者。

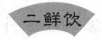

保元清降汤

【来源】《医学衷中参西录·医方治吐衄方》。

【组成】 野台参五钱　生赭石八钱，轧细　生芡实六钱　生山药六钱　生杭芍六钱　牛蒡子二钱，炒捣　甘草钱半

【功效】 益气敛阴，降逆清热。

【用法】 水煎服。

【主治】 吐衄证，脉弦而硬急，转似有力者。

【方解】 本证因气阴两虚，冲气上逆所致，故用人参补中益气，山药、芡实、白芍敛阴平肝敛冲，代赭石降逆，牛蒡子清肺，甘草和中。

注：本方与保元寒降汤均用于阴虚冲气上逆出血，本方以冲气上逆为主，故不用生地、知母，减牛蒡子，而加芡实以增强山药敛冲降逆之功。

【临证提要】本方有补气养阴敛冲降逆之功，用于吐衄，脉弦硬者。

二鲜饮

【来源】《医学衷中参西录·医方治吐衄方》

【组成】 鲜茅根四两，切碎　鲜藕四两，切片

【用法】 煮汁常常饮之，旬日中自愈。

【功效】 凉血止血。

【主治】 虚劳证，痰中带血。

【方解与方论】 本证因阴虚内热动血所致，故用白茅根、藕节清热凉血止血。

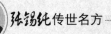

张锡纯云："茅根善清虚热而不伤脾胃，藕善化瘀血而兼滋新血，合用之为涵养真阴之妙品。"

【验案精选】

吐血　堂兄，年五旬，得吐血证，延医治疗不效。脉象滑数，摇摇有动象，按之不实。时愚在少年，不敢轻于疏方，因拟此便方，煎汤两大碗，徐徐当茶温饮之，当日即见愈，五六日后病遂脱然。自言未饮此汤时，心若虚悬无着，既饮后，觉药力所至，若以手按心，使复其位，此其所以愈也。(《医学衷中参西录》)

【临证提要】　本方有清热凉血止血之功效，用于虚劳痰血。张锡纯云："若大便滑者，茅根宜减半。再用生山药细末两许，调入药汁中，煮作茶汤服之。"

三鲜饮

【来源】《医学衷中参西录·医方治吐衄方》。

【组成】　鲜茅根四两，切碎　鲜藕四两，切片　鲜小蓟根二两

【用法】　煎汤。

【功效】　凉血止血。

【主治】　虚劳证，痰中带血，兼有虚热者。

【方解】　本证因阴虚血热动血，故用白茅根、小蓟清血分之热，藕节止血。本方较二鲜饮凉血止血更胜。

【临证提要】　本方有清热凉血止血之功，用于血分虚热出血。本方与二鲜饮均是煎汤代茶用，药味平淡，频频饮之，取效甚好。

化瘀理膈丹

【来源】《医学衷中参西录·医方治吐衄方》。

【组成】　三七二钱，捣细　鸦胆子四十粒，去皮

【用法】　上药二味，开水送服，日两次。凡服鸦胆子，不可嚼破，若嚼破即味苦不能下咽，强下咽亦多呕出。

【功效】　化瘀止血。

【主治】　力小任重，努力太过，以致血瘀膈上，常觉短气。若吐血未愈者，多服补药或凉药，或多用诸药炭，强止其血，亦可有此病，皆宜服此药

化之。

【方解】本证因瘀血所致，故用三七活血化瘀，鸦胆子化瘀生新，合用化瘀之功更著。

【临证提要】本方有活血化瘀之功，用于瘀血膈上发紧、气短。

平胃寒降汤

【来源】《医学衷中参西录·医论论吐血衄血之原因及治法》。

【组成】生赭石一两轧细　瓜蒌仁一两炒捣　生杭芍八钱　嫩竹茹三钱细末　牛蒡子三钱捣碎　甘草钱半

【用法】水煎服。

【功效】清热降逆。

【主治】吐衄证，脉象洪滑重按甚实者。

【方解】本证因胃热气逆所致，故用代赭石降逆气，瓜蒌、竹茹清胃，白芍平肝敛阴，牛蒡子清肺，甘草和中。

注：本方即寒降汤去半夏，并加重药物剂量而成，故清胃降逆之功更显著。

【临证提要】本方有清胃降逆止血之功，用于吐血，衄血。临床使用要点是脉洪滑有力。张锡纯云："服后血仍不止者，可加生地黄一两，三七细末三钱（分两次用头煎二煎之汤送服）。"

健胃温降汤

【来源】《医学衷中参西录·医论论吐血衄血之原因及治法》。

【组成】生赭石八钱轧细　生怀山药六钱　白术四钱炒　干姜三钱　清半夏三钱温水淘净矾味　生杭芍二钱　厚朴钱半

【用法】水煎服。

【功效】健脾温中降逆。

【主治】吐衄证，脉象虚濡迟弱，饮食停滞胃口，不能下行。

【方解与方论】本方即温降汤加重代赭石、白术，减生姜而成，功效相似。

张锡纯云："此方原名温降汤，兹则于其分量略有加减也。方中犹用芍药者，防肝中所寄之相火不受干姜之温热也。"

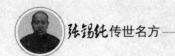

【临证提要】本方具有温中健脾降逆之功，主治吐衄证，或饮食停滞。

泻肝降胃汤

【来源】《医学衷中参西录·医论论吐血衄血之原因及治法》。

【组成】生赭石八钱捣细　生杭芍一两　生石决明六钱捣细　瓜蒌仁四钱炒捣　甘草四钱　龙胆草二钱　净青黛二钱

【用法】水煎服。

【功效】清肝降逆。

【主治】吐衄证，左脉弦长有力，或肋下胀满作疼，或频作呃逆。

【方解与方论】本证因肝火上冲、胃失和降所致，故用代赭石降逆，瓜蒌清胃，白芍、石决明、青黛、龙胆草清肝平肝，甘草和中。

张锡纯云："重用芍药、石决明及龙胆草、青黛诸药，以凉之、镇之。至甘草多用至四钱者，取其能缓肝之急，兼以防诸寒凉之药伤脾胃也。"

【临证提要】本方清肝降逆，主治肝胃火盛吐衄。临床使用要点是左脉弦长有力。

镇冲降胃汤

【来源】《医学衷中参西录·医论论吐血衄血之原因及治法》。

【组成】生赭石一两，轧细　生怀山药一两　生龙骨八钱，捣细　生牡蛎八钱，捣细　生杭芍三钱　甘草二钱　广三七细末，二钱，分两次用头煎二煎之汤送服

【用法】水煎服。

【功效】敛冲降逆止血。

【主治】吐衄证，右脉弦长有力，时觉有气起在下焦，上冲胃脘，饮食停滞不下，或频作呃逆。

【方解与方论】本证因冲胃之气上冲所致，故用生赭石降逆，山药滋阴敛冲，生龙骨、生牡蛎、芍药平肝降逆，三七止血化瘀，甘草调和诸药。

张锡纯云："方中龙骨、牡蛎，不但取其能敛冲，且又能镇肝，因冲气上冲之由，恒与肝气有关系也。"

【临证提要】本方降逆敛冲，用于冲胃气逆吐衄。本方临床使用要点是右脉弦长有力。

滋阴清降汤

【来源】《医学衷中参西录·医论论吐血衄血之原因及治法》。

【组成】生赭石八钱，轧细　生怀山药一两　生地黄八钱　生龙骨六钱，捣细　生牡蛎六钱，捣细　生杭芍四钱　甘草二钱　广三七细末，二钱，分两次用头煎二煎之汤送服

【用法】水煎服。

【功效】滋阴清热，降逆止血。

【主治】吐衄证失血过多，阴分亏损，不能潜阳而作热，不能纳气而作喘，甚或冲气因虚上干，为呃逆、眩晕、咳嗽，心血因不能内荣，为怔忡、惊悸、不寐，脉象浮数重按无力者。

【方解】本证属于阴虚气逆，血虚神动，故用山药、生地滋阴，代赭石、生龙牡降逆安神，白芍平肝敛阴，三七止血，甘草和中。

注：本方与《医学衷中参西录·医方治吐衄方》清降汤主治相似，但组成不同。本方重用生地滋阴清热，生龙牡潜降安神，适用于失血之后气逆阳亢者。

【临证提要】本方潜降安神、滋阴清热，用于吐衄血虚，气逆，心悸失眠。

保元清降汤

【来源】《医学衷中参西录·医论论吐血衄血之原因及治法》。

【组成】生赭石一两，轧细　野台参五钱　生地黄一两　生怀山药八钱　净萸肉八钱　生龙骨六钱，捣细　生杭芍四钱　广三七细末，三钱，分两次用头煎二煎之汤送服

【用法】水煎服。

【功效】补气止血，补肾敛阴。

【主治】吐衄证，血脱气亦随脱，言语若不接续，动则作喘，脉象浮弦，重按无力者。

【方解与方论】本证因气血两脱所致，故用人参补气固脱，生赭石降逆止血，生山药、山萸肉、生龙骨收敛固脱，生地黄、芍药滋阴清热，三七止血化瘀。

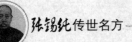

注：本方与《医学衷中参西录·医方治吐衄方》保元清降汤同名，但组成有别，作用不同。二者均用代赭石配伍人参降逆益气止血，本方重用山萸肉、生龙骨、三七、生地收敛固脱止血之力较强，且有滋阴清热之功。

【临证提要】本方具有益气降逆、收敛固脱之功，用于吐衄失血，喘逆，脉浮弦无力。

保元寒降汤

【来源】《医学衷中参西录·医论论吐血衄血之原因及治法》。

【组成】生赭石一两轧细　野台参五钱　生地黄一两　知母八钱　净萸肉八钱　生龙骨六钱捣细　生牡蛎六钱捣细　生杭芍四钱　广三七细末三钱，捣，分两次用头煎二煎药汤送服

【用法】水煎服。

【功效】滋阴益气，降逆止血。

【主治】吐衄证，血脱气亦随脱，喘促咳逆，心中烦热，其脉上盛下虚者。

【方解】本证属于气随血脱，血虚内热，故用代赭石降逆止血，生地、知母、白芍滋阴清热，人参、山萸肉、生龙牡益气固脱，三七活血止血。

注：本方与《医学衷中参西录·医方治吐衄方》保元寒降汤同名，组成有别。本方即后者减生山药、牛蒡子，加生龙牡、山萸肉，并加重代赭石、生地、知母、三七剂量而成，具有较强收敛固脱、滋阴清热作用。

【临证提要】本方具益气降逆、收涩止血、滋阴清热之功，用于吐衄证，失血过多，喘促咳逆，心中烦热。

济阴汤

【来源】《医学衷中参西录·医方治癃闭方》。

【组成】怀熟地一两　生龟板五钱，捣碎　生杭芍五钱　地肤子一钱

【用法】水煎服。

【功效】滋阴利尿。

【主治】阴分虚损，血亏不能濡润，致小便不利。

【方解与方论】本证因阴血不足所致，故用熟地补肾阴，龟板、芍药滋阴清热，兼利小便，地肤子利湿。

张锡纯云："以熟地为君，辅以龟板以助熟地之润，芍药以行熟地之滞，

亦少加地肤子为向导药，名之曰济阴汤。"

【验案精选】

参考宣阳汤。

【临证提要】本方有滋阴利水之功，主治癃闭，包括顽固性心衰水肿、肾病综合征、慢性肾炎、前列腺增生等。对于阴阳两虚者，本方可以常与宣阳汤交替使用取效。肾阴虚较重者，临床可加枸杞子、女贞子等。

朱良春选"济阴汤"合"寒通汤"组成济阴寒通汤，治疗前列腺增生有效，药用：熟地、知母、黄柏、地肤子、龟板各15g，生白芍、滑石、淫羊藿、刘寄奴各20g。用于阴分虚损，阴虚湿热与血虚血热，或下焦实热瘀结导致膀胱水道阻塞，小便滴沥不通。

温通汤

【来源】《医学衷中参西录·医方治癃闭方》。

【组成】椒目八钱，炒捣　小茴香二钱，炒捣　威灵仙三钱

【用法】水煎服。

【功效】温阳利水。

【主治】下焦受寒，小便不通。

【方解与方论】本证因寒凝气机不化所致，故用椒目合小茴温阳散寒，威灵仙通阳利水，宣通三焦之滞。

张锡纯云："以椒目之滑而温、茴香之香而热者，散其凝寒，即以通其窍络。更佐以灵仙温窜之力，化三焦之凝滞，以达膀胱，即化膀胱之凝滞，以达溺管也。"

【临证提要】本方温养散寒，化气利水，用于癃闭、小便不利。张锡纯加减法云："凉甚者，肉桂、附子、干姜皆可酌加。气分虚者，更宜加人参助气分以行药力。"本方合宣阳汤治疗前列腺增生有效。

鸡胵茅根汤

【来源】《医学衷中参西录·医方治癃闭方》。

【组成】生鸡内金五钱，去净瓦石糟粕轧细　生白术份量用时斟酌　鲜茅根二两，锉细

【用法】先将茅根煎汤数茶盅（不可过煎，一两沸后慢火温至茅根沉水底

汤即成）。先用一盅半，加生姜五片，煎鸡内金末，至半盅时，再添茅根汤一盅，七八沸后，澄取清汤（不拘一盅或一盅多）服之。所余之渣，仍用茅根汤煎服。日进1剂，早晚各服药1次。

【功效】健脾消食利水。

【主治】水臌气臌并病，兼治单腹胀，及单水臌胀，单气臌胀。

【方解】本证因脾虚湿热所致，故用鸡内金消积化滞，白术健脾助运，白茅根宣通经络，生姜和胃散水。

【临证提要】本方有健脾消积利水之功，用于臌胀。使用本方时要注意药物"补破之力，适与病体相宜"，张锡纯主张：胀减，大小便多者，宜减鸡内金，加生白术。所谓："胀已见消，即当扶正以胜邪，不敢纯用开破之品，致伤其正气也。或疑此方，初次即宜少加白术者。而愚曾经试验，早加白术，固不若晚加之有效也。"

寒淋汤

【来源】《医学衷中参西录·医方治淋浊方》。

【组成】生山药一两　小茴香二钱，炒捣　当归三钱　生杭芍二钱　椒目二钱，炒捣

【用法】水煎服。

【功效】温阳化气。

【主治】寒淋。寒热凝滞，寒多热少之淋。其证喜饮热汤，喜坐暖处，时常欲便，便后益抽引作疼，治以此汤服自愈。

【方解】本证因下焦寒凝气滞所致，故用生山药补肾收涩，茴香、椒目温阳行气散寒，当归、白芍活血缓急。

【临证提要】寒淋汤具有温化通淋的功效，主治寒淋。

清毒二仙丹

【来源】《医学衷中参西录·医方治淋浊方》。

【组成】丈菊子一两，捣碎　鸦胆子四十粒，去皮仁破者勿用，服时宜囫囵吞下

【用法】上药二味，将丈菊子煎汤一盅，送服鸦胆子仁。

【功效】解毒通淋。

【主治】花柳毒淋，无论初起、日久，凡有热者，服之皆效。

【方解】本证因热毒蕴结膀胱所致，故用鸦胆子仁化瘀解毒，丈菊俗利尿通淋。

【验案精选】

毒淋 邻村一少年，患此证，便时膏淋与血液相杂，疼痛颇剧，语以此方，数次全愈。(《医学衷中参西录》)

【临证提要】本方有清热解毒通淋的功效，用于毒淋。

鲜小蓟根汤

【来源】《医学衷中参西录·医方治淋浊方》。

【组成】鲜小蓟根（一两，洗净切细）

【用法】上一味，用水煎三四沸，取清汤一大茶盅饮之，一日宜如此饮三次。若畏其性凉者，一次用六七钱亦可。

【功效】凉血止血。

【主治】花柳毒淋，兼血淋者。

【方解】本证因血分热毒所致，故用小蓟凉血解毒、止血化瘀。

【验案精选】

1. 血淋 一少年，患此证，所便者血溺相杂，其血成丝、成块，间有脂膜，疼痛甚剧，且甚腥臭。屡次医治无效，授以此方，连服五日全愈。(《医学衷中参西录》)

2. 瘰疬 一十五六岁童子，项下起疙瘩数个，大如巨栗，皮色不变，发热作疼。知系阳证，俾浓煎鲜小蓟根汤，连连饮之，数日全消。(《医学衷中参西录》)

【临证提要】本方解毒凉血止血，用于毒淋兼血淋。临证可加鸦胆子、三七等。

澄化汤

【来源】《医学衷中参西录·医方治淋浊方》。

【组成】生山药一两 生龙骨六钱，捣细 牡蛎六钱，捣细 牛蒡子三钱，炒捣 生杭芍四钱 粉甘草钱半 生车前子三钱，布包

【用法】水煎服。

【功效】敛阴利湿清热。

【主治】小便频数，遗精白浊，或兼疼涩，其脉弦数无力，或咳嗽、或自汗、或阴虚作热。

【方解】本证因肾虚湿热所致，故用山药补肾固涩，白芍、生龙牡敛阴，车前子清利湿热，牛蒡子清肺解毒，甘草和中。

【临证提要】本方有补肾收涩清热利湿之功，用于阴虚湿热淋证、遗精。

舒和汤

【来源】《医学衷中参西录·医方治淋浊方》。

【组成】桂枝尖四钱　生黄芪三钱　续断三钱　桑寄生三钱　知母三钱

【用法】水煎服。

【功效】益气补肾。

【主治】小便遗精白浊，因受风寒者，其脉弦而长，左脉尤甚。

【方解】本证因肾虚肝风所致，故用黄芪补气固表，桂枝解表散寒，桑寄生、川续断补肾祛风，知母清热润燥。

【临证提要】本方具有补肾固表祛风之功效，用于白浊、遗精。张锡纯云："服此汤数剂后病未全愈者，去桂枝，加龙骨、牡蛎（皆不用煅）各六钱。"

本方的使用要点是脉象，张锡纯云："脉左右皆弦，而左部弦而兼长。夫弦长者，肝木之盛也。木与风为同类，人之脏腑，无论何处受风，其风皆与肝木相应。《内经》阴阳应象论所谓"风气通于肝"者是也。脉之现象如此，肝因风助，倍形其盛，而失其和也。"

天水涤肠汤

【来源】《医学衷中参西录·医方治痢方》。

【组成】生山药一两　滑石一两　生杭芍六钱　潞党参三钱　白头翁三钱
粉甘草二钱

【用法】水煎服。

【功效】益气健脾，清热利湿。

【主治】久痢不愈，肠中浸至腐烂，时时切疼，身体因病久羸弱者。

【方解与方论】本证因痢久体虚、湿热留恋所致，故用滑石清利湿热，生山药、党参健脾养阴，杭芍、甘草缓急止痛，白头翁清热解毒。

张锡纯云："用党参者，因痢久体虚，所下者又多腐败，故于滋阴清火解毒药中，特加党参以助其生机。"

【验案精选】

痢疾 一媪，年六十一岁，于中秋痢下赤白，服药旋愈旋又反复。如此数次，迁延两月。因少腹切疼，自疑寒凉，烧砖熨之。初熨时稍觉轻，以为对证。遂日日熨之，而腹中之疼益甚。昼夜呻吟，噤口不食。所下者痢与血水相杂，且系腐败之色。其脉至数略数，虽非洪实有力，实无寒凉之象。舌上生苔，黄而且厚。病患自谓下焦凉甚，若用热药温之疼当愈。愚曰：前此少腹切疼者，肠中欲腐烂也，今为热砖所熨而腹疼益甚，败血淋漓，则肠中真腐烂矣。再投以热药，危可翘足而待。病患亦似会悟，为制此方。……连服4剂，疼止，痢亦见愈。减去滑石四钱，加赤石脂四钱，再服数剂，病愈十之八九。因上焦气微不顺，俾用鲜藕四两，切细丝煎汤，频频饮之，数日而愈。（《医学衷中参西录》）

【临证提要】 本方有补气健脾，清热利湿，缓解止痛之功效，用于久痢不愈，虚实夹杂者。张锡纯加减法包括，"若服此汤不效，则前方之三七、鸦胆子、金银花亦可酌加，或加生地榆亦可。"

张锡纯于痢疾见虚证者常用生山药健脾养阴，山药能滋阴收涩，补不留邪，于清热利湿活血药物中加入，可起到补不敛邪，攻不伤正之效。

通变白虎加人参汤

【来源】 《医学衷中参西录·医方治痢方》。

【组成】 生石膏二两，捣细　生杭芍八钱　生山药六钱　人参五钱，用野党参按此分量，若辽东真野参宜减半，至高丽参则断不可用　甘草二钱

【用法】 上五味，用水四盅，煎取清汤两盅，分二次温饮之。

【功效】 清热泻火，益气养阴。

【主治】 下痢，或赤、或白、或赤白参半，下重腹疼，周身发热，服凉药而热不休，脉象确有实热者。

【方解与方论】 本证因肝胃郁热所致，故用生石膏清热泻火，白芍平肝缓急，人参、山药、甘草健脾和中护胃，防止寒凉伤中。

张锡纯云："以人参助石膏，能使深陷之邪，徐徐上升外散，消解无余。加以芍药、甘草以理下重腹疼，山药以滋阴固下，连服数剂，无不热退而痢

愈者。"

【验案精选】

痢疾 一叟，年六十七，于中秋得痢证，医治二十余日不效。后愚诊视，其痢赤白胶滞，下行时，觉肠中热而且干，小便亦觉发热，腹痛下坠并迫。其脊骨尽处，亦下坠作痛。且时作眩晕，其脉洪长有力，舌有白苔甚浓。愚曰：此外感之热挟痢毒之热下迫，故现种种病状，非治痢兼治外感不可。遂投以此汤，两剂，诸病皆愈。其脉犹有余热，拟再用石膏清之，病家疑年高，石膏不可屡服，愚亦应聘他往。后二十余日，痢复作。延他医治疗，于治痢药中，杂以甘寒濡润之品，致外感之余热，永留肠胃不去，其痢虽愈，而屡次反复。延至明年仲夏，反复甚剧。复延愚延医，其脉象、病证皆如旧。因谓之曰，去岁若肯多服石膏数两，何至有以后屡次反复，今不可再留邪矣。仍投以此汤，连服3剂，病愈而脉亦安和。（《医学衷中参西录》）

【临证提要】本方为《伤寒论》白虎加人参汤的演变方，即以芍药代知母，山药代粳米，用于痢疾发热者。本方的辨证要点：骤然下痢，带鲜血，发热，脉象洪数。方中生石膏、生白芍需要重用方有速效，一般生石膏可用至60g，生白芍可用至30g。

开胃资生丹

【来源】《医学衷中参西录·医论论痢证治法》。

【组成】朱砂、粉甘草细末等份，少加薄荷冰。

【用法】每服一钱，竹茹煎汤送下。

【功效】解毒降逆。

【主治】痢疾而不思饮食者。

【方解与方论】本证因肝胃火盛所致，故用朱砂清热解毒，竹茹清热降逆，薄荷疏肝解热，甘草解毒和胃。

张锡纯云："朱砂以降胃镇肝，甘草以和胃缓肝，竹茹以平其逆气，薄荷冰以散其郁热。

【临证提要】本方有解毒降逆和胃之功，用于痢疾兼恶心、纳差者。本证"多因肝胆之火挟胃气上逆"，其辨证要点是：闻食味即恶心欲呕，不能进食。

扶中汤

【来源】《医学衷中参西录·治泄泻方》。

【组成】白术－两，炒 生山药－两 龙眼肉－两

【用法】水煎服。

【功效】健脾养血。

【主治】泄泻久不止，气血俱虚，身体羸弱，将成劳瘵之候。

【方解】本证因脾虚不固，气虚不足所致，故用白术、山药健脾养阴，龙眼肉养血补脾。

【验案精选】

泄泻 一妇人，年四十许。初因心中发热，气分不舒，医者投以清火理气之剂，遂泄泻不止。更延他医，投以温补之剂，初服稍轻，久服，则泻仍不止。一日夜四五次，迁延半载，以为无药可治。后愚为诊视，脉虽濡弱，而无弦数之象，知犹可治。但泻久身弱，虚汗淋漓，心中怔忡，饮食减少，蹒跚久之，为拟此方，补脾兼补心肾。数剂泻止，而汗则加多。遂于方中加龙骨、牡蛎（皆不用煅）各六钱，两剂汗止，又变为漫肿。盖从前泻时，小便短少，泻止后，小便仍少，水气下无出路，故蒸为汗，汗止又为漫肿也。斯非分利小便，使水下有出路不可。特其平素常觉腰际凉甚，利小便之药，凉者断不可用。遂用此方，加椒目三钱，连服十剂痊愈。（《医学衷中参西录》）

【临证提要】扶中汤具有补脾养血之功效，用于久泄气血俱虚者。张锡纯云："小便不利者加椒目三钱。"

薯蓣车前粥

【来源】《医学衷中参西录·治泄泻方》。

【组成】生山药－两，轧细 生车前子四钱

【用法】上二味，同煮作稠粥服之，一日连服 3 次，小便自利，大便自固。

【功效】滋阴健脾利湿。

【主治】阴虚肾燥，小便不利，大便滑泻，兼治虚劳有痰作嗽。

【方解与方论】本证因阴虚湿热所致，故用山药健脾养阴，车前子利湿止

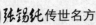

泻，并能清肺祛痰。

张锡纯曰："山药能固大便，而阴虚小便不利者服之，又能利小便。车前子能利小便，而性兼滋阴，可为补肾药之佐使，又能助山药以止大便。况二药皆汁浆稠黏，同作粥服之，大能留恋肠胃，是以效也。"

【临证提要】本方滋阴健脾、利湿祛痰，用于虚劳腹泻、痰嗽。张锡纯云："虚劳痰嗽，车前宜减半。"因车前子利湿伤阴，量大恐于病情不利。

坎中丹

【来源】《医学衷中参西录·医话拾零·诊余随笔》。

【组成】硫黄纯黄者一两　赤石脂一两

【用法】共为细末和匀。每服五分，食前服，一日2次。不知则渐渐加多，以服后移时微觉温暖为度。

【功效】温肾止泻。

【主治】下焦寒凉泄泻及五更泻。

【方解】本证因命门火衰所致，故用硫黄温补肾阳，赤石脂收涩止泻。

【临证提要】坎中丹具有温补收涩之功，用于泄泻、五更泄。本方也可用于女子血海虚寒不孕，张锡纯常于本方"加炒熟小茴香末二钱"，其作用在温补奇经。

健脾化痰丸

【来源】《医学衷中参西录·治痰饮方》。

【组成】生白术二两　生鸡内金二两，去净瓦石糟粕

【用法】上药二味，各自轧细过罗，各自用慢火焙熟（不可焙过），炼蜜为丸，梧桐子大。每服三钱，开水送下。

【功效】健脾消食。

【主治】脾胃虚弱，不能运化饮食，以至生痰。

廉于饮食者，服之莫不饮食增多。

久服之，可消融腹中一切积聚。

【方解与方论】本证因脾虚生痰，故用白术健脾除湿，鸡内金消食导滞，二药通补并用，重在治痰之源。

张锡纯曰：白术纯禀土德，为健补脾胃之主药，然土性壅滞，故白术多服久服，亦有壅滞之弊；有鸡内金之善消瘀积者以佐之，则补益与宣通并用。俾中焦气化，壮旺流通，精液四布，清升浊降，痰之根柢蠲除矣。"

【临证提要】本证有健脾消积之功效，用于脾虚生痰、食积、以及腹中积聚。

期颐饼

【来源】《医学衷中参西录 · 治痰饮方》。

【组成】生芡实六两　生鸡内金三两　白面半斤　白沙糖不拘多少

【用法】先将芡实用水淘去浮皮，晒干，轧细，过罗。再将鸡内金（中有瓦石糟粕，去净，分量还足）轧细，过罗，置盆内浸以滚水，半日许。再入芡实、白糖、白面，用所浸原水，和作极薄小饼，烙成焦黄色，随意食之。

【功效】健脾消食。

【主治】老人气虚，不能行痰，致痰气郁结，胸次满闷，胁下作疼。凡气虚痰盛之人，服之皆效，兼治疝气。

【方解与方论】本证因肾虚气逆痰阻所致，故用芡实补肾敛冲，鸡内金消食导滞，白面、沙糖补益心脾。

张锡纯曰："用鸡内金以补助脾胃，大能运化饮食，消磨瘀积。……老人痰涎壅盛，多是下焦虚惫，气化不摄，痰涎随冲气上泛。芡实大能敛冲固气，统摄下焦气化。且与麦面同用，一补心，一补肾，使心肾相济，水火调和，而痰气自平矣。"

【临证提要】本方有敛冲降逆、开胃消食之功，用于胸满胁痛、疝气属于气虚痰盛者。"期颐"即老人能够颐养天年，故本方是保健、抗衰老的食疗方。

振中汤

【来源】《医学衷中参西录 · 治气血郁滞肢体疼痛方》。

【组成】于白术六钱，炒　当归身二钱　陈皮二钱　厚朴钱半　生明乳香钱半　生明没药钱半

【用法】水煎服。

【功效】健脾行气，活血通络。

【主治】腿疼、腰疼，饮食减少者。

【方解与方论】本证为气血痹阻，脾胃不和所致，故用白术补益脾气，陈皮、厚朴行气和胃，当归养血活血，更加生明乳香、生明没药活血通络。

张锡纯云："重用白术以健补脾胃，脾胃健则气化自能旁达。……又辅以通活气血之药，不惟风寒湿痹开，而气血之痹而作疼者，亦自开也。"

【验案精选】

腿疼　一媪，年近七旬。陡然腿疼，不能行动，夜间疼不能寐。其家人迎愚调治，谓脉象有力，当是火郁作疼。及诊其脉，大而且弦，问其心中亦无热意。愚曰：此脉非有火之象，其大也，乃脾胃过虚，真气外泄也。其弦也，乃肝胆失和，木盛侮土也。治以振中汤，加人参、白芍、山萸肉（去净核）各数钱，补脾胃之虚，即以抑肝胆之盛，数剂而愈。（《医学衷中参西录》）

【临证提要】本方具有健脾和胃，活血止痛之功，用于腿疼、腰疼，兼饮食减少者。

麻黄加知母汤

【来源】《医学衷中参西录·治伤寒方》。

【组成】麻黄四钱　桂枝尖二钱　甘草一钱　杏仁二钱，去皮炒　知母三钱

【用法】先煮麻黄五六沸，去上沫，纳诸药煮取一茶盅。温服覆被，取微似汗，不须啜粥，余如桂枝法将息。

【功效】散寒清热。

【主治】伤寒无汗。

【方解与方论】本证因外感风寒所致，故用麻黄发汗散寒，桂枝祛风解肌，杏仁宣肺平喘，知母清泄里热，甘草调和诸药。

张锡纯云："佐以知母于发表之中，兼寓清热之意，自无汗后不解之虞。"

【临证提要】本方源于《伤寒论》麻黄汤，加知母而成，具有发汗解表，兼清里热，用于风寒束表无汗，内有蕴热。

加味桂枝代粥汤

【来源】《医学衷中参西录·治伤寒方》。

【组成】桂枝尖三钱　生杭芍三钱　甘草钱半　生姜三钱　大枣三枚，瓣开
生黄芪三钱　知母三钱　防风二钱

【用法】煎汤一茶盅，温服覆被，令一时许，遍身微似有汗者益佳。
不可如水流漓，病必不除。禁生冷、黏滑、肉面、五辛、酒酪及臭恶
等物。

【功效】益气和营疏风。

【主治】伤寒有汗。

【方解与方论】本证因表虚外感风寒所致，故用桂枝祛风解肌，黄芪补气
固表，知母滋阴清热，芍药敛阴和营，防风祛风散寒，甘草和中益气，生姜、
大枣调和营卫。

张锡纯云："加黄芪升补大气，以代粥补益之力，防风宣通营卫，以代粥
发表之力，服后啜粥固佳，即不啜粥，亦可奏效。而又恐黄芪温补之性，服
后易至生热，故又加知母，以预为之防也。"

【临证提要】本方源于《伤寒论》桂枝汤，加黄芪、防风、知母而成，
具有固表解肌、滋阴清热之功效，用于伤寒表虚无汗者。

馏水石膏饮

【来源】《医学衷中参西录·治伤寒方》。

【组成】生石膏二两，轧细　甘草三钱　麻黄二钱

【用法】上药三味，用蒸汽水煎两三沸，取清汤一大碗，分六次温服下。
前三次，一点钟服一次，后三次，一点半钟服一次。病愈则停服，不必尽剂。
下焦觉凉者，亦宜停服。僻处若无汽水，可用甘澜水代之。作甘澜水法：用
大盆盛水，以杓扬之，扬久水面起有若干水泡，旁有人执杓逐取之，即甘
澜水。

【功效】解表清热平喘。

【主治】胸中先有蕴热，又受外感，胸中烦闷异常，喘息迫促，其脉浮洪
有力，按之未实，舌苔白而未黄者。

【方解与方论】本证因外寒内热所致，故用麻黄解表散寒，石膏清肺泻
热，甘草甘缓调和。

张锡纯云："取汽水轻浮之力，能引石膏上升，以解胸中之烦热。甘草甘
缓之性，能逗留石膏不使下趋，以专其上行之力。又少佐以麻黄解散太阳之
余邪，兼借以泻肺定喘，而胸中满闷可除也。汤成后，俾徐徐分六次服之。

因病在上焦，若顿服，恐药力下趋，则药过病所，而病转不愈也。"

【验案精选】

喘证 奉天钱姓妇于仲冬得伤寒证，四五日间，喘不能卧，胸中烦闷异常，频频呼唤，欲自开其胸。诊其脉浮洪而长，重按未实，舌苔白浓。知其证虽入阳明，而太阳犹未罢也。此时欲以小青龙汤治喘，则失于热。欲以白虎汤治其烦热，又遗却太阳之病，而喘不能愈。踌躇再三，为拟此方，……服至三次，胸间微汗，病顿见愈，服至尽剂，病愈十之八九。再诊其脉，关前犹似浮洪，喘息已平，而从前兼有咳嗽未愈，继用玄参一两，杏仁（去皮）二钱，蒌仁、牛蒡子各三钱，两剂全愈。（《医学衷中参西录》）

【临证提要】本方具有散寒清肺平喘之功，用于烦闷、喘促者。

通变大柴胡汤

【来源】《医学衷中参西录·治伤寒方》。

【组成】柴胡三钱　薄荷三钱　知母四钱　大黄四钱

【用法】水煎服。

【功效】和解攻下。

【主治】伤寒温病，表证未罢，大便已实者。

【方解】本证用于三阳合病者，故用薄荷解表，柴胡和解少阳，知母清阳明之热，大黄泻下实热。

【验案精选】

伤寒 一人，年二十余。伤寒六七日，头疼恶寒，心中发热，咳吐黏涎。至暮尤寒热交作，兼眩晕，心中之热亦甚。其脉浮弦，重按有力，大便五日未行。投以此汤，加生石膏六钱、芒硝四钱，下大便二次。上半身微见汗，诸病皆见轻。惟心中犹觉发热，脉象不若从前之浮弦，而重按仍有力。拟投以白虎加人参汤，恐当下后，易作滑泻，遂以生山药代粳米，连服两剂全愈。（《医学衷中参西录》）

【临证提要】本方和解退热攻积，用于伤寒温病，表证未罢，大便已实。张锡纯指出："若治伤寒，以防风易薄荷。"

和解汤

【来源】《医学衷中参西录·治温病方》。

【组成】连翘五钱　蝉蜕二钱，去足土　生石膏六钱，捣细　生杭芍五钱　甘草一钱

【用法】水煎服。

【功效】疏散风热，平肝清热。

【主治】温病表里俱热，时有汗出，舌苔白，脉浮滑者。

春温、风温，有汗者，和解汤，加生石膏。

【方解】本证因气分郁热所致，故用生石膏清热泻火，连翘清热解毒，蝉蜕疏散风热，生杭芍平肝敛阴，生甘草清热和胃、调和诸药。

【临证提要】本方具有清热散邪之功，用于温病表里俱热，汗出者。张锡纯提出："若脉浮滑，而兼有洪象者，生石膏当用一两。"

滋阴宣解汤

【来源】《医学衷中参西录·治温病方》。

【组成】滑石一两　甘草三钱　连翘三钱　蝉蜕三钱，去足土　生杭芍四钱　生山药一两

【用法】水煎服。

【功效】滋阴利湿，疏散风热。

【主治】温病，太阳未解，渐入阳明。其人胃阴素亏，阳明府证未实，已燥渴多饮。饮水过多，不能运化，遂成滑泻，而燥渴益甚。或喘，或自汗，或小便秘。温疹中多有类此证者，尤属危险之候，用此汤亦宜。

【方解】本证因外感风热，兼脾虚小焦湿热所致，故用滑石清利湿热，连翘、蝉蜕疏散风热，白芍滋阴利水，山药、甘草健脾养阴。

【验案精选】

泄泻　一媪，年近七旬，素患漫肿。为调治月余，肿虽就愈，而身体未复。忽于季春得温病，上焦烦热。病家自剖鲜地骨皮，煮汁饮之稍愈，又饮数次，遂滑泻不止，而烦热益甚。其脉浮滑而数，重诊无力。病家因病者年高，又素有疾病，加以上焦烦热，下焦滑泻，惴惴惟恐不愈，而愚毅然以为可治。投以滋阴宣解汤，一剂泻止，烦热亦觉轻。继用拙拟白虎加人参以山药代粳米汤，煎汁一大碗，一次只温饮一大口，防其再滑泻也，尽剂而愈。（《医学衷中参西录》）

【临证提要】本方即宣解汤加山药，并重用甘草而成，具有疏风热、利湿热、健脾养阴之功，用于温病，小便不利、泄泻。

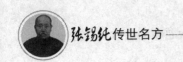

滋阴固下汤

【来源】《医学衷中参西录·治温病方》。

【组成】 生山药两半　怀熟地两半　野台参八钱　滑石五钱　生杭芍五钱　甘草二钱　酸石榴一个，连皮捣烂

【用法】 上药七味，用水五盅，先煎酸石榴十余沸，去滓再入诸药，煎汤两盅，分二次温饮下。若无酸石榴，可用牡蛎（研、煅）一两代之。

【功效】 补肾益气，滋阴利湿。

【主治】 前证服药后，外感之火已消，而渴与泻仍未全愈，或因服开破之药伤其气分，致滑泻不止。其人或兼喘逆，或兼咳嗽，或自汗，或心中怔忡者，皆宜急服此汤。

【方解】 本证因脾肾不足，湿热留恋所致，故用熟地、山药、党参健脾补肾，滑石清利湿热，白芍敛阴缓急，酸石榴收涩止泻，甘草和中。

【临证提要】 本方具有补肾健脾，利湿固肠之功，用于泄泻不止，脾肾已虚者。张锡纯提出本方的加减法有："若无酸石榴，可用牡蛎（研、煅）一两代之。汗多者，加山萸肉（去净核）六钱。"

仙露汤

【来源】《医学衷中参西录·治伤寒温病同用方》。

【组成】 生石膏三两，捣细　玄参一两　连翘三钱　粳米五钱

【用法】 上四味，用水五盅，煎至米熟，其汤即成。约可得清汁三盅，先温服一盅。若服完一剂，病犹在者，可仍煎一剂，服之如前。使药力昼夜相继，以病愈为度。然每次临服药，必详细问询病人。若腹中微觉凉，或欲大便者，即停药勿服。候两三点钟，若仍发热未大便者，可少少与服之。若已大便，即非溏泻而热犹在者，亦可少少与服。

【功效】 清热滋阴。

【主治】 寒温阳明证，表里俱热，心中热，嗜凉水，而不至燥渴。脉象洪滑，而不至甚实。舌苔白厚，或白而微黄，或有时背微恶寒者。

暑温，热甚，初得即有脉洪长，渴嗜凉水者。

【方解与方论】 本证因阳明热盛所致，故重用生石膏清热泻火，玄参滋阴

清热，连翘清宣郁热，粳米健脾和胃。

张锡纯云："于白虎汤方中，以玄参之甘寒，易知母之苦寒，又去甘草，少加连翘。欲其轻清之性，善走经络，以解阳明在经之热也。……粳米清和甘缓，能逗留金石之药于胃中，使之由胃输脾，由脾达肺，药力四布，经络贯通。"

【验案精选】

外感 一叟年七十有一，因感冒风寒，头疼异常，彻夜不寝。其脉洪大有力，表里俱发热，喜食凉物，大便三日未行，舌有白苔甚厚。知系伤寒之热，已入阳明之腑。因头疼甚剧，且舌苔犹白，疑犹可汗解。治以拙拟寒解汤，加薄荷叶一钱。头疼如故，亦未出汗，脉益洪实。恍悟曰：此非外感表证之头疼，乃阳明经腑之热相并上逆，而冲头部也。为制此汤，分三次温饮下，头疼愈强半，夜间能安睡，大便亦通。复诊之，脉象余火犹炽。遂用仲景竹叶石膏汤，生石膏仍用三两，煎汁一大碗，分三次温饮下，尽剂而愈。（《医学衷中参西录》）

【临证提要】本方清宣阳明郁热，用于阳明经腑热盛，热、渴、脉洪之证。

镇逆白虎汤

【来源】《医学衷中参西录·治伤寒温病同用方》。

【组成】生石膏三两，捣细 知母两半 清半夏八钱 竹茹粉六钱

【用法】用水五盅，煎汁三盅，先温服一盅。病已愈者，停后服。若未全愈者，过两点钟，再温服一盅。

【功效】清热和胃。

【主治】伤寒温病，邪传胃腑，燥渴身热，白虎证俱，其人胃气上逆，心下满闷者。

【方解】本证因阳明热甚，痰阻气逆所致，故用石膏、知母轻泻胃热，半夏、竹茹降逆化痰。

【验案精选】

温病呕吐 一妇人，年三十余，得温证。始则呕吐，五六日间，心下满闷，热而且渴。脉洪滑有力，舌苔黄厚。闻其未病之先，曾有郁怒未伸，因得斯证，俗名夹恼伤寒。然时当春杪，一得即不恶寒，乃温病，非伤寒也。为疏此方，……服后，病患自觉胀满之处，如以手推排下行，病亦遂愈。（《医学衷中参西录》）

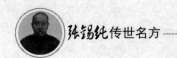

【临证提要】本方具有清热和胃之功，用于温病身热，满闷呕逆者。

白虎加人参以山药代粳米汤

【来源】《医学衷中参西录·治伤寒温病同用方》。

【组成】生石膏三两，捣细　知母一两　人参六钱　生山药六钱　粉甘草三钱

【用法】上五味，用水五盅，煎取清汁三盅，先温服一盅，病愈者，停后服。若未全愈者，过两点钟，再服一盅。至其服法详细处，与仙露汤同。

【功效】清热益气。

【主治】寒温实热已入阳明之腑，燥渴嗜饮凉水，脉象细数者。

寒温之证，舌干，有因真阴亏损者，有因气虚不上潮者，有因气虚更下陷者，皆可治以白虎加人参以山药代粳米汤。

【方解】本证因阳明热盛、气阴两虚所致，故用石膏、知母清泄阳明之热，人参、山药益气养阴，甘草清热和中。

【验案精选】

牙痛　一叟，年六旬余。素吸鸦片，羸弱多病，于孟冬感冒风寒，其脉微弱而浮。愚用生黄芪数钱，同表散之药治之，得汗而愈。间日，因有紧务事，冒寒出门，汗后重感，比前较剧。病卧旅邸，不能旋里。因延彼处医者诊治，时身热饮水，病在阳明之腑。医者因其脉微弱，转进温补，病益进。更延他医，以为上有浮热，下有实寒，用附子、吴茱萸，加黄连治之。服后，齿龈尽肿，且甚疼痛，时觉烦躁，频频饮水，不能解渴，不得已复来迎愚。至诊其脉细而数，按之略实。遂投以此汤，加玄参六钱，以散其浮游之热。一剂牙疼即愈，烦躁与渴亦见轻。翌日用原方去玄参，将药煎成，调入生鸡子黄三枚，作三次温饮下，大便得通而愈。（《医学衷中参西录》）

【临证提要】本方具有清热泻火、补益气阴之功，用于寒温实热已入阳明之腑，燥渴嗜饮凉水，脉象细数者。

张锡纯使用本方的要点包括：

（1）关于人参的使用，"不必其脉现虚弱之象也。凡谂知其人劳心过度，或劳力过度，或在老年，或有宿疾，或热已入阳明之府，脉象虽实，而无洪滑之象，或脉有实热，而至数甚数者，用白虎汤时，皆宜酌加人参。"

（2）若大便滑泻，当先固下焦，再清其热。固下焦，"用熟地黄、酸石榴、或龙骨（捣）、牡蛎（捣）各五钱。"清热，"此方山药改用一两，以生地黄代知母。"

（3）若汗出淋漓，兼阳明胃腑实热，脉象洪数，按之无力，"用此汤时，宜加龙骨、牡蛎。"

（4）若真阴太虚，"又必重用滋阴之药以辅翼之，始能成功。"若脉象虚数者，宜多用人参，减石膏一两，再加玄参、生地滋阴之品。

宁嗽定喘饮

【来源】《医学衷中参西录·治伤寒温病同用方》。

【组成】生怀山药两半　甘蔗自然汁一两　酸石榴自然汁六钱　生鸡子黄四个

【用法】先将山药煎取清汤一大碗，再将余三味调入碗中。分3次温饮下，约两点钟服一次。若药已凉，再服时须将药碗置开水中温之，然不可过热，恐鸡子黄熟，服之即无效。

【功效】益气养阴。

【主治】伤寒温病，阳明大热已退，其人或素虚或在老年，至此益形怯弱，或喘，或嗽，或痰涎壅盛，气息似甚不足者。

【方解】本证因热病后期气阴不足所致，故用怀山药益气养阴，生鸡子黄滋肾养阴，甘蔗汁清热生津，酸石榴汁收敛止咳。

【验案精选】

热病后期　一周姓叟，年近七旬，素有劳疾，且又有鸦片嗜好，于季秋患温病，阳明腑热炽盛，脉象数而不实，喘而兼嗽，吐痰稠黏。投以白虎加人参汤，以生山药代粳米。一剂，大热已退，而喘嗽仍不愈，且气息微弱，似不接续。其家属惶恐，以为难愈。且言如此光景，似难再进药。愚曰：勿须用药，寻常服食之物即可治愈矣。为开此方，病家视之，果系寻常食物。知虽不对证，亦无妨碍。遂如法服之，2剂全愈。（《医学衷中参西录》）

【临证提要】本方具有益气养阴、补益肺肾之功，用于温病大热已退，怯弱，喘嗽，痰涎壅盛，气息不足。本方为热病后期调补之佳品。

荡胸汤

【来源】《医学衷中参西录·治伤寒温病同用方》。

【组成】蒌仁二两，新炒者捣　生赭石二两，研细　苏子六钱，炒捣　芒硝四钱，冲服

【用法】用水四盅，煎取清汁两盅，先温服一盅。结开，大便通行，停后服。若其胸中结犹未开，过两点钟，再温服一盅。若胸中之结已开，而大便犹未通下，且不觉转矢气者，仍可温服半盅。

【功效】清热化痰，降逆开结。

【主治】寒温结胸，其证胸膈痰饮，与外感之邪互相凝结，上塞咽喉，下滞胃口，呼吸不利，满闷短气，饮水不能下行，或转吐出。兼治疫证结胸。

【方解】本证因痰热内结胸膈所致，瓜蒌仁清热化痰，代赭石、苏子降逆开结，芒硝清热软坚。

本证为《伤寒论》治疗结胸诸方的汇通方，"于大陷胸汤中取用芒硝，于小陷胸汤中取用蒌实，又于治心下痞硬之旋覆代赭石汤中取用赭石，而复加苏子以为下行之向导。"

【验案精选】

呕吐　一媪，年六十余。当孟夏晨饭之际，忽闻乡邻有斗者，出视之。见强者凌弱太甚，心甚不平；又兼饭后有汗受风，遂得温证。表里俱热，胃口杜塞，腹中疼痛，饮水须臾仍吐出。七八日间，大便不通。其脉细数，按之略实。自言心中燥渴，饮水又不能受，从前服药止吐，其药亦皆吐出。若果能令饮水不吐，病犹可望愈。愚曰：易耳。为开此汤，加生石膏二两、野台参五钱，煎汤一大碗，分三次温饮下。晚间服药，翌晨大便得通而愈。当大便未通时，曾俾用山萸肉（去净核）二两煎汤，以备下后心中怔忡及虚脱。及大便通后，微觉怔忡，服之即安。（《医学衷中参西录》）

【临证提要】本方清热化痰降逆开结，用于结胸，呼吸不利，满闷短气，饮水不能下行等。

一味莱菔子汤

【来源】《医学衷中参西录·治伤寒温病同用方》。

【组成】莱菔子生者一两，熟者一两

【用法】共捣碎，煎汤一大茶杯，顿服之。

【功效】行气降逆。

【主治】结胸。

【方解】本证因痰阻气滞所致，故用莱菔子降逆化痰，消结除胀。

【验案精选】

呕吐　奉天许某，年二十余，得温病。三四日觉中脘郁结，饮食至其处不下行，仍上逆吐出，来院求为诊治。其脉沉滑而实，舌苔白而微黄。表里俱觉发热，然不甚剧。自言素多痰饮，受外感益甚。因知其中脘之郁结，确系外感之邪与痰饮相凝滞也。先投以荡胸汤，两点钟后，仍复吐出。为拟此方，1 剂结开，可受饮食。继投以清火理痰之品，两剂全愈。（《医学衷中参西录》）

【临证提要】 本方降逆化痰，用于结胸使用荡胸汤后。

镇逆承气汤

【来源】《医学衷中参西录·治伤寒温病同用方》。

【组成】 芒硝六钱　赭石二两，研细　生石膏二两，捣细　潞党参五钱

【用法】 上药四味，用水四盅，先煎后三味，汤将成，再加芒硝，煎一两沸，取清汁二盅，先温服一盅。过三点钟，若腹中不觉转动，欲大便者，再温服余一盅。

【功效】 降逆通便。

【主治】 寒温阳明腑实，大便燥结，当用承气下之，而呕吐不能受药者。

【方解与方论】 本证因阳明腑实气逆所致，故用芒硝软坚通便，生石膏清热泻火，代赭石降逆止呕，党参健脾调中。

张锡纯云："用党参补助胃中元气，且与凉润之石膏并用，大能滋胃中津液，俾胃中气足液生，自能运转药力下至魄门以通大便也。"

【验案精选】

呕吐　一人，年四十许。二便不通，呕吐甚剧，不受饮食，请人询方。疑系外感之热所致，问其心中发热否？言来时未尝言及。遂为约略疏方，以赭石二两以止其呕吐，生杭芍一两以通小便，芒硝三钱以通大便。隔日，其人复来，言服后呕吐即止，二便亦通，此时心中发热且渴如故。既曰如故，是其从前原有热渴之病，阳明之腑证已实，特其初次遣人未尝详言也。投以大剂白虎加人参汤，1 剂而愈。（《医学衷中参西录》）

【临证提要】 本方降逆清热软坚通便，用于阳明腑实，大便燥结，呕吐者。

青盂汤

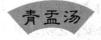

【来源】《医学衷中参西录·治瘟疫瘟疹方》。

【组成】荷叶一个，用周遭边浮水者良鲜者尤佳　生石膏一两，捣细　真羚羊角二钱，另煎兑服　知母六钱　蝉蜕三钱，去足土　僵蚕二钱　金线重楼二钱，切片
粉甘草钱半

【用法】水煎服。

【功效】清热疏风，平肝解毒。

【主治】瘟疫表里俱热，头面肿疼，其肿或连项及胸。亦治阳毒发斑疹。

【方解】本证因阳明热毒上冲所致，故用生石膏、知母清热泻火，荷叶、蝉蜕、僵蚕疏散郁热，蚤休清热解毒，羚羊角清肝解毒，甘草解毒和中。

【验案精选】

大头瘟　一人，年二十余，得温疫。三四日间头面悉肿，其肿处皮肤内含黄水，破后且溃烂，身上间有斑点，闻人言，此证名大头瘟。其溃烂之状，又似瓜瓤瘟，最不易治。惧甚，求为诊视。其脉洪滑而长，舌苔白而微黄。问其心中，惟觉烦热，嗜食凉物。遂晓之曰，此证不难治。头面之肿烂，周身之斑点，无非热毒入胃而随胃气外现之象。能放胆服生石膏，可保全愈。遂投以青盂汤，方中石膏改用三两，知母改用八钱，煎汁一大碗，分数次温饮下。1剂病愈强半。翌日，于方中减去荷叶、蝉蜕，又服1剂全愈。(《医学衷中参西录》)

【临证提要】本方清热解毒之力甚强，用于瘟疫表里俱热，头面肿疼之大头瘟。

护心至宝丹

【来源】《医学衷中参西录·治瘟疫瘟疹方》。

【组成】生石膏一两，捣细　人参二钱　犀角二钱　羚羊角二钱　朱砂三分，研细　牛黄一分，研细

【用法】将药前四味共煎汤一茶盅，送服朱砂、牛黄末。

【功效】清心安神开窍。

【主治】瘟疫自肺传心，其人无故自笑，精神恍惚，言语错乱。

【方解】本证因肝胃热炽，引动心火所致，故用生石膏清泄阳明之热，羚羊角平肝清肝，犀角、朱砂、牛黄清心开窍，人参益气安神。

【临证提要】本方具有清心安神之功，用于心火扰神，精神异常。

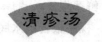

清疹汤

【来源】《医学衷中参西录·治瘟疫瘟疹方》。

【组成】生石膏一两，捣细　知母六钱　羚羊角二钱　金线重楼钱半，切片　薄荷叶二钱　青连翘二钱　蝉蜕钱半，去足土　僵蚕二钱

【用法】用水煎取清汤一盅半，分二次温饮下，以服后得微汗为佳。若一次得微汗者，余药仍可再服。若服一次即得大汗者，余药当停服。此药分量，系治七八岁以上者，若七八岁以下者，可随其年之大小，斟酌少用。或将药减半或用三分之一皆可。

【功效】清热平肝，解毒疏风。

【主治】小儿出疹，表里俱热，或烦躁引饮，或喉疼声哑，或喘逆咳嗽。

【方解】本证因气分热毒内迫血分所致，故用生石膏、知母清热泻火，羚羊角清肝解毒，重楼、连翘清热解毒，薄荷叶、蝉蜕、僵蚕祛风散热透疹。

【验案精选】

麻疹　奉天友人朱某之子，年5岁。于庚申立夏后，周身壮热，出疹甚稠密。脉甚洪数，舌苔白厚，知其疹而兼瘟也。欲以凉药清解之，因其素有心下作疼之病，出疹后贪食鲜果，前一日犹觉疼，又不敢投以重剂。遂勉用生石膏、玄参各六钱，薄荷叶、蝉蜕各一钱，连翘二钱。晚间服药，至翌日午后视之，其热益甚，喉疼，气息甚粗，鼻翅煽动，且自鼻中出血少许，有烦躁不安之意。愚不得已，重用生石膏三两，玄参、麦冬（带心）各四钱，仍少佐以薄荷叶、连翘诸药。俾煎汤二茶盅，分三次温饮下。至翌日视之，则诸证皆轻减矣。然余热犹炽，而大便虽下一次，仍系燥粪。询其心犹发热，脉仍有力。遂于凉解药中，仍用生石膏一两，连服2剂，壮热始退。继用凉润清解之剂调之全愈。（《医学衷中参西录》）

【临证提要】本方有清热透疹之功，用于小儿麻疹的治疗。张锡纯提出本方的加减法："喉疼声哑者，可将石膏加重五钱，合前得两半。若疹出不利者，用鲜苇根（活水中者更佳）一大握去节水煎沸，用其水煎药。"

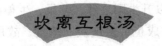

坎离互根汤

【来源】《医学衷中参西录·论鼠疫之原因及治法》。

【组成】生石膏三两，捣细　知母八钱　玄参八钱　野台参五钱　生怀山药五钱　甘草二钱　鸡子黄三枚　鲜茅根四两，切碎

【用法】先将茅根煎数沸，视茅根皆沉水底，取其汤以之代水，煎方中前六味，取汤三盅，分三次温服下。每服一次，调入生鸡子黄一枚。

【功效】清热益气养阴。

【主治】鼠疫，神识时明时愦，恒作谵语，四肢逆冷，心中发热，思食凉物，小便短赤，大便数日未行。脉沉细而迟，心虽发热，而周身肌肤之热度无异常人，且闭目昏昏似睡，呼之眼微开。

【方解】本证因阳明气分热盛，气阴两伤所致，故用生石膏、知母清热泻火，党参、淮山药补气养阴，鸡子黄、玄参滋阴清热，白茅根清宣郁热，甘草调和诸药、兼能和中。

【临证提要】本方具有清热泻火、益气养阴之功，用于鼠疫。张锡纯提出本方的加减法："咳嗽者，加川贝母三钱。咽喉疼者，加射干三钱。呕吐血水者，加三七细末二钱，犀角、羚羊角细末各一钱，三味和匀，分三次送服，或但用三七亦可。"此外，"大便滑泻者，非下焦有寒，实因小便不利，宜服拙拟滋阴清燥汤，滑泻止后，再服前方，又宜将方中石膏减作二两，生山药倍作一两，缓缓与服。"

加味小柴胡汤

【来源】《医学衷中参西录·治疟疾方》。

【组成】柴胡三钱　黄芩二钱　知母三钱　潞参三钱　鳖甲三钱，醋炙　清半夏二钱　常山钱半，酒炒　草果一钱　甘草一钱　酒曲三钱　生姜三钱　大枣两枚，掰开

【用法】水煎服。

【功效】和解少阳，化痰软坚。

【主治】久疟不愈，脉象弦而无力。

【方解】本证因疟邪伏于少阳所致，故用柴胡和解少阳，黄芩、知母清热，鳖甲软坚，半夏、常山、草果消痰除湿，神曲消食和胃，党参、甘草健脾益气，生姜、大枣调和营卫。

张锡纯云："用柴胡以升少阳之邪，草果、生姜以祛太阳之寒，黄芩、知母以清阳明之热。又疟之成也，多挟痰、挟食，故用半夏、常山以豁痰，酒曲以消食也。用人参，因其疟久气虚，扶其正即所以逐邪外出。用鳖甲者，因疟久则胁下结有痞积，消其痞积，然后能断疟根株。用甘草、大枣者，所

以化常山之猛烈而服之不至瞑眩也。"

【临证提要】本方具有和解少阳、软坚消积之功，用于久疟不愈。张锡纯提出本方的加减法："疟初起者减潞参、鳖甲。热甚者，加生石膏五六钱或至一两。寒甚者，再加草果五分或至一钱。"此外，血虚甚者，可加何首乌。

急救回生丹

【来源】《医学衷中参西录·治霍乱方》。

【组成】朱砂顶高者一钱五分　冰片三分　薄荷冰二分　粉甘草一钱细末

【用法】上药四味共研细，分作三次服，开水送下，约半点钟服一次。若吐剧者，宜甫吐后急服之。若于将吐时服之，恐药未暇展布即吐出。服后温复得汗即愈。服一次即得汗者，后二次仍宜服之。若服完一剂未全愈者，可接续再服一剂。

【功效】清热解毒。

【主治】治霍乱吐泻转筋，诸般痧证暴病，头目眩晕，咽喉肿疼，赤痢腹疼，急性淋证。若其吐泻已久，气息奄奄有将脱之势，但服此药恐不能挽回，宜接服后急救回阳汤。

【方解】本证因邪毒内伏所致，故用朱砂、冰片清热解毒，薄荷轻清宣透，甘草解毒和中。

【临证提要】本方具有清热解毒之功，用于霍乱急症。

急救回阳汤

【来源】《医学衷中参西录·治霍乱方》。

【组成】潞党参八钱　生山药一两　生杭芍五钱　山萸肉八钱，去净核　炙甘草三钱　赭石四钱，研细　朱砂五分，研细

【用法】先用童便半盅炖热，送下朱砂，继服汤药。服此汤后，若身温脉出，觉心中发热有烦躁之意者，宜急滋其阴分，若玄参、生芍药之类，加甘草以和之，煎一大剂，分数次温饮下。

【功效】益气固脱。

【主治】治霍乱吐泻已极，精神昏昏，气息奄奄，至危之候。

【方解与方论】本证因气虚欲脱所致故用党参、甘草补气固脱，山药、山

萸肉、白芍敛阴止脱，朱砂、童便清热解毒，代赭石降逆止呕。

张锡纯云："急宜重用人参以回阳，山药、芍药以滋阴，山萸肉以敛肝气之脱，炙甘草以和中气之漓，此急救回阳汤所以必需也。用赭石者，不但取其能止呕吐，……赭石色赤入心，能协同人参，助心气下降。……用朱砂直入心以解毒，又引以童便使毒气从尿道泻出。"

【临证提要】本证益气固脱，用于霍乱吐泻致脱。

搜风汤

【来源】《医学衷中参西录·治内外中风方》。

【组成】防风六钱　真辽人参四钱，另炖同服，或用野台参七钱代之，高丽参不宜用　清半夏三钱　生石膏八钱　僵蚕二钱　柿霜饼五钱，冲服　麝香一分，药汁送服

【用法】水煎服。

【功效】益气祛风通络。

【主治】治中风之无甚寒热者。

【方解与方论】本证因气虚风中、经络郁滞，故用防风通络祛风，人参补气扶正，生石膏清郁热，僵蚕、麝香通络，半夏、柿饼霜祛痰。

张锡纯云："重用防风引以麝香，深入脏腑以搜风。犹恐元气虚弱，不能运化药力以逐风外出，故用人参以大补元气，扶正即以胜邪也。用石膏者，因风蕴脏腑多生内热，人参补气助阳分亦能生热，石膏质重气轻性复微寒，其重也能深入脏腑，其轻也能外达皮毛，其寒也能祛脏腑之热，而即解人参之热也。……僵蚕因风而僵，与风为同类，故善引祛风之药至于病所成功也。用半夏、柿霜者，诚以此证皆痰涎壅滞，有半夏以降之，柿霜以润之，而痰涎自息也。"

【临证提要】本方具有祛风通络之功，用于中风。张锡纯加减法包括：元气不虚，去人参，加蜈蚣一条，全蝎一钱；其证甚实，闭塞太重，或二便不通，或脉象郁滞，可加生大黄数钱。

熄风汤

【来源】《医学衷中参西录·治内外中风方》。

【组成】人参五钱　赭石煅研，五钱　熟地一两　山萸肉去净核，六钱　生杭

芍四钱　乌附子一钱　龙骨不用煅，五钱捣　牡蛎不用煅，五钱，捣

【用法】水煎服。

【功效】益气敛阴固脱。

【主治】类中风。

【方解】本证因虚风内动欲脱所致，故用熟地、山萸肉补肾敛肝，代赭石降逆潜阳，人参、附子补气固脱回阳，龙骨、牡蛎、白芍收敛潜阳。

张锡纯云："用赭石佐人参，以挽回其绝阳之络，更有龙骨、牡蛎以收敛之，则阳能下济，用萸肉佐熟地以填补其破阴之纽，更有附子以温煦之，则阴可上达，用芍药者，取其与附子同用，能收敛浮越之元气归藏于阴也"。

【临证提要】本方具有扶正固脱、熄风潜阳之功效，用于类中风忽然昏倒、不省人事。张锡纯加减法包括：怔忡不宁，用龙骨、牡蛎、山萸肉各七八钱，柏子仁一两。

加味玉屏风散

【来源】《医学衷中参西录·治内外中风方》。

【组成】生箭芪一两　白术八钱　当归六钱　桂枝尖钱半　防风钱半　黄蜡三钱　生白矾一钱

【用法】作散服。

【功效】益气养血祛风。

【主治】破伤后预防中风，或已中风而瘛疭，或因伤后房事不戒以致中风。

【方解】本证因气血不足邪风侵袭所致，故用黄芪、白术健脾故卫，防风、桂枝祛风解表，当归养血祛风，黄蜡、生白矾固护膜原祛邪。

【临证提要】本方为玉屏风散加当归、桂枝、黄蜡、白矾而成。具有补气养血祛风散邪之功，用于预防破伤风，以及中风抽搐者。张锡纯加减方法包括："若已中风抽掣者，宜加全蜈蚣两条。若更因房事不戒以致中风抽风者，宜再加真鹿角胶三钱（另煎兑服），独活一钱半。若脉象有热者，用此汤时，知母、天冬皆可酌加。"

镇风汤

【来源】《医学衷中参西录·治小儿风证方》。

【组成】钩藤钩三钱　羚羊角一钱，另炖兑服　龙胆草二钱　青黛二钱　清半夏二钱　生赭石二钱，轧细　茯神二钱　僵蚕二钱　薄荷叶一钱　朱砂二分，研细送服

【用法】磨浓生铁锈水煎药。

【功效】平肝熄风通络。

【主治】小儿急惊风。其风猝然而得，四肢搐溺，身挺颈痉，神昏面热，或目睛上窜，或痰涎上壅，或牙关紧闭，或热汗淋漓。

【方解】本证因心肝火旺，肝风内动所致，故用钩藤钩、羚羊角平肝熄风，龙胆草、青黛、薄荷叶清肝泻火，清半夏、生赭石降逆消痰，茯神、朱砂清心安神，僵蚕通络解痉。

【临证提要】镇风汤具有清心平肝、熄风通络之功，用于小儿急惊风。张锡纯提出本方的加减法："有因外感之热，传入阳明而得者，方中宜加生石膏；有因热疟而得者，方中宜加生石膏、柴胡。"

通变黑锡丹

【来源】《医学衷中参西录·治痫风方》

【组成】铅灰二两，研细　硫化铅一两，研细　麦曲两半，炒熟

【用法】取铅灰法用黑铅数斤，熔化后，其面上必有浮灰。屡次熔化，即可屡次取之。

制硫化铅法用黑铅四两，铁锅内熔化。再用硫黄细末四两，撒于铅上。硫黄皆着，急用铁铲拌炒。铅经硫黄烧炼，结成砂子，取出晾冷，碾轧成饼者（系未化透之铅）去之，余者，再用乳钵研极细。

上三味，水和为丸，桐子大。每服五六丸，多至十丸。用净芒硝四五分冲水送服。若服药后，大便不利者（铅灰硫化铅皆能涩大便），芒硝又宜多用。

【功效】温肾泻热降逆。

【主治】痫风。

【方解】本证因风火上扰、下焦阳虚所致，故用硫黄温补下元，铅灰清肝泻火，芒硝泻热软坚，神曲和胃助运。

【临证提要】本方源于黑锡丹，用于癫痫，临证之时需"更佐以健脾、利痰、通络、清火之汤剂，治法尤为完善。"

一味铁氧汤

【来源】《医学衷中参西录·治痫风方》。

【组成】长锈生铁。

【用法】和水磨取其锈，磨至水皆红色，煎汤服之。

【功效】平肝熄风。

【主治】痫风，及肝胆之火暴动，或胁疼，或头疼目眩，或气逆喘吐，上焦烦热，至一切上盛下虚之证皆可。用其汤煎药，又兼能补养血分。

【方解与方论】本证因风火上扰所致，故用铁锈平肝降逆。

张锡纯云："其善于镇肝胆者，以其为金之余气，借金以制木也。其善治上盛下虚之证者，因其性重坠，善引逆上之相火下行。"

【验案精选】

癫痫　一六岁幼女，初数月一发痫风，后至一日数发，精神昏昏若睡，未有醒时。且两目露睛，似兼慢惊。遂先用《福幼编》治慢惊之方治之，而露睛之病除。继欲治其痫风，偶忆方书有用三家磨刀水洗疮法，因铁锈能镇肝，以其水煎药，必能制肝胆上冲之火，以熄内风。乃磨水者，但以水贮罐中，而煎药者，误认为药亦在内，遂但煎其水服之，其病竟愈。后知药未服，仍欲煎服。愚曰：磨刀水既对证，药可不服。自此日煎磨刀水服两次，连服数日，痫风永不再发。(《医学衷中参西录》)

【临证提要】本方有平肝降逆之功，用于癫痫。

补偏汤

【来源】《医学衷中参西录·治肢体痿废方》。

【组成】生黄芪一两五钱　当归五钱　天花粉四钱　天冬四钱　甘松三钱
生明乳香三钱　生明没药三钱

【用法】水煎服。

【功效】益气养血活血。

【主治】偏枯。

【方解】本证因气虚血瘀阻滞经络所致，故用生黄芪补气通络，当归养血活血，天花粉、天冬清热润燥，能制约黄芪之温燥，甘松行气解郁，生明乳香、生明没药活血化瘀通络。

【临证提要】本方具有益气活血通络之功，用于偏枯。

张锡纯加减法颇有临床指导意义，可供参考，"病在左者，宜加鹿茸、鹿角，或鹿角胶作引；病在右者，宜用虎骨或虎骨胶作引。初服此汤时，宜加羌活二钱，全蜈蚣一条，以祛风通络，三四剂后去之。脉大而弦硬者，宜加山萸肉、生龙骨、生牡蛎各数钱，至脉见和软后去之。服之绝闷者，可佐以疏通之品，如丹参、生鸡内金、陈皮、白芥之类，凡破气之药皆不宜用。觉热者，可将花粉、天冬加重，热甚者可加生石膏数钱，或至两许。"

姜胶膏

【来源】《医学衷中参西录·治肢体痿废方》。

【组成】鲜姜自然汁—斤　明亮水胶四两

【用法】上二味同熬成稀膏，摊于布上，贴患处，旬日一换。

【功效】温阳散寒。

【主治】风寒肢体疼痛，筋骨疼痛，肌肉麻木不仁。

【方解与方论】本证属于风寒痹阻经络所致，故用姜汁外用温散寒邪，宣通经络。

张锡纯云："鲜姜之辛辣开通，热而能散，故能温暖肌肉，深透筋骨，以除其凝寒痼冷，而涣然若冰释也。用水胶者，借其黏滞之力，然后可熬之成膏也。"

【验案精选】

疼痛麻木　有人因寝凉炕之上，其右腿外侧时常觉凉，且有时疼痛。用多方治之不效。语以此方，贴至二十日全愈。

又有人常在寒水中捕鱼，为寒水所伤。自膝下被水浸处皆麻木，抑搔不知疼痒，渐觉行动乏力。语以此方，俾用长条布摊药膏缠于腿上，其足跗、足底皆贴以此膏，亦数换而愈。（《医学衷中参西录》）

【临证提要】姜胶膏外用祛风散寒止痛，用于风寒肢体疼痛，麻木。本方贴敷患处后，最好用纱布或胶布加以固定，以免滑脱。3～5日可更换一次。用后局部发热，疼痛即可缓解，一般3贴后即可以取效。张锡纯云："若证因受风而得者，拟用细辛细末掺于膏药之中，或用他祛风猛悍之药，掺其中，其奏效当更捷也。"今常加入肉桂、细辛、僵蚕、蜈蚣、全蝎、荜拨等祛风散寒之品。

起痿汤

【来源】《医学衷中参西录·论肢体痿废之原因及治法》。

【组成】生箭芪四钱　生赭石六钱轧细　怀牛膝六钱　天花粉六钱　玄参五钱　柏子仁四钱　生杭芍四钱　生明没药三钱　生明乳香三钱　䗪虫四枚大的　制马钱子末二分

【用法】共药十一味。将前十味煎汤，送服马钱子末。至煎渣再服时，亦送服马钱子末二分。

【功效】益气清热，活血通络。

【主治】因脑部充血以致肢体痿废，迨脑充血治愈，脉象和平，而肢体仍痿废者。徐服此药，久自能愈。

【方解】本证因气虚阳亢、脉络瘀阻所致，故用黄芪补气，牛膝、代赭石降逆，天花粉、玄参、白芍滋阴清热，柏子仁养血，乳香、没药、䗪虫、马钱子活血通络。

【临证提要】本方具有补气降逆活血之功，用于中风肢体痿废。

养脑利肢汤

【来源】《医学衷中参西录·论肢体痿废之原因及治法》。

【组成】野台参四钱　生赭石六钱轧细　怀牛膝六钱　天花粉六钱　玄参五钱　生杭芍四钱　生明乳香三钱　生明没药三钱　威灵仙一钱　䗪虫四枚大的　制马钱子末二分

【用法】共药十一味。将前十味煎汤，送服马钱子末。至煎渣再服时，亦送服马钱子末二分。

【功效】益气清热，活血通络。

【主治】同前证（起痿汤证），或服前方若干剂后肢体已能运动而仍觉无力者。

【方解】本方由起痿汤去柏子仁、黄芪，加野台参、威灵仙而成。补气之力稍弱，但通络舒筋活络之功较强。

【验案精选】

中风痿废　天津贺某，得脑充血证，左手足骤然痿废，其脉左右皆弦硬而长，其脑中疼而且热，心中异常烦躁。投以建瓴汤，为其脑中疼而且热，更兼烦躁异常，加天花粉八钱。连服3剂后，觉左半身筋骨作疼，盖其左半身从前麻木无知觉，至此时始有知觉也。其脉之弦硬亦稍愈。遂即原方略为加减，又服数剂，脉象已近和平，手足稍能运动，从前起卧转身皆需人，此时则无需人矣。于斯改用起痿汤，服数剂，手足之运动渐有力，而脉象之弦硬又似稍增，且脑中之疼与热从前服药已愈，至此似又微觉疼热，是不受黄芪之升补也。因即原方将黄芪减去，又服数剂，其左手能持物，左足能任地矣，头中亦分毫不觉疼热。再诊其脉已和平如常，遂又加黄芪，将方中花粉改用八钱，又加天冬八钱，连服六剂可扶杖徐步，仍觉乏力。继又为拟养脑利肢汤，服数剂后，心中又似微热，因将花粉改用八钱，又加带心寸麦冬七钱，连服10剂全愈。（《医学衷中参西录》）

【临证提要】 本方有补气活络之功，用于中风肢体痿废，经过起痿汤治疗好转的患者。

玉烛汤

【来源】《医学衷中参西录·治女科方》。

【组成】 生黄芪五钱　生地黄六钱　玄参四钱　知母四钱　当归三钱　香附三钱，醋炒　柴胡一钱五分　甘草一钱五分

【用法】 水煎服。

【功效】 补气清热，疏肝解郁。

【主治】 妇女寒热往来或先寒后热，汗出热解，或月事不调，经水短少。日晡发热，亦可治以此汤。

【方解与方论】 本证因气虚肝郁，郁热内生所致，故用黄芪补气，生地、玄参、知母清热泻火滋阴润燥，当归养血活血，香附、柴胡舒肝解郁，甘草和中。

张锡纯云："黄芪为气分之主药，能补气更能升气。辅以柴胡之轩举，香附之宣通，阳气之抑遏者，皆畅发矣。然血随气行，气郁则血必瘀，故寒热往来者，其月事恒多不调，经血恒多虚损。用当归以调之，地黄以补之，知母、玄参与甘草甘苦化阴以助之，则经血得其养矣。况地黄、知母诸凉药与黄芪温热之性相济，又为燮理阴阳、调和寒热之妙品乎。"

【临证提要】 玉烛汤具有补气疏肝清热之功，主要用于治疗妇女月经不调，寒热。张锡纯提出本方加减法："汗多者，以茵陈易柴胡，再加萸肉数钱。热多者，加生杭芍数钱。寒多者，加生姜数钱。"

大顺汤

【来源】《医学衷中参西录·治女科方》。

【组成】野党参—两　当归—两　生赭石二两，轧细

【用法】用卫足花子（冬葵子）炒爆一钱作引，或丈菊花瓣一钱作引皆可，无二物作引亦可。不可早服，必胎衣破后，小儿头至产门者，然后服之。

【功效】益气养血，降逆助产。

【主治】产难。

【方解】本证因气血不足，壅滞胞宫所致，故用代赭石、冬葵子降逆催生，党参补气，当归养血活血。

【验案精选】

难产　一妇人，临产交骨不开，困顿三日，势甚危急。亦投以此汤，1剂而产。自拟得此方以来，救人多矣。放胆用之，皆可随手奏效。（《医学衷中参西录》）

【临证提要】本方有补益气血、降逆催生之功，用于难产小儿头至产门不下者。

滋阴清胃汤

【来源】《医学衷中参西录·治女科方》。

【组成】玄参两半　当归三钱　生杭芍四钱　甘草钱半　茅根二钱

【用法】上药五味，煎汤两盅，分二次温服，一次即愈者，停后服。

【功效】养血滋阴清热。

【主治】产后温病，阳明腑实，表里俱热者。

【方解】本证因产后血虚，阳明气分热盛所致，故用玄参滋阴清热，白茅根清宣郁热，当归、白芍养活活血，甘草清热和中。

【临证提要】滋阴清胃汤养血滋阴清热之功，用于产后温病热入阳明之轻证，重者可用白虎加人参以山药代粳米汤，更以玄参代知母。

化瘀通经散

【来源】《医学衷中参西录·论女子癥瘕治法》。

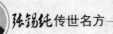

【组成】炒白术　天冬　生鸡内金

【用法】等份，为细末，每服三钱，开水送下，日再服。用山楂片三钱煎汤，冲化红蔗糖三钱，以之送药，更佳。

【功效】健脾活血消积。

【主治】癥瘕坚结及月事不通。

【方解】本证因气虚血瘀所致，故用白术健脾益气，鸡内金、山楂化瘀消积，天冬滋阴清热。

【临证提要】化瘀通经散具有健脾养阴消积通经之功，用于癥瘕坚结、闭经。

蒲公英汤

【来源】《医学衷中参西录·治眼科方》。

【组成】鲜蒲公英四两，根叶茎花皆用，花开残者去之，如无鲜者可用干者二两代之。

【用法】上一味煎汤两大碗，温服一碗。余一碗乘热熏洗。

【功效】清热解毒。

【主治】眼疾肿疼，或胬肉遮睛，或赤脉络目，或目睛胀疼，或目疼连脑，或羞明多泪，一切虚火实热之证。

【方解与方论】本证因风热火毒所致，故用蒲公英清热解毒。

张锡纯谓其："清补肾经"，"又能清心经之热"。

【临证提要】蒲公英汤具有清热解毒之功，用于眼疾红肿疼痛。若"目疼连脑者，宜用鲜蒲公英二两，加怀牛膝一两煎汤饮之。近人李熊飞合银翘散、桑菊饮、蒲公英汤，创"银翘桑菊蒲公英汤"，用于外感初起，眼痒不适，畏风畏光，流泪微痛，或黑睛上星星点翳。该方有疏风明目，清热解毒之功，用于风热外障初期，疗效甚好。

磨翳水

【来源】《医学衷中参西录·治眼科方》。

【组成】生炉甘石一两　蓬砂八钱　胆矾二钱　薄荷叶三钱　蝉蜕三钱，带全足去翅土

【用法】上药五味，将前三味药臼捣细，再将薄荷、蝉蜕煎水一大盅，用其水和所捣药末，入药钵内研至极细，将浮水者随水飞出，连水别贮一器，

待片时，将浮头清水，仍入钵中，和所余药渣研细，仍随水飞出，如此不计次数，以飞净为度。若飞过者还不甚细，可再研再飞，以极细为度。制好连水贮瓶中，勿令透气。用时将瓶中水药调匀，点眼上，日五六次。若目翳甚浓，已成肉螺者，加真藏砂二分，另研调和药水中。此方效力全在甘石生用，然生用则质甚硬，又恐与眼不宜，故必如此研细水飞，然后可以之点眼。

【功效】清热疏风退翳。

【主治】目翳遮睛。

【方解】本证因风热上攻所致，故用炉甘石明目退翳，蓬砂、胆矾清热解毒，薄荷叶、蝉蜕疏风退翳。

【临证提要】磨翳水具有疏风清热明目退翳之功，用于目翳遮睛外治。

磨翳散

【来源】《医学衷中参西录·治眼科方》。

【组成】生炉甘石三钱　蓬砂二钱　黄连一钱　人指甲五分，锅焙脆无翳者不用

【用法】上药先将黄连捣碎，泡碗内，冷时两三日，热时一日，将泡黄连水过罗，约得清水半茶盅，再将余三味捣细，和黄连水入药钵中研之，如研前药之法，以极细为度。研好连水带药，用大盘盛之。白日置阴处晾之，夜则露之，若冬日微晒亦可。若有风尘时，盖以薄纸。俟干，贮瓶中，勿透气。用时凉水调和，点眼上，日三四次。若有目翳，人乳调和点之。若目翳大而浓者，不可用黄连水研药，宜用蝉蜕（带全足去翅土）一钱，煎水研之。盖微茫之翳，得清火之药即退。若其翳已遮睛，治以黄连成冰翳，而不能消矣。

【功效】清热退翳。

【主治】目睛胀疼，或微生云翳，或赤脉络目，或目溃烂，或偶因有火视物不真。

【方解】本证因热毒内蕴所致，故用炉甘石解毒明目退翳，蓬砂、黄连清热解毒。

【临证提要】本方有清热解毒消肿退翳之功，用于目疾肿痛。

明目蓬硝水

【来源】《医学衷中参西录·治眼科方》。

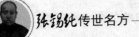

【组成】蓬砂五钱　芒硝三钱，硝中若不明亮用水化开澄去其中泥土

【用法】上药和凉水多半盅，研至融化。用点眼上，一日约点三十次。若陈目病一日点十余次。冬日须将药碗置热水中，候温点之。

【功效】清热解毒消肿。

【主治】眼疾暴发红肿疼痛。或多肉，或渐生云翳，及因有火而眼即发干昏花者。

【方解】本证因火热上冲所致，故用蓬砂清热解毒，芒硝清热消肿。

【临证提要】本方具有清热消肿之功，用于急性目疾肿痛者外治。

清脑黄连膏

【来源】《医学衷中参西录·治眼科方》。

【组成】黄连二钱

【用法】为细末，香油调如薄糊，常常以鼻闻之，日约二三十次。勿论左右眼患证，应须两鼻孔皆闻。

【功效】清热解毒。

【主治】眼目红肿之疾，及一切目疾之因热者。

【方解】本证因热毒所致，故用黄连清热泻火。

【临证提要】本方清热泻火，用于目疾红肿，经鼻给药可以直达脑部，起效迅速。

益瞳丸

【来源】《医学衷中参西录·治眼科方》。

【组成】萸肉二两，去净核　野台参六钱　柏子仁一两，炒　玄参一两　菟丝子一两，炒　羊肝一具，切片焙干

【用法】上药共为细末，炼蜜为丸桐子大。每服三钱，开水送下，日两次。

【功效】益气补肾。

【主治】目瞳散大昏耗，或觉视物乏力。

【方解】本证因肝肾不足所致，故用萸肉、柏子仁、菟丝子补肝肾、益精血、收瞳神，野台参补气，玄参滋阴清热。

【验案精选】

瞳孔扩大　一妇人，年三旬。瞳子散大，视物不真，不能针黹。屡次服药无效，其脉大而无力。为制此丸，服两月全愈。

【临证提要】　益瞳丸具有补肝肾、收瞳神之功，用于肝肾亏虚瞳孔散大、视物乏力者。

羊肝猪胆丸

【来源】《医学衷中参西录·治眼科方》。

【组成】　羊肝一具

【用法】　上一味轧细，用猪胆汁和为丸，桐子大，朱砂为衣。每服二钱，开水送下，日再服。

【功效】　补肝养血。

【主治】　目瞳散大昏耗，或觉视物乏力，因有热而益甚者。

【方解】　本证因血虚肝旺所致，故用养肝养血补肝，猪胆汁清肝利胆。

【临证提要】　本方具有补肝清肝之功，用于肝热瞳孔散大。

加减八味地黄汤

【来源】《医学衷中参西录·详论咽喉证治法》。

【组成】　怀熟地一两　净萸肉一两　生怀山药八钱　生杭芍三钱　大茯苓片二钱　泽泻钱半　乌附子二钱　肉桂二钱去，粗皮后入　怀牛膝三钱　苏子二钱，研炒

【用法】　煎汤盅半，分两次温服。

【功效】　补肾养肝，利湿降逆。

【主治】　少阴脉微细，咽痛者。

【方解与方论】　本证因肝肾不足，虚火上炎所致，故用熟地、萸肉、山药、生杭芍补益肝肾，泽泻、茯苓利湿泄浊，附子、肉桂补火，牛膝、苏子降逆，四味有引火归原之功效。

张锡纯云："大剂八味地黄汤，以芍药易丹皮，再加苏子、牛膝，收敛元阳归根。"

【临证提要】　本方具有补益肝肾、引火归元之功，用于虚火咽痛。

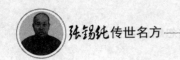

敛阴泻肝汤

【来源】《医学衷中参西录·详论咽喉证治法》。

【组成】生杭芍两半　天花粉一两　射干四钱　浙贝母四钱，捣碎　酸石榴一个连皮捣烂

【用法】同煎汤一盅半，分两次温服下。

【功效】清肺利咽

【主治】厥阴咽痛、汗多。

【方解】本证因肝胆实热上攻所致，故用白芍柔肝平肝，天花粉、射干、浙贝母清肺利咽，酸石榴敛阴止汗。

【临证提要】本方具有平肝清肺之功，用于肝火犯肺咽痛。

消肿利咽汤

【来源】《医学衷中参西录·详论咽喉证治法》。

【组成】天花粉一两　连翘四钱　金银花四钱　丹参三钱　射干三钱　玄参三钱　乳香二钱　没药二钱　炙山甲钱半　薄荷叶钱半

【用法】水煎服

【功效】清热解毒，活血消肿。

【主治】截喉痈。初起时，咽喉之间红肿甚剧。

【方解】本证因热毒瘀滞所致，故用天花粉解毒消痈，连翘、金银花、玄参、射干解毒利咽，薄荷疏散风热，丹参凉血消痈，乳香、没药、穿山甲活血消肿。

【临证提要】本方具有清热解毒消肿止痛之功，用于咽喉红肿疼痛。

牙疳散

【来源】《医学衷中参西录·治牙疳方》。

【组成】煅甘石二钱　镜面朱砂二分　牛黄五厘　珍珠五厘，煅

【用法】共研细，日敷三次。

【功效】清热解毒。

【主治】牙疳。

【方解】本证因火毒上攻所致，故用炉甘石、珍珠清热敛疮，牛黄、朱砂解毒消肿。

【临证提要】本方有清热消肿敛疮之功，主治牙疳，即急性牙龈炎或牙周炎，表现为牙龈红肿或糜烂，眼缝溢脓出血，牙痛口臭等。

消瘰膏

【来源】《医学衷中参西录·治疮科方》。

【组成】生半夏一两　生山甲三钱　生甘遂一钱　生马钱子四钱，剪碎　皂角三钱　朱血竭二钱

【用法】上药前五味，用香油煎枯去渣，加黄丹收膏，火候到时将血竭研细揽膏中熔化和匀，随疮大小摊作膏药。临用时每药一帖加麝香少许。凡膏药中用黄丹，必以火炒过，然后以之熬膏，其胶黏之力始大。而麝香不早加入膏药中者，以麝香忌火也。

【功效】化痰活血散结。

【主治】瘰疬。

【方解】本证因痰瘀阻滞所致，故用生半夏、甘遂、皂角化痰散结，马钱子、麝香散结通络，穿山甲、血竭活血消瘀。

【临证提要】本方外用有化痰活血散结之功，用于瘰疬。

化腐生肌散

【来源】《医学衷中参西录·治疮科方》。

【组成】炉甘石六钱　乳香三钱　没药三钱　明雄黄二钱　蓬砂三钱　硇砂二分　冰片三分

【用法】共研细，收贮瓶中勿令透气。日擦患处三四次，用此药长肉。将平时收口不速者，可加珍珠一分，研细揽入。

【功效】解毒消肿。

【主治】瘰疬已溃烂者，用此药擦之。他疮破后者亦可用之。

【方解】本证因热毒壅滞所致，故用炉甘石解毒敛疮，雄黄、蓬砂、硇砂、冰片清热解毒消肿，乳香、没药活血消肿止痛，珍珠收湿敛疮。

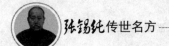

【临证提要】化腐生肌散具有解毒消肿敛疮之功，用于瘰疬破溃。

洗髓丹

【来源】《医学衷中参西录·治疮科方》。

【组成】净轻粉二钱，炒至光色减去三分之二，研细，盖此药炒之则烈性少缓，若炒之过度，又恐无力，火候宜中，用其大片即净轻粉　净红粉一钱，研细，须多带紫黑片者用之，方有效验　露蜂房如拳大者一个，大者可用一半，小者可用两个，炮至半黑半黄色，研细，炮时须用物按之着锅　核桃十个，去皮捣碎，炮至半黑半黄色，研细，纸包数层，压去其油，盖油多即不好为丸用

【用法】上诸药用熟枣肉为丸，黄豆粒大，晒干，分三次服之。服时，须清晨空心开水送下，至午后方可饮食，忌腥半月。服后，口含柳棍，有痰涎即吐出，愈多吐愈好。睡时将柳棍横含，两端各系一绳，两绳之端结于脑后，防睡着掉落。又须将柳棍勤换，即将药服完仍须如此，必待不吐痰涎时，方可不含柳棍。其药日服一次，若恶心太甚者，可间日一服。制此药时，须自经手，将轻粉、红粉称极准，其秤当以库秤为定法，轻粉须称准后再炒。

【功效】清热解毒消肿。

【主治】杨梅疮毒蔓延周身，或上至顶，或下至足，或深入骨髓，无论陈、新、轻、剧，服之皆有奇效。三四日间疮痂即脱落。

【方解】本证因邪毒壅滞，故用轻粉、红粉、露蜂房清热解毒消肿敛疮，大枣养血，核桃仁补肾，以扶助正气。

【临证提要】本方解毒敛疮，用于杨梅疮。

表里分消汤

【来源】《医学衷中参西录·论水臌气臌治法》

【组成】麻黄三钱　生石膏、滑石各六钱　西药阿司匹林一瓦

【用法】将前三味煎汤，送服阿司匹林。若服药一点钟后不出汗者，再服阿斯匹林一瓦。若服后仍不出汗，还可再服，当以汗出为目标。

【功效】清热利水。

【主治】水臌、气臌，脉之有力者。

【方解与方论】本证因水饮内停，郁而化热所致，故用麻黄发汗利水，石膏、滑石清热利湿。

张锡纯云："麻黄……外透肌表，内利小便，水病可由汗、便而解矣。惟其性偏于热，似与水病之有热者不宜，故用生石膏以解其热。又其力虽云无微不至，究偏于上升，故又用滑石引之以下达膀胱，即其利水之效愈捷也。"

【临证提要】本方有发汗利水清热之功，用于水臌、气臌实证，若发汗后肿未能全消，宜利尿消肿。张锡纯云："利小便之药，以鲜白茅根汤为最效，或与车前并用，则尤效。"